现代临床医学检验

主编　尹成娟　刘奉伟　杨　芹　王　伟
　　　宋亚欣　赵晓群　王智新

U0202406

上海科学技术文献出版社
Shanghai Scientific and Technological Literature Press

图书在版编目（CIP）数据

现代临床医学检验／尹成娟等主编 .-- 上海：上海科学技术文献出版社,2023

ISBN 978-7-5439-8935-1

Ⅰ.①现… Ⅱ.①尹… Ⅲ.①临床医学－医学检验

Ⅳ.① R446.1

中国国家版本馆CIP数据核字（2023）第175441号

组稿编辑： 张　树

责任编辑： 苏密娅

封面设计： 宗　宁

现代临床医学检验

XIANDAI LINCHUANG YIXUE JIANYAN

主　　编：尹成娟　刘奉伟　杨　芹　王　伟　宋亚欣　赵晓群　王智新

出版发行：上海科学技术文献出版社

地　　址：上海市长乐路746号

邮政编码：200040

经　　销：全国新华书店

印　　刷：山东麦德森文化传媒有限公司

开　　本：787mm×1092mm　1/16

印　　张：19.5

字　　数：496千字

版　　次：2023年9月第1版　2023年9月第1次印刷

书　　号：ISBN 978-7-5439-8935-1

定　　价：198.00元

前言

随着医疗科学技术的日益发展,检验科的重要性已逐渐显现。如何保证检验结果的准确性,如何高质量地为临床医师提供诊疗依据,已成为当今检验界共同关注及研究的重点。医学检验工作是一项"综合工作",需要患者、医师、护士、检验人员多方协作,才能有效保证检验结果的准确性,才能真正发挥医学检验为诊断、治疗及预后判断提供监测指标的重要作用,以避免造成漏诊或误诊而延误病情。鉴于此,我们组织一批专家参考国内外大量文献资料,编写了《现代临床医学检验》一书。

本书以医学检验为主线,以检验技术的临床实际应用为中心,以疾病的诊断、治疗为目标,讲解了血液检验、蛋白质检验、激素类检验、微生物检验等项目,着重介绍各项检验方法的操作规范、操作中的注意事项,以及检验项目的临床意义和在临床中的应用,为疾病的诊断、鉴别诊断和治疗提供客观、准确的依据。本书在编写时纳入了国际医学检验领域的新思想、新理论和新技术,内容翔实、新颖,层次清晰,结构严谨,注重先进性、科学性、实用性的有机统一,总体上实现了基础与应用、检验结果与临床、系统与局部的高度结合,是一本集专业性、权威性和指导性于一体的检验医学专著,适合临床检验专业工作者和各级临床医护人员参考阅读。

由于现代医学发展迅速,新的检验技术层出不穷,加之编者编写时间仓促、经验不足,书中难免存在疏漏之处,恳请各位读者予以批评指正,以便进一步修订完善。

《现代临床医学检验》编委会
2023 年 7 月

目录

第一章

检验的标本处理与结果分析

第一节　检验的标本处理

合格的检验标本是保证检验质量的先决条件,只有合格的检验材料,才有可能得到正确的检验结果。因此,评价检验结果和检验质量时必须包括合格的检验标本在内。

一、血液标本

(一)血液标本的种类和用途

血液标本分为全血、血浆或血清,根据试验项目和用血量不同,可自皮肤、静脉或动脉采血。除床边试验外,全血和血浆标本需要添加抗凝剂。

1.末梢采血

可满足用血量不超过 $200\ \mu L$ 的检验,如全血细胞计数、血细胞形态学和血液寄生虫学检验,床边出血时间、血糖、血脂等快速检验以及婴幼儿某些临床化学检验,推荐使用手指采血,也可由耳垂采血,婴幼儿可在足跟部采血。但采血时应避免用力挤压以防组织液的干扰。

2.静脉采血

静脉采血是最常使用的血液标本,用于绝大多数临床化学、血清学和免疫学、全血细胞计数和血细胞形态学、出血和血栓学、血液寄生虫学和病原微生物学检验、血液和组织配型等。

3.动脉采血

动脉采血用于血气分析、乳酸测定。用含有干燥肝素注射器或用肝素溶液充满注射器空腔和针头,过多的肝素可使 pH 和 $PaCO_2$ 值降低及相关计算参数错误。注射器内不得有气泡,因可改变 PaO_2 结果。与静脉血比较,乳酸、PaO_2、SaO_2(氧饱和度)不同,如用静脉血或动脉化毛细血管血测定血气一定要注明。

对婴幼儿或儿童血气测定,可用动脉化毛细血管采血,用不超过 $42\ ℃$ 的湿巾温热采血部位皮肤,使血液增加,血流加速,达到动脉化。

(二)采血器材和添加剂

1.采血器材

(1)注射器和试管:塑料器材与玻璃器材,普通采血与真空采血,对某些试验有不同的影响。

凝血因子测定以用塑料注射器和塑料试管为好,玻璃器材可加速血液凝固。用塑料注射器和塑料试管,因血液不易凝固,分离血清时间延长,不利于临床化学检验。普通注射器取血由于抽吸和转注,容易引起可见的或不可见的溶血,使血浆某些成分发生改变,例如 K^+、LDH、AST 升高等。

(2)真空采血装置:真空管采血简便、快速、省力,可连续多管采血;免去用注射器的抽吸和转注步骤,可避免或减轻机械性溶血;无血液污染,保持手、工作台面和申请单清洁,预防交叉感染,对工作人员和患者有保护作用;抗凝剂与血液比例固定,有利于保证检验质量。不能用大真空管采取小量样本血,因真空蒸发而使血液浓缩。厂商提供不同规格和不同用途的真空采血管,应按试验要求的标本性质和需血量选用,不仅可避免真空蒸发,还可防止暴露蒸发。真空管的规格和标志见表1-1。

表1-1 真空管的规格和标志

标记	抗凝剂	促凝剂	分离胶	用途	规格(mL)
红帽	—	—	—	常规临床化学和血清学测定	3、5、7、10
黄帽	—	+	+	常规临床化学和血清学测定	3、5、7、10
橘帽	—	+	—	常规临床化学和血清学测定	3、5、7、10
绿帽	肝素钠	—	+	除钾、钠外的急诊生化学测定	3、5、7、10
浅绿	肝素锂	—	+	急诊临床化学各种项目测定	3、5、7、10
深蓝	—	—	—	血药浓度和微量元素测定	3、5、7
蓝帽	枸橼酸钠	—	—	出血和血栓学检验	2
黑帽	枸橼酸钠	—	—	红细胞沉降率测定	2
紫帽	EDTA-K_2	—	—	全血细胞计数和血细胞形态学检验	2

注:—表示无,+表示有。

2.添加剂

除全血细胞计数、血气、血氨、血沉、凝血因子、急诊生化等检验使用全血或血浆需加抗凝剂外,临床化学和免疫学检验多不用抗凝剂。草酸盐、氟化钠可抑制测试的酶活性或酶法检验的酶触反应,不推荐使用。

全血细胞计数、血细胞形态学检验推荐使用 EDTA-K_2 盐,1.5 mg/mL 血,可保持血细胞体积不变,在 1~4 小时间无影响;但应及时制作血涂片,因延迟时间过长(超过 4 小时可使中性粒细胞颗粒消失。

凝血因子检验用枸橼酸钠抗凝优于草酸盐,因可使 V 因子稳定。用 109 mmol/L(3.2%)溶液与血液按 1∶9 比例,浓度与比例虽对凝血酶原时间(PT)影响不大,但对活化部分凝血活酶时间(APTT)有影响。抗凝剂 pH 对 PT 试验有影响,pH<7.1 或 pH>7.4 可使 PT 延长。应在 2 小时内完成检验,4 ℃贮存不稳定,Ⅷ因子仍可激活,−20~−70 ℃可稳定 3 周。

魏氏法血沉测定用 109 mmol/L(3.2%)枸橼酸钠,抗凝剂与血液应严格按 1∶4 比例,抗凝剂多或血液少则血沉加速;反之,抗凝剂少或血液多则血沉减慢。

血气分析用肝素抗凝,针管中不得有残留空气,针头用橡胶泥(或橡胶瓶塞)封口,混合后放在冰盒中立即送实验室按急诊检验处理。

血氨测定用添加肝素的有帽试管(25 U 抗凝 1 mL 血)或真空管采血,混合后立即送实验室按急诊检验处理。

血糖测定如标本放置过久,糖被血细胞分解而降低,用肝素或 EDTA(均指其盐,后同)抗凝,采血后立即分离血浆,试管加塞防蒸发,室温条件下可稳定 24~48 小时;用带分离胶的肝素或 EDTA 的真空管采血立即分离血浆,室温条件下可贮存 3~4 天。氟化钠虽有抑制糖酵解的作用但也能抑制测试的酶触反应。或用碘乙酸钠或碘乙酸锂 0.5 mg/mL 血,可稳定 3 天。

急诊临床化学检验用肝素锂抗凝或浅绿帽真空管采血,可快速分离血浆不影响酶和电解质测定;也可用含凝血酶的真空管采血,可加速纤维蛋白原转变,缩短血液凝固时间。

(三)采血条件和患者准备

血液成分受饮食、情绪和肌肉活动的影响,也受采血体位影响。采血一般应在安静、空腹状态下进行,通常取早晨静脉血,无饮食影响。为了方便门诊者可以放宽约束,但血脂、血磷等的测定则必须空腹。血糖测定根据需要可测清晨空腹血糖、三餐前血糖、餐后 2 小时血糖或就寝前血糖。一些有节律性变化的成分应在规定的时间取血。

1.住院患者

除特殊检验外,住院患者一般应在早晨起床活动前安静卧床空腹状态下取血。这不仅是为了保证检验质量,也是为了方便临床和实验室工作;急诊检验可随时取血。

2.门诊患者

门诊患者采血很难避免肌肉活动,应静息半小时以上,坐位取血按立位解释结果。因短时间的坐位机体无法调整体液的分布。空腹者可在上午 7~9 时取血,进餐者除血脂外可在上午 9~12 时取血。由于医院设备水平的不断提高,对门诊患者除血、尿、便常规以外非特别费时的检验项目,也应尽可能做到当时或当日等取结果以减少患者的复诊次数。

3.急诊患者

急诊患者可以随时卧位取血,不受饮食限制,但须注意输液和用药对检验结果的影响,特别是血糖和电解质。不得在输液的同一侧近心端血管取血,并要注明输液以及输注液体和药物种类,供实验室和临床医师解释结果时参考。

(1)进餐:可使葡萄糖、胰岛素、甘油三酯、尿素氮、碱性磷酸酶、尿酸、胆红素、乳酸、钠升高;血清总蛋白、清蛋白、α_2-球蛋白、血红蛋白、血细胞比容、游离脂肪酸、钾(高糖食物时)、无机磷降低。

(2)饮食:虽可影响某些成分,但进餐 90 分钟后多数试验项目与对照组比较无统计学意义。为方便门诊患者,除下述应在空腹取血的项目外,一般在午餐前 3 小时内取血不妨碍临床评价,但应注明进餐和取血的时间以便解释结果时参考。

(3)应在空腹取血的试验:血脂、血清铁、铁结合力、维生素 B_{12}、叶酸、胃泌素、抗体;血糖和胆汁酸有时需要在餐前或餐后测定。

(4)空腹:指禁食 6 小时以上。血脂测定应禁食 12~14 小时,不禁水,但须忌茶、咖啡、烟、酒或药物。

4.周期变化成分

对有周期变化的成分测定,应按规定的时间取血,如促肾上腺皮质激素(ACTH)、皮质醇,应在上午 8 时和下午 4 时两次取血,了解其分泌水平和分泌节律;醛固酮(ALD),应在早 6~8 时或 8~10 时分别采取立位和卧位静脉血;甲状旁腺激素(PTH),最好在早 8 时取血;急性心肌梗死(AMI)发病后,心肌酶谱变化有一定的规律,应记录取血的时间。

(四)采血技法和注意事项

1.止血带或压脉器

静脉压迫时间过长,引起瘀血,静脉扩张,水分转移,血液浓缩,氧消耗增加,无氧酵解加强,乳酸升高,pH 降低,K^+、Ca^{2+}、肌酸激酶升高。

静脉取血技术要熟练,止血带压迫时间以不超过 40 秒为宜,乳酸测定最好不用止血带或针头刺入静脉后立即解除止血带。

2.输液与采血

应尽量避免输液时取血,输液不仅使血液稀释,而且对测试结果产生严重干扰,特别是糖和电解质;不得已时可在对侧手臂或足背静脉取血,并要注明输液及其种类。在一般情况下,推荐中断输液至少 3 分钟后取血,但也要加以注明。

3.避免溶血

红细胞某些成分与血浆不同,标本溶血可使红细胞成分释放干扰测定结果,应尽力避免人为因素造成的机械性溶血。

取血器材必须无菌、干燥、洁净,避免特别用力抽吸和推注,避免化学污染和细菌污染;推荐使用真空管采血。

(五)糖尿病血糖监测标本

出于不同的目的,可测定空腹、餐后、睡前以及夜晚任何时间的血糖,不同时间采血其临床意义不同。可用静脉血或末梢血。用于糖尿病监测以用末梢血快速测定较为简便,用于糖尿病诊断则必须用静脉血标准法测定,因快速法误差太大,不能满足临床需要。

1.空腹血糖

用于住院常规检查、健康体检、人群普查和糖尿病流行学研究(若仅测血糖,则以餐后血糖为敏感),以及胰岛储备功能和基础分泌水平评价。一般在早 6~8 时空腹取血,住院患者也不可以取血过早,以免因放置时间过长而使血糖降低。若为临床需要,则应按急诊及时送检,立即测定。

2.餐前血糖

用于糖尿病治疗监测和疗效评价。在午餐前和晚餐前 30 分钟内取血;或为方便门诊患者测午餐前血糖,意义同空腹血糖。空腹或餐前血糖正常不能排除糖尿病。

3.餐后血糖

用于糖尿病早期筛查和流行病学研究、诊断和治疗监测、药物调整和疗效评价。

(1)用于糖尿病筛查、流行学研究和糖尿病早期诊断,较空腹血糖敏感。一般应在摄取谷类食物干重不少于 100 g 的早餐后 2 小时取静脉血,用标准法(葡萄糖氧化酶法或己糖激酶法)测定;由于升糖激素水平的因素,早餐后血糖较午餐后更为敏感。

(2)用于糖尿病治疗监测、药物调整和疗效评价,可用简便快速的血糖仪测定。①自我监测:应分别测定口服降糖药和胰岛素注射的早、午、晚三餐后 2 小时血糖,每周 1 天或 2 天;根据餐后血糖水平逐步调整降糖药或胰岛素剂量,直至达到最佳控制状态。②门诊监测:测定口服降糖药或胰岛素注射的早餐后和午餐后 2 小时血糖;或为方便患者也可测定餐后 1~3 小时血糖。餐后不同时间的血糖,判定标准不同(1 小时 PPG<8.9 mmol/L,2 小时 PPG<7.8 mmol/L,3 小时 PPG<6.7 mmol/L)。

4.夜间血糖

为防止夜间低血糖发生或鉴别清晨高血糖原因,监测就寝前(如晚 9~10 时)血糖,或必要时

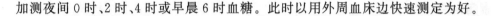

加测夜间 0 时、2 时、4 时或早晨 6 时血糖。此时以用外周血床边快速测定为好。

二、尿液标本

(一)尿液标本种类

1.化学定性和常规检验标本

尿化学定性和常规检验应留取中段尿,女性须用湿消毒纸巾擦净外阴部以免阴道分泌物混入。按留取标本的时间,尿标本分为以下几种。

(1)首次晨尿:清晨第一次尿,较浓缩,适用于化学成分和有形成分检验。但常因留取后至送检放置时间过长,尿液温度降低盐类成分析出、细菌繁殖和尿素分解,使尿液变碱性,影响相对密度(比重)、亚硝酸盐和酸碱度测定的准确性。

(2)二次晨尿:清晨起床后首先将第一次尿排出并弃去,仍在空腹、静息状态下收集第二次排出的尿标本。

(3)随时尿:适用于化学成分和有形成分检验。尿液比较稀薄,对亚硝酸盐和细菌学检验不如清晨首次尿敏感;但方便患者,适合门诊或健康体检,尿液新鲜,有形成分和酸碱度可保持不变。亚硝酸盐试验须留取在膀胱存留 3 小时以上的尿,立即检验。

(4)负荷尿:为某种特殊需要检查一定负荷后的尿,如葡萄糖负荷后的糖耐量试验、菊糖负荷后的菊糖清除率试验、运动负荷后的运动后血尿、起立活动后的直立性蛋白尿等。

(5)餐后尿:进餐前排尿弃去,留取餐后 2 小时尿检测尿糖或常规,用于糖尿病筛查和糖尿病流行病学研究,糖尿病治疗监测、药物调整和疗效评价。

(6)餐前尿:早、午、晚三餐前 0.5～1 小时排尿弃去,进餐前再留取尿标本检测尿糖。此为进餐前两次尿液间隔的一小段时间内肾脏排泌的尿,尿糖浓度反映餐前空腹(或餐后 3～4 小时)的血糖平均水平。用于糖尿病治疗监测和疗效评价。

(7)睡前尿:夜晚就寝前(如 9 时)排尿弃去,就寝时(如 10 时)留取尿标本检测尿糖,用于监测夜间血糖水平,预防药物性低血糖反应和评价晨间高血糖原因。

2.化学定量和细胞计数标本

须先排尿弃去,计时,准确留取规定时间内的全部尿液。留取 3 小时尿,用于测定细胞排泄率;留取 4 小时尿,用于测定肌酐清除率;留取 12 小时尿,用于 Addis 计数;留取 24 小时尿,用于化学成分定量。一般自早 7 时或 8 时起排净膀胱,尿液弃去并计时,准确收集规定时间内的全部尿液。留取期间尿液须置 4～8 ℃冷藏;或在容器中先加入 100 g/L 麝香草酚异丙醇溶液 5～10 mL 防腐;或用二甲苯 1～2 mL 防腐,适用于化学成分检验;或用甲醛防腐,适用于有机成分检验。

(二)尿液标本留取的注意事项

1.容器

要保持清洁,避免化学品和细菌污染,最好使用一次性尿杯。

2.尿液标本

要求新鲜,留取后 1 小时内检验,否则应冷藏,测试前须复温。

3.定时尿

定时尿也称定量尿标本,必须留取规定时间内的全部尿液,时间开始的尿排净弃去,时间结束的尿排净收集,不得遗失,记录尿量,混匀后取 10～20 mL 送检。

4.微量元素测定尿

容器须用 10%硝酸浸泡 24～48 小时,用蒸馏水洗净,在无落尘的空气中干燥备用。

三、粪便标本

通常采用自然排出的粪便,采集方法是否得当直接影响检验结果的准确性。采集时应注意以下几点。

(一)标本

要求新鲜,不得混有尿液及其他成分;盛器需干燥洁净,最好使用一次性有盖的塑料专用容器。标本采集后应及时送检,最好在 1 小时内检查完毕。否则,由于受消化酶和酸碱度变化等的影响,导致有形成分被破坏。

(二)操作

应用干净竹签选取有脓血、黏液等成分的粪便,外观正常时应注意从粪便的不同部位多处取材,其量至少为指头大小(5 g)。

(三)寄生虫检查

检查溶组织内阿米巴原虫滋养体时应于排便后立即检查,寒冷季节标本传送及检查时均须保温;检查日本血吸虫卵时应取脓血、黏液部分,孵化毛蚴时至少留取 30 g 粪便且须尽快处理;检查蛲虫卵须用透明薄膜拭子或棉拭子于晚 12 时或清晨排便前自肛门周围皱襞处拭取并立即镜检。

(四)细菌培养

应将标本采集于无菌有盖容器内。

(五)隐血试验

用化学法做隐血试验时,应于 3 天前禁食动物血、肉类、肝脏,并禁服铁剂及维生素 C 等药物。

(六)无粪便排出而必须检查

可用拭子采取,不宜采用肛诊法和使用泻剂或灌肠后的粪便标本。

(七)检验后处理

粪便检验后,应将剩余标本与盛器一同焚烧消毒。

四、痰液标本

参考微生物检验的痰标本留取。

五、微生物检验标本

(一)血液标本微生物检验

1.标本采集时间、采集频率

(1)一般原则:一般情况下应在患者发热初期或发热高峰时采集。原则上应选择在抗生素应用之前,对已用药而因病情不允许停药的患者,也应在下次用药前采集。

(2)疑为布氏杆菌感染:最易获得阳性培养的是发热期的血液或骨髓。除发热期采血外还可多次采血,一般为 24 小时抽 3～4 次。

(3)疑为沙门菌感染:根据病程和病情可在不同的时间采集标本。肠热症患者在病程第 1～

2 周内采集静脉血液,或在第 1～3 周采集骨髓。

(4)疑为亚急性细菌性心内膜炎:除在发热期采血外应多次采集。第一天做 3 次培养,如果 24 小时培养阴性,应继续抽血 3 次或更多次进行血液培养。

(5)疑为急性细菌性心内膜炎:治疗前 1～2 小时分别在 3 个不同部位采集血液,分别进行培养。

(6)疑为急性败血症:脑膜炎、骨髓炎、关节炎、急性未处理的细菌性肺炎和肾盂肾炎除在发热期采血外,应在治疗前短时间内于身体不同部位采血,如左、右手臂或颈部,在 24 小时内采血 3 次或更多次,分别进行培养。

(7)疑为肺炎链球菌感染:最佳时机是在寒战、高热或休克时,此时采集样本阳性率较高。

(8)不明原因发热:可于发热周期内多次采血做血液培养。如果 24 小时培养结果阴性,应继续采血 2～3 次或更多次做血液培养。

2.采集容量

采血量以每瓶 5～8 mL 为宜。当怀疑真菌感染时采集双份容量。

3.采集标本注意事项

(1)培养瓶必须为室温,采血前后用 75％乙醇或碘伏消毒培养瓶橡胶瓶盖部分。采集标本后应立即送检,如不能及时送检,请放于室温条件下。在寒冷季节注意保温(不超过 35 ℃)。

(2)标本瓶做好标记,写好患者的姓名、性别、年龄、病历号。

(3)严格做好患者采血部位的无菌操作,防止污染。

(4)应在申请单上标明标本采集时间。

(5)如同时做需氧菌及厌氧菌培养,应先把血样打入厌氧瓶,再打入需氧瓶,并且要防止注射器内有气泡。

(二)尿液标本的微生物检验

1.采集时间

(1)一般原则:通常应采集晨起第一次尿液送检。原则上应选择在抗生素应用之前采集尿液。

(2)沙门菌感染一般在病后 2 周左右采集尿液培养。

(3)怀疑泌尿系统结核时,留取 10～15 mL 晨尿或 24 小时尿的沉渣部分送检。

2.采集方法

(1)中段尿采集方法。①女性:以肥皂水清洗外阴部,再以灭菌水或高锰酸钾(1∶1 000)水溶液冲洗尿道口,然后排尿弃去前段,留取 10 mL 左右中段尿于无菌容器中,立即加盖送检;②男性:以肥皂水清洗尿道口,再用清水冲洗,采集 10 mL 左右中段尿于无菌容器中立即送检。

(2)膀胱穿刺采集法:采集中段尿有时不能完全避免污染,可采用耻骨上膀胱穿刺法取尿 10 mL 并置于无菌容器中立即送检。

(3)导尿法:将导尿管末端消毒后弃去最初的尿液,留取 10～15 mL 尿液于无菌容器内送检。长期留置导尿管患者,应在更换新管时留尿。

3.注意事项

尿液标本采集和培养中最大的问题是细菌污染,因此要严格无菌操作,标本采集后应立即送检。无论何种方法采集尿液,均应在用药之前进行,尿液中不得加入防腐剂、消毒剂。

(三)粪便标本的微生物检验

1.采集时间

(1)采样原则:腹泻患者应在急性期采集,以提高检出率,同时最好在用药之前。

(2)怀疑沙门菌感染:肠热症在2周后;胃肠炎患者在急性期,早期采集新鲜粪便。

2.采集方法

(1)自然排便法:自然排便后,挑取有脓血、黏液部位的粪便2～3 g,液状粪便取絮状物盛于无渗、漏、清洁的容器中送检。

(2)肠拭子法:如不易获得粪便或排便困难的患者及幼儿,可用拭子采集直肠粪便,取出后插入灭菌试管内送检。

3.注意事项

(1)为提高肠道致病菌检出率,应采集新鲜粪便做培养。

(2)腹泻患者应尽量在急性期(3天内)采集标本,以提高阳性率。

(3)采集标本最好在用药之前。

(四)痰及上呼吸道标本的微生物检验

1.采集时间

(1)痰:最好在应用抗生素之前采集标本,以早饭前晨痰为好,对支气管扩张症或与支气管相通的空洞患者,清晨起床后进行体位引流,可采集大量痰液。

(2)鼻咽拭子:时间上虽无严格限制,但应于抗生素治疗之前采集标本,咽部是呼吸和食物的通路,因此,亦以晨起后早饭前为宜。

2.采集方法

(1)痰液标本。①自然咳痰法:患者清晨起床后,用清水反复漱口后用力自气管咳出第一口痰于灭菌容器内,立即送检;对于痰量少或无痰的患者可采用雾化吸入加温至45 ℃的10%NaCl水溶液,使痰液易于排出;对咳痰量少的幼儿,可轻轻压迫胸骨上部的气管,使其咳嗽,将痰收集于灭菌容器内送检。②支气管镜采集法:用支气管镜在肺内病灶附近用导管吸引或支气管刷直接取得标本,该方法在临床应用有一定困难。③小儿取痰法:用弯压舌板向后压舌,用无菌棉拭子伸入咽部,小儿经压舌刺激咳嗽时,可喷出肺部或气管分泌物沾在棉拭子上,立即送检。

(2)上呼吸道标本:采集上呼吸道标本通常采用无菌棉拭子。采集前患者应用清水反复漱口,由检查者将舌向外拉,使腭垂尽可能向外牵引,将棉拭子通过舌根到咽后壁或腭垂的后侧,涂抹数次,但棉拭子要避免接触口腔和舌黏膜。

(五)化脓和创伤标本的微生物检验

1.开放性感染和已溃破的化脓灶

外伤感染、癌肿溃破感染、脐带残端、外耳道分泌物等感染部位与体腔或外界相通,标本采集前先用无菌生理盐水冲洗表面污染菌,用无菌棉拭子采集脓液及病灶深部分泌物;如为慢性感染,污染严重,很难分离到致病菌,可取感染部位下的组织,无菌操作剪碎或研磨成组织匀浆送检。

(1)结膜性分泌物:脓性分泌物较多时,用无菌棉球擦拭,再用无菌棉拭子取结膜囊分泌物培养或涂片检查;分泌物少时,可做结膜刮片检查。

(2)扁桃体脓性分泌物:患者用清水漱口,由检查者将舌向外牵拉,将无菌棉拭子越过舌根涂抹扁桃体上的脓性分泌物,置无菌管内立即送检。

(3)外耳道分泌物:脓性分泌物较多时,先用无菌棉球擦拭,再取流出分泌物置无菌管送检。

(4)手术后切口感染:疑有切口感染时可取分泌物,也可取沾有脓性分泌物的敷料置灭菌容器内送检。

(5)导管治疗感染:应做导管尖端涂抹培养再加血培养。

(6)瘘管内脓液:用无菌棉拭子挤压瘘管,取流出脓液送检;也可用灭菌纱布条塞入瘘管内,次日取出送检。

2.闭合性脓肿

(1)皮肤化脓(毛囊炎、疖、痈)和皮下软组织化脓感染:用2.5%~3.0%碘酊和75%乙醇消毒周围皮肤,穿刺抽取脓汁及分泌物送检,也可在切开排脓时,以无菌注射器或无菌棉拭子采集。

(2)淋巴结脓肿:经淋巴结穿刺术取脓液,盛于无菌容器内送检。

(3)乳腺脓肿、肝脓肿、脑脓肿、肾周脓肿、胸腔脓肿、腹水、心包积液、关节腔积液:可在手术引流时采集脓液或积液,也可做脓肿或积液穿刺采集脓液或积液,盛于无菌容器内立即送检。

(4)肺脓肿:体位引流使病肺处于高处,引流的支气管开口向下,痰液顺体位引流至气管咳出;也可在纤维支气管镜检查或手术时采集。

(5)胆囊炎:①十二指肠引流术采集胆汁,标本分三部分,即来自胆总管、胆囊及肝胆管;②手术时采集:在进行胆囊及胆管手术时,可从胆总管、胆囊直接采集;③胆囊穿刺法:进行胆道造影时采集胆汁。

(6)盆腔脓肿:已婚女性可经阴道后穹隆切开引流或穿刺采集脓液,也可在肠镜暴露下经直肠穿刺或切开引流采集脓液检查。

(7)肛周脓肿:在患者皮肤黏膜表面先用碘酊消毒,75%乙醇脱碘,再用无菌干燥注射器穿刺抽取脓液,盛于无菌容器内立即送检。

(六)生殖道标本的微生物检验

1.尿道及生殖道分泌物

(1)男性。①尿道分泌物:清洗尿道口,用灭菌纱布或棉球擦拭尿道口,采取从尿道口溢出的脓性分泌物或用无菌棉拭子插入尿道口内2~4 cm轻轻旋转取出分泌物;②前列腺液:清洗尿道口,用按摩法采集前列腺液盛于无菌容器内立即送检;③精液:受检者应在5天以上未排精,清洗尿道口,体外排精液于无菌试管内立即送检。

(2)女性。①尿道分泌物:清洗尿道口,用灭菌纱布或棉球擦拭尿道口,然后从阴道的后面向前按摩,使分泌物溢出,无肉眼可见的脓液,可用无菌棉拭子轻轻深入前尿道内,旋转棉拭子,采集标本;②阴道分泌物:用窥器扩张阴道,用无菌棉拭子采集阴道口内4 cm内侧壁或后穹隆处分泌物;③子宫颈:用窥器扩张阴道,先用灭菌棉球擦拭子宫颈口分泌物,用无菌棉拭子插入子宫颈管2 cm采集分泌物,转动并停留10~20秒,让无菌棉拭子充分吸附分泌物,或用去掉针头的注射器吸取分泌物,将所采集分泌物盛于无菌容器内立即送检。

2.注意事项

(1)生殖器是开放性器官,标本采集过程中,应严格遵循无菌操作以减少杂菌污染。

(2)阴道内有大量正常菌群存在,采取子宫颈标本应避免触及阴道壁。

(3)沙眼衣原体在宿主细胞内繁殖,取材时拭子应在病变部位停留十几秒钟,并应采集尽可能多的上皮细胞。

(七)穿刺液的微生物检验

1.脑脊液

(1)采集时间:怀疑为脑膜炎的患者,应立即采集脑脊液,最好在使用抗生素以前采集标本。

(2)采集方法:用腰穿方法采集脑脊液 3～5 mL,一般放入 3 个无菌试管,每个试管内 1～2 mL。如果用于检测细菌或病毒,脑脊液量应大于或等于 1 mL;如果用于检测真菌或抗酸杆菌,脑脊液量应大于或等于 2 mL。

(3)注意事项:①如果用于检测细菌,收集脑脊液后,在常温下 15 分钟内送到实验室,脑脊液标本不可置冰箱贮存,否则会使病原菌死亡,尤其是脑膜炎奈瑟菌、肺炎链球菌和嗜血杆菌,常温下可贮存 24 小时;②如果用于检测病毒,脑脊液标本应放置冰块,在 4 ℃环境中可贮存72 小时;③如果只采集了 1 管脑脊液,应首先送到微生物室;④做微生物培养时,建议同时做血培养;⑤采集脑脊液的试管不需要加防腐剂;⑥进行腰穿过程中,严格无菌操作,避免污染。

2.胆汁及穿刺液

(1)检测时间:怀疑感染存在时,应尽早采集标本,一般在患者使用抗生素之前或停止用药后1～2 天采集。

(2)采集方法:①首先用 2%碘酊消毒穿刺要通过的皮肤;②用针穿刺法抽取标本或外科手术方法采集标本,然后放入无菌试管或小瓶内,立即送到实验室;③尽可能采集更多的液体,至少 1 mL。

(3)注意事项。①在常温下 15 分钟内送到实验室;除心包液和做真菌培养外,剩余的液体可在常温下贮存 24 小时;如果做真菌培养,上述液体只能在 4 ℃以下贮存。②应严格无菌穿刺。③为了防止穿刺液凝固,最好在无菌试管中预先加入灭菌肝素,再注入穿刺液。④对疑有淋病性关节炎患者的关节液,采集后应立即送检。

(八)真菌检验

1.标本采集的一般注意事项

(1)用适当方法准确采集感染部位的标本,避免污染。

(2)注意标本采集时间。清晨的痰和尿含菌较多,是采集这类标本的最佳时间。另外,应尽可能在使用抗真菌药物前采集。

(3)标本采集量应足够。如从血中分离真菌,一般采集量为 8～10 mL。

(4)所用于真菌学检验的标本均需用无菌容器送检。

(5)对送检项目有特殊注意事项时,一定要在检验申请单上注明,或直接与真菌实验室联系,以便实验室采用相应特殊方法处理标本。

2.临床常见标本的采集

(1)浅部真菌感染的标本采集。①皮肤标本:皮肤癣菌病采集皮损边缘的鳞屑;采集前用75%乙醇消毒皮肤,待挥发后用手术刀或玻片边缘刮取感染皮肤边缘,刮取物放入无菌培养皿中送检;皮肤溃疡采集病损边缘的脓液或组织等。②指(趾)甲:甲癣采集病甲下的碎屑或指(趾)甲;采集前用75%乙醇消毒指(趾)甲,去掉指(趾)甲表面部分,尽可能取可疑的病变部分,用修脚刀修成小薄片,5～6 块为宜,放入无菌容器送检。③毛发:采集根部折断处,不要整根头发,最少 6 根。

(2)深部真菌感染的标本采集。①血液:采血量视所用真菌培养方法确定,一般为 8～10 mL;如用溶剂-离心法,成年人则需抽血 15 mL 加入 2 支 7.5 mL 的 Isolator 管中;此法可使

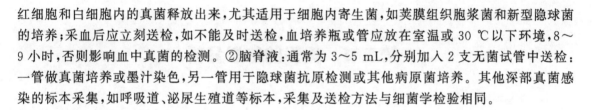

红细胞和白细胞内的真菌释放出来,尤其适用于细胞内寄生菌,如荚膜组织胞浆菌和新型隐球菌的培养;采血后应立刻送检,如不能及时送检,血培养瓶或管应放在室温或 30 ℃以下环境,8～9 小时,否则影响血中真菌的检测。②脑脊液:通常为 3～5 mL,分别加入 2 支无菌试管中送检:一管做真菌培养或墨汁染色,另一管用于隐球菌抗原检测或其他病原菌培养。其他深部真菌感染的标本采集,如呼吸道、泌尿生殖道等标本,采集及送检方法与细菌学检验相同。

六、其他标本

(一)脑脊液标本的采集

1.适用范围

适用于脑脊液常规及糖、蛋白质、氯化物定量等检验。

2.注意事项

(1)脑脊液标本由临床医师采集,医护人员必须明确通知患者脑脊液标本的采集注意事项。

(2)在脑脊液标本采集前,应使患者尽量减少运动以保持平静,患者安静 15 分钟后卧床进行采集。

(3)脑脊液标本由临床医师采集,准备好采集标本所用的容器以及消毒器材、一次性注射器等。确认患者姓名,并将姓名或标本标识贴于标本采集试管上。

(4)临床医师必须向患者讲清楚脑脊液标本检验的目的(脑脊液检验主要对神经系统疾病的诊断、治疗及预后判断提供依据),采集前应向患者做适当解释,以消除疑虑和恐惧,并检查患者有无颅内压增高症状和体征,做眼底检查。告知患者脑脊液标本采集的适应证和禁忌证。

(5)将脑脊液分别收集于 3 个无菌小瓶(或试管)中,每瓶(管)1～2 mL,第一瓶(管)做细菌学检查,第二瓶(管)做化学或免疫学检查,第三瓶(管)做常规检查。

(6)脑脊液标本采集后,让患者去枕平躺 2～4 小时,严密观察病情,注意生命体征和瞳孔的变化。

(7)脑脊液标本留取后应立即送检。如送检时间过长,超过 2 小时不能做脑脊液检查。不能及时送检的标本,应 2～8 ℃(生化检验)或室温(常规检验)贮存,但不要超过 2 小时。脑脊液放置过久,细胞可破坏或沉淀后纤维蛋白凝集成块,导致细胞分布不匀而使计数不准确;葡萄糖酵解造成糖含量降低。

(二)浆膜腔积液的标本采集

胸腹水的标本采集由临床医师负责进行,穿刺必须严格无菌操作,标本采集后分别加入 3 支试管,第一管用于微生物和化学检查,第二管用于细胞学检查,第一、第二管可加入25 U/mL肝素抗凝,第三管不加抗凝剂,置于透明试管以观察一般性状和有无凝集。

(三)精液的标本采集

(1)检测前一周要忌房事:将一次射出的全部精液直接排入洁净、干燥的容器内(不能用乳胶避孕套),特别是前几滴。

(2)标本留取后,37 ℃保温立即检验。

(尹成娟)

第二节 检验的结果分析

实验室检验结果受多种因素影响,解释和评价时应注意以下几个问题:①正常范围、参考区间的概念,个体变异在群体变异中的分布;②方法学的敏感性、特异性和疾病预测值;③疾病识别值和方法学允许误差;④各种可能的影响因素,如遗传背景、生理波动、年龄和性别差异等;⑤多种检验检查参比对照,结合临床综合分析,定期复查并观察动态变化。

一、参考区间和样本分布

(一)参考区间不是疾病的诊断值

1.参考区间

为按一定条件选择的参考个体的测定值,用于确定正常范围的统计学分析,但在习惯上等同于参考值使用;参考区间是正常范围频数分布的统计学处理结果。正态分布用 $\overline{X} \pm 1.96s$ 或 $\overline{X} \pm 2s$(s 为均数标准差);偏态分布用百分数法,增大有意义者取 95% 百分位,减小有意义者取 5% 百分位。无论正态分布或偏态分布均取 95% 分布区间作为参考区间,正常受试者有 5% 概率分布在参考区间之外。用参考区间取代正常范围的目的在于用词准确和避免误解,不论用正常范围或参考区间,都是相对的概念,不能机械地用作划分正常与异常的界限。

2.参考个体和参考样本群

参考个体的选择有一定难度。首先是"健康者"定义困难,看似健康、其实不一定正常,潜在性和遗传性疾病用一般问诊和体检方法不易或不能发现。其次是参考样本群需要一定的数量,男女样本数须相等;有年龄差异时不同年龄组或年龄段的样本数也须基本满足正态分布;人群抽样不能没有老年样本,而老年人则多有潜在性疾病。因此,正常人群抽样难免混入异常者,参考区间不一定是全部正常者的测定值范围。

3.关于参考区间的代表性

参考区间的代表性受抽样误差和参考区间变异等因素影响。抽样误差由参考个体变异和参考群体变异构成,而参考区间变异则由抽样误差和技术误差构成。

(1)参考个体变异(Si,用标准差表示的个体变异):为个体内变异,包括日内变异和日间变异,主要受饮食、行为习惯、精神和体力活动等因素影响。

(2)参考群体变异(Sg,用标准差表示的群体变异):为个体间变异,不同生理、生化和代谢项目或指标变异不同,主要受遗传因素、年龄、性别、民族差异和参考样本群数量的影响。

(3)分析技术变异(Sa,用标准差表示的方法变异):为实验误差,主要受标本采集、测试方法、试剂品质、设备水平、工作环境、人员素质等因素影响。

$$E = s = \sqrt{Si2 + Sg2 + Sa2}$$

参考区间变异为以上三种误差的累加,式中:E 为参考区间的误差;s 为参考区间均数的标准差。当参考个体的变异大、参考样本群的数量少或方法学的精密度低时,s 增大,测定的参考区间相应增大。由此可见,参考区间不是一组固定不变的数字,不仅因测定方法而异,而且同一方法在不同的实验室,或同一实验室在不同时期的测定结果,也常有较大的差别。

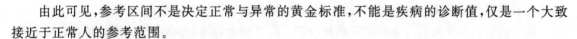

由此可见,参考区间不是决定正常与异常的黄金标准,不能是疾病的诊断值,仅是一个大致接近于正常人的参考范围。

(二)样本在参考样本群中的分布

1.样本在样本群中的理论分布

取参考样本群分布的95%范围作为参考区间,由于参考个体的变异,健康者有5%的概率分布在参考区间之外,而病理者也有同样可能的概率分布在正常范围之内。换言之,正常个体与异常个体的测定值分布有交叉,健康人群与患病人群的测定值分布有重叠。这种交叉或重叠一般仅限于临界范围,可用敏感性和特异性衡量。如果交叉或重叠范围过多过大,说明方法学的敏感性和特异性两个方面均属于不合格,这样的方法不能用于临床诊断。

2.样本分布理论的临床意义

参考个体的变异范围小,参考群体的变异范围大,个体变异在参考区间内的分布虽多数接近均值,但也有可能接近于上限或下限。如接近下限,即使病理性升高参考均值的2~3个均数标准差,仍可在参考区间之内而被解释为正常;如接近上限,即使生理变异升高参考均值的1个均数标准差,也有可能超出参考区间而被解释为异常。换言之,对临界值无论解释为正常或异常都有可能判断错误,因此对边缘结果的评价必须持十分慎重的态度。测定值越远离参考均值,即 t 检验理论的 t 值越大,判断失误的可能性就越小。

二、检验指标的方法学评价

(一)敏感性、特异性与疾病预测值

1.敏感性和特异性

敏感性和特异性是诊断方法学评价的重要指标,两者既相互矛盾又相互联系。其特点是提高敏感性往往降低特异性,反之,提高特异性又会降低敏感性。用有质量控制的标准程序测定一定数量的疾病人群和非病人群,将结果绘制成 2×2 分割表(四格表),如表 1-2 所示。表中纵向疾病组栏反映方法学的敏感性,非病组栏反映方法学的特异性;横向阳性(+)栏反映阳性预测值,阴性(-)栏反映阴性预测值。TP 为真阳性,FP 为假阳性,FN 为假阴性,TN 为真阴性。

表 1-2　方法学特性评价四格表

组别和结果	黄金标准	
	疾病组	非病组
结果　(+)阳性	a(TP)	b(FP)
(-)阴性	c(FN)	d(TN)

理想方法的敏感性和特异性都应是100%,两者之和等于200%,疾病与非病的分界既无重叠又无干扰,然而这样的诊断方法极少。两者之和小于100%的方法不能使用。

$$敏感性(度) = 疾病组阳性率 = \frac{疾病组阳性数}{疾病组总数} = \frac{a}{a+c}$$

$$特异性(度) = 非病组阴性率 = \frac{非病组阴性数}{非病组总数} = \frac{d}{b+d}$$

2.预测值和可能性比值

实验室资料一般不是简单的分割正常与异常的界限,而是判断有病与非病的可能性有多大。

13

敏感性和特异性不能说明此问题,需借助预测值、可能性比值等几个参数。

(1)预测值:预测疾病与非病的诊断符合率。比率越大,诊断疾病或排除疾病的符合率越高。分为阳性预测值和阴性预测值。

$$阳性预测值 = 真阳性比率 = \frac{真阳性数}{阳性总数} = \frac{a}{a+b}$$

阳性预测值越大,则误诊率越小。

$$阴性预测值 = 真阴性比率 = \frac{真阴性数}{阴性总数} = \frac{d}{c+d}$$

阴性预测值越大,则漏诊率越小。

(2)可能性比值:预测疾病和非病识别的可能性大小。比值越大,则有病或非病识别的可能性越大,诊断的正确性越高,误诊或漏诊的可能性越小。

$$阳性可能性比值 = \frac{真阳性率}{假阳性率} = \frac{敏感性}{1-特异性} = \frac{a}{a+c} \times \frac{b+d}{b}$$

用于评估方法学诊断疾病的可能性程度,比值越大诊断疾病的误诊率越小。

$$阴性可能性比值 = \frac{真阴性率}{假阴性率} = \frac{特异性}{1-敏感性} = \frac{d}{b+d} \times \frac{a+c}{c}$$

用于评估方法学排除疾病的可能性程度,比值越大,否定疾病的漏诊率越小。

(二)ROC 曲线的应用

ROC 曲线(受试者操作特性曲线)或敏感性/特异性线图(sensitivity/specificity diagram),用于方法学评价和疾病识别值或分界值的确定。绘正方形图,纵轴为敏感性即疾病组阳性率,从下至上分度为 0、10%、20%…100%;横轴为阳性率[即(1-特异性)],从左至右分度同样为 0、10%、20%…100%。取不同测定值相对应的敏感性和假阳性率或(1-特异性)作图,并将各点连成曲线。左上角为敏感度 100% 和假阳性率 0 的交点。用于不同方法学评价,越接近左上角的曲线,方法学的敏感性和特异性越好。

用于疾病识别值确定,最接近左上角的曲线切点值是最佳分界值,敏感性与特异性之和最大。

疾病筛查应选用敏感性高的方法以减少漏诊;疾病诊断应选用特异性高的方法以避免误诊。

三、疾病识别值和方法学允许误差

(一)疾病识别值和临床决定水平

1.疾病识别值或分界值

疾病识别值或分界值是指对疾病诊断的敏感性和特异性都较高,识别疾病意义最大的某一阈值,通常取 ROC 曲线最接近左上角的切点值。一般而言,生理变异大的指标参考区间界限值与疾病识别值不同,如血糖参考区间与糖尿病诊断值、转氨酶参考区间与肝损害诊断值、胆固醇参考区间与动脉粥样硬化危险性评价值、肿瘤标志物参考区间与可疑肿瘤的分界值不同。有时还须根据经验调整,如 γ-谷氨酰转肽酶(转肽酶,GGT)用于 40 岁以上饮酒者肝损害的早期发现,分界值应定在参考区间上限之下;用于肝癌筛查,因肝癌与肝炎的结果有重叠,为减少假阳性结果造成的不必要的思想负担,应定在上限之上。生理变异范围小的指标,如血清 K^+、Na^+、Cl^-、Ca^{2+}、Mg^{2+}、P^{3-}、pH 等,通常超出参考区间即有识别意义,超出参考区间及其 1/4 值(参考区间均值 1 个均数标准差),即有显著识别意义。

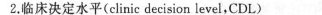

2.临床决定水平(clinic decision level,CDL)

CDL 是根据病理生理和临床经验而确定的有决定疾病诊断、紧急施治或判断预后意义的一种阈值,同一试验项目可有几个不同的临床决定水平。一般都是由临床医师根据病理生理学理论和临床实践经验总结确定。

(二)实验室方法学允许误差

1.偶然误差是不可避免的误差

偶然误差虽然不可避免,但是必须有明确限度。关于方法学的允许误差范围,有不同的意见,并因设备水平和分析项目而异。一般倾向于不超过参考区间的 1/4,即参考均值的 1 个均数标准差值。

参考区间=参考均值($\overline{X}$)$\pm 2s$,即参考区间由 4 个均数标准差组成,故 $1s=1/4$ 参考区间。

允许误差范围=参考均值的 $1s=\pm 1/2s=\pm$(参考区间上限－下限)$\times 1/4\times 1/2$。

换言之,测定值的允许误差为该测定值$\pm 1/2$参考均值的标准差。例如,血糖测定的方法学允许误差为空腹血清葡萄糖(FPG)参考区间(青年组)为 3.33～5.55 mmol/L。

参考均值的标准差(s)=(5.55－3.33)mmol/L$\times 1/4$=0.56 mmol/L。

血糖允许误差范围 ＝ 测定值加减 $1/2s$ ＝ 测定值 $\pm$ 0.56 mmol/L $\times$ 1/2 ＝ 测定值 ± 0.28 mmol/L。

2.应用疾病识别值时须考虑测定值的允许误差

允许误差是因为任何方法学都不可避免的误差,所以任何一个试验结果都包含有允许误差。例如,某患者 FPG 测定值为 7.66 mmol/L,如上所述允许误差为 0.56 mmol/L,亦即 7.66 mmol/L的允许范围为(7.66$\pm$0.56)mmol/L＝7.10～8.22 mmol/L。换言之,标准方法 FPG 测定值7.66 mmol/L的真实值是在 7.10～8.22 mmol/L。糖尿病诊断标准为 FPG$\geqslant$7.77 mmol/L和/或餐后血糖(PPG)$\geqslant$11.1 mmol/L,故该例患者可能为糖尿病(DM,因为 FPG 8.22 mmol/L$>$7.77 mmol/L),但也可能为糖耐量降低(IGT,因为 FPG 7.10 mmol/L$<$7.77 mmol/L)。如果按美国糖尿病协会或 WHO 糖尿病咨询委员会诊断标准,FPG$\geqslant$6.99 mmol/L 为糖尿病,虽然无论是7.10 mmol/L还是 8.22 mmol/L均大于 6.99 mmol/L,应诊断为 DM;但是,由于血糖测定受多种因素影响,不能仅根据一次结果评价,所以应重复测定 FPG 或加测 PPG,必要时(如当PPG 结果可疑时)还须做葡萄糖耐量试验(GTT)以确定诊断。

四、实验过程中的影响因素

临床检验从项目申请到结果解释是一个包括医师、患者、护士、检验多层次参与的环式运作过程,每一环节都受到多种因素影响。

(一)检验项目和检验时机的选择

1.不同检验项目在不同疾病和不同病期阳性率不同

如急性心肌梗死的心肌酶谱变化,不同的酶升高、峰值和恢复的时间不同,多种酶联合并于不同时间连续多次测定,可提高其临床意义。如在发病 2 小时内或 1 周后检测,阳性率降低。又如急性胰腺炎的酶学变化,淀粉酶一般在发病 6～12 小时升高,持续 3～5 天,脂肪酶则晚于淀粉酶升高;而急性出血性坏死性胰腺炎则可不见酶学改变。再如细菌性感染或组织损伤,1～2 天可见白细胞计数和 C-反应蛋白升高,而红细胞沉降率增速则需要 5～7 天的时间。自身抗体检测应在激素使用之前,细菌培养应在抗生素使用之前,并且需要连续采取 2～3 次或以上标本以提高检出率。一旦开始有效治疗,则阳性率将显著降低。

2.疾病早期使用有效治疗抗体可不升高

抗体生成需1~2周才能达到方法学可检出的水平,在起病1周内阳性率很低,2~3周后逐渐升高。其阳性率与测定方法的敏感性也有关,敏感方法可提前检出。此外,抗体水平与治疗也有关,在疾病早期进行有效的治疗,抗体水平可不升高或轻微升高,达不到方法学敏感性所能检测出的水平。因此,感染性抗体只有支持疾病诊断的意义,而无否定疾病诊断的作用。

(二)遗传背景的影响因素

1.性别差异

(1)男性大于女性的项目:如红细胞计数、血红蛋白、血细胞比容、血清铁、尿酸(UA)、肌酐(CRE)、肌酸激酶(CK)、天门冬氨酸转氨酶(AST)、视黄醇结合蛋白、前清蛋白。

(2)女性大于男性的项目:如促黄体生成素(LH)、卵泡刺激素(FSH)、高密度脂蛋白胆固醇(HDL-C)、载脂蛋白A、α_2-巨球蛋白等。

性别差异较大的项目应分别设定参考区间,如UA、CRE、CK、HDL-C;差别较小的项目一般不必单独设定参考区间,如AST、碱性磷酸酶(ALP)、总胆固醇、甘油三酯等。与性别有关的某些指标如CRE、肌酐清除率(CCR)、UA、CK、AST等,实际是与肌肉量相关。

2.年龄差异

(1)新生儿。增高:血清游离脂肪酸、乳酸脱氢酶(LDH)、ALP、无机磷、醛固酮、血浆肾素活性、甲胎蛋白(AFP);血液白细胞计数(WBC)、中性粒细胞比例。降低:血清总蛋白、CRE、总胆固醇、淀粉酶。

(2)婴幼儿。增高:血清ALP、胆碱酯酶;血液WBC、淋巴细胞(绝对数)。降低:血液中性粒细胞(相对数)。

(3)中青年。渐增:血清总胆固醇、甘油三酯,除此之外随年龄变化的项目不多。

(4)老年人。增高:血清LH、FSH、儿茶酚胺、甲状旁腺激素、ALP、葡萄糖、免疫球蛋白。降低:血清睾酮、雌二醇、降钙素、醛固酮、总蛋白、清蛋白。

60岁后老年人常有多种潜在性疾病。个体之间的变异,年龄是最重要的因素。差别较大的项目应设定不同年龄组或年龄段的参考区间。

3.生理差异

(1)妊娠期间。增高:AFP、α_1-抗胰蛋白酶、碱性磷酸酶、淀粉酶、尿酸、总胆固醇、甘油三酯、绒毛膜促性腺素、催乳素、甲状腺激素结合球蛋白、皮质醇、糖类抗原125(CA125)。降低:血清总蛋白(TP)、清蛋白(ALB)、尿素氮(BUN)、胆碱酯酶(ChE)、血清铁、Na^+、Ca^{2+}、红细胞计数、血红蛋白、血细胞比容。

(2)日周期节律:促肾上腺皮质激素(ACTH)、皮质醇,清晨5~6时最高,夜间0~2时最低。生长激素(GH)、促甲状腺激素(TSH)、催乳素(PRL),夜间睡眠时升高。儿茶酚胺昼间高而夜晚低。血浆肾素活性上午升高,傍晚降低。甘油三酯、肌酐、转铁蛋白、血清磷、血清铁下午增高,后者增高有时达2倍。尿素氮、胆红素(BIL),下午降低,过夜空腹则BIL升高。血Ca^{2+}中午最低,夜间有降低倾向。白细胞总数、淋巴细胞、BIL早晨最高,嗜酸性粒细胞下午最低,尿胆原午餐后2小时排泄最多。血红蛋白含量早晨空腹最低,下午4时最高。尿淀粉酶上午较低,晚餐后最高。

(3)月周期节律:LH、FSH、雌二醇(E_2)、血清磷、CA125随月经周期而变化,E_2在排卵期最高。纤维蛋白原(Fg 或 FBG)在月经前期开始升高,胆固醇在月经前期最高。

(4)生命周期改变:绝经期后性激素水平降低而促性腺激素水平升高,血脂相应升高。

(三)生活行为的影响因素

1.情绪

精神紧张和情绪激动可使儿茶酚胺、皮质醇、血糖、白细胞计数、中性粒细胞比例升高。

2.体力活动

出汗增多血液浓缩,血浆蛋白质和高分子成分,如总蛋白、胆固醇(TC)、高密度脂蛋白胆固醇(HDL-C)、AST、ALT、γ 谷氨酰转肽酶、红细胞计数(RBC)、血红蛋白(HGB)含量、血细胞比容(HCT)相对增加。骨骼肌成分,如肌酸激酶(CK)、AST、乳酸脱氢酶释放;CK 可超过正常范围的一至数倍,CK 同工酶 MB(CK-MB)也可见升高,但在总 CK 中的比值不升高(<5%)。代谢加速,代谢产物肌酐、尿酸、尿素氮增多;K^+、P^{3-} 升高,Ca^{2+}、Mg^{2+} 降低。剧烈运动无氧代谢产物乳酸、丙酮酸增加,碳酸氢盐(HCO_3^-)、pH 降低;如有溶血发生则 K^+、游离血红蛋白含量增多,结合珠蛋白减少并可出现蛋白尿和血尿。应激激素及反应因子,如儿茶酚胺、皮质醇、生长激素、转铁蛋白、白细胞计数、中性粒细胞比例增高,淋巴细胞、嗜酸性粒细胞计数降低。长期体育锻炼 HDL-C 增高。体力活动和肌肉运动的影响可持续数小时或在数小时后发生。

3.进餐

饮食对血液成分的影响与食物的种类和餐后取血的时间有关。

(1)进餐影响的成分:血清总蛋白、清蛋白,餐后由于血液稀释,测定结果较空腹约降低0.44%;起床活动后由于体液重新分布,较晨间卧床时增高 0.41%～0.88%。门诊患者餐后取血与住院空腹取血两者结果比较,无显著性差异。血清胆固醇,正常人普通膳食餐后与餐前比较无统计学意义,血清甘油三酯受进餐影响明显,应在禁食 12～14 小时取血,饮水 90 分钟后基本不受影响。血糖,餐后增高,但正常波动较小,在 0.56 mmol/L 范围之内;糖尿病患者升高明显。糖尿病早期或轻型病例空腹血糖多正常,仅餐后血糖增高,而且多无临床症状。故对糖尿病的早期诊断和疾病筛查,以测定进食不少于 100 g 大米或面粉食品的早餐后 2 小时血糖较空腹血糖敏感。血清尿素氮和尿酸,由于夜间代谢率降低,早晨空腹尿素氮减少,进餐后则增多。血清电解质和无机盐类,进餐对 K^+、Na^+、Cl^-、Ca^{2+} 的影响,无统计学意义;血清无机磷餐后变化与血糖呈负相关,约降低 0.1 mmol/L,但与对照组比较无显著性差别。血清酶学,摄取食物或饮水后90 分钟与空腹比较,无统计学意义。

(2)食物性质的影响:高蛋白膳食可增高血尿素氮、氨氮和尿酸浓度。多食高核酸食物(如内脏)可增高血尿酸浓度。多食香蕉、菠萝、番茄、凤梨可增加尿 5-羟吲哚乙酸(5-HIAA)的排泄。

(3)取血时间的影响:餐后立即取血,葡萄糖、甘油三酯增高,钾倾向于增高;游离脂肪酸降低约 30%,血清磷倾向于降低。高脂肪餐后 2～4 小时,肠源性碱性磷酸酶倾向于增高,特别是 B血型和 O 血型 Lewis 阳性分泌型的患者。餐后血清浑浊可干扰某些试验,如使胆红素、乳酸脱氢酶、血清总蛋白增高,而尿酸、尿素氮则可轻度降低。高脂血对梅毒、病毒、真菌、支原体抗体检验也有影响,应空腹取血。长时间空腹对血糖、糖耐量及其他多种试验有影响,例如,可增高血清胆红素(先天性非溶血性黄疸、非结合型胆红素血症或称 Gilbert 病,空腹 48 小时可增加240%),可降低血前清蛋白、清蛋白、转铁蛋白和补体 C3 浓度。

据有关研究,进餐 90 分钟后除血糖、甘油三酯明显增高,血红蛋白、平均红细胞体积降低,血清总蛋白、清蛋白、α_2-球蛋白轻度降低外,其他多种成分与对照组比较,差别无统计学意义。为方便门诊患者,除血脂、血清铁、铁结合力、维生素 B₁₂、叶酸、胃泌素等测定应在空腹取血外,在午餐前 3 小时内取血,对检验结果的解释和评价应不会受很大影响。血糖、胆汁酸有时需要在空腹或餐后取血测定。

4.饮茶和咖啡

由于咖啡可抑制磷酸二酯酶的分解,一磷酸腺苷(AMP)转变为 5'-AMP 延缓,使糖酵解酶产物增多;使脂肪酯酶活性增强,脂肪分解,甘油和游离脂肪酸增多,游离药物和游离激素增多。

5.饮酒

酗酒早期尿酸、乳酸、丙酮增高;中期 GGT、尿酸增高;晚期谷丙转氨酶(ALT)增高。慢性乙醇中毒,胆红素(BIL)、天门冬氨酸转氨酶(AST)、碱性磷酸酶、GGT、平均红细胞体积(MCV)增高,叶酸降低。低分子碳水化合物和乙醇可致甘油三酯增高。

6.吸烟

吸烟可使一氧化碳血红蛋白(HbCO)、血红蛋白、白细胞总数、MCV、癌胚抗原(CEA)增高,免疫球蛋白 G(IgG)降低。

7.药物

多种药物可影响实验室检查结果。

(1)影响机体代谢的药物:如激素、利尿剂可导致水、电解质和糖代谢紊乱;咖啡因、氨茶碱可增加儿茶酚胺排泄。多种抗癫痫剂、解热镇痛剂、安眠镇静剂、抗生素、抗凝剂等通过诱导肝微粒体酶活性,使肝源性碱性磷酸酶、GGT 增高,高密度脂蛋白、甘油三酯合成亢进,血尿酸浓度增高。青霉素可使血清蛋白和新生儿胆红素降低,AST、肌酸激酶、肌酐、尿酸增高;青霉素钠可使血清钠增高,钾降低。阿司匹林可使血钙降低,血糖增高;普萘洛尔、利血平可使胆红素增高。口服避孕药对多种试验有影响,如可使 T₄ 增高,甲状腺激素摄取率(T-U)降低;α₁-抗胰蛋白酶、血清铁、甘油三酯、ALT 增高,清蛋白降低等。

(2)干扰化学反应的药物:如大剂量输注维生素 C 可使血清转氨酶、胆红素、肌酐增高,胆固醇、甘油三酯、血糖、乳酸脱氢酶降低,隐血假阴性,尿胆原结果减少等。

(四)标本采取的影响因素

1.取血时间的影响

一些激素和化学成分有周期性变化,不同时间取血其结果不同。如 ACTH、皮质醇有日间变化节律,应在上午 8 时和下午 4 时两次取血,不仅需要了解其血浓度而且需要了解其分泌节律。醛固酮应在上午 6~8 时分别取立位和卧位静脉血,甲状旁腺激素最好在上午 8 时取血。急性心肌梗死发病后心肌酶谱变化有一定规律,应多次取血测定并须记录取血时间,以便比较其演变过程。

2.患者体位的影响

从卧位变为直立位,低部位静脉压升高,毛细血管压升高,部分血浆超滤至组织间质,血细胞、蛋白质等大分子成分如血红蛋白、红细胞、总蛋白、清蛋白、碱性磷酸酶、转氨酶、胆固醇等不易通过毛细血管内皮细胞,因浓缩而增加;卧位间质液反流回血,使血液稀释,因而大分子成分浓度降低。而容易弥散的物质,受体位的影响则较小。

肾素、血管紧张素、醛固酮、儿茶酚胺等神经内分泌激素直立位时增加,用以维持血管张力和神经兴奋性,维持体液平衡和血压恒定,保证脑组织的血液供应。

3.止血带或压脉器

静脉取血,压脉带压迫时间过长可使多种血液成分发生改变。例如,压迫40秒,AST增加16%,总蛋白增加4%,胆固醇和尿素氮增加2%;压迫超过3分钟,因静脉扩张,瘀血,水分转移,致血液浓缩,氧消耗增加,无氧酵解加强,乳酸升高,pH降低,K^+和Ca^{2+}升高。

4.输液的影响

应尽可能避免在输液过程中取血。输液不仅使血液稀释,而且使测试反应发生严重干扰,特别是糖和电解质。葡萄糖代谢率正常约为0.35 g/(h·kg),如输注5%葡萄糖,在特殊情况下可在输液的对侧肢静脉取血,并要注明在输液中。如输注10%葡萄糖≥3.5 mL/min,即使在对侧肢取血,血糖也会显著升高。在一般情况下,推荐中断输液至少3分钟后取血,但也要注明。

5.溶血的影响

红细胞成分与血浆不同,标本溶血可使乳酸脱氢酶、K^+、转氨酶(AST、ALT)、Zn^{2+}、Mg^{2+}、酸性磷酸酶升高,严重溶血对血清总蛋白、碱性磷酸酶、血清铁、无机磷、胆红素的测定以及与凝血活酶相关的试验也有影响。红细胞虽不含肌酸激酶(CK),但可因腺苷酸激酶的释放而使CK测定值增高。

6.皮肤和动脉采血

皮肤采血适用于全血细胞分析或称全血细胞计数(CBC)、血细胞形态学检验、婴幼儿血气分析以及其他快速床边检验,用力挤压可使组织液渗出造成干扰。动脉采血用于血气分析、乳酸测定和肝衰竭时的酮体测定。过多的肝素可降低pH和二氧化碳分压($PaCO_2$)测定值并导致相关计算参数的错误,注射器内有气泡可改变氧分压(PaO_2)结果。

7.血浆与血清

血浆含有纤维蛋白原,血浆总蛋白和清蛋白测定结果高于血清标本;血清含有血液凝固时血小板释放的K^+和乳酸脱氢酶(LDH),当血小板增多时血清K^+和LDH高于血浆。床边快速血糖测定和干化学法其他血液化学成分测定,虽用全血,其实为血浆,红细胞内成分一般不参与反应。

(五)标本转送和试验前处理

1.及时转送和尽快分离血清或血浆

取血后应尽快转送和分离血清或血浆,否则血清与血块长时间接触可发生以下变化。

(1)由于血细胞的糖酵解作用,血糖以每小时5%~15%的速率降低,糖酵解产物乳酸和丙酮酸升高。

(2)由于红细胞膜通透性增加和溶血加重,红细胞内化学成分发生转移和释放,酶活性受影响,血清无机磷、钾、铁、乳酸脱氢酶、天门冬氨酸转氨酶、肌酸激酶等升高。

(3)由于酯酶作用,胆固醇酯因分解而减少,游离脂肪酸增加。

(4)与空气接触,pH和PaO_2、$PaCO_2$改变,影响结果的准确性。

2.细菌学标本必须按要求采取

必须按要求采集标本,否则将影响结果的准确性,并给评价其意义带来麻烦甚至误导。

细菌学标本极易被污染,污染的标本杂菌大量繁殖抑制病原菌生长。条件致病菌也是致病菌,如污染条件致病菌将误导临床,造成对患者的损害以及经济和时间的浪费。脑膜炎球菌、流感杆菌离体极易死亡,应请实验室人员协助在床边采取和接种或立即保温送至实验室检验。室温放置延迟送检,阳性率降低;冷藏的标本根本不能使用。厌氧菌标本采取必须隔绝空气,混入空气的标本影响检验结果,不能使用。

3.微量元素测定标本

标本采取的注射器和容器必须注意避免游离金属污染。使用的玻璃或塑料注射器、试管或尿容器都需用10‰稀硝酸浸泡24~48小时,用蒸馏水洗净,在无降尘的空气中干燥;采血器材需高压灭菌,或用美国 Becton Dickinson 公司(B-D 公司)深蓝帽真空管和不锈钢针头采血。

随便采取的标本不能保证质量,其结果不能用于临床评价。

(六)实验室的影响因素

分析检验结果必须了解实验室设备水平和质量管理,没有质量保证的实验室资料是不可信赖的。

1.试验误差的原因、特点和对策

(1)系统误差。原因:系统(仪器、方法、试剂)劣化,定标错误或管理失当,是造成准确性降低的主要因素。特点:误差的性质不变,总是正的或负的误差;误差可大可小或成比例变化。对策:质量控制,对系统定期检测、考评、维修或必要时更换,保证系统优化组合。

(2)随机误差。原因:不固定的随机因素或不可避免的偶然因素,又称偶然误差,是造成精密度降低的因素。特点:误差有正有负,正负误差概率相等;小误差多,大误差少,呈正态分布。对策:质量监控,可将误差控制在允许范围之内;必要时重复测定或平行测定,可减小误差。

(3)责任差错。原因:粗心大意,违章操作,标本弄错,制度不严或管理缺陷。特点:误差或差错的大小和性质不定,有不同程度的危害性,但可以完全避免。对策:加强人员教育,严格查对制度,遵守操作规程,提高管理水平。

2.结果处理和信息传递

(1)对过高或过低有临床决定意义、与患者生命安全有关的检验结果,在确保检验质量的前提下,应立即通知临床医师;在诊断治疗上需要早知的信息,应提前报告或主动与有关人员联系。

(2)对检验结果必须认真审核,有疑问应及时复查,有缺陷应及时弥补;如有异常发现应予提前报告或与临床医师联系,审核无误应及时发出。做好登录(计算机的或手工的)以便查询并要定期进行质量分析和评价。

(3)对血清、脑脊液以及其他不易获得或有创采集的标本,应分别贮存3天和1周以便必要时复查;对特殊、罕见或诊断不清病例的检验材料,应在−20~−70 ℃长期贮存直至失去使用价值。

五、检验结果综合分析

由于检验结果受多种因素影响,在解释和评价时必须结合其他检查资料、疾病流行学资料和临床资料全面综合分析。

(一)关于血象或全血细胞计数

白细胞计数(WBC)参考区间通常为$(4\sim10)\times10^9/L$,对发热患者来说即使是$5\times10^9/L$,如伴有中性粒细胞减少也应视为降低;或即使$9\times10^9/L$,如伴有粒细胞增多也应视为增高。因为生理性白细胞分布虽有较多机会接近参考均值$(7\times10^9/L)$,但也有可能接近于上限或下限。假如患者生理分布在参考区间下限,如$5\times10^9/L$,病理性增高为参考区间的一半(2个均数标准差),如$3\times10^9/L$,仍未超出参考区间;如生理分布在参考区间上限,如$9\times10^9/L$,病理性减少参考区间的一半,如$3\times10^9/L$,也还在参考区间之内。发热和白细胞变化是对病原刺激的共同反

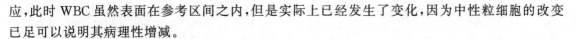

应,此时 WBC 虽然表面在参考区间之内,但是实际上已经发生了变化,因为中性粒细胞的改变已足可以说明其病理性增减。

(二)女性患者的尿常规检验

如尿白细胞增多同时见有大量鳞状上皮细胞,提示白细胞来源于阴道或外阴而非尿路。此时用消毒纸巾清洁外阴和尿道外口后留取中段尿(尿流的中段)检验,则可避免阴道和外阴分泌物的混入。尿常规检验,凡女性患者均应留取中段尿,即使不清洁外阴也可减少污染。

(三)转氨酶和嗜酸性粒细胞升高

临床医师当发现血清转氨酶和血嗜酸性粒细胞增高时,不要忘记与肝有关的寄生虫感染。对不明发热或血吸虫、华支睾吸虫疫区或来自疫区的转氨酶增高者,应做显微镜白细胞分类或嗜酸性粒细胞计数。一些慢性血吸虫病例常因转氨酶升高而被长期误诊为肝炎,由于发现嗜酸性粒细胞增高和经结肠镜检查及结肠黏膜活检,始得到明确诊断。

(四)如何评价血脂结果

评价血脂不应仅根据报告单的参考区间确定高低或是否为合适水平,还必须结合年龄、有无冠心病(CHD)和动脉粥样硬化(AS)等其他危险因素、高密度脂蛋白胆固醇(HDL-C)和非高密度脂蛋白胆固醇(non-HDL-C)水平进行综合评价。例如,60 岁以上老年人,无 CHD、无 AS 等其他危险因素,也无 HDL-C 降低,胆固醇(TC)小于 5.69 mmol/L 属于期望水平,小于 6.47 mmol/L 属于边界范围。如有 CHD 或 AS 等其他危险因素或有 HDL-C 降低,TC 应小于 5.17 mmol/L 为期望水平。如年龄小于 30 岁,即使无 AS 等其他危险因素,TC 大于 5.17 mmol/L 即应视为增高水平;如有 CHD 或 AS 危险因素,TC 以小于 4.65 mmol/L 较为适宜。

TC=HDL-C+non-HDL-C。HDL-C 对 AS 的发生发展具有延缓作用,而 non-HDL-C 则具有促进作用。non-HDL-C 包括 LDL-C 和 VLDL-C 两种胆固醇,而以 LDL-C 对 AS 的影响更为重要。因此,当 TC 增高时应分析其组分胆固醇的水平或比率,分清主次,不可一概而论。

(五)评价甲状腺激素必须结合 TSH 水平

由于甲状腺疾病可原发于甲状腺,也可原发于垂体或下丘脑;甲状腺激素反馈调节 TRH(促甲状腺激素释放激素)和促甲状腺激素(TSH);同时甲状腺激素水平又受非甲状腺疾病的影响,不同实验室和不同方法设定的参考区间也有所不同,所以,同一轴系不同水平激素的联合使用,无论是对诊断还是鉴别诊断都更有意义。对甲状腺功能减退的诊断,高敏法测定的 TSH 比甲状腺激素更为敏感,更为重要。

(六)分析肿瘤标志物对肿瘤的诊断价值

由于肿瘤标志物敏感性和特异性的有限性,除考虑测定值水平、观察动态变化外,还必须结合超声波、CT、MRI 等影像检查和必要时的病理组织学检查,才有可能减少分析判断上的失误。对一时不能确定或有疑问的结果,应及时复查并观察其动态变化,以探明原因和总结经验。经验证明,即使是病理组织学检查,也难免有失误;应提倡联合看片,多人会诊,集体讨论诊断,以提高病理诊断的正确性。

(杨 芹)

第二章

临床常用检验技术

第一节　血气分析技术

一、血气分析技术发展概况

该技术最早可追溯到 Henderson(1908 年)和 Hassel Balch(1916 年)关于碳酸离解的研究。有人在临床上应用化学方法对血气酸碱进行分析,即 Van Slyke-Neill 法、Scholander-Roughton法、Riley 法,但这些化学分析方法操作麻烦,测定时间长,准确性差,已基本被淘汰。

20 世纪 50 年代中期,丹麦哥本哈根传染病院检验科主任 Astrup 与 Radiometer 公司的工程师合作研制出酸碱平衡仪,其后血气分析仪发展非常迅速,其发展过程大致分三个阶段。

第一阶段:血液 pH 平衡仪。采用毛细管 pH 电极,分别测量样品及样品与两种含不同浓度 CO_2 气体平衡后的 pH,通过计算或查诺模图得到 PCO_2、SB、BE、BB 等四个参数。代表性产品为 Radiometer 公司的 AME-1 型酸碱平衡仪。

第二阶段:酸碱血气分析仪。1956 年 Clark 发明覆膜极谱电极,1957 年 Siggard Anderson 等改进毛细管 pH 电极,1967 年 Severinghous 研制出测量 PCO_2 的气敏电极,奠定了目前所有血气分析仪传感器的基础。随后,采用电极直接测定血液中 pH、PCO_2、PO_2 的仪器大量涌现,经查表或用特殊计算尺除可获得 SB、BE、BB 外,还可换算出 AB、TCO_2、SBE、Sat、O_2 等。

第三阶段:全自动酸碱血气分析仪。20 世纪 70 年代以来计算机技术的发展,微机和集成电路制造技术的提高,使血气分析仪向自动化和智能化方向迈进,仪器可自动校正、自动进样、自动清洗、自动计算并发报告、自动检测故障和报警,甚至可提供临床诊断参考意见。

由于近年来电极没有突破性进展,虽然出现了点状电极和溶液标定等新技术,但因其寿命短、稳定性欠佳而影响了应用,不过血气分析仪产品在系列化、功能提高、增加电解质测量等方面还是取得很大进步。

值得一提的是,在过去的几年里,"接近患者"或"床边检测"观念激发了临床医疗服务机构的极大兴趣,相应的血气电解质分析仪应运而生。这些设备快速提供符合检验标准的结果,有效、可靠和精确,卓有成效地促进了临床医疗服务工作。

二、血气酸碱分析仪的工作原理、基本结构与主要机型

(一)血气酸碱分析仪的工作原理与基本结构

测量管的管壁上开有四个孔,孔里面插有 pH、PCO_2 和 PO_2 三支测量电极和一支参比电极。待测样品在管路系统的抽吸下,入样品室的测量管,同时被四个电极所感测。电极产生对应于 pH、PCO_2 和 PO_2 的电信号。这些电信号分别经放大、处理后送到微处理机,微处理机再进行显示和打印。测量系统的所有部件包括温度控制、管道系统动作等均由微机或计算机芯片控制。

血气分析仪虽然种类、型号很多,但基本结构可分电极、管路和电路三大部分。实际上,血气分析仪的发展与分析电极的发展进步息息相关,新的生物传感器技术的发明和改进带动了血气分析仪的发展。因此,了解分析电极的原理和基本结构对更好地使用血气分析仪有帮助。下面简单介绍 pH 电极、PCO_2 电极、PO_2 电极的基本结构。

1.电极的基本结构

(1)pH 电极与 pH 计类似,但精度较高,由玻璃电极和参比电极组成。参比电极为甘汞电极或 Ag/AgCl 电极。玻璃电极的毛细管由钠玻璃或锂玻璃吹制而成,与内电极 Ag/AgCl 一起被封装在充满磷酸盐氯化钾缓冲液的铅玻璃电极支持管中。整个电极与测量室均保持恒温 37 ℃。当样品进入测量室时,玻璃电极和参比电极形成一个原电池,其电极电位仅随样品 pH 的变化而变化。

(2)PCO_2 电极是一种气敏电极。玻璃电极和参比电极被封装在充满碳酸氢钠、蒸馏水和氯化钠的外电极壳里。前端为半透膜(CO_2 膜),多用聚四氟乙烯、硅橡胶或聚乙烯等材料。远端具有一薄层对 pH 敏感的玻璃膜,电极内溶液是含有 KCl 的磷酸盐缓冲液,其中浸有 Ag/AgCl 电极。参比电极也是 Ag/AgCl 电极,通常为环状,位于玻璃电极管的近侧端。玻璃电极膜与其有机玻璃外端的 CO_2 膜之间放一片尼龙网,使两者之间保证有一层碳酸氢钠溶液间隔。CO_2 膜将测量室的血液与玻璃电极及外面的碳酸氢钠溶液分隔开,它可以让血中的 CO_2 和 O_2 通过,但不让 H^+ 和其他离子进入膜内。测量室体积可小至 $50\sim70$ μL,现代仪器中与 PO_2 电极共用。整个电极与测量室均控制恒温 37 ℃。当血液中的 CO_2 透过 CO_2 膜引起玻璃电极外碳酸氢钠溶液的 pH 改变时,根据 Henderson-Hassebalch 方程式,可知 pH 改变为 PCO_2 的负对数函数。所以,测得 pH 后,只要接一反对数放大电路,便可求出样品的 PCO_2。

(3)PO_2 电极是一种 Clark 极化电极,O_2 半透膜为聚丙烯、聚乙烯或聚四氟乙烯。由铂阴极与 Ag/AgCl 阳极组成,铂丝封装在玻璃柱中,暴露的一端为阴极,Ag/AgCl 电极围绕玻璃柱近侧端,将此玻璃柱装在一有机玻璃套内,套的远端覆盖着 O_2 膜,套内充满磷酸盐氯化钾缓冲液。玻璃柱远端磨砂,使铂阴极与 O_2 膜间保持一薄层缓冲液。膜外为测量室。电极与测量室保持恒温 37 ℃。血液中的 O_2 借膜内外的 PO_2 梯度而进入电极,铂阴极和 Ag/AgCl 阳极间加有稳定的极化电压($0.6\sim0.8$ V,一般选 0.65 V),使 O_2 在阴极表面被还原,产生电流。其电流大小决定于渗透到阴极表面的 O_2 的多少,后者又决定于膜外的 PO_2。

无论是哪种电极,它们对温度都非常敏感。为了保证电极的转换精度,温度的变化应控制在 ±0.1 ℃。各种血气分析仪的恒温器结构不尽相同,恒温介质和恒温精度也不一样。恒温介质有水、空气、金属块等,其中水介质以循环泵、空气、风扇、金属块、加热片来保证各处温度均衡,以热敏电阻做感温元件,通过控制电路精细调节温度。

2.体表 PO_2 与 PCO_2 测定原理

(1)经皮 PO_2(PtO_2)测定:用极谱法的 Clark 电极测量。通过皮肤加温装置,使皮肤组织的毛细血管充分动脉化,变化角质与颗粒层的气体通透性,在皮肤表面测定推算动脉血的气体分压。结果比动脉 O_2 低,原因是皮肤组织和电极本身需要消耗 O_2。

(2)经皮 PCO_2($PtCO_2$)测定:电极是 Stowe-Severinghaus 型传感元件。同样也是通过皮肤加温装置来测定向皮肤表面弥散的 CO_2 分压。结果一般比动脉 CO_2 高,原因是皮肤组织产生 CO_2、循环有障碍组织内有 CO_2 蓄积、CO_2 解离曲线因温度上升而向下方移位等因素比因温度升高造成测量结果偏低的作用更大。

(3)结膜电极($PcjO_2$,$PcjCO_2$):微小的 Clark 电极装在眼睑结膜进行监测,毛细血管在眼睑结膜数层细胞的表浅结膜上皮下走行,不用加温就能测定上皮表面气体。$PcjO_2$ 能反映脑的 O_2 分压状况。

当前,绝大多数仪器可自动吸样,从而减少手工加样造成的误差,也不必过于考虑样品体积。现在大家的注意力集中在怎样才能不再需要采集血标本的技术上,如使用无损伤仪器测 PO_2 和 PCO_2。经皮测定血气,在低血压、灌注问题(如在休克、水肿、感染、烧伤及药物)不理想的电极放置、血气标本吸取方面问题(如患者焦虑),以及出生不足 24 小时的婴儿等情况下可能与离体仪器测定的相关性不够理想。但不管怎样,减少患者痛苦、能获得连续的动态信息还是相当吸引人的。

为了把局部血流对测定的影响减至最小,血管扩张是必要的。由于每个人对血管扩张药物如尼古丁和咖啡因等的反应不同,很难将其作为常规方法使用,因此加热扩散几乎是目前唯一使用的方法。通常加热的温度为 42~45 ℃,高于 45 ℃的温度偶尔可能造成Ⅱ度烫伤。实际测定时,每 4 小时应将电极移开一次,一方面可以避免烫伤,另一方面仪器存在一定的漂移,需要校正以减小误差扩大。

(二)血气酸碱分析仪应用的主要机型

1.ABL 系列

丹麦 Radiometer 公司制造的血气分析仪,在 20 世纪 70 年代独领风骚,随后才有其他厂家的产品。该系列血气分析仪在国内使用广泛,其中 ABL3 是国内使用较多的型号,可认为是代表性产品。近年该公司推出的 ABL4 和 ABL500 系列带有电解质(钾、钠、氯、钙)测定功能。

2.AVL 系列

瑞士 AVL 公司从 20 世纪 60 年代起就开始研制生产血气分析仪,多年来形成自己的系列产品,其中有 939 型、995 型等,以及 90 年代初推出 COMPACT 型。代表性产品为 995 型,有以下特点。

(1)样品用量少,仅需 25~40 μL。

(2)试剂消耗量少,电极、试剂等消耗品均可互换,电极寿命长。

(3)管路系统较简单,进样口和转换盘系统可与测量室分开,维修、保养方便。

3.CIBA-CORNING 系列

美国汽巴-康宁公司在 1973 年推出第一台自动血气分析仪。早期产品有 165、168、170、175、178 等型号。近年来生产的 200 系列,包括 238、278、280、288 等型号。该公司现被 BAYER 公司收购,最新的型号是 800 系列血气分析系统。

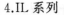

4.IL 系列

美国实验仪器公司是世界上生产血气分析仪的主要厂家,早期产品有 413、613、813 等手工操作仪器。20 世纪 70 年代末开始研制的 IL-1300 系列血气分析仪,因设计灵活,性能良好、可靠而广受欢迎。BG3 实际上也属于 IL-1300 系列。该公司推出的新型血气分析仪有 BGE145、BGE1400 等,性能上的改进主要是增加了电解质测定,这是大多数血气分析仪的发展趋势。

IL-1300 系列血气分析仪特点如下。

(1)固体恒温装置:IL-1300 系列以金属块为电极的恒温介质,没有运动部件(空气恒温需风扇循环,水恒温需搅拌或循环),结构紧凑,升温快。同时片式加热器和比例积分(PI)温控电路确保较好的恒温精度(0.1 ℃)。

(2)微型切换阀:特殊设计的微型切换阀在测量管道的中间,在校正时将 pH 测量电极(pH、Ref)和气体电极(PCO_2、PO_2)分成两个通道,同时用 H 标准缓冲液(7.384、6.840)和标准气体(Cal1、Cal2)分别校正。这使管路系统大大简化,减少了许多泵阀等控制部件,易于维护检修。

(3)测量结果:可溯源至国家标准 IL-1300 系列采用的两种 pH 缓冲液和两种标准混合气均符合标准法规定,可逐级由上一级计量部门检定。经此校正,pH 电极和气体电极的结果具有溯源性,即测定结果符合标准传递。

(4)人造血质控液:IL 公司生产的人造血质控液(abe)在理化和生物特性上与血液样品非常接近,通过三种水平(偏酸、中性、偏碱)的 ABC 可以更好地检测仪器的测量系统,甚至可反映出样品污染、冲洗效果对测量的影响。

5.NOVA 系列

代表产品为 NOVA SP-5,仪器特点如下。

(1)管道系统:以一个旋转泵提供动力,可同时完成正反两个方向的吸液和充液动作;用止流阀和试剂分隔器代替传统的液体电磁阀;所有管路暴露在外等。不仅大大降低了故障率,还容易查明故障原因和维修。

(2)测量单元:采用微型离子选择电极,各种电极均应用表面接触技术,拆卸方便,节约样品,并且这些电极安装在特制的有机玻璃流动槽上,可直接观察整个测试过程中的气体-液体交替的流动过程;采用特殊设计的自动恒温测量单元。

(3)红细胞比容(HCT)测定:电极在 S 形通道内设有两个电极作为 HCT 的测定电极,同时还可作为空气探测器电极。它是根据红细胞和离子都能阻碍电流通过,其阻值大小与红细胞的百分比减去由离子浓度所得到的阻值成正比,从而达到测定 HCT 的目的。电极内有温度调节热敏电阻,使样品通过该电极时,能迅速达到 37 ℃并恒定,以减小测定误差。

(4)仪器校正由仪器本身根据运行状态自动进行校正间隔时间可设置。

6.DH 系列

DH 系列由南京分析仪器厂研制。其技术性能基本与 ABL 系列相近。该厂的最新型号为 DH-1332 型,具有强大的数据处理功能,可将指定患者的多次报告进行动态图分析;尤其是其特有的专家诊断系统,可在每次测定后的测试报告上标出测量结果的酸碱平衡区域图,并根据国际通用的临床应用分析得到参考诊断意见。这样,临床医师可不用再对测量数据进行分析,从而可以迅速、有效地进行治疗。

7.医疗点检测用的仪器

医疗点检测(POCT)或床边检测用的仪器,以便携、小型化为特点。这类仪器分两类:一为手提式、便携的单一用途电极仪器,提供各种检测用途的便携式电极,包括 I-STAT 型(I-STAT 公司)和 IRMA 型(Diametrics 公司,St.Paul,MN)仪器。二为手提式、含有所有必需电极的液体试剂包的仪器,包括 GEM 系列分析仪(Mallinckrodt Medical 公司)和 NOVA 系列分析仪(NOVA Biomedical公司)。这类利用便携式微电极的仪器能检测电解质、PCO_2、PO_2、pH、葡萄糖、尿素氮和 HCT,仅用少量的未稀释全血样品即可,能为临床提供有效、可靠、精密、准确的结果。其最明显的优点是能快速地从少量的全血中提供生化试验结果。

三、血气酸碱分析技术的临床应用

血液酸碱度的相对恒定是机体进行正常生理活动的基本条件之一。正常人血液中的 pH 极为稳定,其变化范围很小,即使在疾病过程中,也始终维持在 pH 7.35～7.45。这是因为机体有一整套调节酸碱平衡的机制,通过体液中的缓冲体系及肺、肾等脏器的调节作用来保证体内酸碱度保持相对平衡。疾病严重时,机体内产生或丢失的酸碱超过机体调节能力,或机体酸碱调节机制出现障碍时,容易发生酸碱平衡失调。酸碱平衡紊乱是临床常见的一种症状,各种疾患均有可能出现。

(一)低氧血症

可分为动脉低氧血症与静脉低氧血症,这里只讨论前者。

(1)呼吸中枢功能减退。特发性肺泡通气不足综合征、脑炎、脑出血、脑外伤、甲状腺功能减退、CO_2 麻醉、麻醉和镇静药过量或中毒。

(2)神经肌肉疾患。颈椎损伤、急性感染性多发性神经根综合征、多发性硬化症、脊髓灰质炎、重症肌无力、肌萎缩、药物及毒物中毒。

(3)胸廓及横膈疾患。

(4)通气血流比例失调。

(5)肺内分流。

(6)弥散障碍。

(二)低二氧化碳血症

(1)中枢神经系统疾病。

(2)某些肺部疾病。间质性肺纤维化或肺炎、肺梗死,以及呼吸困难综合征、哮喘、左心衰竭时肺部淤血、肺水肿等。

(3)代谢性酸中毒。

(4)特发性过度通气综合征。

(5)高热。

(6)机械过度通气。

(7)其他,如甲亢、严重贫血、肝昏迷、水杨酸盐中毒、缺氧、疼痛刺激等。

(三)高二氧化碳血症

(1)上呼吸道阻塞:气管异物、喉头痉挛或水肿、溺水窒息通气受阻、羊水或其他分泌物堵塞气管、肿瘤压迫等。

(2)肺部疾患:慢性阻塞性肺病、广泛肺结核、大面积肺不张、严重哮喘发作、肺泡肺水肿等。

(3)胸廓、胸膜疾患:严重胸部畸形、胸廓成形术、张力性气胸、大量液气胸等。

(4)神经肌肉疾病:脊髓灰质炎、感染性多发性神经根炎、重症肌无力、进行性肌萎缩等。

(5)呼吸中枢抑制:应用呼吸抑制剂如麻醉剂、止痛剂,中枢神经系统缺血、损伤,特别是脑干伤等病变。

(6)原因不明的高 CO_2 血症:心肺性肥厚综合征、原发性肺泡通气不足等。

(7)代谢性碱中毒。

(8)呼吸机使用不当。

(四)代谢性酸中毒

(1)分解性代谢亢进(高热、感染、休克等)酮症酸中毒、乳酸性酸中毒。

(2)急慢性肾衰竭、肾小管性酸中毒、高钾饮食。

(3)服用氯化氨、水杨酸盐、磷酸盐等酸性药物过多。

(4)重度腹泻、肠吸引术、肠胆胰瘘、大面积灼伤、大量血浆渗出。

(五)代谢性碱中毒

(1)易引起 Cl^- 反应的代谢性碱中毒(尿 Cl^- <10 mmol/L),包括挛缩性代谢性碱中毒,如长期呕吐或鼻胃吸引、幽门或上十二指肠梗阻、长期或滥用利尿剂及绒毛腺瘤等所引起、Posthypercapnic 状态、囊性纤维化(系统性 Cl^- 重吸收无效)。

(2)Cl^- 恒定性的代谢性碱中毒,包括盐皮质醇过量,如原发性高醛固酮血症(肾上腺瘤或罕见的肾上腺癌)双侧肾上腺增生、继发性高醛固酮血症、高血压性蛋白原酶性高醛固酮血症、先天性肾上腺增生等;糖皮质醇过量,如原发性肾上腺瘤(Cushing's 综合征)垂体瘤分泌 ACTH(Cushing's 症)外源性可的松治疗等;Bartter's 综合征。

(3)外源性代谢性碱中毒,包括医源性的,如含碳酸盐性的静脉补液,大量输血(枸橼酸钠过量),透析患者使用抗酸剂和阳离子交换树脂,用大剂量的青霉素等,乳类综合征。

四、血气酸碱分析技术应用展望

血气分析仪能满足精确、快速、微量的要求,并且已达到较高的自动化程度。从发展趋势来看,大体上有以下几方面。

(1)发展系列产品,满足不同级别医疗单位的要求大量采用通用部件,如电极、测量室、电路板、控制软件,生产厂家只需对某一部件或某项功能进行小的改进就可以推出新的型号。如 IL 的 1300 系列。也有的厂家采用积木式结构,将不同的部件组合起来成为不同型号。如 NOVA SP 系列。同一系列的产品功能不同,价格有时相去甚远。因此,用户应根据本单位的实际情况选择合适的型号,不能盲目追求新的型号,造成不必要的浪费。

(2)功能不断增强这些功能的拓展是与计算机技术的发展分不开的,主要体现在两个方面。①自动化程度越来越高,向智能化方向发展当今的血气分析仪都能自动校正、自动测量、自动清洗、自动计算并输出打印,有的可以自动进样。多数具备自动监测功能(包括电极监测、故障报警等)。有些仪器在设定时间内无标本测定时会自动转入节省方式运行。②数据处理功能加强除存储大量的检查报告外,还可将某一患者的多次结果做出动态图进行连续监测。专家诊断系统已在部分仪器上采用,避免了误诊,特别是对于血气分析技术不熟悉的临床医师。通过数据发送,使联网的计算机迅速获取检查报告。

(3)增加检验项目,形成"急诊室系统"具备电解质检测功能的血气分析仪是今后发展的主流,临床医师可以通过一次检查掌握全面的数据。此外,葡萄糖、尿素氮、肌酐、乳酸、HCT、血氧含量测定也在发展,有的已装备仪器。

（4）免保养技术的广泛使用：目前的血气分析仪基本上采用敏感玻璃膜电极，由于测量室结构复杂，电极需要大量日常维护工作。据估计，电检故障占仪器总故障的80％左右。采用块状电极，在寿命期内基本不用维护，成为"免维护"或准确说来是"少维护"电极，这是今后血气电极发展的主流。更新的技术是点状电极，即在一块印刷电路板上的一个个金属点上，滴上电极液并覆盖不同的电极膜而形成电极，由沟槽状测量管通道相连，插入仪器后与仪器的管道、电路相接成为完整的检测系统。这是真正意义上的"免维护"电极，有广阔的发展前景。

（5）为实现小型化，便携式的目的，有几种发展趋势：①密闭含气标准液将被广泛使用，从而摆脱笨重的钢瓶，仪器可以真正做到小型化，能随时在床边、手术室进行检查。②把测量室、管路系统高度集成，构成一次性使用的测量块，测量后，测量块即作废，免除了排液、清洗等烦琐的工作，简化了机械结构，减小了仪器体积。③彻底抛弃电极法测量原理，采用光电法测量，使其成为真正免维护保养、操作简便可靠的仪器。即发光二极管发出的光经透镜和激发滤光片后，照射到半透半反镜上，反射光再经一个透镜照射到测量小室的传感片上，根据测量参数不同（如 pH 大小不同），激发出来的光强度也不同，发射光经透镜及发射滤光片，到达光电二极管，完成光信号到电信号的转换。由于这一改革采用了光电法测量，无须外部试剂（只需测量块即可），大大降低了对外部工作环境的要求，同时也使操作变得简单易行。如 AVL 公司生产的 AVL OPTI，采用后两种技术，总重量仅为 5 kg，可以在任何情况和环境下运送，提高了仪器的便携性，使其成为面向医师、护士，而不是面向工程技术人员和实验技术人员的免维护仪器。该仪器十分适于在各种紧急情况下快速、准确地对患者进行检查，指导医师进行治疗。

（6）非损伤性检查血气分析仪已经做到经皮测定血液 PO_2、PCO_2，尽管结果与动脉血的结果有一定差异，但基本能满足病情监测的需要。从理论上说，测定 pH 实行非损伤性检查是不可能的。现在研究的方向是如何在微小损伤的情况下，用毛细管电极插入血管来测定血液 pH，甚至进行连续监测。由于不会造成出血，患者没有什么痛苦，适合危重患者特别是血气酸碱平衡紊乱患者的诊断抢救。

（杨　芹）

第二节　发光免疫分析技术

一、发光免疫分析技术发展概况

提供可靠的检测技术和快捷的服务是临床实验室提供高质量服务的关键。这种需求促使临床检验技术不断更新发展。就激素、多种特定蛋白及药物的定量检测而言，因被检物质分子量小，体液中含量极微，其检验方法必须具有高度的特异性及灵敏度。20 世纪 60 年代开始发展起来的放射免疫技术在一定程度上解决了上述技术性问题，但因标志物放射性污染、半衰期短影响试剂稳定性以及分离技术需时较长、无法实现全自动化等缺点，已渐被淘汰。随着单克隆抗体的成功应用和多种标志物和标记技术的发展，现代化免疫检测技术的灵敏度及特异性又有了一个飞跃。上述两种技术的日趋完善及临床对分析技术准确性及速度的要求，又促进了自动化免疫测定仪器的诞生。全自动发光免疫技术集经典方法学和先进技术于一身，问世于 20 世纪 90 年代初,近年来已被国内外的临床实验室及科研单位广泛应用于激素、多种特定蛋白及药物监测的分析。

发光免疫技术依其示踪物检测的不同而分为荧光免疫测定、化学发光免疫测定及电化学发光免疫测定三大类。荧光免疫测定又可分为两种:时间分辨荧光免疫测定(TR-FIA)及荧光偏振免疫测定(FPIA)。

发光免疫技术具有明显的优越性:①敏感度高,超过放射免疫分析法(RIA);②精密度和准确性均可与 RIA 相媲美;③试剂稳定,无毒害;④测定耗时短;⑤自动化程度高。

目前该类技术已能为临床提供许多项目检测。试剂随机配置,至今尚未有开放型的先例。各厂家在检测项目的技术和试剂开发上花尽心思。一般是先发展临床常用、样本量大的检测项目,推出仪器后,再根据市场需要及本身技术特点,逐渐开发技术难度较高的新检测项目。有发展前途的仪器,每年都有新的检测项目推出。归纳起来,目前市面上的仪器所能检测的项目包括以下内容。

(1)甲状腺功能及相关疾病的检测项目:总 T_3(TT$_3$)、总 T_4(TT$_4$)、游离 T_3(FT$_3$)、游离 T_4(FT$_4$)、促甲状腺素(TSH)、甲状腺球蛋白抗体(TG-Ab)、甲状腺过氧化酶抗体(TPO-Ab)。

(2)生殖内分泌激素:促卵泡生成激素(FSH)、促黄体生成素(LH)、孕激素(Prog)、催乳素(PRL)、睾酮(Test)、雌激素(E_2)及胎盘激素,包括滋养叶细胞分泌的人绒毛膜促性腺激素(β-hCG)和胎儿-胎盘单位共同生成的激素(μE_3)等。

(3)心肌缺血或梗死的标志物:肌钙蛋白 I(cTnI)、肌钙蛋白 T(cTnT)、肌红蛋白、CK-MB。

(4)肿瘤标志物:癌胚抗原(CEA)、甲胎蛋白(AFP)、CA19-9、CA125、CA15-3、角蛋白-18、前列腺特异抗原(PSA)β-hCG、β_2 微球蛋白(β_2-MG)铁蛋白等。

(5)糖尿病指标:胰岛素、C 肽。

(6)贫血指标:叶酸盐、维生素 B_{12}、铁蛋白。

(7)肾上腺激素皮质醇。

(8)感染性疾病的血清学标志物:HIV 抗体、病毒相关抗原及抗体(如 HBsAg、抗 HBs、HBeAg、抗 HBe、抗 HBc、抗 HAV-IgM、CMV-IgG、CMV-IgM、RUBELLA-IgG、RUBELLA-IgM、Toxo-IgG、Toxo-IgM 等)。

(9)药物浓度监测:地高辛、庆大霉素、cAMP、苯妥类、甲氨蝶呤、三硝基苯酚(TNP)。

二、发光免疫分析技术

化学发光技术(LIA)离不开经典免疫分析法的基本手段,后者包括三大要素:①抗原(Ag)抗体(Ab)反应及其复合物(Ag-Ab)的形成;②结合物和游离物的分离;③示踪物的定量检测。

(一)发光免疫分析的种类

发光免疫分析是一种利用物质的发光特征,即辐射光波长、发光的光子数与产生辐射的物质分子的结构常数、构型、所处的环境、数量等密切相关,通过受激分子发射的光谱、发光衰减常数、发光方向等来判断该分子的属性以及通过发光强度来判断物质的量的免疫分析技术。

1.根据标志物的不同分类测定

(1)化学发光免疫分析:其标志物为氨基酰肼类及其衍生物,如 5-氢基邻苯二甲酰肼(鲁米诺)等。

(2)化学发光酶免疫分析:先用辣根过氧化物酶标记抗原或抗体,在反应终点再用鲁米诺测定发光强度。

(3)微粒子化学发光免疫分析:其标志物为二氧乙烷磷酸酯等。

(4)生物发光免疫分析:荧光素标记抗原或抗体,使其直接或间接参加发光反应。

(5)电化学发光免疫分析:所采用的发光试剂标志物为三氯联吡啶钌[Ru(bpy)$_3$]$^{2+}$+N羟基琥珀酰胺酯。此种分类方法较常用。

2.根据发光反应检测方式的不同分类测定

(1)液相法:免疫反应在液相中进行,反应后经离心或分离措施后,再测定发光强度。所用分离方法包括葡聚糖包被的活性炭末、Sephadex G-25层析柱、第二抗体等。

(2)固相法:将抗原抗体复合物结定在固相载体(如聚苯乙烯管)或分离介质上(如磁性微粒球、纤维素、聚丙烯酰胺微球等),再测定发光强度,此法较常用。试验原理与固相RIA和ELISA方法基本相同。

(3)均相法:如均相酶免疫测定一样,在免疫反应后,不需要经过离心或分离步骤,即可直接进行发光强度检测。其原理是某些化学发光标志物(如甾体类激素的发光标志物)与抗体或蛋白结合后,就能增强发光反应的发光强度。在免疫反应系中,标记的抗原越多,光强度增加越大,因而免除了抗原抗体复合物与游离抗原、抗体分离的步骤。

(二)化学发光标志物

在发光免疫分析中所使用的标志物可分为三类,即发光反应中消耗掉的标志物、发光反应中起催化作用的标志物以及酶标志物。这种分类方法在发光免疫分析的应用中,对标志物的选择、检测方案和测定条件的确定以及分析数据的评价等都有实际意义。

1.直接参与发光反应的标志物

这类标志物在发光免疫分析过程中直接参与发光反应,它们在化学结构上有产生发光的特有基团。一般这类物质没有本底发光,有可能精确地测定低水平的标志物,并且制备标志物的偶联方法对发光的影响不大,因此,这类标志物非常类似于放射性核素标志物。

(1)氨基苯二酰肼类:主要是鲁米诺和异鲁米诺衍生物。鲁米诺是最早合成的发光物质,也是一种发光标志物。但鲁米诺偶联于配体形成结合物后,其发光效率降低。而异鲁米诺及其衍生物(如氨丁基乙基异鲁米诺,氨己基乙基异鲁米诺等)克服了这一缺点,是比较成功的标志物。

(2)吖啶酯类:吖啶酯是一类发光效率很高的发光剂,可用于半抗原和蛋白质的标记。用于标记抗体时,可获得高的比活性,有利于双位点免疫化学发光分析的建立,可用于多抗或单抗的标记。

(3)三氯联吡啶钌[Ru(bpy)$_3$]$^{2+}$:此标志物是用于电化学发光的新型标志物,经电化学激发而发射电子,但一定在与抗体或抗原结合成复合物以后才有特异性反应,在标记抗体或抗原之前,需要化学修饰为活化的衍生物三氯联吡啶钌[Ru(bpy)$_3$]$^{2+}$+N-羟基琥珀酰胺酯(NHS),其为水溶性,可与各种生物分子结合成稳定标志物,分子量很小,不影响免疫活性。

2.不参与发光反应的标志物

这类标志物作为反应的催化剂或者作为一种能量传递过程中的受体,不直接参与化学发光反应。在这类发光体系中,标志物不影响总的光输出,而是加入后起反应的发光物质越多,体系产生的光越强。

(1)过氧化物酶:这类标记酶主要是辣根过氧化物酶(HRP)。它在碱性条件下,对鲁米诺和过氧化氢的反应起催化作用。以HRP标记的结合物的量可用过量的H$_2$O$_2$和鲁米诺来测量,如对皮质醇的测定可达 20 pg。以过氧化物酶作为标志物而建立起来的免疫分析法属于酶免疫分析技术，但是发光酶免疫分析不同于其他酶免疫分析技术。此外，这种催化反应是在较高碱性条件下进行的，所以酶的活性较低，主要是酶结构中的铁卟啉部分起催化作用，蛋白质部分仅提供与其他分子结合的功能基团。

(2)荧光素酶：它是催化荧光素与腺苷三磷酸(ATP)的酶。它也是作为一种标记酶使用，如用于甲氨蝶呤和肌钙蛋白 T(TNT)的测定，其中对 TNT 的检测灵敏度可达 10 fmol/L。

(3)荧光素：在 TCPO 发光反应体系中，荧光素作为反应体系中一种能量传递的受体，它在反应中不消耗。在这类发光反应中，体系所发出的光与荧光物质的浓度成正比，所以它可作为标志物用于化学发光免疫测定。

(4)三丙胺(TPA)：类似酶免疫测定(EIA)中的底物，是电化学发光(ECL)中的电子供体，氧化后生成的中间产物是形成激发态三氯联吡啶钌[Ru(bpy)$_3$]$^{2+}$的化学能来源。

3.酶标志物

利用某些酶作为标志物，然后通过标志物催化生成的产物，再作用于发光物质，以产生化学发光或生物发光。这种方法对分析物的检测极限有赖于形成产物的量。

(1)葡萄糖氧化酶：葡萄糖氧化酶能催化葡萄糖氧化为葡萄糖酸并形成过氧化氢，所形成的过氧化氢可以通过加入鲁米诺和适当的催化剂而加以检测。应用葡萄糖氧化酶做标志物对被标志物进行检测，其检测极限量可达 10～17 mol/L，如对 17α-羟基孕酮的测定，检测灵敏度可达每管 0.5 pg，对甲状腺素(T_4)的测定可达 6.4 fmol/L。

(2)葡萄糖-6-磷酸脱氢酶葡萄糖-6-磷酸脱氢酶(G-6-PDH)能够催化 NAD 形成 NADH，然后利用生物发光反应体系检测 NADH。以 G-6-PDH 作为标志物，运用生物发光体系检测肌钙蛋白 T(TNT)，其检测灵敏度可达 10～17 mol/L。

(3)碱性磷酸酶：以碱性磷酸酶为标志物、ATP 为底物，运用荧光素酶-ATP 发光体系进行检测，可以建立多种高灵敏度的发光免疫分析方法。

(4)丙酮酸激酶：用丙酮酸激酶做标志物，催化形成 ATP，用荧光素酶-ATP 发光体系进行检测，也可建立多种发光免疫分析方法。

三、发光免疫分析原理

(一)化学发光免疫分析

化学发光的发光原理是在一个反应体系中 A、B 两种物质通过化学反应生成一种激发态的产物(C·)，在回到基态的过程中，释放出的能量转变成光子(能量 hν)从而产生发光现象，其反应式为：

A＋B→C·

C·＋D→C＋C·

C·→D＋hν

式中：h——普朗克常数；ν——发射光子的频率。

化学发光反应可在气相、液相或固相反应体系中发生，其中液相发光对生物学和医学研究最为重要。溶液中的化学发光从机制上讲包括三个步骤：反应生成中间体；化学能转化为电子激发态；激发分子辐射跃迁回到基态。

在化学发光免疫测定中，主要存在两个部分即免疫反应系统和化学系统，其反应如下。

竞争性结合分析法：Ag＋Ag－L＋Ab→Ag－Ab＋Ag－Ab－L(L：发光物质)

非竞争性结合分析法：Sp－Ab＋Ag↔Sp－Ab－Ag(Sp：固定物质)

Sp－Ab－Ag＋Ab－L↔Sp－Ab－Ag－Ab－L

(二)化学发光酶免疫分析

从标记免疫测定来看,化学发光酶免疫测定应属酶免疫测定。测定中 2 次抗原抗体反应步骤均与酶免疫测定相同,仅最后一步骤反应所用底物为发光剂,通过化学发光反应发出的光在特定的仪器上进行测定。常用的发光物为鲁米诺及其衍生物。

(三)生物发光免疫分析

生物发光是化学发光的一个特殊类型,它是由生命活性生物体所产生的发光现象,发光所需的激光来自生物体内的酶催化反应,催化此类反应的酶称为荧光素酶。生物发光包括萤火虫生物和细菌生物发光,前者发光反应需 ATP 的参与,故萤火虫生物发光又称 ATP 依赖性生物发光。ATP 依赖生物发光反应中,萤火虫荧光素和荧光素酶在 ATP、Mg^{2+} 和 O_2 存在下可发光,反应式如下。

ATP＋荧光素＋荧光素酶 Mg^{2+} 腺甙基荧光素

腺甙基荧光素＋O_2 腺甙基氧化荧光素＋光($\lambda max＝562\ nm$)

整个反应过程中,发出的总光量和荧光素、荧光素酶、O_2 和 ATP 的浓度有关,在所有其他反应产物过量时,发出的总光量和最大光强度与 ATP 的量成正比。最大光强度在测试条件下可立即获取,故实际工作中多以发光光度计所测得的最大光强度作为 ATP 浓度的换算依据。发光细菌具有两种酶,细菌荧光素酶和 NAD(P)H：FMN 氧化还原酶,前者在有 O_2 存在下催化 $FMNH_2$ 和长链脂肪醛氧化,生成黄素单核苷酸(FMN)和长链脂肪酸并发光;后者能使 FMN 还原成 $FMNH_2$,$FMNH_2$ 再参与上述反应。生物发光免疫分析比较典型的体系有萤火虫荧光素-荧光素酶发光体系和细菌荧光素-荧光素酶发光体系。

(四)微粒子化学发光免疫分析

微粒子化学发光免疫分析是采用顺磁性微粒子作为固相载体,以碱性磷酸酶标记抗原或抗体,以 AMPPD 作为化学发光剂的一种发光免疫分析技术。

作为微粒子化学技术标志物的二氧乙烷磷酸酯是一种超灵敏的碱性磷酸酶底物(AMPPD),AMPPD 在碱性磷酸酶的作用下,迅速去磷酸化生成不稳定的中介体 AMPD。AMPD 产生单线激发态产物,发生化学荧光,在这种二级动力学反应的一定时间内,就产生持续稳定的发光,此时动力反应从高能级的激发态回到低能量级的稳定态,每次稳定的发光可持续数天,发射光所释放的能量以光强度形式被检测。

微粒化学发光是以磁性微珠作为载体包被抗体,因其表面积增大,可迅速捕捉抗原,所需标本量极少,反应时间缩短。测定时间减少,同时因其选择性吸附抗原,可减少污染,降低交叉污染概率。

(五)电化学发光免疫分析

电化学发光免疫分析(ECLIA)是继酶免疫、放射免疫、化学发光免疫测定之后的新一代标记免疫测定技术,是电化学发光和免疫测定相结合的产物。

电化学发光与一般化学发光技术的主要区别在于标志物的不同:一般化学发光是标记催化酶(辣根过氧化物酶等)或化学发光分子(鲁米诺等),这样的化学反应一般发光不稳定,为间断的、闪烁性发光,而且在反应过程中易发生裂变,导致反应结果不稳定;此外检测时需对结合相与游离相进行分离,操作步骤多。而电化学发光则不同,为电促发光,采用的发光试剂标记分子是三氯联吡啶钌$[Ru(bpy)_3]^{2+}$,$[Ru(bpy)_3]^{2+}$在三丙胺(TPA)阳离子自由基($TPA^+ \cdot$)的催化及三角形脉冲电压激发下,可产生高效、稳定的连续发光,同时由于$[Ru(bpy)_3]^{2+}$在发光反应中的再循环利用使发光得以增强、稳定,而且检测采用均相免疫测定技术,不需将游离相与结合相分开,从而使检测步骤大大简化,也更易于自动化。

电化学发光分析是一种在电极表面引发的特异性化学发光反应,参与反应的发光试剂标志物为三氯联吡啶钌$[Ru(bpy)_3]^{2+}$,另一种试剂是三丙胺(TPA)。在阳极表面,以上两种电化学活性物质可同时失去电子发生氧化反应,2价的$[Ru(bpy)_3]^{2+}$标志物被氧化成3价的$[Ru(bpy)_3]^{3+}$标志物,TPA被氧化成阳离子自由基$TPA^+ \cdot$,$TPA^+ \cdot$很不稳定,可自发地释放一个质子而变成自由基$TPA \cdot$,其为强还原剂,可将一个电子给3价的$[Ru(bpy)_3]^{3+} \cdot$,使其形成激发态的$[Ru(bpy)_3]^{2+} \cdot$,而TPA自身被氧化成氧化产物。激发态的$[Ru(bpy)_3]^{2+} \cdot$衰减的同时发射一个波长为620 nm的光子,重新形成基态的$[Ru(bpy)_3]^{2+}$。以上发光反应在电极表面周而复始地不断循环进行,产生许多光子,使光信号增强。

电化学发光分析技术和其他免疫技术相比具有十分明显的优点:①由于三氯联吡啶钌可与蛋白质、半抗原激素、核酸等各种化合物结合,因此检测项目很广泛。②由于磁性微珠包被采用"链霉亲和素-生物素"新型固相包被技术,使检测的灵敏度更高,线性范围更宽,反应时间更短。

四、发光免疫分析仪器

(一)ACS:180SE 全自动化学发光免疫分析系统

ACS全自动化学发光免疫分析系统由拜耳公司生产,采用化学发光技术和磁性微粒子分离技术相结合的免疫分析系统。在20世纪90年代初首次推出全自动化学发光免疫分析系统ACS:180,20世纪90年代中期推出第二代产品为ACS:180SE分析系统,最近该公司又推出了ACS:CENTAUR。第二代产品将微机与主机分开,软件程序加以改进,使操作更灵活,结果准确可靠,试剂贮存时间长,自动化程度高。

1.仪器测定原理

该免疫分析技术有两种方法,一是小分子抗原物质的测定采用竞争法。二是大分子的抗原物质测定采用夹心法。该仪器所用固相磁粉颗粒极微小,其直径仅1.0 μm。这样大大增加了包被表面积,也增加了抗原或抗体的吸附量,使反应速度加快,也使清洗和分离更简便。其反应基本过程如下。

(1)竞争反应:用过量包被磁颗粒的抗体,与待测的抗原和定量的标记吖啶酯抗原同时加入反应杯温育。其免疫反应的结合形式有两种,一是标记抗原与抗体结合成复合物;二是测定抗原与抗体的结合形式。

(2)夹心法标记:抗体与被测抗原同时与包被抗体结合成一种反应形式,即包被抗体-测定抗原-发光抗体的复合物。上述无论哪种反应,所结合的免疫复合物被磁铁吸附于反应杯底部,上清液吸出后,再加入碱性试剂;其免疫复合物被氧化激发,发射出430 nm波长的光子,再由光电倍增管将光能转变为电能,以数字形式反应光量度,计算测定物的浓度。竞争法是负相关反应。夹心法是正相关反应。

2.仪器组成及特点

该仪器由主机和微机两部分组成。主机部分主要是由仪器的运行反应测定部分组成,它包括原材料配备部分、液路部分、机械传动部分及光路检测部分。微机系统是该仪器的核心部分，是指挥控制中心。该机设置的功能有程控操作、自动监测、指示判断、数据处理、故障诊断等，并配有光盘。主机还配有预留接口，可通过外部贮存器自动处理其他数据并遥控操作，以备实验室自动化延伸发展。

ACS:180SE 分析仪为台式，其主要特点。①测定速度：每小时完成 180 个测试，从样品放入到第一个测试结果仅需要 15 分钟，以后每隔 20 秒报一个结果。②样品盘：可放置 60 份标本，标本管可直接放于标本盘中，急诊标本可随到随做，无须中断正在进行的测试。③试剂盘：可容纳 13 种不同的试剂，因此每个标本可同时测定 13 个项目。④全自动条码识别系统：仪器能自动识别试剂瓶和标本管，加快了实验速度。⑤灵敏度：达到放射免疫分析的水平。

3.测定项目

现有检测项目 47 项，更多的项目还在开发之中。①甲状腺系统：总、游离 T_3，总、游离 T_4，促甲状腺素，超敏促甲状腺素，T_3 摄取量。②性腺系统：绒毛膜促性腺激素，催乳素，雌二醇，雌三醇，促卵胞成熟素，促黄体生成素，孕酮，睾酮。③血液系统：维生素 B_{12}，叶酸，铁蛋白。④肿瘤标志物：AFP，CEA，CA15-3，CA125，CA19-9，β_2-微球蛋白，PSA。⑤心血管系统：肌红蛋白，肌钙蛋白 T，肌酸激酶-MB。⑥血药浓度：地高辛，苯巴比妥，茶碱，万古霉素，庆大霉素，洋地黄，马可西平。⑦其他：免疫球蛋白 E，血清皮质醇，尿皮质醇，尿游离脱氧吡啶。

（二）ACCESS 全自动微粒子化学发光免疫分析系统

ACCESS 全自动微粒子化学发光免疫分析系统是美国贝克曼-库尔特公司生产的，它采用微粒子化学发光技术对人体内的微量成分以及药物浓度进行定量测定。该系统具有高度的特异性、高度的敏感性和高度的稳定性等特点。全自动操作，一次可以对 60 份标本进行 24 个项目的测定，只需 10～30 分钟就可完成第一个测定并打印出结果。

1.分析方法及过程

ACCESS 系统采用磁性微粒作为固相载体，以碱性磷酸酶作为发光剂，固相载体的应用扩大了测定的范围。以竞争法、夹心法和抗体检测等免疫测定方法为基础。试剂包装采用特殊的设计，每个试剂包有 5 个小室，分别把不同的试剂分开，减少了交叉污染，保证了检测质量。

（1）抗原抗体结合：将包被单克隆抗体的顺磁性微粒和待测标本加入反应管中，标本中的抗原与微粒子表面的抗体结合，再加入碱性磷酸酶标记的抗体，经温育后形成固相包被抗体-抗原-酶标记抗体复合物。

（2）洗涤、分离：在电磁场中进行 2～3 次洗涤，很快将未结合的多余抗原和酶标记抗体洗去。

（3）加入底物 AMPPD 发光剂：AMPPD 被结合在磁性粒子表面的碱性磷酸酶的催化下迅速去磷酸基因，生成不稳定的中介体 AMPD。AMPD 很快分解，从高能激发态回到低能量的稳定态，同时发射出光子，这种化学发光持续而稳定，可达数小时之久。通过光量子阅读系统记录发光强度，并从标准曲线上计算出待测抗原的浓度。

2.仪器组成及特点

ACCESS 是由微电脑控制的，由样品处理系统、实验运行系统、中心供给系统和中心控制系统四部分组成，其仪器特点。①测定速度：每小时完成 100 个测试，从样品放入到第一个测试结果需要15～30 分钟。②样品盘：可放置 60 份标本，标本管可直接上机，急诊优先，标本可随到随做，无须中断运行。③试剂盘：可容纳 24 种试剂，因此每个标本可同时测定 24 个项目，试剂可随意添加。④全自动条码识别系统：仪器能自动识别试剂盒和标本管条码，加快了实验速度。⑤灵

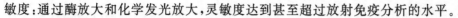

敏度:通过酶放大和化学发光放大,灵敏度达到甚至超过放射免疫分析的水平。

3.分析范围

该系统主要对人体内的微量成分以及药物浓度进行定量。①甲状腺功能:游离、总 T_3,游离、总 T_4,TSH,甲状腺素摄取率。②血液系统:铁蛋白,叶酸盐,维生素 B_{12}。③变态反应:总 IgE。④内分泌激素:β-hCG,LH,FSH,E_2,PT,PRL,皮质醇。⑤药物检测:茶碱,地高辛。⑥肿瘤因子:CEA,AFP,PSA。⑦心血管系统检查:肌钙蛋白I,肌红蛋白。⑧糖尿病检查:胰岛素。

(三)Elecsys 全自动电化学发光免疫分析仪

电化学发光免疫分析技术在新一代实验室免疫检测技术中很有特点,它在 20 世纪 90 年代一问世就引起广泛的关注。德国 Roche 公司在链霉亲和素-生物素包被技术的基础上,引用电化学发光免疫分析技术并开发出相应的检测系统。Elecsys 型号的仪器功能上完全一致,操作也有相同(都是触摸屏操作)之处;细节有差异,有完善的使用说明。

1.测定原理及过程

Elecsys 分析仪集多种技术于一身,应用了免疫学、链霉亲和素生物包被技术及电化学发光标记技术。

(1)将待测标本与包被抗体的顺磁性微粒和发光剂标记的抗体加在反应杯中共同温育,形成磁性微珠包被抗体-抗原-发光剂标记抗体复合物。

(2)将上述复合物吸入流动室,同时用 TPA 缓冲液冲洗。当磁性微粒流经电极表面时,被安装在电极下的磁铁吸引住,而游离的发光剂标记抗体被冲洗走。同时在电极加电压,启动电化学发光反应,使发光试剂标志物三氯联吡啶钌$[Ru(bpy)_3]^{2+}$ 和 TPA 在电极表面进行电子转移,产生电化学发光。光的强度与待测抗原的浓度成正比。

2.仪器组成及特点

Elecsys 分析仪为台式一次进样(Elecsys 1010)或随机进样(Elecsys 2010)自动化分析仪,主要由样品盘、试剂盒、温育反应盘、电化学检测系统及计算机控制系统组成。仪器特点为:①测定速度,每小时完成 90 个测试,从样品放入到出第一个测试结果需要 9 分钟或 18 分钟,根据测试的项目而定。②样品盘:可放置 75 份或 30 份标本,标本管可直接上机。由于采用急诊通道,急诊标本可随到随做,无须中断运行。③试剂盘:可容纳 6 或 18 种试剂,并带有内置恒温装置,以利于试剂保存。④全自动二维条码识别系统:仪器能自动识别试剂盒、标准品、质控品和标本管条码,并读入测定参数等,减少人工输入的误差。⑤灵敏度:由于采用链霉亲和素-生物素技术和电化学发光技术,灵敏度达到甚至超过放射免疫分析的水平。

3.应用的免疫学方法原理

有三种抗原抗体反应方法被应用:抑制免疫法,用于小分子量蛋白抗原检测;夹心免疫法,用于大分子量物质检测,桥联免疫法,用于抗体如 IgG、IgM 检测。还有钌标记用于 DNA/RNA 探针分析。

4.检测项目该仪器

可应用项目很多,已提供试剂盒的项目如下。①肿瘤标志物:AFP,CEA,PSA,CA15-3,CA19-9,CA72-4,CA125II,CYFRA21-1,β-hCG,NSE。②甲状腺功能:TSH,FT_3,FT_4,FBG,TG,Anti-TG。③内分泌:FSH,LH,PT,hCG;β-hCG,肾上腺皮质醇,胰岛素,前列腺素,PRL。④感染性疾病:Anti-HAV,Anti-HAV-IgM,HBsAg,Anti-HBc,Anti-HBs,Anti-HBe,HBeAg,Anti-HCV,HIV-Ag。⑤心肌标志物:TNT,CK-MB,肌红蛋白,地高辛,洋地黄。⑥维生素类:

维生素 B_{12}，叶酸，铁蛋白。

五、发光免疫分析技术的临床应用

(一)甲状腺疾病相关免疫检测与临床应用

常规甲状腺功能血清学检查主要包括甲状腺激素、垂体激素和自身免疫指标的检查。前者包括总 $T_3(TT_3)$、总 $T_4(TT_4)$、游离 $T_3(FT_3)$、游离 $T_4(FT_4)$ 及其相关垂体促甲状腺素(TSH)、甲状腺摄取率(TU)及游离甲状腺素指数 (FT_4I)；后者包括甲状腺球蛋白抗体(TgAb)、甲状腺过氧化酶抗体(TPO)或甲状腺微粒体抗体(TmAb)、促甲状腺受体抗体(TRAb)等。TmAb 和 TRAb 目前仍未采用化学发光法。

(二)生殖内分泌激素检测与临床应用

化学发光免疫分析技术提供传统的生殖内分泌激素检测项目，主要有促卵泡生成激素(FSH)、促黄体生成激素(LH)、孕激素(Prog)、催乳素(Prol)、睾酮(Test)，以及胎盘激素，包括滋养叶细胞分泌的人绒毛膜促性腺激素(β-hCG)、胎儿-胎盘单位共同生成的激素、非联合雌三醇 (UE_3)。现代化检测技术不但提高了这些检测项目的灵敏度、特异性，还从速度上提供了急诊服务的条件，迎合了临床急诊检测的需要，在妇产科临床方面开拓了前所未有的应用前景。

(三)心肌蛋白检测与临床应用

典型心绞痛和心肌梗死(AMI)患者，心肌供血不足，细胞受损破坏，细胞内容物渗出，进入血循环。血清(浆)肌酸激酶(CK)及其同工酶(CK-MB)作为上述病理改变的标志物已被临床应用多年。心肌酶活性的测定需时不长，又较便宜，一般情况下尚能满足临床确诊 AMI、监测疗效和估计梗死范围等的需要。

然而，在某种特殊情况下上述标志物尚有明显不足之处：伴有肌肉组织损伤的病例，心肌酶因组织特异性不高而失去其应有的诊断价值；另一方面，酶活性检测法的精确度不足，临床正常参考范围较宽，诊断敏感性不足以辅助确诊微小心肌梗死或轻微心肌细胞损伤。目前，化学发光法除提供心肌酶检测技术外，还提供临床应用价值更高的肌钙蛋白 T(cTnIT)肌钙蛋白 I(cTnI)和肌红蛋白(MYO)检测。

(四)胰岛素和 C 肽测定与临床应用

1.胰岛素

胰岛素由胰岛 β-细胞分泌，主要控制糖代谢，也参与控制蛋白质合成和三酰甘油的储存。血循环中胰岛素包括真胰岛素及其前身胰岛素原，包括完整胰岛素原和裂环胰岛素原。传统放射免疫法测定免疫活性胰岛素，即笼统测定所有胰岛素原分子及真胰岛素，其临床应用的推广正随着高特异性真胰岛素与胰岛素原的检测技术的发展而受到冲击。真胰岛素测定对糖尿病的诊断、分型及疗效随访有重要的临床应用意义。目前，个别化学发光免疫分析系统推出真胰岛素检测技术，如美国贝克曼 Access 免疫分析系统的超敏感胰岛素检测仅测定真胰岛素(与胰岛素原无交叉反应)。该检测项目在临床及科研方面的应用，将使人们对 2 型糖尿病的发病机制有更进一步的认识。

胰岛素检测的重要意义之一在于了解糖尿病高危人群和糖尿病患者的胰岛 β-细胞分泌功能，并依此协助临床对患者进行临床分型和选择治疗方案。1 型糖尿病患者胰岛 β-细胞分泌功能不足，表现为空腹和餐后血真胰岛素水平降低，释放曲线呈低水平状；根据胰岛 β-细胞分泌功能，2 型糖尿病患者可分为两个人群组：A 组胰岛素释放试验的结果一般表现为空腹胰岛素值比正常人高,餐后 30 分钟、1 小时值低于正常人,整个反应过程中虽峰值高于正常,但峰时延迟至 2 小时或 3 小时,呈延迟增高型;B 组表现为空腹胰岛素值比正常人低,餐后释放反应低,呈无反应或低反应型。对 2 型糖尿病更进一步的分型,将随着真胰岛素检测技术的问世而实现。详细的分型有利于更合理地选择治疗方案。除此之外,真胰岛素检测还被用于评价不同胰岛素制剂在不同个体血中的有效作用期,以便及时调整治疗方案。

胰岛 β 细胞肿瘤可导致高胰岛素血症,并继发低血糖症。重复数次空腹血胰岛素水平测定,可协助诊断胰岛细胞瘤。

2.C 肽

胰岛 β 细胞所分泌的胰岛素原,经一系列的转化酶作用后,一个胰岛素原分子裂解为一个真胰岛素和一个 C 肽,两者呈等分子释放入血循环。但因 C 肽降解部位在肾脏而胰岛素在肝脏,且其生物半衰期是胰岛素的 2 倍,故外周血循环中 C 肽的克分子浓度比胰岛素高,两者比值约为 6∶1。C 肽与胰岛素抗体无交叉反应,也不与细胞膜上的受体结合。如此种种,C 肽测定被认为更能反映胰岛 β 细胞的功能。

C 肽测定在协助糖尿病分型和疗效的观察、分析方面与胰岛素相同,但在评价机体胰岛 β 细胞分泌功能方面有其特有的优点。对长期使用外源性胰岛素患者测定胰岛素,既受外源性胰岛素影响(方法学上不能区分内源性或外源性),也受机体产生的胰岛素抗体和胰岛素结合的影响。外源性胰岛素中不含 C 肽,且 C 肽不和胰岛素抗体发生免疫交叉反应,因此,即使在有特异真胰岛素测定技术的情况下,技术性可靠的 C 肽测定仍颇受临床欢迎。

(五)贫血指标检测与临床应用

多年来,贫血的鉴别诊断主要依靠血液学的特殊染色及骨髓穿刺等复杂的实验室手段。随着免疫学技术的发展,某些血液疾病可以依赖简单的免疫分析进行鉴别诊断及治疗随访。目前所有的化学发光免疫分析系统都提供铁蛋白、维生素 B_{12}、血清及红细胞叶酸盐等鉴别贫血原因的免疫检测项目。铁蛋白是缺铁性贫血的敏感指标,临床上除用以作为诊断依据外,还应用于补铁治疗的随访。维生素 B_{12} 及铁蛋白检测,在协助诊断白血病方面也有一定的临床应用价值。

1.叶酸盐

叶酸盐是一种维生素,由小肠吸收后贮存于肝脏。其生物化学功能是辅酶 A,与细胞生长及 DNA 合成密切相关。叶酸缺乏将导致巨幼红细胞/巨红细胞性贫血,并导致神经病理学方面的疾病。

叶酸缺乏常见于摄入不足、吸收不良或体内需求增加。后者常见于怀孕期间,可导致神经管脊髓漏等胎儿先天性疾病,或见于酗酒、肝炎或其他引起肝功能不全的疾病。

2.维生素 B_{12}

维生素 B_{12} 经口摄入后,与胃液中的"内因子"蛋白结合后,在回肠中吸收后贮存于肝脏。其生物化学功能与叶酸类似。维生素 B_{12} 缺乏同样将导致巨幼细胞性贫血及神经病理学方面的疾病。

维生素 B_{12} 缺乏常见于原发内因子分泌不足、继发维生素 B_{12} 吸收减少,这种现象称"恶性贫血",常见于 50 岁以上人群组。因为维生素 B_{12} 吸收量与功能小肠的长度成正比,胃、肠切除术后可导致维生素 B_{12} 缺乏。不同细菌或炎症引起的小肠疾病同样影响维生素 B_{12} 吸收。维生素 B_{12} 摄入不足也见于长期吃素者。

3.铁蛋白

铁蛋白是一种铁贮存蛋白。血清铁蛋白浓度与体内总铁贮存量成正比。铁蛋白是一种最常用的诊断有关铁代谢疾病的指标。

缺铁性贫血者血清铁蛋白浓度仅为正常人的1/10;而铁摄入过量者,其血清铁蛋白浓度明显高于正常人。有报道认为铁蛋白是早期发现缺铁性贫血的敏感指标。铁蛋白测定也常被应用于补铁治疗的疗效随访。临床上还应用铁蛋白辅助诊断血色素沉着病。血色素沉着病分遗传性和继发性,两者的共同发病机制是铁储存异常增高,导致组织毒性作用。遗传性血色素沉着病患者的小肠吸收铁的功能异常增高;继发性血色素沉着病患者多见于反复接收输血治疗的患者。临床上发现铁蛋白是反映血中铁贮存量最好的指标,血清铁测定不如铁蛋白敏感。

白血病、骨髓瘤、胃癌、肠癌、肺癌、乳腺癌、胰腺癌黑素瘤等均可有铁蛋白异常增高,临床上也用铁蛋白作为肿瘤标志物辅助诊断肿瘤及疗效随访。

(六)肿瘤标志物检测与临床应用

肿瘤标志物是指肿瘤组织和细胞由于癌基因及其产物的异常表达所产生的抗原和生物活性物质,但健康组织有时也能产生类似的赘生物,其中包括与之相关的各类激素、酶、特异性或非特异性蛋白质、肿瘤代谢产物等。尽管肿瘤标志物的研究不断取得进展,目前仍没有任何一种标志物能对肿瘤完全特异。原因:①绝大多数肿瘤标志物既不是器官特异又不是疾病特异,肿瘤组织本身可产生,非恶性病变组织也可产生,因此一些良性疾病也可出现不同程度的阳性反应;②肿瘤可因多种因素而呈现一过性或阶段性阴性;③受科技水平的限制而未揭示出高特异性的肿瘤标志物。为了克服上述缺点,临床工作者通过大量的实践,推荐追踪观察和联合检测,以便及时发现一些常规检测难以发现的恶性肿瘤。

六、发光免疫分析技术的前景展望

我国的临床免疫检测与国外比较,发展起步较晚。目前,在常规的实验室免疫学检测中,还是以凝集、沉淀试验及手工操作的酶标、放免试验为主。这些检测方法在实际应用中,操作烦琐,投入人力多,质量控制难以保证,环境污染等问题多多。发光免疫技术的引进使我国临床免疫学检验工作达到了一个新的水平。

发光免疫技术基本原理与放免分析技术相同,标志物可稳定贮存,敏感性与放免技术相近或更高,检测速度较放免技术快3~8倍,可进行全自动化的检测,而且无辐射防护、环境污染及标志物衰变等问题。以发光免疫技术为代表的非放射分析技术最终将取代同位素分析技术已成为众多学者的共识,这是一种技术发展的趋势。

发光免疫技术能够做到像全自动生化分析仪一样,自动化程度高,标本处理能力强,随机性好,灵活性高,使临床检验工作者从烦琐的手工操作中解放出来,减少了人力,减少了人为误差;急诊及加急服务工作得以真正实现;质量控制易于做到,将分析误差进一步减小。这些是传统的非自动化免疫分析技术所无法达到的。应当说这项技术已适合于现代临床检验技术的发展需要,它将广泛地应用于我国的临床检验医学领域。

发光免疫技术的问世,将扩大医学工作者们对人体许多微量物质的认识,并加以应用到临床诊断、治疗及预后评估中。利用发光免疫技术开发更多的、更全面的检验项目已成为这类技术的重要任务之一。拥有这类技术的厂商均投入巨资进行研究和开发新的项目,并积极推广应用,而且每年都有一两项或多项新项目问世。这对推广和加速发光免疫技术的应用起到了积极的作用。

当然,目前我们要面对的一个现实问题是应用这类技术的费用比传统的技术要高,而与政府控制医疗费用的政策相矛盾。加速这类技术的国产化,将是降低成本的直接有效手段,但困难是很大的。在国产化技术问世前,引进并广泛推广国外这一先进技术是医疗市场的需要。目前,国外厂商面对我国潜在的市场,面对众多同行的竞争,已逐渐改变其市场策略,并有调低仪器及试剂价格的趋势。另外,应积极宣传这一技术的及时、快速、准确等优点,减少患者因等候而造成的浪费,这也许是间接节约成本的有效手段。

(杨　芹)

第三节　自动化酶免疫分析技术

抗原抗体特异性反应的特性引入到临床实验诊断技术上,已有很长的历史并发挥了重要的作用。除了利用抗原抗体特异性反应的原理进行某种未知物质的定性了解(定性方法)外,应用这一原理进行物质的定量分析在临床应用上已越来越广泛和深入。标记免疫化学分析技术就是一类很重要的免疫定量分析技术,酶联免疫吸附剂测定(ELJSA)技术的问世是免疫学定量分析方法的重要标志之一。从 ELISA 引申出来的一系列标记酶免疫化学分析(简称酶免疫分析,EIA)技术,使标记免疫化学分析技术得以丰富和完善,并得到广泛应用。本节着重介绍 ELISA 技术的自动化及应用。

一、免疫分析技术的发展

酶免疫分析(EIA)是利用酶催化反应的特性来进行检测和定量分析免疫反应的。在实践上,首先要让酶标记的抗体或抗原与相应的配体(抗原或抗体)发生反应,然后再加入酶底物。酶催化反应发生后,可通过检测下降的酶底物浓度或升高的酶催化产物浓度来达到检测或定量分析抗原抗体反应的目的。

1971 年 Engvall 和 Perlman 发表了酶联免疫吸附剂测定用于 IgG 定量测定的文章,从此开始普遍应用这种方法。在标记酶的研究上学者们做了大量工作,包括酶的种类开发、酶催化底物的应用、酶促反应的扩大效应研究,以及底物检测手段等。

(一)酶联免疫吸附剂分析

这是一项广泛应用于临床分析的 EIA 技术。在这一方法中,一种反应组分非特异性地吸附或以共价键形式结合于固体物的表面,像微量反应板孔的表面、磁颗粒表面或塑料球珠表面。吸附的组分有利于分离结合和游离的标记反应物。ELISA 技术可分为双抗体夹心法、间接法和竞争法三类。双抗体夹心法多用于检测抗原,是最广泛应用的 ELISA 技术,但此法检测的抗原,应至少有两个结合位点,故不能用于检测半抗原物质。间接法是检测抗体最常用的方法,只要更换不同的固相抗原,用一种酶标抗抗体就可检测出各种相应的抗体。竞争法可用于检测抗原和抗体。

(二)倍增性免疫分析技术

酶倍增性免疫分析技术(EMIT),也是一种广泛应用于临床分析的 EIA 技术。由于 EMIT

不需"分离"这一步骤,易于操作,现用于分析各种药物、激素及代谢产物。EMIT 易于实现自动化操作。在这一技术中,抗待药物、激素或代谢产物的抗体与底物一起加入被检的患者标本中,让抗原抗体发生结合反应,再加入一定量的酶标记的相应药物、激素或代谢产物作为第二试剂;酶标志物与相应的过量抗体结合,形成抗原抗体复合物,这一结合封闭了酶触底物的活性位点或改变酶的分子构象,从而影响酶的活性。抗原抗体复合物形成引起的酶活性的相应改变与患者标本中待测成分的浓度成比例关系。从校准品曲线上即可算出待测成分的浓度。

(三)隆酶供体免疫分析

隆酶供体免疫分析这一分析技术是一项利用基因工程技术设计和发展起来的 EIA 技术。通过巧妙地操作大肠埃希菌 E.Colir 的 lac 操纵子的 Z 基因,制备出 β-岩藻糖苷酶的无活性片段(酶供体和受体)。这两种片段可自然地装配重组形成有活性的酶,即使是供体片段结合到抗原上也不受影响。但是,当抗体结合到酶供体-抗原胶连体时,则会抑制这种装配重组,使有活性的酶不能形成。因此,在酶受体存在的情况下,被检抗原与酶供体-抗原胶连体对相应一定量的抗体的竞争便决定了有活性的酶的多少,被检抗原浓度高时,有活性酶形成的抑制便减少,反之便增多。测定酶活性可反映出被检抗原的量。

EIA 所用的酶主要有碱性磷酸酶、辣根过氧化物酶、葡萄糖-6-磷酸脱氢酶及 β-岩藻糖苷酶。抗体的酶标记和抗原的酶胶连是通过双功能制剂的共价键联合技术来制备的,重组的胶连物是利用基因融合技术来制备的。

EIA 技术中,有各种各样的酶促反应检测体系。光学比色测定就是一种很普遍的检测。目前使用的比色计,像酶标仪,结构紧密,性能较高,且以多用途、可靠、易于操作及价廉等特点得到用户的青睐。然而,用荧光剂或化学发光剂标记底物或产物的 EIA 相比用光学比色的在灵敏度上更具优势。磷酸伞形花酮是一种不发荧光的底物,在碱性磷酸酶的催化下可转变成强荧光性的伞形花酮,这一酶促反应可用于以碱性磷酸酶做标记酶的 EIA 定量分析。用碱性磷酸酶做标记酶做化学发光免疫分析时,选择一种名叫 adamantyl1,2-dioxetanearyl phosphate 的化学发光剂作为底物可获得很好的灵敏度效果。在酶的浓度为 $10\sim21$ mol 时也可检出。酶级联反应也已用于 EIA 技术,其优点是结合了两种酶——标记酶碱性磷酸酶和试剂酶乙酰脱氢酶的放大效应,使检测的灵敏度大大提高。

化学发光 ELISA 技术作为常用的 ELA 技术,其自动化的发展已在临床应用上受到重视。目前,国外已有许多公司发展了从样品加样、洗板到最终比色过程全自动化的仪器,以满足临床检验的各种需要。国内已用的仪器主要型号有意大利 STB 公司生产的 AMP 型及 BRIO 型全自动酶免分析系统 Grifols 公司的 TRITURUS 型(变色龙)全自动酶免分析系统、BioRad 公司的Coda 型全自动酶免分析系统。另外,还有将加样和酶免分析分开处理的系统,如瑞士的 AT 型全自动标本处理系统和 FAME 型酶免分析系统。

二、ELISA 技术与自动化

(一)ELISA 技术的基本原理

1.双抗体夹心法

双抗体夹心法是检测抗原最常用的方法,可检测患者体液中各种微量抗原物质以及病原体有关的抗原,应用较广。其操作步骤是将特异性抗体包被载体,使形成固相抗体,洗去未结合的抗体和杂质后,加入待测样品,使其中相应抗原与固相抗体呈特异性结合,形成固相抗原抗体复

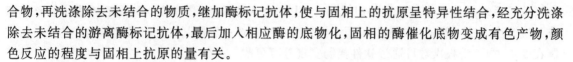

合物,再洗涤除去未结合的物质,继加酶标记抗体,使与固相上的抗原呈特异性结合,经充分洗涤除去未结合的游离酶标记抗体,最后加入相应酶的底物化,固相的酶催化底物变成有色产物,颜色反应的程度与固相上抗原的量有关。

用此法检测的抗原应至少有两个结合位点,故不能用以检测半抗原物质。

2.间接法

间接法是检测抗体最常用的方法。其操作步骤是将特异性抗原包被载体,形成固相抗原,洗涤去除未结合的物质后,加待测样品,使其中待测的特异性抗体与固相抗原结合形成固相抗原抗体复合物,再经洗涤后,固相上仅留下特异性抗体,继加酶标记的抗人球蛋白(酶标抗抗体),使与固相复合物中的抗体结合,从而使待测抗体间接地标记上酶。洗涤去除多余的酶标抗抗体后,固相上结合的酶量就代表待测抗体的量。最后加底物显色,其颜色深度可代表待测定抗体量。

本法只要更换不同的固相抗原,用一种酶标抗抗体就可检测出各种相应的抗体。

3.竞争法

竞争法也可用以测定抗原和抗体。以测定抗原为例,受检抗原和酶标记抗原共同竞争结合固相抗体,因此与固相结合的酶标记抗原量与受检抗原量成反比,其操作步骤是将特异性抗体包被载体,形成固相抗体,洗涤去除杂质后,待测孔中同时加待测标本和酶标记抗原,使之与固相抗体反应。如待测标本中含有抗原,则与酶标记抗原共同竞争结合固相抗体。凡待测标本中抗原量较多,酶标记抗原结合的量就越少,洗涤去除游离酶标志物后,加底物显色。结果是不含受检抗原的对照孔,其结合的酶标记抗原最多,颜色最深。对照孔与待测颜色深度之差,代表受检标本中的抗原量。待测孔越淡,标本中抗原量越多。

(二)自动化

ELISA 技术的理论基础与实践在一般的概念里,ELISA 技术的可操作性强,不需复杂设备,甚至完全手工加样、洗板和肉眼判读结果,便可完成技术操作。近年来,人们的质量控制意识不断加强,要求尽可能做到最低限度地减小系统误差,降低劳动强度,这就需要解决 ELISA 技术中加样、温育、洗板及判读结果过程的系统误差问题及高效率运作问题,自动化技术应运而生。将 ELISA 技术的加样、温育、洗板及判读结果过程科学地、有机地、系统地结合,尽可能地减少各环节人为因素的影响,便成为自动化 ELISA 技术的理论基础。

在自动化 ELISA 技术中,可以将整个体系分成加样系统、温育系统、洗板系统、判读系统、机械臂系统、液路动力系统及软件控制系统等几种结构,这些系统既相互独立又紧密联系。加样系统包括加样针、条码阅读器、样品盘、试剂架及加样台等构件。加样针有两种,一为有 TEFLON 涂层的金属针,另一为可更换的一次性加样头(Tip)。有些仪器的加样针只配金属针,无一次性加样头,有些是两种针都配备。加样针的功能主要是加样品及试剂,它靠液路动力系统提供动力,通过注射器样的分配器进行精确加样。加样针的数量在各型号仪器上是不同的,有一根的、两根的或多根的。条码阅读器是帮助识别标本的重要装置,目前的仪器均配有此装置。样品盘除了放置标本外,还能放置稀释标本用的稀释管,供不同检测目的使用。试剂架是供放置酶标记试剂、显色液、终止液等试剂用的,有些型号的仪器这一部分是独立的,有些是并在样品盘上。加样台是酶标板放置的平台,有些仪器在台上设置温育装置,让温育在台上进行。整个加样系统由控制软件进行"按部就班"的协调操作。

温育系统主要由加温器及易导热的金属材料板架构成。有些是盒式的,有些是台式的。一般控制温度可在室温至 50 ℃。温育时间及温度设置是由控制软件精确调控的。

洗板系统是整个体系的重要组成部分,主要由支持板架、洗液注入针及液体进出管路等组成。洗液注入针一般是 8 头的。每项洗板的洗板残留量一般控制在 5 μL 以内,最好的设备可控制在 2 μL 内。洗板次数可通过软件控制实现并可更改。

读板系统由光源、激光片、光导纤维、镜片和光电倍增管组成,是对酶促反应最终结果作客观判读的设备。各型号仪器的比色探头配置不一样,有单头的,也有 8 头的。控制软件通过机械臂和输送轨道将酶标板送入读板器进行自动比色,再将光信号转变成数据信号并回送到软件系统进行分析,最终得出结果。

酶标板的移动靠机械臂或轨道运输系统来完成。机械臂的另一重要功能是移动加样针。机械系统的运动受控于控制软件,其运动非常精确和到位。

为了更易于理解自动化 ELISA 技术的操作,在此列举 AMP 型全自动酶免分析系统的操作过程。

(三)主要型号的全自动酶免分析仪的性能及特点

1.AMP 型全自动酶免分析仪

该型仪器适用于各样项目的 ELISA 检测。可随机设置检测模式,每块上可同时检测相关条件的 8 个项目。加标本的速度为每小时 700 个;标本加样体积为 7～300 μL,进度为 1 μL 可调;加样精度为 10 μL 时 CV<2.5%,100 μL 时 CV<1%。试剂加样速度为 1 400 孔/小时;加样体积为 10～300 μL;进度为 1 μL 可调,加样精度为 100 μL 时 CV<2%。有液面感应装置。样品架为 6 个可移动模块,一次可放置 180 个标本和稀释管,有标本识别的条码阅读器。温育系统中有可检温度在 20～45 ℃之间的平式加热器,温度设置误差在 ±0.5 ℃内,真正工作时需预热 5 分钟;孵育架有 8 个板位,每个板位温度设置是一样的,不能独立。洗板机配有 8 头洗液注入头,无交叉吸液,每洗液残留体积<5 μL。读板器光源为 20W 钨光灯,有 8 光纤的光度计,检测器有 8 个硅管,滤光片架可同时装 8 个滤光片,一般配装 405、450、492、550、620 nm 波长的滤光片。吸光度范围为 0～3.000 OD,分辨率为 0.001 OD,精度在 OD=0.15 时,CV<2.5%;0.8 时,CV<1.5%;1.5 时,CV<1.5%。

2.Triturus 型全自动酶免分析仪

该型仪器适用于各种项目的 ELISA 检测。随机安排项目检测,每板上可同时做 8 个相同条件的项目检测。可用加样针或 Tip 头加样;加样速度为>700 个/小时;加样体积为:用针时 2～300 μL,用 Tip 头时 10～300 μL,进度均为 1 μL 可调;加样精度为:用针时 CV<1%,用 Tip 头时 CV<2%。试剂加样速度为 2 760 孔/小时;加样体积 2～300 μL,进度为 1 μL 可调;加样精度为 100 μL 时,CV<2%。有液面感应装置。标本架为一圆形可移动架,可同时放置 92 管标本和 96 个稀释管。标本架中心为 12 个可移动的试剂架,并有 8 个稀释液架。有标本识别的条码阅读器,温育系统有可控温在 20～40 ℃的平台加热器,温度设置误差在 ±0.5 ℃内,工作时需预热 10 分钟;有 4 个加热孵育板位,轨道式振荡,每个板位独立控温,互不干扰。洗板机配有 8 头洗液注入头,液残量控制在 2 μL 以内。读板器有重复性读的单光纤光度计,光源为 20W 钨光灯,检测器有 1 个硅光管,滤光片架可同时装 7 个滤光片,一般配装 405、450、492、550、600、620 nm 波长的滤光片,吸光度范围为 0～3.000 OD,分辨率为 0.001 OD,精度为 CV<1%。软件平台为 Windows 95/98。

3.CODA 型全自动开放式酶免系统

在本系统上配用开放的 ELISA 药盖。整个酶免分析过程都在一个组合式的系统内完成:加

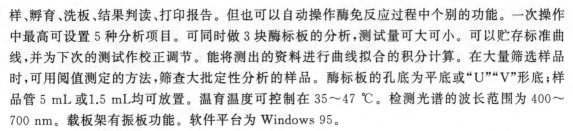

样、孵育、洗板、结果判读、打印报告。但也可以自动操作酶免反应过程中个别的功能。一次操作中最高可设置 5 种分析项目。可同时做 3 块酶标板的分析，测试量可大可小。可以贮存标准曲线，并为下次的测试作校正调节。能将测出的资料进行曲线拟合的积分计算。在大量筛选样品时，可用阈值测定的方法，筛查大批定性分析的样品。酶标板的孔底为平底或"U""V"形底；样品管 5 mL 或 1.5 mL 均可放置。温育温度可控制在 35～47 ℃。检测光谱的波长范围为 400～700 nm。载板架有振板功能。软件平台为 Windows 95。

4. FAME 型酶免分析处理系统

该系统为除标本加样外的温育、加试剂、洗板、读板的自动化酶免分析装置。每项可同时处理 9 块酶标板。加样针为一次性，为回头加样探头，加样速度较快。酶试剂的混合须在机外进行。每板只能同时检测一个项目，但对于大样品、项目一致性强的工作，该系统应为上佳选择的机型。一般配上 AT 型标本处理系统，其全自动化的概念更可体现出来。

三、自动化 ELISA 技术的临床应用

由于 ELISA 技术具有无污染性、操作简便、项目易于开发等优点，加上已实现自动化，已受到临床实验室的重视。在骨代谢状况、糖尿病、药物浓度监测、内分泌学、生殖内分泌学、免疫血液学、肿瘤、感染性疾病、自身免疫性疾病的诊断或监测上，ELISA 技术已占据了较优势的地位。但其与发光免疫技术比较起来，灵敏度上稍逊色了些，重点介绍以下内容。

(1)骨代谢中骨重吸收的指标(Crosslaps)：Crosslaps 是 I 型胶原连素中的 C 端肽交连区的商品名，是最近发展起来的一项反映骨形成和骨重吸收的重要指标。已有报道，在骨质疏松、Paget's 病、代谢性骨病等的患者中，尿中的 Crasslaps 升高。抑制骨重吸收的药物可导致 Crosslaps 水平降低。停经后女性或骨质疏松患者雌激素等治疗可引起这一标志物降低。停经前女性尿中 Crosslaps 的浓度一般在 5～65 nmol BCE/mmol Cr，正常男性为 86 nmol BCE/mmol Cr。

(2)与糖尿病有关的自身抗体：主要有抗谷氨酸脱羧酶抗(抗 GAD 抗体)IAA、ICA。

(3)细胞因子的检测：干扰素(IFN-α、γ、β)白介素-1～10(IL-1～10)、TGF-β_1、TGF-β_2、TNF-α等。

(4)肝炎标志物及其他感染指标：甲、乙、丙、丁、戊型肝炎的血清学标志物、艾滋病病毒抗体、EB 病毒、巨细胞病毒、风疹病毒、弓形体等。

(5)自身免疫抗体 ENA、TGAb、TPOAb 等。

四、自动化 ELISA 技术应用展望

ELISA 技术在临床实验室里已是一项重要的应用技术，在病毒性肝炎血清学标志物的检测方面应用最广泛，在肿瘤标志物的检测上也经常用到该技术。但大多数的实验室仍停留在手工操作上，甚至连最基本的酶标仪都没有配备，势必影响到该技术的质量保证。

有人认为 ELISA 技术已逐步走向退化，可能会逐步退出临床实验室。目前认为，这是一种不全面的看法。ELISA 技术除其自身的优点外，自动化的发展更应当为临床实验室提供可靠的质量保障，以及提高工作效率和减轻工作强度等。自动化的发展是 ELISA 技术更有生命力的象征。

应当提倡和推广自动化的 ELISA 技术，自动化技术大大减少了手工操作中造成的系统误

差。比如,有些标本,尤其是低浓度的,反复手工测定时经常出现忽阴忽阳的情况,受很多主观因素的影响。当然,应用自动化设备会增加测试的成本,但这种成本的增加带来的是检测质量的保证。另外,应当看到,随着用户和产品的增加,设备的成本价格会逐渐下调。

(杨 芹)

第四节 特种蛋白免疫分析技术

随着实验技术的发展,血浆蛋白分析技术由最初的试管沉淀反应、琼脂凝胶的扩散试验,发展到现代免疫分析技术。特种蛋白免疫分析技术方法逐步完善,其灵敏度逐步提高,检测水平由微克(μg)发展到纳克(ng)甚至皮克(pg)水平。

一、概述

免疫技术是利用抗原-抗体反应进行的检测法,即应用制备好的特异性抗原或抗体作为试剂,以检测标本中的相应抗体或抗原,它的特点是具有高度的特异性和敏感性。特种蛋白免疫分析技术随着自动化程度的不断提高,其检测方法主要为透射比浊法和散射比浊法。免疫比浊法的发展史 1959 年 Schultze 和 Schwick 提出用抗原抗体结合后形成复合物使溶液浊度改变,用普通比浊计测定免疫球蛋白的含量,由于其敏感性太差未引起人们广泛注意。

1965 年 Mancini 提出利用单向辐射免疫扩散(SRID)原理使可溶性抗原和相应的抗体在凝胶中扩散,形成浓度梯度,在抗原、抗体浓度比例恰当的位置形成肉眼可见的沉淀线或沉淀环,即可确定该抗原的浓度。1966 年,德国 Behringwerke 公司根据此法生产出 Panigen® 平板,可测定 40 多种血清蛋白。这种系统被认为是现代实验室的一种革新。但此法适用于大分子抗原,反应时间长,不能满足临床快速诊断的需要。

1967 年 Ritchie 提出,分别利用补体 C3 和结合珠蛋白与相应的抗体形成抗原抗体复合物,定量测定悬浮的免疫复合物颗粒与射入光束成一定角度时产生光散射的强度来评估补体 C3 和结合球蛋白的含量,并称为激光散射比浊法,这使经典的凝胶内沉淀法的测定由数十小时一下子缩短为数小时,给蛋白免疫分析开创了一个新纪录。1970 年 Technicon 公司根据此原理很快制造出蛋白免疫分析的自动检测系统,称之为 AIP。

1977 年,Behring 公司制造出了一种新的测定特种蛋白分析的激光浊度分析仪(BLN),使这种新的检测技术付诸实际应用。其后,随着计算机技术的高速发展,该公司又相继推出 BNA(1985)TTS(1987)和BN-100(1988)激光散射比浊分析仪。最近该公司又推出更先进的 BN-II 激光散射比浊分析仪。

然而,激光散射比浊法是终点比浊,即抗原抗体复合物完全形成后才能检测,其间必须温育2～3 小时(或 1～2 小时),这仍不能满足临床快速诊断的需要。1970 年 Hellsing Harrington 等提出,在抗原抗体反应中加入聚合物,可使反应时间明显缩短。另外,用激光作为光源,其波长固定(氦-氖激光 633 nm,氦-镉激光 442 nm),散射夹角小,也降低了蛋白免疫检测的敏感度。1977 年Sternberg 提出了更快速的测定方法,即测定抗原与抗体反应的最高峰时其复合物形成的量,称之为速率散射比浊法,由此可使抗原结合的反应在几十秒钟之内得出检测结果。美国

Beckman公司根据上述原理大批量制成了免疫化学分析系统(ICS),用计算机程序分析处理抗原抗体反应的动态数据,直接显示受检抗原的浓度电位。此种仪器已发展为自动控制的仪器,最近又推出了带条码的全自动特种蛋白免疫分析系统 ARRAY 360CE。

二、免疫比浊法的特点

由于自动化免疫浊度分析克服了以前免疫测定法操作烦琐、敏感度低(10~100 ng/L)时间长和不能自动化等四个缺点,使得自动化免疫分析一出现就受到普遍重视。其主要优势在于以下几点。

(1)自动化免疫分析稳定性好,敏感性高(达 ng/L 水平),精确度高(CV<5%),干扰因素少,结果判断更加客观、准确,也便于进行室内及室间质量控制。

(2)自动化免疫分析快速、简便,标本回报时间短,便于及时将各种信息向临床反馈,又可节约大量人力、物力,利于大批量样品的处理。

(3)自动化免疫分析能更好地避免标本之间的污染及标本对人的污染。

(4)自动化免疫分析可利用多道计数器、测光仪,同一份样品同时测定几十种和临床有关的分析物,血清用量少,具有明显的应用优势。

三、特种蛋白免疫浊度分析测定法

免疫测定(IA)是利用抗原抗体反应检测标本中微量物质的分析方法。这种方法最大的特点是特异性好,即某一特定抗原只与其相应的抗体反应。蛋白质具有抗原性,将血浆中的某一特定蛋白质免疫动物,可得到针对性的抗体。以此抗体作为试剂,可以在不需分离的条件下,定量检测存在于复杂蛋白质混合物中的此种特定蛋白质。因此免疫测定将血浆蛋白质的测定大大推进了一步,使血清中数十种具有临床意义的微量蛋白质可以简便地进行单个定量测定。免疫测定的另一特点是敏感性高,可测出纳克(ng)水平的量。将反应物进行标记而做的免疫测定,如放射免疫测定和酶免疫测定,其敏感度可达皮克(pg)水平。但具有临床意义的多种血浆蛋白质,其含量一般均高于纳克(ng)水平,用简便、快速的浊度法已可达到检测目的。

特种蛋白自动化免疫浊度测定仪根据检测角度的不同,可分为免疫透射浊度分析仪和免疫散射浊度分析仪。

(一)免疫透射浊度测定

免疫透射浊度测定可分为沉淀反应免疫透射浊度测定法和免疫胶乳浊度测定法。

1.沉淀反应免疫透射浊度测定法

沉淀反应免疫比浊测定法的基本原理是:抗原抗体在特殊缓冲液中快速形成抗原抗体复合物,使反应液出现浊度。当反应液中保持抗体过剩时,形成的复合物随抗原增加而增加,反应液的浊度亦随之增加,与一系列的标准品对照,即可计算出未知蛋白质的含量。

免疫复合物的形成有时限变化,即当抗原抗体相遇后立即结合成小复合物(<19秒),几分钟到数小时才形成可见的复合物(>19秒)。作为快速比浊,这种速度太慢,加入聚合剂(或促聚剂)则大的免疫复合物会立即形成。目前促聚剂用得最多的是聚乙二醇(MW 6 000~8 000),浓度约为4%。

浊度测定亦有其弱点:其一是抗原或抗体量大大过剩,出现可溶性复合物,造成误差。对于单克隆蛋白的测定,这种误差更易出现。其二是应维持反应管中抗体蛋白量始终过剩,这个值要预先测定,使仪器的测定范围在低于生理正常值到高于正常范围之间。其三是受到血脂浓度的影响,尤其是在低稀释时,脂蛋白的小颗粒可形成浊度,造成假性升高。

2.免疫胶乳浊度测定法

免疫胶乳浊度测定法为一种带载体的免疫比浊法,其敏感度大大高于比浊法,操作也极为简便。少量小抗原抗体复合物极难形成浊度,除非放置较长时间。如需要形成较大的复合物,抗原和抗体量应较大,这显然不符合微量化的要求。鉴于这点,发展了免疫胶乳浊度测定。

免疫胶乳浊度的基本原理:选择一种大小适中、均匀一致的胶乳颗粒,吸附抗体后,当遇到相应抗原时,则发生凝集。单个胶乳颗粒在入射光波长之内,光线可透过。当两个胶乳颗粒凝集时,则使透过光减少,这种减少的程度与胶乳凝聚成正比,当然也与抗原量成正比。

该技术的关键在于两个方面:其一是选择适用的胶乳,其大小(直径)要稍小于波长。经研究:用 500 nm 波长者,选择 0.1 μm 胶乳较适合;用 585 nm 波长者,选择 0.1~0.2 μm 胶乳为好。目前多用 0.2 μm 胶乳。其二是胶乳与抗体结合,用化学交联虽好,但失活也较大。目前一般应用吸附法。

(二)激光散射浊度测定

激光散射浊度测定按测试的方式不同分两种比浊法,即终点散射比浊法和速率散射比浊法。

激光散射浊度的基本原理是:激光散射光沿水平轴照射,通过溶液时碰到小颗粒的抗原-抗体免疫复合物时,光线被折射,发生偏转。偏转角度可以为 0~9°,这种偏转的角度可因光线波长和离子大小不同而有所区别。散射光的强度与抗原-抗体复合物的含量成正比,同时也和散射夹角成正比,和波长成反比。

1.终点散射比浊法

在抗原-抗体反应达到平衡时,即复合物形成后作用一定时间,通常为 30~60 分钟,复合物浊度不再受时间的影响,但又必须在聚合产生絮状沉淀之前进行浊度测定。因此,散射比浊法是在抗原与抗体结合完成后测定其复合物的量。

2.速率散射比浊法

速率法是一种先进的动力学测定法。所谓速率是指抗原-抗体结合反应过程中,在单位时间内两者结合的速度。因此,速率散射比浊法是在抗原与抗体反应的最高峰(在 1 分钟内)测定其复合物形成的量。该法具有快速、准确的特点。

四、免疫浊度测定法

在清澈的水中添加各种不溶性的粉末如面粉或泥沙等便呈混浊状,而且混浊程度与加入粉末的粗细及量相关;澄明的液体经化学、生物学或免疫学等反应变为混浊等。这些现象早已为人们所认识,并发展出相关的分析手段。浊度测试方法也早已用于医学检验中,并占有一席之地。近年来的发展更为迅速,原因在于混浊或浊度这种自然现象蕴有深刻的科学基础,即胶体化学、免疫化学和光学等领域的理论和分析技术,更得益于仪器制造、计算机和自动化领域的技术进步,以及对许多具有临床意义物质的标准品、抗血清的产生和标准化等研究所取得的成果。因此浊度分析,尤其是免疫浊度分析已从长期的探索进入广泛应用的阶段。在医学领域浊度法几乎已成为免疫浊度法的代名词。

(一)浊度分析的科学基础——胶体化学及其特性

1.胶体溶液

各种分析最常用的样品是溶液。即便是固体标本,也常需溶解后才可作为样品进行分析,医学检验中也是如此。溶液是各式各样的,据其性状大致可分为真溶液和胶体溶液或悬浮液,俗称溶胶。胶体溶液也是多样的,外观上可表现为无色或色彩纷呈的各种澄明液体到浊度不等的各种悬浮液。但它们的基本特征都是由粒径不同的溶质均匀地分散或悬浮于溶剂构成的。由于溶质粒径和性质的差别,这种分散状态的均匀性和稳定性不尽相同,溶胶微粒的表面电荷也与这些性质密切相关。

2.胶体溶液的分类和性质

从溶质与溶剂的关系上可把溶胶分为疏液溶胶和亲液溶胶两类,前者为不溶性固体物质在液体中高度分散的一种多相态的不均匀体,常需靠稳定剂维持单分散性;后者是大分子物质溶解后形成的溶液,依其与溶剂的极强亲和力而保持胶体的稳定性或分散性。因此亲液溶胶又表现为真溶液,即单相态,如各种蛋白质溶液。但疏液与亲液溶胶间并无绝对的界限。任何胶体溶液的本质是粒子在溶剂中形成的单分散体系,这是它们的共性。但粒子大小或直径的不同可使这种单分散体系显示不同的特性,并对溶胶分类。直径＞100 nm 的粒子分散体系构成的溶胶,肉眼便隐约可见其所显示的浊度,一般不能通过滤纸,为第一类,如红细胞和细菌等;第二类为直径在 1～100 nm 的分散粒子,在普通显微镜下看不见,能通过滤纸,但不能通过半透膜,如胶体金、微小合成胶乳、免疫球蛋白等生物大分子、病毒颗粒和脂肪微粒等;第三类为粒径在0.1～1.0 nm 的胶体溶液,可透过半透膜,如溶于水的氧分子等。胶体的高度分散和不均匀态(多相性)使之具有独特的光学性质,这是由于分散粒子对光的反射、折射、散射(衍射)和吸收等作用所致。此外还有布朗运动、电泳和电渗,在超离心力作用下沉降等特性,均可作为分析胶体的手段,但基于光学特性的浊度分析最为简便和实用。

3.朗伯-比尔光透射理论

带有微小粒子的悬浮液和胶体溶液都具有散射入射光的性质。一束光线通过此种溶液时受到光散射和光吸收两个因素的影响,可使光的强度减弱。

平行光线通过带有微小粒子的悬浮液和胶体溶液后,由于光吸收和光散射,使入射光强度减弱。根据朗伯-比尔定律,该现象可用以下公式表示。

$E=lg I_0 I=KC$

式中:E——吸收光变化率;I_0——入射光;I——透光度;C——溶液的浓度;K——常数。

4.雷莱光散射理论

粒子被光照射后而发光。这一现象主要取决于粒子的大小,即当粒子直径大于入射光波波长的一半(半波长)时就发生散射现象。散射作用是入射光作用于粒子后向各个方向发射的光,即可绕过粒子发射光线,故称散射或衍射光。因入射光不一定是单色的,即便为单色光也不很纯,因此当光照射到胶体溶液后,粒子发生的光学现象是复杂的,包含高深的光学理论。但当阳光通过孔隙射入黑暗的房内,在光束中可看到飞舞的尘埃粒子则是常见的现象,这是它们对入射光的反射作用所致,即各个粒子起着微型反光镜的作用,科学上称为丁达尔效应。浊度法中检测的光信号成分虽主要为散射光或透射光,但在原理和理论上是和这种现象相通的。

雷莱对小粒子溶胶系统进行研究后,于1871年总结出反映粒子对入射光散射作用的有关因素相关的公式,即 $I_\theta=24\pi 3\lambda 4\gamma \upsilon I_0[n2-n20n2+2n20](1+cos2\theta)$。

式中：λ——入射光的波长；I_0——入射光强度；I_θ——与入射光束成 θ 角度处散射光的强度；γ——单位容积内粒子的数目；υ——单个粒子的容积或大小；n——粒子的折射率；n_0——溶剂的折射率；θ——光信号检测器与入射光之间的夹角。从该公式可做出如下推论。

(1)I_θ 与 λ 成反比，即入射光波长越短，粒子对它产生的散射光越强。

(2)I_θ 与 $\left[\dfrac{n^2-n_0^2}{n^2+2n_0^2}\right]$ 成正比，即粒子溶剂的折射率相差越大，散射光越强。

(3)I_θ 与粒子容积的 2 次方成正比，但这一规律只适用于粒子直径在 5~100 nm 的范围。当粒子直径＞100 nm 时，散射光渐弱，主要是反射和折射等现象。

(4)I_θ 和检测器与入射光夹角之间的关系是在 90° 处最小，在 0° 处最强。

因雷莱研究的是小粒子系统，只有当粒子直径小于可见光波长（例如 500 nm）的 1/10 时，散射光强度在各个方向上才是一致的，即对称的或各向同性的，此时公式中散射光强度与入射光波长间的上述关系才能成立。当粒径与入射光波长比例大于该比值时，各方向上散射光的强度不尽相同，即变为不对称或各向异性的了，正向散射光强度趋于增强。这种情况实际上偏离了雷莱原来提出的公式（即公式中括号项及其前边部分），为此 Mie 及 Debye 先后对雷莱公式加以修正，即公式后面小括号中所示的部分，表示检测器的位置与被测光信号的性质及强度之间的关系。这些修正反映了散射光的不对称性与粒子大小及入射光波长之间的相关性变化，即 Debye 所做的修正适合于粒径略小于入射光波长的情况，Mie 所做的修正更适合于粒径等于或大于入射光波长的场合。在免疫化学反应过程中，可溶性抗体（Ab）与可溶性抗原（Ag）反应，形成免疫复合物（IC）粒子，混合物系统中的粒子由小变大，并不恪守某一固定公式，实际上随反应的进行，由雷莱公式的关系逐渐向 Mie 和 Debye 的修正公式过渡和转移。

根据检测器的位置及其接收光信号的性质，浊度分析可分为透射比浊法和散射比浊法两大类，前者可用分光光度计及比色计进行测定，后者则需专用的浊度计。透射浊度法测定的信号主要是溶液的光吸收及其变化，即溶液的光吸收因散射作用造成的总损失之和。因此本方法测定的光信号中包含了透射、散射甚至折射光等因素，是难以区别的。散射浊度法检测的是与入射光成某一角度的散射光强度。因此有人认为透射浊度法测定的信号成分较杂，其灵敏度和特异性不如散射浊度法好。但长期以来的实践经验表明，情况并非如此。

上述公式所示信号测定的光路，构成了浊度分析方法学、试剂制备和检测仪器研究及设计的基础，各项因素达到最佳标准时，方法的灵敏度也最佳。在其他条件都相同时，散射光强度与粒子大小及数量的关系可写为以下形式。

$$I=k\gamma\upsilon^2$$

式中：k——常数。

(二)免疫浊度测定

胶体溶液中存在的粒子及其大小和数量，经比浊测定便可达到目的。但临床医学中更重要的是鉴别样品中粒子的性质，这样才能对疾病做出诊断。抗原与抗体的反应具有很高的特异性，且随反应的进行形成的免疫复合物分子和大小不断发生变化，反应系统的浊度也相应变化。此外，随抗体制备技术的进步，对小分子物质，即称为半抗原的甾体激素、治疗药物及毒物等也可产生特异的抗体，对它们也可用浊度法检测。因此免疫浊度分析在医学检验中占有独特的地位。以下叙述免疫浊度分析的基本方法和试剂。

1.免疫化学反应的基本特点

抗原（Ag）与抗体（Ab）反应形成免疫复合物（IC）是个可逆的过程，但反应的可逆程度主要取决于抗体的亲和力及亲合力。当抗体的亲和力很高,尤其是亲和力及亲合力都很强时,Ag 和 Ab 的比例又较适当,形成的 IC 实际上并不解离,即反应为不可逆的。若在定量的抗体中加入一定量(未过量)的抗原,经一定时间后,便基本全部形成 IC,此时反应达到了平稳或"终点",一般为 10~30 分钟。这一过程并非以匀速进行的。Ag 与 Ab 混合的瞬间便引发反应,开始至少有数秒钟的滞后时间,随后反应速度加速,即单位时间内形成较多的 IC,被测信号变化也相应较大。在此动态变化过程中选取反应速率相对最大,而且与被测物浓度呈线性关系的瞬间(一般在反应开始后 5~15 分钟),对信号进行监测的方法,即为速率测定法;检测反应终点与起始点之间信号变化的方法为终点测定法。当反应接近终点时,信号不一定为最大,因为形成的 IC 粒子间相互碰撞而形成较大的凝聚物,发生沉淀,悬浮的粒子数开始减少,被测信号也减弱。这两种方法都可通过手工和自动化操作进行。

速率法的灵敏度和特异性都比终点法好,前者的灵敏度可比后者高 3 个数量级之大。自动化速率法的精密度也较好,但这与仪器的质量和性能关系密切。首先对定时精确性及混匀速度要求很高。浊度法与离心式自动生化分析仪通用,虽可达到快速混匀目的,但 IC 很可能在离心力作用下沉淀,引起误差。速率法的校正结果也较稳定,故可贮存使用一定时间。

在定量抗体中加入的抗原量达到与之成当量关系时,形成的 IC 量最大,反应速度最快。若继续加抗原,形成 IC 的量不但不再增加,反而减少,这是 Heideberger 在 1929 年的重大研究发现。反之,在定量抗原中加抗体,在抗体过量时也会产生同样的现象。分别称为后带和前带现象,统称钩状效应,表示同一信号也许表现为两个决然不同的分析物浓度。钩状效应可产生假象的弱阳性或假阴性结果,是免疫学测定的一个缺陷。若在被测抗原或抗体中添加抗原或抗体,反应信号不再增加甚至减小,揭示存在钩状效应。在方法学研究及试剂制备时,往往只能照顾一般,不能顾及全面,钩状效应是难免的。

2.免疫浊度法的试剂

(1)抗血清的基本要求免疫浊度法最重要的试剂是抗体或抗血清,抗血清的要求是其特异性、亲和力、亲合力及效价都尽可能地高。虽然单克隆抗体在一定条件下也可使用,但最常用的是由兔产生的多抗血清(R 型)。

(2)高分子物质加强剂有些高分子物质尤其是聚乙二醇(PEG)可促进 IC 的形成,提高方法的灵敏度。其作用较复杂,与它的分子量及浓度等关系密切。PEG 的作用机制不详,也许因它们对水分子的空间排斥作用,可以有效地提高 Ag 和 Ab 的浓度;也许促使 IC 分子疏水区的暴露,利于水不溶性粒子的形成。以前多用 PEG6 000,现多用 PEG8 000。PEG 浓度过低,不能达到促进 IC 粒子形成的目的;浓度过高则促使非特异性蛋白质大分子的凝聚。终浓度为 10% 的 PEG6 000 可使反应系统散射光强度增加 2~3 倍,使反应时间缩短 1/15~1/10。应对 PEG 的浓度和质量加以严格选择,以便达到最佳效果(常在 4% 左右)。

(3)电解质(稀释缓冲液)电解质的性质和强度影响 IC 的形成和稳定性,以下阴离子按促进 IC 形成的递增次序排列:SCN^-,ClO_4^-,NO_3^-,Br^-,Cl^-,I^-,SO_4^{2-},HPO_3^{2-},PO_4^{3-},阳离子中钠离子有利于 IC 的形成和稳定。

(4)校正品应参照世界卫生组织等权威机构认定的原始标准品校正第二标准品,以此制备校准品。

(5)混浊样品澄清剂消除因脂肪微粒及蛋白质等凝聚产生的样品伪浊度。为防止试剂中粒子伪浊度的影响,以上试剂都需经 $0.22~\mu m$ 滤膜过滤。

(三)免疫浊度法的应用

免疫浊度法的原理和传统的凝胶沉淀试验、血凝试验及胶乳凝集试验一样,均基于可溶性抗原-抗体反应,形成不溶性 IC 的过程。因此后三类方法可做的检测均可用免疫浊度法替代进行,但灵敏度有突破,可与放射免疫测定法(RIA)媲美。二是从定性及半定量的分析,进入了精确的定量分析。这些技术进步对于肿瘤标志和病毒等的定量分析及疗效监测和预后分析等极有帮助。

(四)免疫浊度法测定中应注意的问题

免疫浊度分析作为一种非放射性同位素和非酶标记的均相免疫测定技术,因其独特的优点在实践中不断发展、提高和推广应用,并具广阔的发展前景。但任何技术都不可能是完美无瑕的,即便很好的方法也只有在正确使用时才可取得最佳效果。因此,对以下问题应予注意。

1.伪浊度的影响

产生伪浊度的因素很复杂。①抗血清的质量:含有非特异的交叉反应性抗体成分及污染和变质等;②增浊剂浓度和反应时间等掌握不当;③样品本身浊度及处理不当;④试剂污染和变质;⑤器材(包括比色杯)清洁度等。

2.钩状效应的影响

现在许多仪器虽已具有检查钩状效应的功能,一经发现便可对样品稀释后复测,但对它还应保持警惕为好。当患者症状与检验结果明显不符时,应怀疑其存在。

3.结果报告中的计量问题

自推行国际计量制(SI)以来,常有可否把现常用的国际单位(IU 或 U)换算成 ng 或 mol 的问题。回答是在理论上可以,但一般不提倡做这种换算。所用校正品用何计量单位,患者报告便用相同主量为妥。医学检验中针对的许多物质是生物大分子,其 IU 计量与其纯度及活性等因素间的关系极为复杂,仍是免疫学测定标准化中的一个重要研究课题。

因此对免疫浊度测定实施严密的实验室内部质控极为重要,可参照现行的质控措施进行。至少对器材需予严格的清洗并遵守对测试系统的校正措施。

（杨　芹）

第五节　分子细胞遗传学检测技术

一、荧光原位杂交

(一)荧光原位杂交技术的基本原理

荧光原位杂交(简称 FISH)技术是一种应用非放射性荧光物质依靠核酸探针杂交原理在核中或染色体上显示 DNA 序列位置的方法。FISH 技术是利用一小段(通常 15～30 个 bp)用荧光物质标记过的 DNA 或 RNA 序列作为探针,穿透经过甲醛固定的微生物样品的细胞壁,与细胞内特定的靶序列进行杂交,探针与细胞内互补的 DNA 或 RNA 序列相结合,当用表面荧光显微镜激发时,含有与探针互补序列的微生物就会发光。

(二)FISH 技术的操作步骤

FISH 技术主要包括以下几个步骤。①样品的固定与预处理:待测样品在处理后的载玻片上进行固定,有时需要进行一些特殊的预处理。②杂交:加入探针进行杂交,一般用一种或多种探针同时进行杂交。③洗脱:去除未杂交或非特异性杂交的探针。④观察与分析:将样品置于荧光显微镜下观察,记录结果并对结果进行分析。可用图 2-1 简示。

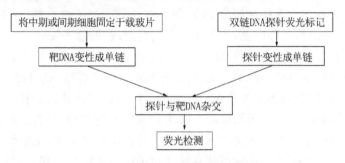

图 2-1　FISH 技术的操作步骤

(三)FISH 技术的应用

荧光原位杂交技术广泛用于分析复杂环境的微生物群落构成,可以在自然生境中监测和鉴定微生物,并能对未被培养的微生物进行检测。根据不同种属 16Sr RNA 序列差异设计的探针则可以对不同的微生物种类进行特异性鉴定。近几年,应用 FISH 技术研究自然环境微生物群落的报道较多,如海水沉积物的群落,海水、河水和高山湖雪水的浮游菌体、土壤和根系表面的寄居群落。FISH 技术不仅能提供某一时刻的微生物景象信息,还能监测生态环境中的微生物群落和种群动态。此外,应用 FISH 技术检测和鉴定未被培养的种属或新种属,如巨大硫酸盐细菌、全噬菌属和酸杆菌属等。FISH 技术对于探明自然菌群的生态学和组成,以及群落对自然和人为因素动态变化的应答研究均是最有力的技术手段。

二、原位 PCR

原位 PCR(IS-PCR)将 PCR 技术的高效扩增与原位杂交的细胞定位结合起来,从而在组织细胞原位检测单拷贝或低拷贝的特定 DNA 或 RNA 序列。

(一)原理和方法

1.基本原理

(1)原位杂交技术是将分子杂交与组织化学技术结合起来,用标记的 DNA 或 RNA 为探针,在原位检测组织细胞内特定的 DNA 或 RNA 序列。因此,在显示阳性杂交信号时,不仅能判别含有靶序列的细胞类型,还能显示组织细胞的形态结构特征与病理变化。但是,原位杂交对拷贝数较少的序列检出有一定的困难。

(2)PCR 技术是在 DNA 聚合酶的作用下,经过模板的变性、退火和引物延伸三种循环,将引物引导下的特异靶序列迅速地进行扩增,经过扩增的靶序列在凝胶电泳中显示出来。因此,PCR技术具有灵敏度高,特异性强的优势。但是,PCR 技术是在液相中进行的,在扩增前,需将细胞破坏,从中提取核酸作为模板。因此,很难将 PCR 的结果与组织细胞的形态结构联系起来,也很难判断含特异性靶序列的细胞类型。

原位 PCR 技术成功地将 PCR 技术和原位杂交技术结合起来,保持了两项技术的优势又弥补了各自的不足。

2.原位PCR分类方法

(1)直接法原位PCR:特点是使扩增产物直接携带标记分子。在反应体系中使用标记的三磷核苷酸或引物。放射性核素、生物素和地高辛是三种最常见的标志物。当PCR扩增时,标记分子就掺入到扩增产物中。根据标志物的性质,用放射自显影、免疫组织化学或亲和组织化学等技术对扩增产物进行检测。直接法原位PCR的优点是具有高度敏感性,可检测出单拷贝,操作简便、省时省力。缺点是特异性较差、容易出现假阳性,且扩增效率较低。

(2)间接法原位PCR:是目前应用最广泛的靶核酸序列原位扩增技术。用经固定的细胞悬液做PCR扩增,然后将细胞离心沉淀在玻片上,再对扩增产物进行原位检测。

间接法原位PCR的反应体系与常规PCR相同,所用的引物和三磷核苷酸都不带任何标志物。当PCR原位扩增结束后,再用原位杂交技术检测特异性扩增产物。与直接法原位PCR相比,间接法虽然复杂些,多了原位杂交检测步骤。但其扩增效率较高,更重要的是特异性比直接法强。这是因为原位杂交所用的探针可特异性地检出扩增产物中的靶序列。这样,即使扩增产物中有非靶序列成分,它们也不会呈现阳性反应,因而提高了原位PCR的特异性。

(3)原位反转录PCR(IS Rt-PCR):是结合反转录反应和PCR扩增检测细胞内低拷贝mRNA的方法。整个反应分两步进行。第一步以mRNA为模板、在逆转录酶的催化下合成cDNA;第二步则以cDNA为模板、用PCR对靶序列进行扩增。与液相反转录PCR不同的是,原位反转录PCR反应过程在固定的组织细胞标本上进行。进行原位反转录PCR的标本先要用DNA酶处理、以破坏组织细胞中的DNA。这样可保证PCR扩增的模板是从mRNA反转录合成的cDNA,而不是细胞中原有的DNA。

(4)原位再生式序列复制反应:再生式序列复制反应(3SR)是随着PCR技术发展而出现的一项直接进行RNA扩增的新技术。再生式序列复制反应特点:①需三种工具酶,即AMV逆转录酶、Escherichia coli RNA酶H和T7RNA聚合酶。②引物的5′端含T7RNA启动子。③扩增反应在42℃下进行2小时,不需要热循环。

再生式序列复制反应为检测细胞内低拷贝数的mRNA开辟了一个新途径。因其扩增反应在较低的温度下进行,组织抗原性不会被破坏,特别有利于与免疫组织化学相结合。

(二)实验程序

1.标本的制备

组织细胞固定,以10%的缓冲甲醛溶液或4%的多聚甲醛固定后,进行原位PCR。固定的时间一般不宜过长,视组织的大小而定,一般以4℃4~6小时为宜。在进行PCR前,组织标本需经蛋白酶处理,增加其通透性,充分允许反应系统中的各成分进入细胞内,并能很好地暴露靶序列以利于扩增。

2.原位扩增PCR

在组织标本中进行PCR扩增,其基本原理与液相PCR完全相同。PCR所用的引物长度一般为15~30 bp为宜,扩增片段的长度为100~1 000 bp。原位PCR宜用较短的引物,从石蜡切片中提取的DNA很少超过400 bp,RNA很少超过200 bp,较长序列的扩增易导致引物与模板的错配,产生非特异性扩增产物。

3.洗涤

原位扩增结束后,标本应清洗,以除去弥散到细胞外的扩增产物。洗涤不充分,会导致非扩增产物在检测中显现,造成背景过深或假阳性结果。洗涤过度,造成细胞内扩增产物脱落,使阳性信号减弱或丢失。

4.原位检测

原位 PCR 扩增产物的检测方法,取决于原位 PCR 的设计方案。直接法则根据标记分子的性质对扩增产物进行原位检测,间接法则需用原位杂交的方法检测。

三、在血细胞诊断和研究中的应用

(一)FISH 在生物医学领域中的主要泛应用

1.在基因制图和基因诊断方面的应用

基因制图或基因定位是人类基因组计划的主要任务之一。FISH 能将克隆的 DNA 或 cDNA 顺序在染色体上进行精确定位,并能同时对多个 DNA 片段在染色体上的排列加以显示。基因定位可为遗传连锁分析提供更多 DNA 标记,反过来也为更多基因的克隆提供信息。某些遗传病,如威廉姆斯综合征多由染色体的微小缺失所致,当采用 FISH 时,可以对缺失加以检测(图 2-2)。

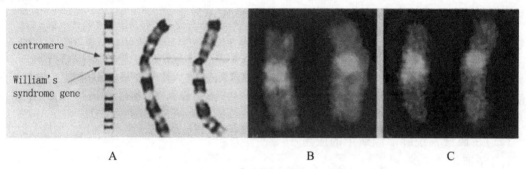

图 2-2　威廉姆斯综合征中的染色体微小缺失

A.威廉姆斯综合征基因用荧光标记;威廉姆斯综合征患者染色体(B 右,
C 右)与正常人(B 左,C 左)比较表现为威廉姆斯综合征基因缺失

2.在产前诊断和肿瘤细胞遗传学方面的应用

先天性染色体数目异常常导致的疾病和肿瘤的发生。利用染色体特异的探针(如着丝粒的 α 卫星)可以对染色体数目进行 FISH 显示。绝大多数肿瘤伴有染色体结构的改变,如染色体断裂、重排等,使用染色体描绘的方法,可以很直观地了解染色体结构改变的情况。

3.在感染性疾病的诊断和研究中的应用

有些感染性疾病,主要是病毒,如 EB,HPV,SV40,HBV,HCV 等感染不仅可导致急性病症,而且其特异的基因组可以整合到人基因组中去,导致肿瘤发生。利用 FISH 可对机体的感染情况进行分析,并能对感染后的预后进行判断。

4.在细胞和染色体分选方面的应用

FISH 不仅应用于染色体,还可以应用于间期细胞;不仅可以在玻片上进行,也可以在悬液中操作。如 FISH 与流式细胞技术联用,即可对特异的细胞和染色体加以分选。

5.在生物进化方面的应用

利用 FISH 可以在染色体水平上对生物的进化情况进行研究,并能确定物种之间的亲缘关系。

(二)原位 PCR 在生物医学领域的主要应用

1.感染性疾病基因检测

(1)病毒基因的检测:应用原位 PCR 技术,使感染病毒的细胞较容易地被检出。利用原位 PCR 对乙肝病毒、丙肝病毒、单纯疱疹病毒、麻疹病毒、脊髓前角灰质炎病毒及人乳头瘤病毒等病毒的检测,既提高了敏感性,也达到了组织细胞定位的目的,能够及时发现感染人群。

(2)细菌基因的检测:最突出的应用是在结核分枝杆菌的检测上,当结核病变不够典型时,经过抗酸染色的方法很难在镜下找到结核分枝杆菌,而应用原位 PCR 技术可以帮助明确诊断。

(3)导入基因的检测:在转基因动物及接受基因治疗的个体中,是否导入了基因,均可用原位 PCR 技术证实。因此,原位 PCR 技术在研究导入基因的遗传稳定性、基因工程应用以及基因治疗等方面有着重大的意义。

2.基因变异的研究

生物体具有遗传和变异的特性,当机体内外环境改变时,某些基因会发生变异。原位 PCR 能用于基因突变、基因重组和染色体易位等基因变异研究。Embleton 等用原位反转录 PCR 技术,在单个细胞内显示了扩增拼接重排的免疫球蛋白重链及轻链可变区基因。此外,应用此技术还可鉴定特定种类的单个细胞获得或遗传的特定 DNA 序列变异。

3.基因表达及定位研究

原位 RT-PCR 技术能够反转录 mRNA 到 cDNA,然后原位扩增 cDNA 来检测 mRNA 的表达。可用于检测固有内源性基因表达和导入的外源基因表达。其定位从组织细胞逐渐发展到了亚细胞及染色体上。原位 PCR 的检测范围大大超过原位杂交技术,为特殊细胞 mRNA 的拷贝数和基因低水平的表达提供了一种最有效方法。

(三)在血液系统肿瘤诊断中的应用

1.分子遗传学基础

肿瘤相关基因包括癌基因、抑癌基因和细胞程序化死亡基因三大类。这些基因表达的产物控制着细胞生命最基本过程:生长、增生、分化,并参与机体的协调发育。由此对肿瘤相关基因的协同作用的研究也成为目前肿瘤作用机制研究的一个热点。研究癌基因的激活及灭活方法、抑癌基因功能失活以及癌基因与抑癌基因间的相互作用和平衡,在白血病和淋巴瘤的发病过程中具有重要作用。

造血系统肿瘤中癌基因激活机制主要是染色体易位,包括两种方式:①两个基因(其中一个是原癌基因)发生重组,产生融合基因并表达融合蛋白,融合蛋白具有转化活性。②将癌基因置于免疫球蛋白基因或 T 细胞受体基因的控制下,使之异常表达或易位表达,导致肿瘤的发生。

(1)基因融合。①BCR-ABL 融合基因在 90% 以上的慢性粒细胞性白血病和部分急性白血病中,由于 9 号染色体和 22 号染色体间交互易位 t(9;22)形成 Ph 阳性白血病。22 号染色体上的 BCR 基因与 9 号染色体上的 ABL 原癌基因易位融合,形成 BCR-ABL 融合基因。导致 22 号染色体缩短,即为费城染色体(Ph 染色体)。易位的 BCR-ABL 融合基因转录为 8.5 kb BCR-ABL 融合 mRNA,在慢性粒细胞白血病中表达为一种 BCR-ABL 融合蛋白(P210),在急性白血病中,表达两种融合蛋白 P210 和 P190。与正常的 ABL 相比,P210 和 P190 在体外具有较强的酪氨酸蛋白激酶活性,使一系列的信号蛋白发生持续性的磷酸化,从而影响细胞的增生、分化、凋亡和黏附,最终引起细胞的恶性转化和白血病的发生。②PML-RARα 融合基因是 t(15;17)易位及 t(11;17)变异型易位所致。早在 20 世纪 70 年代就已经发现 APL 存在一种特异的染色体易位 t(15;17)。是由于 17 号染色体上的维 A 酸受体 α(RARα)基因和 15 号染色体上的早幼粒细胞白血病基因(PML)发生交易互换所致,产生长型和短型两种不同长度的 PMLRARα 融合基因转录本。PML-RARα 融合基因编码的融合蛋白具有嵌合转录因子特征,具有复杂的 DNA 结合和转录调节特征。PML/RARα 嵌合体受体可能通过"负显性作用"作用,抑制野生型 RARα 的正常功能,从而阻止细胞分化,使细胞产生持续增生。PML/RARα 融合基因见于 90% 以上的 APL 患者中,这些患者对全反式维 A 酸敏感。另外,APL 中还存在一种变异型易位 t(11;17),是由于 17 号染色体上的 RARα 基因与 11 号染色体上一个被称为早幼粒细胞白血病锌指(PLZF)基因发生融合,形成 PLZF-RARα 融合基因,该类患者对全反式维 A 酸不敏感。PLZF-RARα 融合基因也可能通过类似 PML-RARα 融合基因的机制发挥作用。③AML1-ETO 融合基因在 90% 的 AML-M_{2b} 亚型中存在一种 t(8;21)易位,是 21 染色体上的 AML1 基因和 8 号染色体上的 ETO 基因交互易位,形成 AMLI-ETO 融合基因,产生嵌合转录因子 AMLI-ETO。嵌合 AMLI-ETO 对 AML-1 依赖的转录性产生"负显性作用",还可以直接抑制与骨髓分化相关的转录因子的活性,如 CCAAT/增强结合蛋白 α,Pul 等。另外,AMLI-ETO 嵌合在体外抑制白血病细胞向粒细胞系、单核细胞系和红细胞系等的分化。

(2)与免疫球蛋白有关的易位。①Burkitt 淋巴瘤中的 t(8;14)易位:75% 的 Burkitt 淋巴瘤患者存在染色体 t(8;14)易位,是 8 号染色体(8q24)上的癌基因 c-MYC 与 14 号染色体免疫球蛋白重链基因(IgH 基因)C 区的 5′端上游发生交互易位,使 c-MYC 基因由原癌基因激活,从而产生过高表达或中等持续表达,包括细胞的增生、循环、黏附及细胞支架结构,即使在没有生长因子存在的情况下,也能诱导细胞增生,但其编码蛋白的顺序无结构异常。在 Burkitt 淋巴瘤患者中,20% 存在 t(8;22)易位,5% 存在 t(2;8)。它们是 8 号染色体(8q24)上的癌基因 c-MYC 分别与免疫球蛋白 λ 基因(22q11)的 C 区和 κ 基因(2p12)的 V 区或 C 区发生重排易位,使得 λ 和 κ 基因拼接到 8 号染色体 c-MYC 基因下方的不同区域,从而激活癌基因,产生肿瘤。②滤泡性 B 淋巴细胞瘤中的 t(14;18)易位:85% 的人类滤泡性淋巴瘤中都可存在 t(14;18)染色体易位,使 18q21 上的癌基因 Bcl-2 重组到 14 号染色体上的免疫球蛋白基因的连接片段(J1~J2)并使之激活。Bcl-2 是一种细胞凋亡抑制药,延迟细胞的死亡,从而导致大量的细胞堆积。

(3)与 T 细胞受体基因有关的易位。约 15% 的儿童急性淋巴细胞白血病(ALL)属于 T 细胞系,急性 T 淋巴细胞白血病(T-ALL)中染色体易位的种类很多,几乎易位的一侧都与 T 细胞受体(TCR)基因 αδ(14q11)或 β(q34~36)位点有关,而易位另一侧所累及的癌基因编码的产物大多数为转录因子,根据这些转录因子 DNA 结合区域结构不同,可分为螺旋-环-螺旋(HLH)、同源盒结构、半胱氨酸富集或锌指(LIM)等。一般认为 T-ALL 中染色体易位主要是由于介导 V-(D)-J 生理性重排的重组酶发生错误识别而引起,常见的染色体易位有 t(1;14),t(10;14),t(11;14),t(7;9),t(7;11)等。

2.原位分子诊断

常规的细胞遗传学方法是在全基因组水平筛查染色体易位,但是标准的核型分析和显带技术容易漏检许多染色体的微小异常。在分子水平诊断白血病和淋巴瘤主要是针对特定的染色体易位和易位形成的融合基因,其方法主要包括 FISH 和 PCR 等。染色体核型的波谱分析(SKY)和比较基因组杂交技术(CGH)是以分子杂交检测为基础利用荧光染料检测全基因组染色体异常的新技术。

FISH 适用于多种临床标本,包括血液、骨髓、组织印片、体液,甚至石蜡包埋的组织标本。

由于 FISH 对处于分裂中期和间期细胞都能检测,克服了常规的细胞遗传学诊断淋巴瘤和白血病必须细胞处于分裂中期的障碍。FISH 利用 DNA 链可以和其互补链结合(杂交)的原理,杂交分子探针用荧光素、生物素或者地高辛标记,检测附着在显微镜玻片上的分裂中期或间期细胞的核 DNA。FISH 的灵敏度不及 PCR,主要用于初诊和复发的检测。

PCR 是检测融合基因确定染色体易位的首选方法。尽管不同类型的白血病和淋巴瘤存在多种染色体易位,但可以用多重 PCR 在数个试管同时检测数十种融合基因。IS-PCR 技术是将常规 PCR 的高效扩增与原位杂交技术结合起来的新方法。该方法在不破坏细胞的前提下,利用原位完整的细胞作为一个微反应体系来扩增细胞内的靶片段并进行检测,做到了在细胞原位检测单拷贝或低拷贝的 DNA 或 RNA,从而综合了 PCR 和原位杂交各自的优点,既能分辨鉴定带有靶序列的细胞,又能标出靶序列在细胞内的位置,于分子和细胞水平上研究疾病的发病机制和临床过程及病理的转归有重要的实用价值,且特异性和敏感性均高于一般 PCR 技术。因此,在医学研究和临床诊断中具有良好的应用前景。

（杨　芹）

第 三 章

红细胞检验

第一节 红细胞形态学检查

不同病因作用于红细胞发育成熟过程不同阶段,可致红细胞发生相应病理变化及形态学改变(大小、形状、染色及结构)。红细胞形态学检查结合 RBC、Hb 和 Hct 及其他参数综合分析,可为贫血等疾病诊断和鉴别诊断提供进一步检查线索。

一、检验原理

外周血涂片经瑞特-吉姆萨染色后,不同形态红细胞可显示各自形态学特点。选择红细胞分布均匀、染色良好、排列紧密但不重叠的区域,在显微镜下观察红细胞形态。

二、操作步骤

(1)采血、制备血涂片与染色。

(2)低倍镜观察:观察血涂片细胞分布和染色情况,找到红细胞分布均匀、染色效果好、排列紧密,但不重叠区域(一般在血涂片体尾交界处),转油镜观察。

(3)油镜观察:仔细观察红细胞形态(大小、形状、染色及结构)是否异常,同时浏览全片是否存在其他异常细胞或寄生虫。

三、方法评价

显微镜检查可直观识别红细胞形态,发现红细胞形态病理变化,目前仍无仪器可完全取代,也是仪器校准和检测复核方法。

四、质量管理

(1)血涂片制备及染色:应保证血涂片制备和染色效果良好。操作引起的常见红细胞形态异常的人为因素有以下几个。①涂片不当:可形成棘形红细胞、皱缩红细胞、红细胞缗钱状聚集。②玻片有油脂:可见口形红细胞。③EDTA 抗凝剂浓度过高或血液长时间放置:可形成锯齿状红细胞。④涂片干燥过慢或固定液混有少许水分:可形成面包圈形、口形、靶形红细胞。⑤涂片末端附近:可形成与长轴方向一致假椭圆形红细胞。⑥染色不当:可形成嗜多色性红细胞。

(2)检验人员必须有能力、有资格能识别血液细胞形态。

(3)油镜观察:应注意浏览全片,尤其是血涂片边缘,观察是否存在其他异常细胞。

五、临床应用

(一)参考范围

正常成熟红细胞形态呈双凹圆盘状,大小均一,平均直径 7.2 μm(6.7~7.7 μm);瑞特-吉姆萨染色为淡粉红色,呈正色素性;向心性淡染,中央 1/3 为生理性淡染区;胞质内无异常结构;无核;可见少量变形或破碎红细胞。

(二)临床意义

正常形态红细胞(图 3-1):除了见于健康人,也可见于急性失血性贫血、部分再生障碍性贫血(aplastic anemia,AA)。

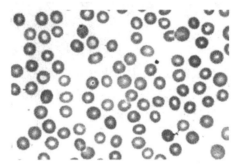

图 3-1　正常红细胞形态(瑞特-吉姆萨染色)

形态异常红细胞:如发现数量较多形态异常红细胞,在排除人为因素后,提示为病理改变。红细胞形态异常可分为大小、形状、染色(血红蛋白)、结构和排列等五大类。

1.红细胞大小异常

(1)小红细胞:指直径<6 μm 红细胞,出现较多染色浅、淡染区扩大的小红细胞(图 3-2),提示血红蛋白合成障碍。见于缺铁性贫血(iron deficiency anemia,IDA)、珠蛋白生成障碍性贫血。遗传性球形红细胞增多症(hereditary spherocytosis,HS)的小红细胞内血红蛋白充盈度良好,甚至深染,中心淡染区消失。长期慢性感染性贫血为单纯小细胞性,即红细胞体积偏小,无淡染区扩大(小细胞正色素红细胞)。

(2)大红细胞:指直径>10 μm 红细胞(图 3-3),呈圆形(圆形大红细胞)或卵圆形(卵圆形大红细胞)。见于叶酸、维生素 B_{16} 缺乏所致巨幼细胞贫血(megaloblastic anemia,MA),为幼红细胞内 DNA 合成不足,不能按时分裂,脱核后形成大成熟的红细胞。也可见于溶血性贫血(hemolytic anemia,HA)和骨髓增生异常综合征(myelodysplastic syndrome,MDS)等。

(3)巨红细胞:指直径>15 μm 红细胞(图 3-4)。见于 MA、MDS 血细胞发育不良时,后者甚至可见直径>20 μm 超巨红细胞。

(4)红细胞大小不均:指同一血涂片上红细胞之间直径相差 1 倍以上,由红细胞体积分布宽度(RDW)反映。见于贫血,MA 时尤为明显,与骨髓造血功能紊乱或造血监控功能减弱有关。

2.红细胞形状异常

(1)球形红细胞:红细胞直径<6 μm,厚度>2.6 μm,小球形,着色深,无中心淡染区,直径与厚度之比(正常为 3.4：1)可减少至 2.4：1 或更小(图 3-5),与红细胞膜结构异常致膜部分丢失有关,此类红细胞易于破坏或溶解。见于遗传性球形红细胞增多症(常>20%)、自身免疫性溶血性贫血和新生儿溶血病等。

(2)椭圆形红细胞:也称卵圆形红细胞,红细胞呈椭圆形、杆形或卵圆形,长度可>宽度 3 倍,可达 5：1(图 3-6),形成与膜基因异常致细胞膜骨架蛋白异常有关,且只有成熟后才呈椭圆形,因此,仅在外周血见到,正常人外周血约占 1%。见于遗传性椭圆形红细胞增多症(hereditary elliptocytosis,HE)(常>25%,甚至达 75%)和巨幼细胞贫血(可达 25%)。

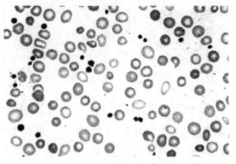

图 3-2 小细胞低色素红细胞

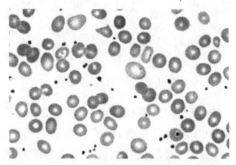

图 3-3 大红细胞和红细胞大小不均

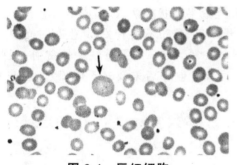

图 3-4 巨红细胞

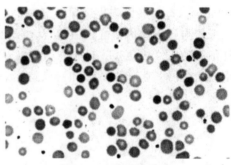

图 3-5 球形红细胞

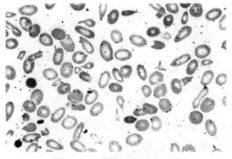

图 3-6 椭圆形红细胞

(3)泪滴形红细胞:红细胞泪滴样或梨状(图 3-7),可能因细胞内含 Heinz 小体或包涵体,或红细胞膜某一点被粘连而拉长,或制片不当所致。正常人偶见。见于骨髓纤维化、溶血性贫血和珠蛋白生成障碍性贫血等。

(4)口形红细胞:红细胞中心苍白区呈张口形(图 3-8),因膜异常使 Na^+ 通透性增加,细胞膜变硬,细胞脆性增加,生存时间缩短。正常人偶见(<4%)。见于遗传性口形红细胞增多症(hereditary stomatocytosis,HST)(常>10%)、小儿消化系统疾病所致的贫血、急性乙醇中毒、某些溶血性贫血和肝病等。也可见于涂片不当,如血涂片干燥缓慢、玻片有油脂等。

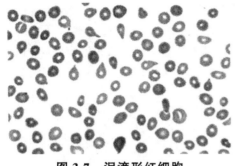 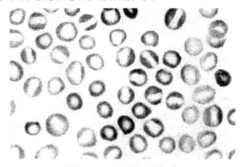

图 3-7　泪滴形红细胞　　　　　　　　　　图 3-8　口形红细胞

(5)镰状红细胞:红细胞呈镰刀状、线条状或呈"L""S""V"形等(图 3-9)。可能为缺氧使红细胞内 HbS 溶解度降低,形成长形或尖形结晶体,使胞膜变形。见于镰状红细胞病。血涂片中出现可能是脾、骨髓或其他脏器毛细血管缺氧所致。在新鲜血液内加入还原剂,如偏亚硫酸钠,然后制作涂片有利于镰状红细胞检查。

(6)靶形红细胞:比正常红细胞稍大且薄,中心染色较深,外围苍白,边缘又深染,呈靶状(图 3-10)。有的红细胞边缘深染区向中央延伸或相连成半岛状或柄状,形成不典型靶形红细胞。可能与红细胞内血红蛋白组合、结构变异及含量不足、分布不均有关,其生存时间仅为正常红细胞的 1/2 或更短。见于珠蛋白生成障碍性贫血(常>20%)、严重缺铁性贫血、某些血红蛋白病、肝病、阻塞性黄疸和脾切除后,也可见于血涂片制作后未及时干燥固定、EDTA 抗凝过量等。

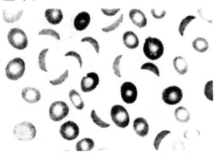 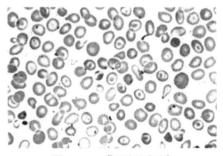

图 3-9　镰状红细胞　　　　　　　　　　图 3-10　靶形红细胞

(7)棘形红细胞:红细胞表面有多个不规则针状或指状突起,突起长宽不一、外端钝圆、间距不等(图 3-11)。见于遗传性或获得性无 β-脂蛋白血症(可达 70%~80%)、脾切除后、乙醇中毒性肝病、神经性厌食和甲状腺功能减退症等。

(8)刺红细胞:也称锯齿形红细胞,红细胞表面呈钝锯齿状,突起排列均匀、大小一致、外端较尖(图 3-12)。见于制片不当、高渗和红细胞内低钾等,也可见于尿毒症、丙酮酸激酶缺乏症、胃癌和出血性溃疡。

(9)裂红细胞:也称为红细胞碎片或破碎红细胞,指红细胞大小不一,外形不规则,可呈盔形、三角形、扭转形(图 3-13),为红细胞通过管腔狭小的微血管所致。正常人血片中<2%。见于弥

散性血管内凝血、创伤性心源性溶血性贫血、肾功能不全、微血管病性溶血性贫血、血栓性血小板减少性紫癜、严重烧伤和肾移植排斥时。

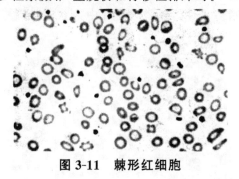

图 3-11　棘形红细胞

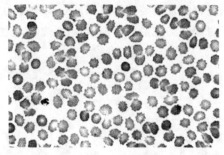

图 3-12　刺红细胞

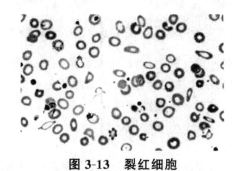

图 3-13　裂红细胞

(10)红细胞形态不整：指红细胞形态发生无规律变化，出现各种不规则的形状，如豆状、梨形、蝌蚪状、麦粒状和棍棒形等(图 3-14)，可能与化学因素(如磷脂酰胆碱、胆固醇和丙氨酸)或物理因素有关。见于某些感染、严重贫血，尤其是 MA。

3.红细胞染色异常

(1)低色素性：红细胞生理性中心淡染区扩大，染色淡薄，为正细胞低色素红细胞或小细胞低色素红细胞，其至仅细胞周边着色为环形红细胞(图 3-15)，提示红细胞血红蛋白含量明显减少。见于缺铁性贫血、珠蛋白生成障碍性贫血、铁粒幼细胞性贫血(sideroblastic anemia,SA)和某些血红蛋白病等。

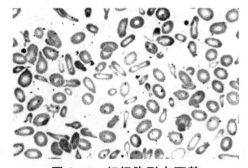

图 3-14　红细胞形态不整

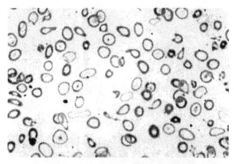

图 3-15　低色素性红细胞

(2)高色素性：红细胞生理性中心淡染区消失，整个细胞染成红色，胞体大(图 3-16)，提示红细胞血红蛋白含量增高，故 MCH 增高，见于 MA 和遗传性球形红细胞增多症。球形红细胞因厚度增加,也可呈高色素,其胞体小,故 MCH 不增高。

(3)嗜多色性:红细胞淡灰蓝色或灰红色,胞体偏大,属尚未完全成熟红细胞(图 3-17),因胞质内尚存少量嗜碱性物质 RNA,又有血红蛋白,故嗜多色性。正常人血片中为 0.5%～1.5%。见于骨髓红细胞造血功能活跃时,如溶血性贫血和急性失血。

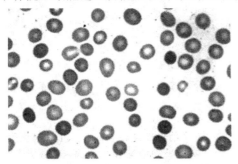

图 3-16　高色素性红细胞

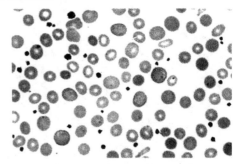

图 3-17　嗜多色性红细胞

(4)双相形红细胞:又称双形性红细胞,指同一血涂片上红细胞着色不一,出现两种或两种以上染色不一致红细胞,如同时出现小细胞低色素、正细胞正色素或大细胞高色素红细胞等,为血红蛋白充盈度偏离较大所致。见于铁粒幼细胞性贫血、输血后、营养性贫血、骨髓增生异常综合征。可通过血红蛋白分布宽度(hemoglobin distribution width,HDW)反映出来。

4.红细胞内出现异常结构

(1)嗜碱点彩红细胞:简称点彩红细胞(图 3-18),指在瑞特-吉姆萨染色条件下,红细胞胞质内出现大小形态不一、数量不等蓝色颗粒(变性核糖核酸)。其形成原因有:①重金属损伤细胞膜使嗜碱性物质凝集。②嗜碱性物质变性。③某些原因致血红蛋白合成过程中原卟啉与亚铁结合受阻。正常人甚少见(约 1/10 000)。见于铅中毒,为筛检指标;常作为慢性重金属中毒指标;也可见于贫血,表示骨髓造血功能旺盛。

(2)豪-乔小体(Howell-Jolly body):又称染色质小体(图 3-19)。指红细胞胞质内含有 1 个或多个直径为 1～2 μm 暗紫红色圆形小体,可能为核碎裂或溶解后残余部分。见于脾切除后、无脾症、脾萎缩、脾功能低下、红白血病和某些贫血,尤其是 MA。

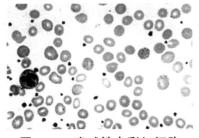

图 3-18　嗜碱性点彩红细胞

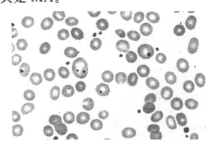

图 3-19　豪-乔小体

(3)卡伯特环:指红细胞胞质中含紫红色细线圈状结构,环形或"8"字形(图 3-20),可能为:①核膜残余物,表示核分裂异常。②纺锤体残余物。③胞质中脂蛋白变性,多出现在嗜多色性或嗜碱性点彩红细胞中,常伴豪-乔小体。见于白血病、MA、铅中毒和脾切除后。

(4)帕彭海姆小体(Pappenheimer body):指红细胞内铁颗粒,在瑞特-吉姆萨染色下呈蓝黑色颗粒,直径<1 μm。见于脾切除后和骨髓铁负荷过度等。

（5）寄生虫：感染疟原虫、微丝蚴、巴贝球虫和锥虫时，红细胞胞质内可见相应病原体（图3-21）。

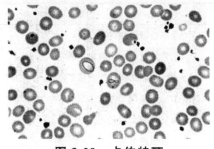

图3-20　卡伯特环

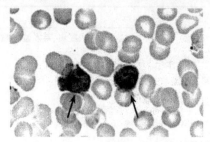

图3-21　红细胞内疟原虫

5.红细胞排列异常

（1）缗钱状红细胞：当血浆中纤维蛋白原、球蛋白含量增高时，红细胞表面负电荷降低，红细胞间排斥力削弱，红细胞互相连接呈缗钱状（图3-22）。见于多发性骨髓瘤等。

（2）红细胞凝集：红细胞出现聚集或凝集现象（图3-23）。见于冷凝集素综合征和自身免疫性溶血性贫血等。

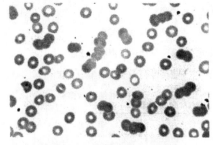

图3-22　缗钱状红细胞

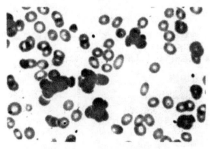

图3-23　红细胞凝集

6.有核红细胞（nucleated erythrocyte，nucleated red blood cell，NRBC）

有核红细胞指血涂片中出现有核红细胞（图3-24）。正常时，出生1周内新生儿外周血可见少量有核红细胞。如成年人出现，为病理现象，见于溶血性贫血（因骨髓红系代偿性增生和提前释放所致）、造血系统恶性肿瘤（如急、慢性白血病）或骨髓转移癌（因骨髓大量异常细胞排挤释放增多所致）、骨髓纤维化（因髓外造血所致）和脾切除后（因滤血监视功能丧失所致）。血涂片检查有助于发现和诊断疾病（表3-1）。

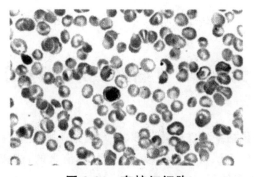

图3-24　有核红细胞

表 3-1　血涂片检查有助于发现和诊断的疾病

血涂片发现	疾病
球形红细胞、多色素红细胞、红细胞凝集、吞噬红细胞增多	免疫性溶血性贫血
球形红细胞、多色素红细胞	遗传性球形红细胞增多症
椭圆形红细胞	遗传性椭圆形红细胞增多症
卵圆形红细胞	遗传性卵圆形红细胞增多症
靶形红细胞、球形红细胞	血红蛋白 C 病
镰状红细胞	血红蛋白 S 病
靶形红细胞、镰状红细胞	血红蛋白 SC 病
小红细胞、靶形红细胞、泪滴状红细胞、嗜碱点彩红细胞、其他异形红细胞	轻型珠蛋白生成障碍性贫血（地中海贫血）
小红细胞、靶形红细胞、嗜碱点彩红细胞、泪滴状红细胞、其他异形红细胞	重型珠蛋白生成障碍性贫血（地中海贫血）
小红细胞、低色素红细胞、无嗜碱点彩红细胞	缺铁性贫血
嗜碱点彩红细胞	铅中毒
大红细胞、卵圆形大红细胞、中性粒细胞分叶过多	叶酸或 B_{12} 缺乏症
血涂片发现	疾病
球形红细胞、多色素红细胞、红细胞凝集、吞噬红细胞增多	免疫性溶血性贫血
球形红细胞、多色素红细胞	遗传性球形红细胞增多症
椭圆形红细胞	遗传性椭圆形红细胞增多症
卵圆形红细胞	遗传性卵圆形红细胞增多症
靶形红细胞、球形红细胞	血红蛋白 C 病
镰状红细胞	血红蛋白 S 病
靶形红细胞、镰状红细胞	血红蛋白 SC 病
小红细胞、靶形红细胞、泪滴状红细胞、嗜碱点彩红细胞、其他异形红细胞	轻型珠蛋白生成障碍性贫血（地中海贫血）
小红细胞、靶形红细胞、嗜碱点彩红细胞、泪滴状红细胞、其他异形红细胞	重型珠蛋白生成障碍性贫血（地中海贫血）
小红细胞、低色素红细胞、无嗜碱点彩红细胞	缺铁性贫血
嗜碱点彩红细胞	铅中毒
大红细胞、卵圆形大红细胞、中性粒细胞分叶过多	叶酸或维生素 B_{12} 缺乏症

（刘奉伟）

第二节　红细胞平均指数测定

　　红细胞平均指数（值）包括平均红细胞体积、平均红细胞血红蛋白含量、平均红细胞血红蛋白浓度三项指标，是依据 RBC、Hb、Hct 三个参数间接计算出来的，能较深入地反映红细胞内在特征，为贫血鉴别诊断提供更多线索。

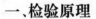

一、检验原理

对同一抗凝血标本同时进行 RBC、Hb 和 Hct 测定,再按下列公式计算三种红细胞平均指数。

(一)平均红细胞体积

平均红细胞体积(mean corpuscular volume,MCV)是指红细胞群体中单个红细胞体积的平均值。单位:飞升(fL,1 fL=10^{-15} L)。

$$MCV=\frac{Hct}{RBC}\times10^{15}(fL)$$

(二)平均红细胞血红蛋白含量

平均红细胞血红蛋白含量(mean corpuscular hemoglobin,MCH)是指红细胞群体中单个红细胞血红蛋白含量的平均值。单位:皮克(Pg,1 pg=10^{-12} g)。

$$MCH=\frac{Hb}{RBC}\times10^{12}(Pg)$$

(三)平均红细胞血红蛋白浓度

平均红细胞血红蛋白浓度(mean corpuscular hemoglobin concentration,MCHC)是指红细胞群体中单个(全部)红细胞血红蛋白含量的平均值。单位:g/L。

$$MCHC=\frac{Hb}{Hct}(g/L)$$

二、操作步骤

红细胞计数、血红蛋白和血细胞比容测定参见本章相关内容。

三、方法评价

手工法红细胞平均指数测定不需特殊仪器,但计算费时,又易出错。

四、质量管理

红细胞平均指数是依据 RBC、Hb、Hct 结果演算而来,其准确性受此三个参数的影响,因此,必须采用同一抗凝血标本同时测定 RBC、Hb 和 Het。此外,红细胞平均值只表示红细胞总体平均值,"正常"并不意味着红细胞无改变,如溶血性贫血、白血病性贫血属正细胞性贫血,但红细胞可有明显大小不均和异形,须观察血涂片才能得出较为准确的诊断。

五、临床应用

(一)参考范围

MCV、MCH、MCHC 参考范围见表 3-2。

(二)临床意义

依据 MCV、MCH、MCHC 三项指标有助于贫血观察,对贫血的形态学分类有鉴别作用(表 3-3)。如缺铁性贫血和珠蛋白生成障碍性贫血都表现为小细胞低色素性贫血,但前者在血涂片上可见红细胞明显大小不均。如缺铁性贫血合并巨幼细胞贫血表现为小红细胞和大红细胞明显增多,但 MCV、MCH 正常。

表 3-2　MCV、MCH、MCHC 参考范围

人群	MCV(fL)	MCH(Pg)	MCHC(g/L)
成年人	80～100	26～34	320～360
1～3 岁	79～104	25～32	280～350
新生儿	86～120	27～36	250～370

表 3-3　MCV、MCH、MCHC 在贫血分类中的意义

指数	临床应用		
	正常	增高	降低
MCV	大部分贫血：如慢性炎症、慢性肝肾疾病、内分泌疾病、消化不良、吸收不良、恶性肿瘤所致贫血、急性失血和溶血性贫血、部分再生障碍性贫血	巨幼细胞贫血、吸烟、肝硬化、酒精中毒；同时出现小红细胞和大红细胞疾病，如缺铁性贫血合并巨幼细胞贫血，免疫性溶血性贫血、微血管病性溶血性贫血	铁、铜、维生素 B_6 缺乏性贫血，铁缺乏最常见
MCH	同上	叶酸、维生素 B_{12} 缺乏等所致大细胞性贫血	铁、铜、维生素 B_6 缺乏性贫血
MCHC	同上，大多数都正常	遗传性球形红细胞增多症、高滴度冷凝集素	铁、铜、维生素 B_6 缺乏性贫血，Hb 假性降低或 Hct 假性增高

（许　敏）

第三节　红细胞沉降率测定

红细胞沉降率(erythrocyte sedimentation rate,ESR)简称血沉,是指在一定条件下,离体抗凝血在静置过程中,红细胞自然下沉的速率。红细胞膜表面唾液酸带负电荷,可在红细胞表面形成 zeta 电位,彼此相互排斥,形成 25 nm 间距,因此,具有一定悬浮流动性,下沉缓慢。红细胞下沉过程分为 3 个时段。①红细胞缗钱状聚集期:约需 10 分钟。②红细胞快速沉降期:约 40 分钟。③红细胞堆积期:约需 10 分钟。此期红细胞下降缓慢,逐渐紧密堆积于容器底部。

一、检测原理

(一)魏氏(Westergren)法

将枸橼酸钠抗凝血置于特制刻度血沉管内,垂直立于室温中,因红细胞比重大于血浆,在离体抗凝血中能克服血浆阻力下沉。1 小时读取红细胞上层血浆的高度值(mm/h),即代表红细胞沉降率。

(二)自动血沉仪法

根据红细胞下沉过程中血浆浊度的改变,采用光电比浊、红外线扫描或摄影法动态检测红细胞下沉各个时段红细胞与血浆界面处血浆的透光度。微电脑显示并自动打印血沉结果以及红细

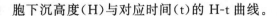

胞下沉高度(H)与对应时间(t)的 H-t 曲线。

二、操作步骤

(一)魏氏法

1.采血

采集 1∶4 枸橼酸钠抗凝静脉血。

2.吸血

用魏氏血沉管吸取充分混匀的抗凝血。

3.直立血沉管

将血沉管垂直立于血沉架,室温静置。

4.读数

1 小时时准确读取红细胞下沉后上层血浆的高度值(mm/h),即为 ESR。

(二)自动血沉仪法

目前临床广泛应用的自动血沉仪主要有两种类型。

1.温氏法血沉仪

采用温氏法塑料血沉管测定 1∶4 枸橼酸钠抗凝静脉血。仪器每 45 秒扫描 1 次,30 分钟后报告温氏法和换算后的魏氏法两种结果;并打印 H-t 曲线。

2.魏氏法血沉仪

1∶4 枸橼酸钠抗凝静脉血放入测定室后,仪器自动定时摄像或用红外线扫描。将红细胞下沉过程中血浆浊度变化进行数字转换,1 小时后根据成像情况及数字改变计算血浆段高度,经数据处理报告魏氏法血沉结果(mm/h)。

三、方法评价

(一)魏氏法

魏氏法为传统手工法,也是 ICSH 推荐参考方法。ICSH、CLSI 以及 WHO 均有血沉检测标准化文件。ICSH(1993 年)和 CLSI H2-A4(2000 年)方法,均以魏氏法为基础,对血沉测定参考方法或标准化方法制定操作规程,对血沉管规格、抗凝剂使用、血液标本制备和检测方法等重新做了严格规定。魏氏法操作简便,只反映血沉终点变化,耗时、易造成污染、缺乏特异性,一次性血沉测定器材成本高、质量难以保证。温氏法则按 Hct 测定方法要求采血,通过血沉方程 K 值计算,克服了贫血对结果影响,多用于血液流变学检查。

(二)自动血沉仪法

操作简单,可动态检测血沉全过程,且自动、微量、快速、重复性好、不受环境温度影响,适于急诊患者。温氏法血沉仪测试时将血沉管倾斜,势必造成人为误差。CLSI 建议血沉仪法可采用 EDTA 抗凝血,即可与血液分析仪共用 1 份抗凝血标本,并采用密闭式采血系统,但尚未广泛应用。

四、质量管理

(一)检验前

1.生理因素

患者检查前应控制饮食,避免一过性高脂血症使 ESR 加快。

2.药物影响

输注葡萄糖、白明胶和聚乙烯吡咯烷酮等,2天内不宜做 ESR 检验。

3.标本因素

静脉采血应在 30 秒内完成,不得有凝血、溶血、气泡,不能混入消毒液;枸橼酸钠 (0.109 mmol/L,AR 级)应新鲜配制(4 ℃保存 1 周),与血液之比为 1∶4,混匀充分;标本室温下放置<4 小时,4 ℃贮存<12 小时,测定前应置室温平衡至少 15 分钟(CLSI 建议)。

4.器材

应清洁干燥。魏氏血沉管应符合 ICSH 规定标准,即管长(300.0±1.5) mm;两端相通,端口平滑;表面自上而下刻有规范的 0~200 mm 刻度,最小分度值 1 mm(误差≤0.02 mm);管内径 (2.55±0.15) mm,内径均匀误差≤0.05 mm。

(二)检验中

1.操作因素

(1)吸血:吸血量应准确,避免产生气泡。

(2)血沉管装置:严格垂直(CLSI 规定倾斜不能超过 2°)、平稳放置,并防止血液外漏。如血沉管倾斜,血浆沿一侧管壁上升,红细胞则沿另一侧管壁下沉,受到血浆逆阻力减小,下沉加快 (倾斜 3°,ESR 可增加 30%)。

(3)测定温度:要求为 18~25 ℃,室温过高应查血沉温度表校正结果,室温低于 18 ℃应放置 20 ℃恒温箱内测定。

(4)测定环境:血沉架应避免直接光照、移动和振动。

(5)测定时间:严格控制在(60±1)分钟读数。

(6)质控方法:ICSH 规定 ESR 测定参考方法的质控标本为 EDTA 抗凝静脉血,Hct≤0.35,血沉值在 15~105 mm/h,测定前至少颠倒混匀 12 次(CLSI 推荐),按"常规工作方法"同时进行测定。用参考方法测定其 95% 置信区间应控制在误差±0.5 mm/h。

2.标本因素

(1)血浆因素:与血浆蛋白质成分及比例有关,使血沉加快的主要因素是带正电荷大分子蛋白质,其削弱红细胞表面所带负电荷,使红细胞发生缗钱状聚集,红细胞总表面积减少,受到血浆逆阻力减小,且成团红细胞质量超过了血浆阻力,因而下沉。带负电荷小分子蛋白质作用则相反。

(2)红细胞因素:包括红细胞数量、大小、厚度和形态等。总之,血浆因素对血沉影响较大,红细胞因素影响较小。影响血沉的因素见表 3-4。

表 3-4　影响血沉测定结果血浆和红细胞因素

内在因素	影响因素
血浆	
ESR 增快	①纤维蛋白原(作用最强),异常克隆性免疫球蛋白,γ、α、β-球蛋白和急性时相反应蛋白(α_1-AT、α_2-M、Fg)等。②胆固醇和三酰甘油等。③某些病毒、细菌、代谢产物、药物(输注葡萄糖、白明胶、聚乙烯吡咯烷酮)和抗原抗体复合物
ESR 减慢	清蛋白、磷脂酰胆碱和糖蛋白等

续表

内在因素	影响因素
红细胞	
数量减少	表面积减少,血浆阻力减小,ESR 增快
数量增多	表面积增多,血浆阻力增大,ESR 减慢
形态异常	①球形、镰状红细胞增多或大小不均,不易形成缗钱状,表面积增大,ESR 减慢。②靶形红细胞增多,红细胞直径大、薄,易形成缗钱状,表面积减小,ESR 增快

(三)检验后

因血沉变化大多数由血浆蛋白质变化所致,这种变化对血沉影响持续。因此,复查血沉的时间至少应间隔 1 周。

五、临床应用

(一)参考范围

魏氏法:成年男性<15 mm/h,成年女性<20 mm/h。

(二)临床意义

ESR 用于疾病诊断缺乏特异性,也不能作为健康人群筛检指标,但用于某些疾病活动情况监测、疗效判断和鉴别诊断具有一定参考价值。

1.生理性加快

(1)年龄与性别:新生儿因纤维蛋白原含量低而红细胞数量较高,血沉较慢(≤2 mm/h)。12 岁以下儿童因生理性贫血血沉稍快,但无性别差异。成年人,尤其 50 岁后,纤维蛋白原含量逐渐升高,血沉增快,且女性高于男性(女性平均 5 年递增 2.8 mm/h,男性递增 0.85 mm/h)。

(2)女性月经期:子宫内膜损伤及出血,纤维蛋白原增加,血沉较平时略快。

(3)妊娠与分娩:妊娠期 3 个月直至分娩 3 周后,因贫血、纤维蛋白原增加、胎盘剥离和产伤等影响,血沉加快。

2.病理性加快

病理性血沉加快临床意义见表 3-5。因白细胞直接受细菌毒素、组织分解产物等影响,其变化出现早,对急性炎症诊断及疗效观察更有临床价值。血沉多继发于急性时相反应蛋白增多的影响,出现相对较晚,故 ESR 用于慢性炎症观察,如结核病、风湿病活动性动态观察或疗效判断更有价值。

表 3-5　病理性血沉加快临床意义

疾病	临床意义
感染及炎症	急性炎症,血液中急性时相反应蛋白(α_1-AT、α_2-M、CRP、Tf、Fg 等)增高所致,为最常见原因。慢性炎症(结核病、风湿病、结缔组织炎症等)活动期增高,病情好转时减慢,非活动期正常,ESR 监测可动态观察病情
组织损伤	严重创伤和大手术、心肌梗死(为发病早期特征之一),与组织损伤所产生蛋白质分解产物增多和心肌梗死后 3~4 天急性时相反应蛋白增多有关
恶性肿瘤	与 α_2-巨球蛋白、纤维蛋白原、肿瘤组织坏死、感染和贫血有关

疾病	临床意义
自身免疫性疾病	与热休克蛋白增多有关。ESR 与 CRP、RF 和 ANA 测定具有相似灵敏度
高球蛋白血症	与免疫球蛋白增多有关,如多发性骨髓瘤、肝硬化、巨球蛋白血症、系统性红斑狼疮、慢性肾炎等
高脂血症	与三酰甘油、胆固醇增多有关,如动脉粥样硬化、糖尿病和黏液水肿等
贫血	与红细胞减少受血浆阻力减小有关

3.血沉减慢

血沉减慢一般无临床意义。见于低纤维蛋白原血症、充血性心力衰竭、真性红细胞增多症和红细胞形态异常(如红细胞球形、镰状和异形)。

(刘奉伟)

第四节　红细胞计数

红细胞计数是测定单位容积血液中红细胞数量,是血液一般检验基本项目之一。检验方法有显微镜计数法和血液分析仪法,本节介绍显微镜计数法。

一、检测原理

采用红细胞稀释液将血液稀释后,充入改良牛鲍计数板,在高倍镜下计数中间大方格内四角及中央共 5 个中方格内红细胞数,再换算成单位体积血液中红细胞数。

红细胞计数常用稀释液有三种,其组成及作用见表 3-6。

表 3-6　红细胞稀释液组成及作用

稀释液	组成	作用	备注
Hayem 液	氯化钠,硫酸钠,氯化汞	维持等渗,提高比密防止细胞粘连,防腐	高球蛋白血症时,易造成蛋白质沉淀而使红细胞凝集
甲醛枸橼酸钠盐水	氯化钠,枸橼酸钠,甲醛	维持等渗,抗凝,固定红细胞和防腐	
枸橼酸钠盐水	31.3 g/L 枸橼酸钠		遇自身凝集素高者,可使凝集的红细胞分散

二、操作步骤

显微镜计数法。①准备稀释液:在试管中加入红细胞稀释液。②采血和加血:准确采集末梢血或吸取新鲜静脉抗凝血加至稀释液中,立即混匀。③充池:准备计数板、充分混匀红细胞悬液、充池、室温静置一定时间待细胞下沉。④计数:高倍镜下计数中间大方格内四角及中央中方格内红细胞总数。⑤计算:换算成单位体积血液中红细胞数。

三、方法评价

显微镜红细胞计数法是传统方法,设备简单、试剂易得、费用低廉,适用于基层医疗单位和分

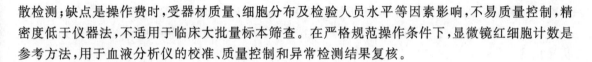

散检测;缺点是操作费时,受器材质量、细胞分布及检验人员水平等因素影响,不易质量控制,精密度低于仪器法,不适用于临床大批量标本筛查。在严格规范操作条件下,显微镜红细胞计数是参考方法,用于血液分析仪的校准、质量控制和异常检测结果复核。

四、质量管理

(一)检验前管理

(1)器材:必须清洁、干燥。真空采血系统、血细胞计数板、专用盖玻片、微量吸管及玻璃刻度吸管等规格应符合要求或经过校正。

(2)生理因素:红细胞计数天内变化为 4%,同一天上午 7 时最高,日间变化为 5.8%,月间变化为 5.0%。

(3)患者体位及状态:直立体位换成坐位 15 分钟后采血,较仰卧位 15 分钟后采血高 5%~15%;剧烈运动后立即采血可使红细胞计数值增高 10%。

(4)采血:应规范、顺利、准确,否则应重新采血。毛细血管血采集部位不得有水肿、发绀、冻疮或炎症;采血应迅速,以免血液出现小凝块致细胞减少或分布不均;针刺深度应适当(2~3 mm);不能过度挤压,以免混入组织液。静脉采血时静脉压迫应<1 分钟,超过 2 分钟可使细胞计数值平均增高 10%。

(5)抗凝剂:采用 EDTA-K_2 作为抗凝剂,其浓度为 3.7~5.4 μmol/mL 血或 1.5~2.2 mg/mL 血,血和抗凝剂量及比例应准确并充分混匀。标本应在采集后 4 小时内检测完毕。

(6)红细胞稀释液:应等渗、新鲜、无杂质微粒(应过滤),吸取量应准确。

(7)WHO 规定,如标本贮存在冰箱内,检测前必须平衡至室温,并至少用手颠倒混匀 20 次。

(8)为避免稀释溶血和液体挥发浓缩,血液稀释后应在 1 小时内计数完毕。

(二)检验中管理

1.操作因素

(1)计数板使用:WHO 推荐以"推式"法加盖玻片,以保证充液体积高度为 0.10 mm。

(2)充池:充池前应充分混匀细胞悬液,可适当用力振荡,但应防止气泡产生及剧烈振荡破坏红细胞;必须一次性充满计数室(以充满但不超过计数室台面与盖玻片之间的矩形边缘为宜),不能断续充液、满溢、不足或产生气泡,充池后不能移动或触碰盖玻片。

(3)计数域:血细胞在充入计数室后呈随机分布或 Poisson 分布,由此造成计数误差称为计数域误差,是每次充池后血细胞在计数室内分布不可能完全相同所致,属于偶然误差。扩大血细胞计数范围或数量可缩小这种误差。根据下述公式推断,欲将红细胞计数误差(CV)控制在 5%以内,至少需要计数 400 个红细胞。

(4)计数:应逐格计数,按一定方向进行,对压线细胞应遵循"数上不数下、数左不数右"原则。

(5)红细胞在计数池中如分布不均,每个中方格之间相差超过 20 个,应重新充池计数。在参考范围内,2 次红细胞计数相差不得>5%。

$$CV = \frac{s}{m} \times 100\% = \frac{1}{\sqrt{m}} \times 100\%$$

式中,s:标准差,m:红细胞多次计数的均值。

2.标本因素

(1)白细胞数量:WBC 在参考范围时,仅为红细胞的 1/1 000~1/500,对红细胞数量影响可忽略,但 WBC＞100×10^9/L 时,应校正计数结果:实际 RBC＝计数 RBC－WBC;或在高倍镜下计数时,不计白细胞(白细胞体积较成熟红细胞大,中央无凹陷,可隐约见到细胞核,无草黄色折光)。

(2)有核红细胞或网织红细胞:增生性贫血时,有核红细胞增多或网织红细胞提前大量释放时,可干扰红细胞计数。

(3)冷凝集素:可使红细胞凝集,造成红细胞计数假性降低。

3.室内质量控制(IQC)及室间质量评价(EQA)

血细胞显微镜计数法尚缺乏公认或成熟质量评价与考核方法,是根据误差理论设计的评价方法。

(1)双份计数标准差评价法:采用至少 10 个标本,每个均作双份计数,由每个标本双份计数之差计算标准差,差值如未超出 2 倍差值标准差范围,则认为结果可靠。

(2)国际通用评价法:可参考美国 1988 年临床实验室改进修正案(CLIA88)能力验证计划的允许总误差进行评价,通过计算靶值偏倚情况进行血细胞计数质量评价:质量标准＝靶值±允许总误差。允许总误差可以是百分数、固定值、组标准差(s)倍数。红细胞计数允许误差标准是计数结果在靶值±6%以内。

五、临床应用

(一)红细胞增多

(1)严重呕吐、腹泻、大面积烧伤及晚期消化道肿瘤患者。多为脱水血浓缩使血液中的有形成分相对地增多所致。

(2)心肺疾病:先天性心脏病、慢性肺脏疾患及慢性一氧化碳中毒等。因缺氧必须借助大量红细胞来维持供氧需要。

(3)干细胞疾患:真性红细胞增多症。

(二)红细胞减少

(1)急性或慢性失血。

(2)红细胞遭受物理、化学或生物因素破坏。

(3)缺乏造血因素、造血障碍和造血组织损伤。

(4)各种原因的血管内或血管外溶血。

(刘奉伟)

第五节　网织红细胞计数

网织红细胞(reticulocyte,Ret,RET)是介于晚幼红细胞和成熟红细胞之间的尚未完全成熟的红细胞,因胞质中残留一定量的嗜碱性物质核糖核酸(RNA),经新亚甲蓝或煌焦油蓝等碱性染料活体染色后,RNA 凝聚呈蓝黑色或蓝紫色颗粒,颗粒多时可连成线状或网状结构(图 3-25)。RET 在骨髓停留一段时间后释放入血,整个成熟时间约 48 小时。RET 较成熟红细胞大,直径为 $8.0 \sim 9.5~\mu m$。随着红细胞发育成熟,RNA 逐渐减少至消失;RET 网状结构越多,表示细胞越幼稚。ICSH 据此将其分为Ⅰ～Ⅳ型(表 3-7)。

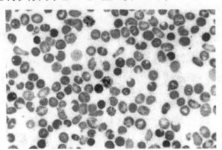

图 3-25　网织红细胞

表 3-7　网织红细胞分型及特征

分型	形态特征	正常存在部位
Ⅰ型(丝球型)	RNA 呈线团样几乎充满红细胞	仅存在骨髓中
Ⅱ型(网型或花冠型)	RNA 呈松散的线团样或网状	大量存在骨髓中,外周血很难见
Ⅲ型(破网型)	网状结构少,呈断线状或不规则枝状连接或排列	主要存在骨髓中,外周血可见少量
Ⅳ型(颗粒型或点粒型)	RNA 呈分散的颗粒状或短丝状	主要存在外周血中

一、检测原理

RET 检测方法有显微镜法、流式细胞术法和血液分析仪法。

(一)显微镜法

活体染料的碱性基团(带正电荷)可与网织红细胞嗜碱性物质 RNA 的磷酸基(带负电荷)结合,使 RNA 间负电荷减少而发生凝缩,形成蓝色颗粒状、线状甚至网状结构。在油镜下计数一定量红细胞中 RET 数,换算成百分率。如同时做 RBC 计数,则可计算出 RET 绝对值。

显微镜法 RET 活体染色染料有灿烂煌焦油蓝(brilliant cresyl blue,又称灿烂甲酚蓝)、新亚甲蓝(new methylene blue,又称新次甲基蓝)和中性红等,其评价见表 3-8。

表 3-8　显微镜法 RET 活体染色染料评价

染料	评价
煌焦油蓝	普遍应用,溶解度低,易形成沉渣附着于红细胞表面,影响计数;易受 Heinz 小体和 HbH 包涵体干扰
新亚甲蓝	对 RNA 着色强且稳定,Hb 几乎不着色,利于计数。WHO 推荐使用
中性红	浓度低、背景清晰,网织颗粒鲜明,不受 Heinz 小体和 HbH 包涵体干扰

(二)流式细胞术(flow cytometry,FCM)法

RET 内 RNA 与碱性荧光染料(如派洛宁 Y、吖啶橙、噻唑橙等)结合后,用流式细胞仪或专用自动网织红细胞计数仪进行荧光细胞(RET)计数,同时报告 RET 绝对值。仪器还可根据荧光强度(RNA 含量)将 RET 分为强荧光强度(HFR)、中荧光强度(MFR)和弱荧光强度(LFR),计算出 RET 成熟指数(reticulocyte maturation index,RMI)。

$$RMI\% = \frac{HFR + MFR}{LFR} \times 100$$

二、操作步骤

显微镜法（试管法）。①加染液：在试管内加入染液数滴。②加血染色：加入新鲜全血数滴，立即混匀，室温放置一定时间（CLSI 推荐 3～10 分钟）。③制备涂片：取混匀染色血滴制成薄片，自然干燥。④观察：低倍镜下观察并选择红细胞分布均匀、染色效果好的部位。⑤计数。常规法：油镜下计数至少 1 000 红细胞数量中 RET 数。Miller 窥盘法：将 Miller 窥盘置于目镜内，分别计数窥盘小方格（A 区）内成熟红细胞数和大格内（B 区）RET 数。

计算算式如下。

$$常规法：RET\% = \frac{计数\ 1\ 000\ 个成熟红细胞中网织红细胞数}{1\ 000} \times 100$$

$$Miller\ 窥盘法：RET\% = \frac{大方格内网织红细胞数}{小方格内红细胞数 \times 9} \times 100$$

$$RET\ 绝对值（个/L） = \frac{红细胞数}{L} \times RET（\%）$$

三、方法评价

网织红细胞计数的方法评价见表 3-9。

表 3-9　网织红细胞计数方法评价

方法	优点	缺点
显微镜法	操作简便、成本低、形态直观。试管法重复性较好、易复查，为参考方法。建议淘汰玻片法	影响因素多、重复性差、操作烦琐
流式细胞术法	灵敏度、精密度高，适合批量检测	仪器贵、成本高，成熟红细胞易被污染而影响结果
血液分析仪法	灵敏度、精密度高，易标准化，参数多，适合批量检测	影响因素多，H-J 小体、有核红细胞、镰状红细胞、巨大血小板、寄生虫等可致结果假性增高

四、质量管理

（一）检验前管理

1.染液

煌焦油蓝染液最佳浓度为 1%，在 100 mL 染液中加入 0.4 g 柠檬酸三钠，效果更好。应贮存于棕色瓶，临用前过滤。WHO 推荐使用含 1.6% 草酸钾的 0.5% 新亚甲蓝染液。

2.标本因素

因 RET 在体外可继续成熟使数量逐渐减少，因此，标本采集后应及时处理。

3.器材和标本采集等要求

同红细胞计数。

（二）检验中管理

1.操作因素

（1）染色时间：室温低于 25 ℃时应适当延长染色时间或放置 37 ℃温箱内染色 8～10 分钟。标本染色后应及时检测，避免染料吸附增多致 RET 计数增高。

（2）染液与血液比例以 1：1 为宜，严重贫血者可适当增加血液量。

（3）使用 Miller 窥盘（ICSH 推荐）：以缩小分布误差，提高计数精密度、准确度和速度。

（4）计数 RBC 数量：为控制 CV 为 10％，ICSH 建议根据 RET 数量确定所应计数 RBC 数量（表 3-10）。

表 3-10　ICSH：RET 计数 CV＝10％时需镜检计数 RBC 数量

RET(%)	计数 Miller 窥盘小方格内 RBC 数量	相当于缩视野法计数 RBC 数量
1～2	1 000	9 000
3～5	500	4 500
6～10	200	1 800
11～20	100	900

（5）CLSI 规定计数时应遵循"边缘原则"，即数上不数下、数左不数右。如忽视此原则对同一样本计数时，常规法计数结果可比窥盘法高 30％。

2.标本因素

（1）ICSH 和 NCCLS 规定：以新亚甲蓝染液染色后，胞质内凡含有 2 个以上网织颗粒的无核红细胞计为 RET。

（2）注意与非特异干扰物鉴别：RET 为点状或网状结构，分布不均；HbH 包涵体为圆形小体，均匀散布在整个红细胞中，一般在孵育 10～60 分钟后出现；Howell-Jolly 小体为规则，淡蓝色小体；Heinz 小体为不规则突起状，淡蓝色小体。

3.质控物

目前，多采用富含 RET 抗凝脐带血制备的质控品，通过定期考核检验人员对 RET 辨认水平进行 RET 手工法质量控制，但此法无法考核染色、制片等环节。CLSI 推荐 CPD 抗凝全血用于 RET 自动检测的质量控制物。

五、临床应用

（一）参考范围

参考范围见表 3-11。

表 3-11　网织红细胞参考范围

方法	人群	相对值(%)	绝对值(×10⁹/L)	LFR(%)	MFR(%)	HFR(%)
手工法	成年人、儿童	0.5～1.5	24～84			
	新生儿	3.0～6.0				
FCM	成年人	0.7±0.5	43.6±19.0	78.8±6.6	18.7±5.1	2.3±1.9

（二）临床意义

外周血网织红细胞检测是反映骨髓红系造血功能的重要指标。临床应用主要如下。

1.评价骨髓增生能力与判断贫血类型

（1）增高：表示骨髓红细胞造血功能旺盛，见于各种增生性贫血，尤其是溶血性贫血，RET 可达 6％～8％或以上，急性溶血时可达 20％～50％或以上；红系无效造血时，骨髓红系增生活跃，外周血 RET 则正常或轻度增高。

（2）降低：见于各种再生障碍性贫血、单纯红细胞再生障碍性贫血等。RET<1‰或绝对值<15×10⁹/L为急性再生障碍性贫血的诊断指标。

通常，骨髓释放入外周血 RET 主要为Ⅳ型，在血液中 24 小时后成为成熟红细胞。增生性贫血时，年轻 RET 提早进入外周血，需 2～3 天后才成熟，即在血液停留时间延长，使 RET 计数结果高于实际水平，不能客观反映骨髓实际造血能力。因 RET 计数结果与贫血严重程度（Hct 水平）和 RET 成熟时间有关，采用网织红细胞生成指数（reticulocyte production index，RPI）可校正 RET 计数结果。

$$RPI = \frac{患者\ Hct}{正常\ Hct(0.45)} \times \frac{患者\ RET(\%)}{RET\ 成熟时间(d)}$$

HcT/RET 成熟时间（d）关系为（0.39～0.45）/1，（0.34～0.38）/1.5，（0.24～0.33）/2.0，（0.15～0.23）/2.5和<0.15/3.0。正常人 RPI 为 1；RPI<1 提示贫血为骨髓增生低下或红系成熟障碍所致；RPI>3 提示贫血为溶血或失血，骨髓代偿能力良好。

2.观察贫血疗效

缺铁性贫血或巨幼细胞贫血分别给予铁剂、维生素 B₁₂ 或叶酸治疗，2～3 天后 RET 开始增高，7～10 天达最高（10%左右），表明治疗有效，骨髓造血功能良好。反之，表明治疗无效，提示骨髓造血功能障碍。EPO 治疗后 RET 也可增高达 2 倍之多，8～10 天后恢复正常。

3.放疗、化疗监测

放疗和化疗后造血恢复时，可见 RET 迅速、短暂增高。检测幼稚 RET 变化是监测骨髓恢复较敏感的指标，出现骨髓抑制时，HFR 和 MFR 首先降低，然后出现 RET 降低。停止放疗、化疗，如骨髓开始恢复造血功能，上述指标依次上升，可同时采用 RMI 监测，以适时调整治疗方案，避免造成骨髓严重抑制。

4.骨髓移植后监测骨髓造血功能恢复

骨髓移植后第 21 天，如 RET>15×10⁹/L，常表示无移植并发症。如 RET<15×10⁹/L 伴中性粒细胞和血小板计数增高，提示骨髓移植失败可能，此可作为反映骨髓移植功能良好指标，且不受感染影响。

（刘奉伟）

第六节　点彩红细胞计数

一、点彩红细胞计数

某些重金属中毒时，胞质中残存的嗜碱性物质 RNA 变性沉淀而形成，用瑞特染色，可见红细胞的粉红胞质中含有粗细不等的蓝黑色颗粒，如用碱性亚甲蓝染色法，则点彩红细胞的胞质呈淡绿色，而颗粒为深蓝色，色泽鲜明，易于识别。

操作时用油镜按网织红细胞计数法，计数 1 000 个红细胞中，所见点彩红细胞数，然后除以1 000，即为碱性点彩红细胞的百分率。

由于点彩红细胞较少，分布不匀，有人用扩大计数面积的办法计数，这比只数 1 000 个红细

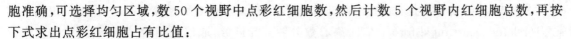

胞准确,可选择均匀区域,数 50 个视野中点彩红细胞数,然后计数 5 个视野内红细胞总数,再按下式求出点彩红细胞占有比值:

$$点彩红细胞占有比值(百分率)=\frac{50 个视野内点彩红细胞数}{5 个视野内红细胞总数\times10}$$

注意:必须选择红细胞分布均匀的区域计数。

参考值:不超过 3×10^{-4} 或 0.03%。

临床意义:点彩红细胞明显增多可见于铅、汞、硝基苯、苯胺等中毒患者。此外,溶血性贫血、巨幼细胞性贫血、白血病、恶性肿瘤等也可见增多。

二、红细胞碱粒凝集试验

红细胞经碱处理破裂后,溢出血红蛋白成为影细胞,如红细胞残存着 RNA 呈颗粒状凝集而沉积于影细胞中,再经亚甲蓝染色后,可清晰地见到蓝色颗粒。计数方法与点彩红细胞相似。其意义与点彩红细胞相同,这铅中毒的辅助诊断指标之一。

参考值:0.004～0.008。

临床意义:与点彩红细胞相同。

(刘奉伟)

第七节 血细胞比容测定

血细胞比容(hematocrit,Hct,HCT)又称红细胞压积(packed cell volume,PCV),是在规定条件下离心沉淀压紧红细胞在全血中所占体积比值。

一、检验原理

(一)微量法

一定量抗凝血液,经一定速度和时间离心沉淀后,计算压紧红细胞体积占全血容积的比例,即为血细胞比容。

(二)温氏法(Wintrobe 法)

温氏法与微量法同属离心沉淀法,微量法用高速离心,温氏法则为常量、中速离心。

(三)电阻抗法

电阻抗法为专用微量血细胞比容测定仪。根据血细胞相对于血浆为不良导体的特性,先用仪器测定标准红细胞含量的全血电阻抗值,再以参考方法测定其 HCT,计算出 HCT 与电阻抗值之间的数量关系(校正值),再利用待测标本测定电阻抗值间接算出标本 HCT。

(四)其他方法

放射性核素法、比重计法、折射仪法和黏度计法等。

二、操作步骤

微量法。①采血:常规采集静脉 EDTA-K$_2$ 抗凝血。②吸血:用虹吸法将血液吸入专用毛细管。③封口:将毛细管吸血端垂直插入密封胶封口。④离心:毛细管置于离心机,以一定相对离心力(relative centrifugal force,RCF)离心数分钟。⑤读数:取出毛细管,置于专用读数板中读数,或用刻度尺测量红细胞柱(以还原红细胞层表层的红细胞高度为准)、全血柱长度,计算两者比值即为血细胞比容。如 Hct>0.5 时,须再离心 5 分钟。

三、方法评价

临床常用 Hct 检测方法评价见表 3-12。

表 3-12　常用 Hct 检测方法评价

方法	优点	缺点
微量法	快速(5 分钟)、标本用量小、结果准确、重复性好,可批量检测。WHO 推荐参考方法	血浆残留少,需微量血液离心机
微量法(计算法)	ICSH(2003)推荐为候选参考方法,可常规用于 Hct 测定校准,Hct=(离心 Hct-1.011 9)/0.973 6	需用参考方法测定全血 Hb 和压积红细胞 Hb 浓度。Hct=全血 Hb/压积红细胞 Hb
温氏法	操作简单,无须特殊仪器,广泛应用	不能完全排除残留血浆,需单独采血,用血量大
血液分析仪法	简便、快速、精密度高,无须单独采血	需定期校正仪器
放射性核素法	准确性最高,曾被 ICSH 推荐为参考方法	操作烦琐,不适用于临床批量标本常规检测

四、质量管理

(一)检验前管理

(1)器材:应清洁干燥。CLSI 规定专用毛细管规格应符合要求(长 75 mm±0.5 mm,内径 1.155 mm±0.085 mm,管壁厚度 0.20 mm,允许 0.18~0.23 mm,刻度清晰)。密封端口底必须平滑、整齐。离心机离心半径应>8.0 cm,能在 30 秒内加速到最大转速,在转动圆周边 RCF 为 10 000~15 000 g 时,转动 5 分钟,转盘温度不超过 45 ℃。

(2)采血:空腹采血,以肝素或 EDTA-K$_2$ 干粉抗凝,以免影响红细胞形态和改变血容量。采血应顺利,静脉压迫时间超过 2 分钟可致血液淤积和浓缩,最好不使用压脉带。应防止组织液渗入、溶血或血液凝固。

(3)CLSI 规定标本应贮存在 22 ℃±4 ℃,并在 6 小时内检测。

(二)检验中管理

1.操作因素

(1)注血:抗凝血在注入离心管前应反复轻微振荡,使 Hb 与氧充分接触;注入时应防止气泡产生。吸入血量在管长 2/3 处为宜;用优质橡皮泥封固(烧融封固法会破坏红细胞),确保密封。

(2)离心速度和时间:CLSI 和 WHO 建议微量法 RCF 为 10 000~15 000 g,RCF(g)=1.118×有效离心半径(cm)×(r/min)^2。

(3)放置毛细管的沟槽应平坦,胶垫应富有弹性。一旦发生血液漏出,应清洁离心盘后重新测定。

(4)结果读取与分析:应将毛细管底部红细胞基底层与标准读数板基线(0 刻度线)重合,读取自还原红细胞层以下红细胞高度。同一标本 2 次测定结果之差不可>0.015。

2.标本因素

(1)红细胞增多(症)、红细胞形态异常时(如小红细胞、椭圆形红细胞或镰状红细胞)可致血浆残留量增加,Hct 假性增高,WHO 建议这类标本离心时间应至少延长 3 分钟。

(2)溶血和红细胞自身凝集可使 Hct 假性降低。

(三)检验后管理

如离心后上层血浆有黄疸或溶血现象应予以报告,以便临床分析。必要时可参考 RBC、Hb 测定结果,以核对 Hct 测定值的可靠性。

五、临床应用

(一)参考范围

微量法:成年男性 0.380～0.508,成年女性 0.335～0.450。

(二)临床意义

(1)Hct 增高或降低:其临床意义见表 3-13。Hct 与 RBC、MCV 和血浆量有关。红细胞数量增多、血浆量降低或两者兼有可致 Hct 增高;反之 Hct 降低。

表 3-13 Hct 测定临床意义

Hct	原因
增高	血浆量减少:液体摄入不足、大量出汗、严重腹泻或呕吐、多尿、大面积烧伤
	红细胞增多:真性红细胞增多症、缺氧、肿瘤、EPO 增多
降低	血浆量增多:竞技运动员、妊娠、原发性醛固酮增多症、补液过多
	红细胞减少:各种原因的贫血、出血

(2)作为临床补液量参考:各种原因致机体脱水,Hct 均增高,补液时应监测 Hct,当 Hct 恢复正常时表示血容量得到纠正。

(3)用于贫血的形态学分类:计算红细胞平均体积和红细胞平均血红蛋白浓度。

(4)作为真性红细胞增多症的诊断指标:当 Hct＞0.7,RBC 为 $(7～10)×10^{12}$/L 和 Hb＞180 g/L时即可诊断。

(5)作为血液流变学指标:增高表明红细胞数量偏高,全血黏度增加。严重者表现为高黏滞综合征,易致微循环障碍、组织缺氧,故可辅助监测血栓前状态。

RBC、Hb、Hct 每个参数均可作为贫血或红细胞增多的初筛指标,由于临床产生贫血的原因不同,其红细胞数量、大小和形态改变各有特征,因此,必须联合检测和综合分析,才可获得更有价值的临床信息。

（刘奉伟）

第八节 血红蛋白测定

血红蛋白(hemoglobin,Hb,HGB)为成熟红细胞主要成分,在人体中幼、晚幼红细胞和网织红细胞中合成,由血红素(heme)和珠蛋白(globin)组成结合蛋白质,相对分子质量为 64 458。每个 Hb 分子含有 4 条珠蛋白肽链,每条肽链结合 1 个亚铁血红素,形成具有四级空间结构四聚体。亚铁血红素无种属特异性,由 Fe^{2+} 和原卟啉组成。Fe^{2+} 位于原卟啉中心,有 6 个配位键,其中 4 个分别与原卟啉分子中 4 个吡咯 N 原子结合,第 5 个与珠蛋白肽链的 F 肽段第 8 个氨基酸(组氨酸)的咪唑基结合,第 6 个配位键能可逆地与 O_2 和 CO_2 结合。当某些强氧化剂将血红蛋白 Fe^{2+} 氧化成 Fe^{3+} 时,则失去携氧能力。珠蛋白具有种属特异性,其合成与氨基酸排列受独立的基因编码控制。每个珠蛋白分子由 2 条 α 类链与 2 条非 α 类链组成,非 α 类链包括 β、γ、δ、ε等。人类不同时期血红蛋白的种类、肽链组成和比例不同(表 3-14)。

表 3-14 不同时期血红蛋白种类、肽链组成和比例

时期	种类	肽链	比例
胚胎时期	血红蛋白 Gower-1(Hb Gower-1)	$\xi_2\varepsilon_2$	
	血红蛋白 Gower-2(Hb Gower-2)	$\alpha_2\xi_2$	
	血红蛋白 Portland(Hb Portland)	$\xi_2\gamma_2$	
胎儿时期	胎儿血红蛋白(HbF)	$\alpha_2\gamma_2$	新生儿>70%,1 岁后<2%
成人时期	血红蛋白 A(HbA)	$\alpha_2\beta_2$	90% 以上
	血红蛋白 A2(HbA2)	$\alpha_2\delta_2$	2%～3%
	胎儿血红蛋白(HbF)	$\alpha_2\gamma_2$	<2%

血红蛋白在红细胞中以多种状态存在。生理条件下,99% Hb 铁呈 Fe^{2+} 状态,称为还原血红蛋白(deoxyhemoglobin,reduced hemoglobin,Hbred);Fe^{2+} 状态的 Hb 可与 O_2 结合,称为氧合血红蛋白(oxyhemoglobin,HbO_2);如果 Fe^{2+} 被氧化成 Fe^{3+},称为高铁血红蛋白(methemoglobin,MHb,Hi)。如第 6 个配位键被 CO 占据,则形成碳氧血红蛋白(carboxyhemoglobin,HbCO),其比 O_2 的结合力高240 倍;如被硫占据(在含苯肼和硫化氢的环境中)则形成硫化血红蛋白(sulfhemoglobin,SHb),这些统称为血红蛋白衍生物。

Hb 测定方法有多种,现多采用比色法,常用方法有氰化高铁血红蛋白(hemiglobincvanide,HiCN)测定法、十二烷基硫酸钠血红蛋白(sodium dodecyl sulfate hemoglobin,SDS-Hb)测定法、叠氮高铁血红蛋白(hemiglobin azide,HiN_3)测定法、碱羟高铁血红素(alkaline heamatindetergent,AHD_{575})测定法和溴代十六烷基三甲胺(CTAB)血红蛋白测定法等。HiCN 测定法为目前最常用 Hb 测定方法,1966 年,国际血液学标准化委员会(International Council for Standardization in Haematology,ICSH)推荐其作为 Hb 测定标准方法。1978 年,国际临床化学联合会(International Federation of Clinical Chemistry,IFCC)和国际病理学会(International Academy of Pathology,IAP)联合发表的国际性文件中重申了 HiCN 法。HiCN 法也是 WHO 和 ICSH 推荐的 Hb 测定参考方法。本节重点介绍 HiCN 测定法。

一、检测原理

HiCN 法是在 HiCN 转化液中,红细胞被溶血剂破坏后,高铁氰化钾可将各种血红蛋白(SHb除外)氧化为高铁血红蛋白(Hi),Hi 与氰化钾中 CN-结合生成棕红色氰化高铁血红蛋白(HiCN)。HiCN 最大吸收峰为 540 nm。在特定条件下,毫摩尔吸收系数为 44 L/(mmol·cm),根据测得吸光度,利用毫摩尔吸收系数计算或根据 HiCN 参考液制作标准曲线,即可求得待测标本血红蛋白浓度。

HiCN 转化液有多种,较为经典的有都氏(Drabkin's)液和文-齐(van Kampen and Zijlstra)液。WHO 和我国卫生行业标准 WS/T341-2011《血红蛋白测定参考方法》推荐使用文-齐液。血红蛋白转化液成分与作用见表 3-15。

表 3-15 血红蛋白转化液成分与作用

稀释液	试剂成分	作用
都氏液	$K_3Fe(CN)_6$、KCN	形成 HiCN
	$NaHCO_3$	碱性,防止高球蛋白致标本浑浊
文-齐液	$K_3Fe(CN)_6$、KCN	形成 HiCN
	非离子型表面活性剂	溶解红细胞、游离 Hb,防止标本浑浊
	KH_2PO_4(无水)	维持 pH 在 7.2 ± 0.2,防止高球蛋白致标本浑浊

二、操作步骤

(一)直接测定法

(1)加转化液:在试管内加入 HiCN 转化液。

(2)采血与转化:取全血加入试管底部,与转化液充分混匀,静置一定时间。

(3)测定吸光度:用符合 WHO 标准的分光光度计,波长 540 nm、光径 1.000 cm,以 HiCN 试剂调零,测定标本吸光度。

(4)计算:换算成单位体积血液内血红蛋白浓度。

(二)参考液比色测定法

如无符合 WHO 标准分光光度计,则采用此法。

(1)按直接测定法(1)～(3)步骤测定标本吸光度。

(2)制作 HiCN 参考液标准曲线:将 HiCN 参考液倍比稀释成多种浓度的 Hb 液,按标本测定条件分别测定吸光度,绘制标准曲线。通过标准曲线查出待测标本 Hb 浓度。

三、方法评价

血红蛋白测定方法评价见表 3-16。

表 3-16 血红蛋白测定方法评价

方法	优点	缺点
HiCN	操作简便、快速,除 SHb 外均可被转化,显色稳定;试剂及参考品易保存,便于质量控制;已知吸收系数,为参考方法。测定波长 540 nm	①KCN 有剧毒。②高白细胞和高球蛋白可致浑浊。③HbCO 转化慢
SDS-Hb	试剂无公害,操作简便,呈色稳定,准确度和精密度高,为次选方法。测定波长 538 nm	①SDS-Hb 消光系数未确定,标准曲线制备或仪器校正依赖 HiCN 法。②SDS 质量差异性大。③SDS 溶血性强,破坏白细胞,不适于溶血后同时计数 WBC
HiN₃	显色快且稳定,准确度和精密度较高,试剂毒性低(为 HiCN 法的 1/7)。测定波长 542 nm	①HbCO 转化慢。②试剂有毒

方法	优点	缺点
AHD$_{575}$	试剂简单无毒,显色稳定。准确度和精密度较高。以氯化血红素为标准品,不依赖 HiCN 法。测定波长 575 nm	①测定波长 575 nm,不便于自动化分析。②采用氯化血红素作标准品纯度达不到标准
CTAB	溶血性强,但不破坏白细胞	精密度和准确度较上法略低

四、质量管理

(一)检验前管理

1.器材

(1)分光光度计校准:分光光度计波长、吸光度、灵敏度、稳定性、线性和准确度均应校正。波长:误差<±1 nm;杂光影响仪器线性、灵敏度和准确性,应采用钕镁滤光片校正;杂光水平控制在1.5%以下;HiCN 参考品法:$A_{\lambda540\ nm}/A_{\lambda504\ nm}=1.590\sim1.630$。

(2)比色杯光径 1.000 cm,允许误差为≤±0.5%,用 HiCN 试剂作空白,波长 710~800 nm,吸光度应 HiCN<0.002。

(3)微量吸管及玻璃刻度吸管规格应符合要求或经校正。

(4)制作标准曲线或标定 K 值:每更换 1 次转化液或仪器使用一段时间后应重新制作标准曲线或标定 K 值。

2.试剂

(1)HiCN 转化液:应使用非去离子蒸馏水配制,pH 7.0~7.4,滤纸过滤后 $A_{10\ mm}^{\lambda540\ nm}<0.001$;用有塞棕色硼硅玻璃瓶避光储存于 4~10 ℃,储存在塑料瓶可致 CN-丢失,冰冻保存可因结冰致高铁氰化钾还原失效;变绿或浑浊不能使用;Hb(除 SHb 和 HbCO 外)应在 5 分钟内完全转化;配制试剂应严格按照剧毒品管理程序操作。

(2)HiCN 参考液(标准液):纯度应符合 ICSH 规定的扫描图形,即在 450~750 nm 波长范围吸收光谱应符合波峰在 540 nm、波谷在 504 nm,$A_{\lambda540\ nm}/A_{\lambda504\ nm}$ 为 1.590~1.630 和 $A_{\lambda750\ nm}\leqslant0.003$;无菌试验(普通和厌氧培养)阴性;精密度 CV≤0.5%;准确度:以 WHO 和 HiCN 参考品为标准,测定值与标示值之差≤±0.5%;稳定性:3 年内不变质、测定值不变;棕色瓶分装,每支不少于 10 mL;在有效期内 $A_{\lambda540\ nm}/A_{\lambda504\ nm}$ 为 1.590~1.630。

(3)HiCN 工作参考液:测定值与标定值之差≤±1%。其他要求同参考液。

(4)溶血液:以参考液为标准,随机抽取 10 支测定,其精密度(CV)<1%;准确度测定值与标示值误差≤±1%;稳定 1 年以上,每支不少于 0.5 mL;包装密封好;其纯度标准达到 HiCN 工作参考液。

3.其他

标本采集等要求同红细胞计数。临床实验室标准委员会(CLSI)推荐采用 EDTA 抗凝静脉血。

(二)检验中管理

1.标本因素

(1)血浆中脂质或蛋白质(异常球蛋白)含量增高、WBC>20×10^9/L、PLT>700×10^9/L、HbCO 增高,因浊度增加引起血红蛋白假性增高。因白细胞过多引起的浑浊,可离心后取上清

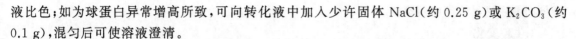

液比色;如为球蛋白异常增高所致,可向转化液中加入少许固体 NaCl(约 0.25 g)或 K_2CO_3(约 0.1 g),混匀后可使溶液澄清。

(2)HbCO 转化为 HiCN 的速度较慢,可达数小时,加大试剂中 $K_3Fe(CN)_6$ 的用量(×5),转化时间可为5分钟,且不影响检测结果。

2.其他

(1)转化液稀释倍数应准确。

(2)红细胞应充分溶解。

(3)应定期检查标准曲线和换算常数 K。

3.IQC 及 EQA

(1)国际通用评价方法:血红蛋白允许总误差是靶值±7%。

(2)质量控制物:枸橼酸-枸橼酸钠-葡萄糖(acid citrate dextrose,ACD)抗凝全血质控物可用于多项血细胞参数的质量控制;醛化半固定红细胞可用于红细胞和血红蛋白质量控制;溶血液、冻干全血可用于单项血红蛋白质量控制。其中,定值溶血液适用于手工法血红蛋白质量控制。

(三)检验后管理

1.标本因素

某些因素可影响检测结果,如大量失血早期,主要是全身血容量减少,而血液浓度改变很少,红细胞和血红蛋白检测结果很难反映贫血存在。如各种原因所致脱水或水潴留,影响血浆容量,造成血液浓缩或稀释,红细胞和血红蛋白检测结果增加或减少,影响临床判断。

2.废液处理

检测完毕后,将废液集中于广口瓶中,以水 1∶1 稀释废液,再向每升稀释废液中加入 35 mL 次氯酸钠溶液(或 40 mL"84"消毒液),混匀后敞开容器口放置 15 小时以上才能进一步处理。HiCN 废液不能与酸性溶液混合,因氰化钾遇酸可产生剧毒的氢氰酸气体。

五、临床应用

(一)参考范围

红细胞及血红蛋白参考范围见表 3-17。

表 3-17　红细胞及血红蛋白参考范围

人群	RBC(×10¹²/L)	Hb(g/L)
成年男性	4.09~5.74	131~172
成年女性	3.68~5.13	113~151
新生儿	5.2~6.4	180~190
婴儿	4.0~4.3	110~12
儿童	4.0~4.5	120~140
老年男性(>70 岁)		94~122
老年女性(>70 岁)		87~112

(二)临床意义

血红蛋白测定与红细胞计数临床意义相似,但某些贫血两者减少程度可不一致;红细胞计数可判断红细胞减少症和红细胞增多症,判断贫血程度时血红蛋白测定优于红细胞计数。因此,两者同时测定更具临床应用价值。

1.生理变化

(1)生理性增高:见于机体缺氧状态,如高原生活、剧烈体力活动等;肾上腺素增高,如冲动、兴奋和恐惧等情绪波动;长期重度吸烟;雄激素增高(如成年男性高于女性);日内上午 7 时最高;静脉压迫时间＞2 分钟增高 10%;毛细血管血比静脉血高 10%～15%;应用毛果芸香碱、钴、肾上腺素、糖皮质激素药物等,红细胞一过性增高。

(2)生理性降低:见于生理性贫血,如 6 个月到 2 岁婴幼儿为造血原料相对不足所致,老年人为造血功能减退所致,孕妇为血容量增加、血液稀释所致;长期饮酒减少约 5%。生理因素影响与同年龄、性别人群的参考范围相比,一般波动在±20%以内。

2.病理性变化

(1)病理性增高:成年男性 RBC＞6.0×10^{12}/L,Hb＞170 g/L;成年女性 RBC＞6.5×10^{12}/L,Hb＞160 g/L 为红细胞和血红蛋白增高。①相对增高:见于呕吐、高热、腹泻、多尿、多汗、水摄入严重不足和大面积烧伤等因素造成暂时性血液浓缩。②继发性增高:见于缺氧所致 EPO 代偿性增高疾病,如慢性心肺疾病、异常血红蛋白病和肾上腺皮质功能亢进等;病理性 EPO 增高疾病,如肾癌、肝细胞癌、卵巢癌、子宫肌瘤和肾积水等。③原发性增高:见于真性红细胞增多症和良性家族性红细胞增多症等。

(2)病理性降低:各种病理因素所致红细胞、血红蛋白、血细胞比容低于参考范围下限,称为贫血。贫血诊断标准见表 3-18。根据病因和发病机制贫血可分为三大类(表 3-19)。此外,某些药物可致红细胞减少引起药物性贫血。

表 3-18 贫血诊断标准(海平面条件)

	Hb(g/L)	Hct	RBC($\times 10^{12}$/L)
成年男性	120	0.40	4.0
成年女性	110(孕妇低于 100)	0.35	3.5
出生 10 天以内新生儿	145		
1 月以上婴儿	90		
4 月以上婴儿	100		
6 个月至 6 岁儿童	110		
6～14 岁儿童	120		

表 3-19 根据病因及发病机制贫血分类

病因及发病机制	常见疾病
红细胞生成减少	
骨髓造血功能障碍	
干细胞增殖分化障碍	再生障碍性贫血,单纯红细胞再生障碍性贫血,急性造血功能停滞,骨髓增生异常综合征等
骨髓被异常组织侵害	骨髓病性贫血,如白血病、多发性骨髓瘤、骨髓纤维化、骨髓转移癌等
骨髓造血功能低下	继发性贫血,如肾病、肝病、慢性感染性疾病、内分泌疾病等
造血物质缺乏或利用障碍	

续表

病因及发病机制	常见疾病
铁缺乏或铁利用障碍	缺铁性贫血,铁粒幼细胞性贫血等
维生素 B_{12} 或叶酸缺乏	巨幼细胞贫血等
红细胞破坏过多	
红细胞内在缺陷	
红细胞膜异常	遗传性球形、椭圆形、口形红细胞增多症,PNH
红细胞酶异常	葡萄糖-6-磷酸脱氢酶缺乏症,丙酮酸激酶缺乏症等
血红蛋白异常	珠蛋白生成障碍性贫血,异常血红蛋白病,不稳定血红蛋白病
红细胞外在异常	
免疫溶血因素	自身免疫性,新生儿同种免疫性,药物诱发,血型不合输血等
理化感染等因素	微血管病性溶斑性贫血,化学物质、药物、物理、生物因素所致溶血
其他	脾功能亢进
红细胞丢失增加	
急性失血	大手术,严重外伤,脾破裂,异位妊娠破裂等
慢性失血	月经量多,寄生虫感染(钩虫病),痔疮等

　　红细胞计数和血红蛋白测定的医学决定水平为当 RBC＞$6.8×10^{12}$ 应采取治疗措施; RBC＜$3.5×10^{12}$/L 为诊断贫血界限。临床上,常以血红蛋白量判断贫血程度,Hb＜120 g/L(女性 Hb＜110 g/L)为轻度贫血;Hb＜90 g/L 为中度贫血;Hb＜60 g/L 为重度贫血;Hb＜30 g/L 为极重度贫血;当 RBC＜$1.5×10^{12}$/L,Hb＜45 g/L 时,应考虑输血。

(刘奉伟)

第四章

白细胞检验

第一节　白细胞形态学检查

　　某些病理因素,除致白细胞数量和类型发生变化外,也可致白细胞形态发生改变。外周血涂片经瑞特-吉姆萨染色后,不同类型的白细胞可呈现不同的形态学特征,可进行白细胞形态检查。观察白细胞形态改变,有助于某些疾病的诊断和疗效观察,对评估机体的抗感染能力也具有重要意义。

一、外周血正常白细胞形态

(一)形态特征
　　形态特征见表 4-1 和图 4-1。

表 4-1　外周血正常白细胞形态特征

细胞类型	直径(µm)	外形	细胞核		着色	
			核形	染色质		
中性杆状核粒细胞	10~15	圆形	弯曲呈腊肠样,两端钝圆	深紫红色粗糙	淡橘红色	量多,细小,均匀布满胞质,浅紫红色
中性分叶核粒细胞	10~15	圆形	分为 2~5 叶,以 3 叶为多	深紫红色粗糙	淡橘红色	量多,细小,均匀布满胞质,浅紫红色
嗜酸性粒细胞	11~16	圆形	分为 2 叶,呈眼镜样	深紫红色粗糙	淡橘红色	量多粗大,圆而均匀,充满胞质,鲜橘红色
嗜碱性粒细胞	10~12	圆形	核结构不清,分叶不明显	粗而不匀	淡橘红色	量少,大小和分布不均,常覆盖核上,蓝黑色

细胞类型	直径(μm)	外形	细胞核		着色	
			核形	染色质		
淋巴细胞	6~15	圆形或椭圆形	圆形或椭圆形,着边	深紫红色块粗糙	透明淡蓝色	小淋巴细胞一般无颗粒,大淋巴细胞可有少量粗大不均匀,深紫红色颗粒
单核细胞	10~20	圆形或不规则形	不规则形,肾形,马蹄形,或扭曲折叠	淡紫红色,细致疏松,呈网状	淡灰蓝色	量多细小,灰尘样紫红色颗粒弥散分布于胞质中

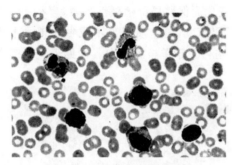

图 4-1　正常白细胞形态

(二)中性杆状核和分叶核粒细胞的区分

凡胞核完全分离或核间以一线样细丝相连者为分叶核粒细胞。美国临床病理学家学会(CAP)定义为"成熟粒细胞如核呈弯曲或带状,核叶之间无线样细丝形成,称杆状核;如连接核叶之间的桥内有染色质,就是核桥;如胞核扭曲、缠绕造成一部分核压在另一部分核之上,以致整个核形看不清楚,也应判为分叶核",CLSI 已采纳该定义。按此标准,中性杆状核粒细胞参考范围为 5%~10%,和国内<5%不同。

二、外周血异常白细胞形态

(一)中性粒细胞毒性变化

在严重化脓性细菌感染、败血症、急性中毒、大面积烧伤、恶性肿瘤等病理情况下,中性粒细胞可发生各种形态改变,可单独出现,也可同时出现,对此观察和分析具有临床价值。

1.毒性颗粒

中性粒细胞胞质中出现比中性颗粒粗大、大小不等、分布不均的紫黑色或紫褐色颗粒(图 4-2)。可能是特殊颗粒生成过程受阻或颗粒变性造成 2~3 个嗜天青颗粒融合而成。易与嗜碱性粒细胞颗粒或染色过深中性粒细胞颗粒混淆,应注意鉴别。含毒性颗粒中性粒细胞数占所计数中性粒细胞数比值为毒性指数。毒性指数越大,感染、中毒情况越严重。常见于严重感染及大面积烧伤。

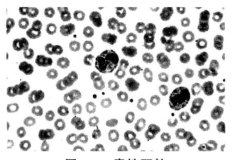

图 4-2　毒性颗粒

2.空泡

中性粒细胞胞质或胞核中出现 1 个或数个空泡(图 4-3)。可能是细胞受损后发生脂肪变性或颗粒缺失所致。应与 EDTA 抗凝陈旧血等细胞中出现退行性空泡相鉴别。常见于严重感染和败血症等。

3.杜勒小体

中性粒细胞胞质因毒性变化而保留局部嗜碱性区域,直径 $1\sim2~\mu m$,呈圆形、梨形或云雾状、天蓝或灰蓝色,与胞质区域界限模糊,是胞质局部不成熟表现。本质是一小块含 RNA 胞质,也称为 RNA 包涵体(图 4-4)。也可见于单核细胞中。常见于严重感染,如肺炎、麻疹、败血症和烧伤等。

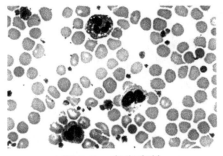

图 4-3　空泡变性

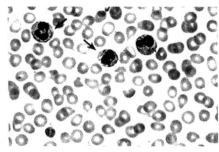

图 4-4　杜勒小体

4.大小不均

中性粒细胞体积明显大小悬殊(图 4-5)。与病原体内毒素等因素作用于骨髓内幼稚粒细胞,致其发生不规则分裂、增殖有关。常见于病程较长的化脓性感染。

5.退行性变和核变性

退行性变是细胞发生胞体肿大、结构模糊、边缘不清晰、胞质丢失甚至缺失以及核变性(核固缩、核肿胀或核溶解)等现象(图 4-6)。常见于衰老和病变粒细胞。核固缩指核呈均匀深紫色块状;核溶解为核肿胀、着色浅、核膜破损、核轮廓不清;核碎裂即细胞核碎裂成若干块。

(二)核象变化

中性粒细胞核象变化:正常人外周血的中性粒细胞以分叶核为主,核常分为 2~5 叶(3 叶核 40%~50%,2 叶核 10%~30%,4 叶核 10%~20%),杆状核较少,两者比值约为 13:1,此为正常的核象。病理情况下,中性粒细胞的核象可发生变化(图 4-7)。观察中性粒细胞的核象,可了解其发育阶段、评估某些疾病的严重程度、机体的抵抗力和判断预后。

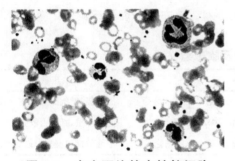

图 4-5 大小不均的中性粒细胞

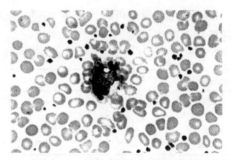

图 4-6 中性粒细胞退化变性

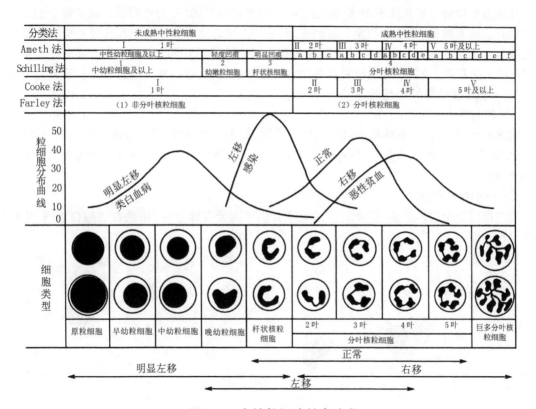

图 4-7 中性粒细胞核象变化

1.核左移

外周血中性杆状核粒细胞增多和/或出现晚幼粒、中幼粒甚至早幼粒细胞的现象称为核左移,是机体的一种反应性改变,常见于化脓性感染、急性溶血等,常伴有毒性颗粒、空泡、核变性等毒性改变。核左移时白细胞数多为增高,但也可正常甚至减低。此外,造血干细胞动员或恶性实体瘤放疗、化疗后使用粒细胞集落刺激因子(G-CSF)时可出现药物反应性核左移。

(1)再生性核左移:核左移伴白细胞总数增高称为再生性核左移,表示骨髓造血旺盛、释放功能好,机体抵抗力强,多见于急性化脓性感染、急性中毒、急性溶血和急性失血。

(2)退行性核左移:核左移伴白细胞总数正常或减低,表示骨髓释放功能受到抑制,机体抵抗力差,如再生障碍性贫血和粒细胞缺乏症。也可见于某些特殊类型的感染,如伤寒。

根据核左移程度可分为轻度、中度、重度三级(表 4-2)。核左移程度与感染的严重程度和机体的抵抗力密切相关。

表 4-2　核左移程度及临床意义

核左移程度	杆状核	细胞类型	临床意义
轻度	>5%	仅中性杆状核粒细胞	感染轻,抵抗力强
中度	>10%	杆状核、少量中性晚幼粒、中幼粒细胞	感染严重,抵抗力较强
重度	>25%	杆状核、晚幼粒~早幼粒细胞,甚至原粒细胞	中性粒细胞型类白血病反应

2.核右移

外周血中性分叶核粒细胞增多,并且 5 叶核以上者>3%时称为核右移。核右移严重者常伴有白细胞总数的减少,是造血功能衰退的表现,可能为缺乏造血物质、DNA 合成障碍和骨髓造血功能减退所致。常见于营养性巨幼细胞贫血及内因子缺乏所致的恶性贫血,也可出现于使用抗代谢药物。炎症恢复期,一过性核右移是正常现象,但在疾病进行期突然出现则提示预后不良。

(三)核形态异常的中性粒细胞

1.巨杆状核中性粒细胞

胞体可大至 30 μm,胞核肥大杆状或特长带状,染色质略细致,着色变浅(图 4-8)。由维生素 B_{12} 叶酸缺乏所致的称巨幼变,否则称巨幼样变。见于巨幼细胞贫血、白血病、骨髓增生异常综合征和放、化疗后。

2.双核中性粒细胞

胞内出现 2 个(杆状)核(图 4-9)。多见于骨髓增生异常综合征、急性粒细胞白血病、化疗后和苯中毒。

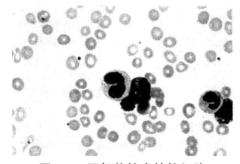

图 4-8　巨杆状核中性粒细胞

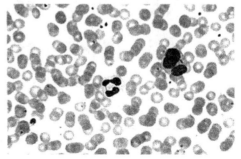

图 4-9　双核中性粒细胞

3.环形杆状核中性粒细胞

指闭锁环形杆状核中性粒细胞(图 4-10)。见于放疗和化疗后、巨幼细胞贫血和骨髓增生异常综合征。

4.中性粒细胞核分叶过多和巨多分叶核中性粒细胞

前者指成熟中性粒细胞核分叶超过 5 叶;后者胞体可巨大,核分叶过多,常为 5~9 叶,甚至10 叶以上,各叶大小悬殊,核染色质疏松。多见于巨幼细胞贫血、恶性贫血、应用抗代谢药物治疗后、骨髓增生异常综合征和白血病等。

5.Pelger-Hüet 畸形

Pelger-Hüet 畸形指成熟中性粒细胞核分叶能力减退,常呈杆状、肾形或分 2 叶呈眼镜形或哑铃形,染色质致密、深染,聚集成小块或条索状,其间有空白间隙。多见于常染色体显性遗传性疾病(又称家族性粒细胞分叶不能)。骨髓增生异常综合征、粒细胞白血病、某些药物(如秋水仙胺)治疗后、某些严重感染等所致核分叶能力减退称为假性 Pelger-Hüet 畸形。

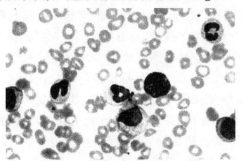

图 4-10　环形核中性粒细胞

6.粒细胞鼓槌体

粒细胞鼓槌体又称"核棘突",指中性粒细胞胞核上有球形或椭圆形突起,可一个或多个,直径 2～4 μm,与核叶之间以短丝相连,因类似鼓槌状而得名。多见于女性和非典型肺炎等。

(四)胞质异常的中性粒细胞

中性粒细胞的胞质异常包括空泡、Dohle 小体、颗粒异常(Auer body、Chédiak-Higashi、Alder-Reilly、May-Hegglin 畸形)、颗粒减少、外源性中性粒细胞包涵体(病原体、疟色素、冷球蛋白)等。

1.含棒状小体(Auer body)

中性粒细胞胞质内出现紫红色细杆状物,长 1～6 μm,可 1 条或数条。急性粒细胞白血病中呈粗短棒状,常 1～2 条;急性单核细胞白血病中呈细长杆状,常 1 条;急性早幼粒细胞白血病中常数条至几十条成束状(柴捆样);不出现于急性淋巴细胞白血病,故有助于急性髓细胞白血病和急性淋巴细胞白血病的鉴别。

2.Chédiak-Higashi 畸形

骨髓和血液的中性粒细胞胞质内含几个至数十个直径为 2～5 μm 的包涵体,呈异常巨大紫蓝色或灰红色块状物,为异常溶酶体颗粒融合所致,也可见于单核细胞和淋巴细胞中。见于常染色体隐性遗传性 Chédiak-Higashi 综合征。

3.Alder-Reilly 畸形

中性粒细胞胞质中含巨大深染嗜天青颗粒,其颗粒特别粗大,不伴有白细胞增多和核左移、空泡等毒性变化,与白细胞内溶酶体不能分解黏多糖,使黏多糖沉淀形成大而粗糙颗粒有关,也可见于其他白细胞。多见于常染色体隐性遗传性黏多糖代谢障碍。

4.May-Hegglin 畸形

中性粒细胞含淡蓝色包涵体,与严重感染、中毒时出现杜勒小体相同,但常较大而圆,也可见于其他粒细胞和巨核细胞中。多见于常染色体显性遗传性 May-Hegglin 畸形。

5.颗粒减少中性粒细胞

指中性粒细胞胞质内颗粒明显减少或消失。因颗粒少,此类细胞胞质呈淡蓝色,清晰可见,易误认为单核细胞、淋巴细胞等。多见于骨髓增生异常综合征和粒细胞白血病等。

(五)形态异常的淋巴细胞

1.异型淋巴细胞

在病毒或过敏原等因素刺激下,淋巴细胞增生并发生形态变化,其胞体增大、胞质增多、嗜碱性增强、核母细胞化,称为异型淋巴细胞、反应性淋巴细胞或浆细胞样淋巴细胞。外周血异型淋巴细胞主要是 T 细胞(83%~96%),少数为 B 细胞(4%~7%)。异型淋巴细胞按形态特征分为3 型。①Ⅰ型(空泡型):又称浆细胞型。胞体较正常淋巴细胞稍大,多为圆形;核圆形、椭圆形、肾形或不规则形,染色质粗网状或不规则聚集呈粗糙的块状;胞质较丰富,深蓝色,一般无颗粒,含大小不等的空泡或含较多小空泡而呈泡沫状。②Ⅱ型(不规则型):又称单核细胞型。胞体较Ⅰ型细胞明显增大,外形不规则似单核细胞;核圆形或不规则,染色质较Ⅰ型细致;胞质丰富,淡蓝或蓝色,有透明感,着色不均匀,边缘处蓝色较深,呈裙边样,可有少许嗜天青颗粒,一般无空泡,周边胞质有被邻近红细胞挤压感。③Ⅲ型(幼稚型):又称未成熟细胞型。胞体较大,核大,圆形或椭圆形,染色质呈细致网状,可有 1~2 个核仁;胞质量较少,深蓝色,多无颗粒,偶有小空泡。

正常人外周血中偶见异型淋巴细胞。增多主要见于传染性单核细胞增多症、病毒性肝炎、流行性出血热、湿疹等病毒性和过敏性疾病。腺病毒、EB 病毒、人类疱疹病毒、巨细胞病毒、肝炎病毒、艾滋病病毒、弓形体、B-链球菌、梅毒螺旋体等感染和接种疫苗,结缔组织病、药物反应、免疫系统应激状态等都可致异型淋巴细胞增多。

2.卫星核淋巴细胞

放射线损伤可使淋巴细胞发生形态变化,如核固缩、核碎裂、双核等。如在淋巴细胞主核旁出现 1 个游离小核,称卫星核淋巴细胞,是染色体受损伤后,在有丝分裂末期丧失着丝点染色单体或片断未整合入子代细胞染色体中,而成为游离卫星核。多见于机体接受较大剂量电离辐射、核辐射后或其他理化因素、抗癌药物等,常作为致畸、致突变客观指标之一。

3.毛细胞

胞体边缘不规则、表面不整齐,有许多锯齿状或伪足突起,或为细长毛发状;胞质量中等,淡蓝色,无颗粒;核圆形、椭圆形或肾形,染色质较粗、偶见核仁。多见于毛细胞白细胞、伴外周血毛细胞增多的脾淋巴瘤和急性巨核细胞白血病等。

4.花细胞

花细胞又称多形核淋巴细胞,胞核多态性,如扭曲、分叶、或折叠呈花瓣状,为 T 淋巴细胞感染病毒后发生核固缩、核断裂等走向死亡的过程。多见于病毒感染、成人 T 淋巴细胞白血病等。

5.赛塞里细胞

胞核大,约占细胞 4/5;核扭曲、折叠如脑回样,为 T 淋巴细胞。外周血见到较多数量(>10%)时才有意义。多见于皮肤原发性 T 细胞淋巴瘤(Sézary 综合征)。

(尹成娟)

第二节　白细胞分类计数

白细胞分类计数(differential leukocyte count,DLC)是将血液制成血涂片经染色后,用显微镜观察白细胞形态并分类计数,计算出各类型白细胞百分率(比值)和绝对值。不同类型白细胞

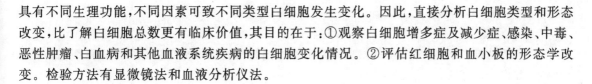

具有不同生理功能,不同因素可致不同类型白细胞发生变化。因此,直接分析白细胞类型和形态改变,比了解白细胞总数更有临床价值,其目的在于:①观察白细胞增多症及减少症、感染、中毒、恶性肿瘤、白血病和其他血液系统疾病的白细胞变化情况。②评估红细胞和血小板的形态学改变。检验方法有显微镜法和血液分析仪法。

一、检测原理

将血液制成血涂片,经瑞特-吉姆萨染色后,于油镜下观察白细胞形态,并根据白细胞形态特征逐个分类计数,求得各种白细胞百分率(比值)。并可间接求出单位容积血液中各种白细胞绝对值(某种白细胞绝对值=白细胞计数值×该种白细胞分类计数百分率)。

二、操作步骤

显微镜法:①采血、血涂片制备与染色。②低倍镜观察:观察全片、细胞分布和染色情况、红细胞和血小板形态和分布、注意观察有无异常细胞或寄生虫,选择镜检区域。③油镜观察:按一定方向和顺序(城垛形)移动视野,分类并记录相应数量白细胞。④计算:求出各种白细胞百分率,并同时报告白细胞、红细胞、血小板形态学检查结果和其他异常情况。

三、方法评价

方法评价为白细胞分类计数参考方法。可直观、较准确地识别细胞类别,及时发现各种细胞形态病理变化。缺点是操作费时,受血涂片质量、检验人员经验等影响,不易质量控制,精密度和准确度较仪器法低,但仪器检测为异常结果时必须用显微镜法复核。

四、质量管理

(一)检验前
同红细胞计数。

(二)检验中
1.操作因素

(1)血涂片制备与染色:CLSI 的 H20-A2 规定,应制备 3 张血涂片,规格为25 mm×75 mm,厚度为 0.8~1.2 mm,2 张用于检查,1 张备用。如白细胞减少,需多制备(如 6 张)。

(2)低倍镜观察:应先检查血涂片染色及细胞分布情况,注意涂片边缘及尾部有无异常细胞及寄生虫等,如有应报告。

(3)镜检部位:各种白细胞体积和密度不同,分布不同。淋巴细胞体积小密度大,在血涂片头、体部较多;单核细胞和中性粒细胞则相反,在尾部和两侧较多;异常大的细胞则常在尾部。通常选择血涂片体尾交界处(或片头至片尾 3/4 区域)红细胞分布均匀、染色效果好的区域。

(4)分类方法:应按照一定方向和顺序(城垛形)有规律地移动视野,避免主观选择视野、避免重复或遗漏、避免分类涂片边缘(大细胞偏多,无代表性)的细胞。

(5)分类白细胞数量:分类计数的白细胞占总计数白细胞的比例越大,误差越小。为兼顾工作效率,根据白细胞总数确定分类计数的白细胞数量。1983 年全国临床检验方法学学术讨论会推荐方案为白细胞总数在$(3\sim15)\times10^9$/L 时,每张血涂片分类计数 100 个白细胞;大于 15×10^9/L 时,分类计数 200 个白细胞;$<3\times10^9$/L 时,2 张或以上血涂片分类计数 $50\sim100$ 个白

细胞。

2.标本因素

(1)计数幼稚白细胞:分类中如发现异常或幼稚白细胞,应逐个分类计数(计入白细胞分类百分率中)并报告。

(2)计数幼稚红细胞:分类中如发现幼稚红细胞,应逐个计数,但不计入白细胞百分率中,而以分类 100 个白细胞过程中见到幼稚红细胞数量来报告(x:100),并注明其阶段。

(3)CLSI 的 H20-A2 规定,外周血出现异型淋巴细胞应计数和报告;破坏细胞如仍能清晰辨认,如嗜酸性粒细胞也应计数。无法辨认破坏细胞,如涂抹细胞或篮细胞则作为"其他"在报告中体现,但染色后应及时计数,以避免推迟计数使涂抹细胞或篮细胞增多。在特殊情况下,如 HIV 感染使白细胞碎片增加,可通过加入 22% 清蛋白消除。

(4)观察其他成分:应注意观察成熟红细胞和血小板形态、染色和分布情况,是否有其他异常细胞和寄生虫。

3.质量考核与评价

(1)质控片应包含 7 种白细胞(包括异型淋巴细胞),至少 1 张涂片含有少量有核红细胞,1 张涂片含有少量未成熟白细胞。

(2)因受手工制备血涂片(细胞分布不均匀)、染色(效果不佳)和检验人员(主观性强)等因素影响,白细胞分类计数结果变化大,很难进行严格质量控制,关键在于严格规范操作,尽量减少误差。根据 CLSI 的 H20-A2 标准,要求对每张血涂片分类计数 200 个白细胞,计算出计数百分率标准误,再计算 95% 置信区间或采用 Rümke 提供白细胞分类计数 95% 置信区间,结果应落在置信区间内,否则,表示存在标本处理或操作错误,应分析出可能的误差来源,并重新检测。

(三)检验后

白细胞受生理因素影响波动大,只有通过定时和反复观察才有意义。

五、临床应用

(一)参考范围

成年人白细胞分类计数参考范围见表 4-3。

表 4-3 成年人白细胞分类计数参考范围

白细胞	百分率(%)	比值	绝对值(×10⁹/L)
中性杆状核粒细胞(Nst)	1～5	0.01～0.05	0.04～0.50
中性分叶核粒细胞(Nsg)	50～70	0.50～0.70	2.00～7.00
嗜酸性粒细胞(Eo)	0.5～5	0.005～0.05	0.05～0.50
嗜碱性粒细胞(B)	0～1	0～0.01	0～0.10
淋巴细胞(L)	20～40	0.20～0.40	0.80～4.00
单核细胞(M)	3～8	0.03～0.08	0.12～0.80

(二)临床意义

1.白细胞总数与中性粒细胞

白细胞总数与中性粒细胞增多及减少参考标准见表 4-4。因中性粒细胞占白细胞总数 50%～70%,其增高和减低直接影响白细胞总数增减,故两者增减临床意义基本一致,但如出现不一致的情况,可能是由淋巴细胞、嗜酸性粒细胞等增高和减低所致,应具体分析。表 4-5 为 CLSI 临床敏感性研究标本类型说明。

表 4-4 白细胞总数、粒细胞增多和减少定义

白细胞/粒细胞数量变化	含义及参考标准
白细胞减少	白细胞数减少<$4.0×10^9$/L
白细胞增多	白细胞数增多>$10×10^9$/L
粒细胞减少	粒细胞计数(中性粒细胞、嗜酸性粒细胞、嗜碱性粒细胞)减少
粒细胞缺乏症	血液中粒细胞全部缺乏,通常指极重度中性粒细胞缺乏症,中性粒细胞计数小于 $0.5×10^9$/L
中性粒细胞减少	中性粒细胞绝对值成年人<$2.0×10^9$/L;10~14 岁儿童<$1.8×10^9$/L;1 个月至 10 岁<$1.5×10^9$/L
中性粒细胞增多	中性粒细胞(杆状核和成熟中性粒细胞)绝对值>$7.5×10^9$/L

表 4-5 CLSI 临床疾病与血标本细胞灵敏度

疾病	白细胞分类计数特点	细胞数($×10^9$/L)	百分率(%)
急性炎症、细菌感染	中性粒细胞增多和/或核左移	≥9.0	>80
慢性炎症	单核细胞增多	≥0.8	>10
寄生虫感染、变态反应	嗜酸性粒细胞增多	≥0.5	>7
病毒感染	淋巴细胞增多和/或	≥3.5	>50
	淋巴细胞异常形态	≥0.7	
再生障碍性贫血、化疗	粒细胞减少	≤1.5	<10
HIV 感染	淋巴细胞减少	1.0	<7
急性白血病	不成熟细胞	0.1	>2
严重贫血、骨髓增殖性疾病	有核红细胞	0.01	>1

2.中性粒细胞增多

(1)生理性增多:多为暂时性,去除影响因素后可较快恢复正常。为内分泌改变使边缘池白细胞进入循环池增多所致。以成熟中性分叶核粒细胞增多为主。白细胞计数的生理性波动在 30% 以内多无意义,须定时和连续监测才有临床价值。其生理性增多见于以下情况。①年龄:新生儿白细胞较高($15×10^9$/L),个别可高达 $30×10^9$/L,在 3~4 天后降至 $10×10^9$/L,主要为中性粒细胞,到 6~9 天逐渐下降与淋巴细胞大致相等,至 2~3 岁后又逐渐升高,5~7 岁高于淋巴细胞。②日内变化:早晨较低,下午较高;安静及放松时较低,活动和进食后较高。日内变化可相差 1 倍。③温度、运动、疼痛及情绪:冷热水浴、高温、严寒、日光或紫外线照射可使白细胞轻度增高;剧烈运动、剧痛和情绪激动显著增高,可高达 $35×10^9$/L。刺激停止后较快恢复。④经期、妊娠及分娩:经期、排卵期可略增多;妊娠大于 5 个月可增多达 $15×10^9$/L;分娩时受疼痛、产伤及失血等刺激,WBC 可高达 $35×10^9$/L,产后 2 周内可恢复。⑤吸烟:平均高于非吸烟者 30%,可达 $12×10^9$/L,重度吸烟者可高达 $15×10^9$/L。

(2)病理性增多。中性粒细胞病理性增多的原因很多,可归纳为两大类:反应性增多和异常增生性增多。

1)反应性增多:为机体受病理因素刺激产生的应激反应,为动员骨髓贮存池粒细胞释放及边

缘池粒细胞进入循环池增多所致,主要是分叶核粒细胞及杆状核粒细胞。反应性增多见于以下几种情况。

感染和炎症:急性感染和炎症是中性粒细胞增多最常见原因,增多程度与病原体种类,感染部位、范围和严重程度以及机体反应性有关(表 4-6)。临床上,绝大多数细菌感染中性粒细胞计数为$(10\sim30)\times10^9/L$,只有深部感染或腹膜炎才大于 $30\times10^9/L$,但很少大于 $50\times10^9/L$,且通常为暂时性和可逆性,即病因解除或病情控制后迅速恢复。化脓性球菌(如金黄色葡萄球菌、溶血性链球菌和肺炎链球菌等)感染时中性粒细胞增多最为明显。某些杆菌(如大肠埃希菌、铜绿假单胞菌)、病毒(如狂犬病病毒、流行性出血热病毒)、真菌(如放线菌)、立克次体(如普氏立克次体)、螺旋体(如钩端螺旋体)和寄生虫(如并殖吸虫)等感染,可使中性粒细胞增多。某些严重急性感染者,可出现类白血病反应,需与白血病鉴别。慢性感染性疾病,如类风湿关节炎、风湿热、支气管炎、肾盂肾炎、结肠炎和皮炎等,中性粒细胞可增高 3 倍以上。急性化脓性胆囊炎时,WBC$>20\times10^9/L$可作为诊断指标之一。急性胰腺炎时,WBC 与中性粒细胞增高与炎症成正比,可能为急性坏死性或急性水肿性胰腺炎,中性粒细胞$>85\%$时病死率可达 100%。肠缺血、肠破裂时,WBC$>21\times10^9/L$为早期肠坏死指标之一。

表 4-6 感染程度与白细胞变化及机体反应性

严重程度	白细胞数	中性粒细胞数	机体反应性
局部或轻微感染	可正常	稍增高	
中度感染	增高	增高,伴轻度度核左移及毒性改变	良好,骨髓细胞释放入血增多
严重感染	显著增高	增高,伴明显核左移及毒性改变	良好,骨髓细胞释放入血增多
极重感染	减低	减低,但明显核左移及毒性改变	差,为白细胞大量聚集内脏血管及炎症部位所致。预后差

严重组织损伤及血细胞破坏:严重外伤、大手术、大面积烧伤,急性心肌梗死以及严重血管内溶血的 $12\sim36$ 小时,白细胞总数及中性粒细胞可增多,如借此考虑有无术后感染,必须注意时间因素。急性心肌梗死后 $1\sim2$ 天,白细胞常增多并可持续 1 周,可与心绞痛鉴别。

急性失血:急性大出血,尤其是急性内出血(如消化道大出血、脾破裂、异位妊娠破裂)后 $1\sim2$ 小时内,白细胞常急剧上升,可高达 $25\times10^9/L$,为缺氧、红细胞破坏产物刺激骨髓释放增多所致。此时,因放射性血管收缩及脾释放存血,Hb 及 RBC 尚未下降,故白细胞计数可作为早期诊断内出血的重要参考指标。

急性中毒:代谢性中毒(如糖尿病酮症酸中毒、尿毒症昏迷、肝性脑病、急性痛风和急性甲状腺毒症);化学物质(如铅、汞、苯、一氧化碳和有机磷);药物(如安眠药、肾上腺素、去甲肾上腺素、肾上腺皮质激素、洋地黄和氯化锂);生物毒素(如蛇毒、昆虫毒),可在接触后数小时内白细胞及中性分叶核粒细胞明显增多。与趋化因子增高有关。

恶性肿瘤:非造血系统恶性肿瘤,特别是消化道恶性肿瘤(如肝癌、胃癌)和肺癌等,中性分叶核粒细胞可持续性增高。与癌细胞产生粒细胞生成素、分解产物刺激骨髓释放、粒细胞被癌细胞排挤入血有关。

中性粒细胞增多症:中性粒细胞的粒细胞生成素增加,如遗传性中性粒细胞增多症、13 或18-三体综合征、慢性特发性中性粒细胞增多症、中性粒细胞增多性白血病样反应、Sweet 综合征、吸雪茄烟、心肺复苏;循环中性粒细胞清除减少,药物如糖皮质激素;中性粒细胞分布异常,如

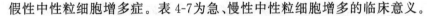

假性中性粒细胞增多症。表 4-7 为急、慢性中性粒细胞增多的临床意义。

表 4-7 急、慢性中性粒细胞增多临床意义

	疾病分类	临床意义
急性中性粒细胞增多症	物理刺激	冷、热、运动、惊厥、疼痛、体力劳动、麻醉、外科
	情感刺激	恐惧、愤怒、高度紧张、抑郁
	感染	局部和系统急性细菌性、真菌性、立克次体、螺旋体和某些病毒感染
	炎症、组织坏死	烧伤、电击伤、创伤、梗死、痛风、血管炎、抗原抗体复合物、补体活化
	药物、激素、毒物	集落刺激因子、肾上腺素、本胆烷醇酮、内毒素、糖皮质激素、吸烟、疫苗、蛇毒
慢性中性粒细胞增多症	感染	持续感染
	炎症	大多数急性炎症,如结肠炎、皮炎、药物变态反应、痛风、肝炎、肌炎、肾炎、胰腺炎、牙周炎、风湿热、类风湿关节炎、动脉炎、甲状腺炎、Sweet 综合征
	肿瘤	胃、支气管、乳腺、肾、肝、胰腺、子宫,罕见于霍奇金病、淋巴瘤、脑肿瘤、黑色素瘤和多发性骨髓瘤
	药物、激素、毒物	如过量肾上腺皮质激素、锂;罕见于其他药物
	代谢物和内分泌疾病	子痫、甲状腺危象、过量肾上腺皮质激素
	血液病	粒细胞缺乏症或巨幼细胞贫血、慢性溶血或出血治疗、无脾、骨髓增殖性疾病、慢性特发性白细胞增多症
	遗传性和先天性疾病	Down 综合征、先天性疾病

2)异常增生性增多:系造血干细胞克隆性疾病,为造血组织中粒细胞异常增生并释放到外周血所致,主要为病理性白(粒)细胞或未成熟白(粒)细胞,常伴其他系细胞改变,如红细胞或血小板数量增减。常见于白血病、骨髓增殖性疾病(真性红细胞增多症、原发性骨髓纤维化、原发性血小板增多症、慢性粒细胞白血病)等。

3.中性粒细胞减少

机制:①增殖和成熟障碍;②消耗或破坏过多;③分布异常。感染危险程度与中性粒细胞减少程度呈反比关系:通常中性粒细胞为 $(1.0 \sim 1.8) \times 10^9/L$ 常很少有感染危险;为 $(0.5 \sim 1.0) \times 10^9/L$ 常有轻度或低度感染危险;$<0.5 \times 10^9/L$ 常有高度感染危险。临床上需要鉴别是粒细胞缺乏所致的感染,还是严重感染所致的粒细胞缺乏。中性粒细胞减少见于以下情况。

(1)感染:病毒感染(如流感、麻疹、风疹、病毒性肝炎、水痘、巨细胞病毒等感染)是致粒细胞减少的常见原因,也见于某些细菌(特别是革兰阴性杆菌如伤寒、副伤寒杆菌)和某些原虫(如疟疾和黑热病)感染。可能为病原体内毒素和异体蛋白抑制骨髓释放并使大量粒细胞转移到边缘池以及抗感染消耗增多所致。

(2)理化损伤:包括放射线、化学物质(铅、汞、苯),与直接损伤造血干细胞或抑制骨髓粒细胞有丝分裂有关。其中,药物所致中性粒细胞减少最为常见,年发病率为 $(3 \sim 4)/10^6$,儿童及年轻患者约占 10%,老年患者约占 50%。药物致中性粒细胞减少的机制:一是与药物中毒剂量相关,即药物非选择性干扰细胞复制的蛋白质合成,如吩噻嗪、抗甲状腺药、氯霉素等;二是与免疫机制相关:即药物或药物代谢产物通过免疫反应致白细胞破坏,如过敏病史更常见药物诱导中性粒细胞减少症。

（3）血液病：主要见于再生障碍性贫血、阵发性睡眠性血红蛋白尿症、非白血性白血病、骨髓转移癌、巨幼细胞贫血等。与造血功能障碍、粒细胞增殖异常或营养缺乏致骨髓粒细胞生成、成熟障碍或无效生成有关。

（4）自身免疫性疾病：如特发性血小板减少性紫癜、自身免疫性中性粒细胞减少症、同种免疫新生儿中性粒细胞减少症、类风湿关节炎、系统性红斑狼疮等。与机体产生自身白细胞抗体致破坏过多有关。

（5）脾功能亢进：致脾大的疾病（如脾淋巴瘤、脾囊肿、脾血管瘤）、淤血性疾病（如肝硬化、门静脉或脾静脉栓塞、心力衰竭）、类脂质沉积病（如戈谢病、尼曼-匹克病）等，均可因脾功能亢进致白细胞减少，可能与大量粒细胞被脾滞留、吞噬、破坏，脾产生某些体液因子抑制骨髓造血有关。

（6）其他中性粒细胞减少症。中性粒细胞颗粒减少：如 Kostmann 综合征、先天性中性粒细胞缺乏症、Shwachman-Diamond 综合征、高 IgM 综合征、软骨毛发发育不全、Cohen 综合征、Barth 综合征、无效生成性慢性粒细胞缺乏、WHIM 综合征、Griscelli 综合征。糖原贮积症、Hermansky-Pudiak 综合征、Wiskott-Aldrich 综合征、慢性低增生性中性粒细胞减少症、急性低增生性中性粒细胞减少症和慢性特发性中性粒细胞减少症等。中性粒细胞分布异常：如假性中性粒细胞减少症。

4.嗜酸性粒细胞

参见嗜酸性粒细胞直接计数。

5.嗜碱性粒细胞

由髓系干细胞分化为嗜碱性粒细胞祖细胞（CFU-B）后发育而来的。在骨髓中含量很少，在外周血中仅占白细胞的 0～1%。其形态和功能与肥大细胞相似，突出的生理功能是参与超敏反应。嗜碱性粒细胞计数常用于观察变态反应、鉴别类白血病反应与慢性粒细胞白血病。

（1）嗜碱性粒细胞增多：指外周血嗜碱性粒细胞绝对值＞0.1×10^9/L。其增高，可作为骨髓增殖性肿瘤的早期征象。慢性粒细胞白血病时，外周血可高达 10%～20%，是慢性粒细胞白血病的特征之一，如其突然增多并＞20%，是病情恶化（急性变）的指征。嗜碱性粒细胞增多的临床意义见表 4-8。

表 4-8　嗜碱性粒细胞增多的临床意义

疾病分类	临床疾病
过敏或炎症	溃疡性结肠炎、药物、食物、半抗原过敏、红斑、荨麻疹、青年型类风湿关节炎
内分泌疾病	糖尿病、服用雌激素、甲状腺功能减退症
感染	天花、流感、水痘、结核
肿瘤	嗜碱性粒细胞白血病、骨髓增殖性疾病，如慢性粒细胞白血病、真红、原纤、特发性血小板增多症
其他	铁缺乏、暴露于放射离子、重金属（如铅、汞、铬）等中毒

（2）嗜碱性粒细胞减少：可见于过敏性休克、促肾上腺皮质激素或糖皮质激素应用过量以及应激反应等。因嗜碱性粒细胞数量很少，其减少与否难以观察，临床意义不大。

6.淋巴细胞

由骨髓多能造血干细胞分化为淋巴系干细胞后在人体胸腺或淋巴结中分化成熟而来。在成年人外周血中占白细胞的 20%～40%，主要分为 T 细胞、B 细胞和自然杀伤细胞（natural killer cell,NK)三大类,是人体主要的免疫细胞,监测淋巴细胞数量改变,有助于了解机体的免疫功能状态。

(1)淋巴细胞增多:指外周血淋巴细胞绝对值成年人$>4.0\times10^9$/L、4 岁以上儿童$>7.2\times10^9$/L、4 岁以下儿童$>9.0\times10^9$/L。新生儿外周血中性粒细胞较高,出生 2～3 天后迅速下降,到 6～9 天逐渐下降与淋巴细胞大致相等,形成交叉点。之后淋巴细胞逐渐升高,至 1～2 岁后又逐渐下降,而中性粒细胞逐渐升高,至 4～5 岁两者又基本相等,形成中性粒细胞和淋巴细胞变化曲线的两次交叉(图 4-11)。此期间淋巴细胞较成年人高,可达 50％以上,属生理性增多,应与传染性单核细胞增多症及儿童急性淋巴细胞白血病等鉴别。

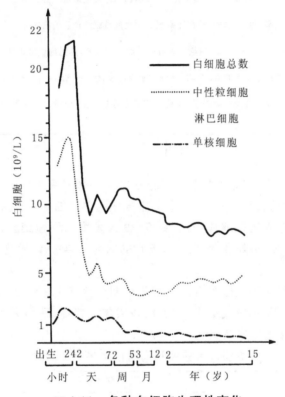

图 4-11　各种白细胞生理性变化

淋巴细胞病理性增多。①感染:典型的急性细菌感染恢复期;某些病毒所致的急性传染病(如麻疹、风疹、流行性出血热、流行性腮腺炎、病毒性肝炎、传染性单核细胞增多症、传染性淋巴细胞增多症等);百日咳杆菌、弓形体、布鲁杆菌和梅毒螺旋体、原虫等的感染;某些慢性感染(如结核病恢复期或慢性期)。传染性单核细胞增多症时,淋巴细胞增多常$>50％$,如外周血异型淋巴细胞增多$>10％$,有助于诊断。②肿瘤性疾病:以原始及幼稚淋巴细胞增多为主,见于急性淋巴细胞白血病、慢性粒细胞白血病急淋变、白血性淋巴瘤、幼稚淋巴细胞白血病;以成熟淋巴细胞增多为主,见于慢性淋巴细胞白血病、淋巴细胞性淋巴瘤、巨滤泡性淋巴瘤。③组织移植术后:如发生排斥反应,在排斥前期淋巴细胞绝对值即增高,可作为监测组织或器官移植排斥反应的指标之一。④其他:再生障碍性贫血、粒细胞减少症及粒细胞缺乏症时,因中性粒细胞显著减少,故淋巴细胞比例相对增高,但淋巴细胞绝对值不增高,称为淋巴细胞相对增高。

(2)淋巴细胞减少:指外周血淋巴细胞绝对值$<1.0\times10^9$/L。8 个月儿童$<4.5\times10^9$/L。

除了因中性粒细胞显著增高而致淋巴细胞相对减少的各种病因外,淋巴细胞减少的临床意义见表4-9。

表 4-9 淋巴细胞减少临床意义

原因或疾病	临床意义
流行性感冒	病毒感染的恢复期,出现典型的淋巴细胞减少
免疫性疾病	SLE、类风湿关节炎、混合性结缔组织病、多发性肌炎等患者,因机体产生抗淋巴细胞抗体,致淋巴细胞被破坏而减少
药物治疗	环磷酰胺等烷化剂可致白细胞显著减少,伴淋巴细胞明显减低。停止治疗后,淋巴细胞减少可持续数年
放射治疗	可破坏淋巴细胞,每天低剂量放疗比每周2次大剂量放疗产生的破坏力更强
结核病	早期淋巴细胞减少,伴 $CD4^+$ 细胞明显减少。如治疗有效,淋巴细胞可正常
HIV 感染	可选择性地破坏 $CD4^+$ 细胞,致 $CD4^+$ 细胞明显减少,$CD4^+/CD8^+$ 比例倒置
其他	各种类型的重症联合免疫缺陷症、运动性毛细血管扩张症、营养不良或锌缺乏等,淋巴细胞可不同程度减少

7.单核细胞

起源于骨髓多能造血干细胞,为髓系干细胞分化为粒-单核系祖细胞后分化发育而来。成年人外周血单核细胞占白细胞的 $3\%\sim8\%$。骨髓中成熟的单核细胞释放入外周血后,在血液中停留 $3\sim6$ 天,即逸出血管进入组织或体腔内,经 $5\sim9$ 天发育为吞噬细胞,形成单核-巨噬细胞系统,具有吞噬和杀灭病原体,清除衰老、损伤或死亡的细胞及异物、诱导及调节免疫反应以及抗肿瘤等防御功能。

(1)单核细胞增多:指成年人外周血单核细胞绝对值大于 $0.8\times10^9/L$。单核细胞生理性增多见于 2 周内的婴儿(可达 15% 或更多)、儿童(较成年人略高,平均为 9%);妊娠中、晚期及分娩。单核细胞病理性增多的临床意义见表 4-10。

表 4-10 单核细胞病理性增多临床意义

疾病分类	临床意义
血液系统疾病	①髓细胞肿瘤:骨髓增生异常综合征、急性单核细胞白血病、急性粒-单核细胞白血病、急单伴组织细胞特征、急性髓细胞树突细胞白血病、慢性粒-单核细胞白血病、青年型粒-单核细胞白血病、慢性髓细胞白血病(m-BCR-阳性型)、真性红细胞增多症。②慢性中性粒细胞减少。③药物诱导中性粒细胞减少。④粒缺后恢复期。⑤淋巴细胞肿瘤:B细胞淋巴瘤、T细胞淋巴瘤、霍奇金病、骨髓瘤、巨球蛋白血症。⑥药物诱导假性淋巴瘤。⑦免疫性溶贫。⑧特发性血小板减少性紫癜
炎症和免疫系统疾病	结缔组织病:类风湿关节炎、系统性红斑狼疮、一过性动脉炎、真菌病、结节状多动脉炎、结节病
感染	结核感染、亚急性细菌性心内膜炎、布氏杆菌病、登革出血热、急性细菌感染恢复期、梅毒、巨细胞病毒感染、水痘-疱疹病毒感染、伤寒
消化系统疾病	乙醇性肝病、炎症性肠病、口炎性腹泻
非血液系统恶性肿瘤	肺癌、胃癌、胰腺癌、结肠癌

续表

疾病分类	临床意义
应用细胞因子	粒单系集落刺激因子(GM-CSF)等治疗
其他	心肌梗死、心肺复苏术、四氯乙烷中毒、分娩、服用糖皮质激素、抑郁、烧伤、马拉松运动、前脑无裂畸形、川崎病、脾切除后

(2)单核细胞减少:指成年人外周血单核细胞绝对值小于 $0.2×10^9$/L。见于再生障碍性贫血、毛细胞白血病(可能是诊断线索,常伴感染)、慢性淋巴细胞白血病、循环中性粒细胞减少、严重烧伤、类风湿性关节炎、系统性红斑狼疮、HIV 感染、放疗后、服用糖皮质激素、干扰素、肿瘤坏死因子。

(尹成娟)

第三节　嗜酸性粒细胞直接计数

嗜酸性粒细胞为髓系干细胞分化而成的嗜酸性粒细胞祖细胞(CFU-Eo)发育而来的。嗜酸性粒细胞集落形成因子(CSF-Eo)主要由受抗原刺激的淋巴细胞产生,因此 Eo 与免疫系统关系密切。其主要存在于骨髓和组织中,在外周血中为白细胞的 $0.5\%\sim5\%$,仅占全身 Eo 总数的 1%左右。Eo 具有趋化和吞噬、限制Ⅰ型超敏反应、抗寄生虫感染等生物活性,在消除过敏性炎症反应和抗寄生虫感染免疫中起重要作用。

因外周血中 Eo 的百分率很低,要准确了解其变化,应采用直接计数法,包括显微镜计数法和血液分析仪法。

一、检测原理

显微镜计数法:用嗜酸性粒细胞稀释液将血液稀释一定倍数,同时破坏红细胞和其他白细胞,并将 Eo 着色。滴入改良牛鲍计数板,低倍镜下计数 2 个计数池共 10 个大方格内的 Eo 数,经换算求出每升血液中的 Eo 数。

二、操作步骤

手工法。①准备稀释液:取一试管,加入嗜酸性粒细胞稀释液 0.38 mL。②采血和加血:准确采集毛细血管血或吸取新鲜静脉抗凝血 20 μL 加至上述稀释液中,立即混匀,静置待液体变为棕褐色。③充池:准备计数板、充分混匀稀释液、充池、室温静置 2～3 分钟。④计数:于低倍镜下计数 2 个计数池中的 10 个大方格内的嗜酸性粒细胞数量。⑤计算:嗜酸性粒细胞数/L＝10 个大方格内嗜酸性粒细胞数(N)×10^6×20。

三、方法评价

显微镜计数法所需设备简单,经济易行;所得嗜酸性粒细胞绝对值,较采用白细胞总数和分类计数间接推算出的准确性高。但操作费时、重复性差,精度不如五分类血液分析仪法,后者分析速度快,准确性高,是目前最有效的嗜酸性粒细胞计数的筛检方法。缺点是仪器昂贵,且当仪器显示嗜酸性粒细胞增多伴直方图或散点图异常时,应采用显微镜计数法复检。

嗜酸性粒细胞计数有多种稀释液(表 4-11)。试剂成分主要作用有:①保护嗜酸性粒细胞(如丙酮、乙醇)。②促进红细胞和中性粒细胞破坏(如碳酸钾、草酸铵或低渗状态)。③使嗜酸性粒细胞着色(如伊红、溴甲酚紫、固绿)。④其他:防止乙醇挥发(甘油);防止血液凝固(抗凝剂)。

表 4-11　嗜酸性粒细胞稀释液优缺点

稀释液	优点	
伊红-丙酮	试剂简单,简便易行	
乙醇-伊红	含碳酸钾,溶解红细胞和其他白细胞作用强,视野背景清晰;嗜酸颗粒鲜明橙色,2 小时内不被破坏;含甘油,液体不易挥发,可保存 6 个月以上	
皂素-甘油	细胞较为稳定,着色鲜明易于鉴别;含甘油,液体不易挥发,置冰箱可保存 6 个月以上溴甲酚紫	为低渗配方,红细胞和其他白细胞被溶解破坏,嗜酸性粒细胞被染而呈蓝色
固绿	含丙酮、乙醇两种保护剂,使嗜酸性粒细胞膜完整、无破损;含碳酸钾、草酸铵,其他细胞破坏完全;固绿使嗜酸颗粒呈折光较强的蓝绿色颗粒	

四、质量管理

(一)检验前

嗜酸性粒细胞日间生理变化波动大,应注意固定采集标本的时间(上午 8 时或下午 3 时)。其余同白细胞计数。

(二)检验中

(1)造成白细胞计数误差的因素,在 Eo 计数时均应注意。

(2)Eo 稀释液中的乙醇、丙酮等为 Eo 的保护剂,如 Eo 被破坏,可适当增加其用量;如中性粒细胞破坏不全,则可适当减少其用量。

(3)Eo 容易破碎,混匀力度应适宜;如采用含甘油的稀释液,因黏稠度大,应适当延长混匀时间。

(4)应在血液稀释后 1 小时内完成计数,否则 Eo 可逐渐溶解破坏,使结果偏低。

(5)注意与残留的中性粒细胞区别,中性粒细胞一般不着色或着色较浅,胞质颗粒细小或不清,应排除计数。

五、临床应用

(一)参考范围

参考范围(0.05~0.5)×10^9/L。

(二)临床意义

1.生理变化

(1)日间变化:正常人嗜酸性粒细胞早晨较低,夜间较高;上午波动大,下午较恒定,波动可达

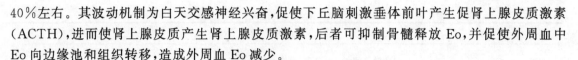

40%左右。其波动机制为白天交感神经兴奋,促使下丘脑刺激垂体前叶产生促肾上腺皮质激素(ACTH),进而使肾上腺皮质产生肾上腺皮质激素,后者可抑制骨髓释放 Eo,并促使外周血中 Eo 向边缘池和组织转移,造成外周血 Eo 减少。

(2)运动和刺激:劳动、运动、饥饿、冷热及精神刺激等,均可致交感神经兴奋,使外周血 Eo 减少。

2.病理变化

(1)嗜酸性粒细胞增多:指成年人外周血嗜酸性粒细胞绝对值大于 $0.5 \times 10^9 / L$。可分为轻度增多:$(0.5 \sim 1.5) \times 10^9 / L$;中度增多:$(1.5 \sim 5.0) \times 10^9 / L$;重度增多:$> 5.0 \times 10^9 / L$。常见于过敏性疾病及寄生虫感染,为 T 淋巴细胞介导的反应性嗜酸性粒细胞增多;亦常见于某些恶性肿瘤(癌旁现象)及骨髓增殖性疾病。致嗜酸性粒细胞增多的临床意义见表 4-12。

表 4-12　嗜酸性粒细胞增多临床意义

疾病	评注	发生率
感染性疾病		
寄生虫感染		最常见,多为中度和重度增多
细菌感染	通常致 Eo 减少,血清 ECP 可增高,提示 Eo 侵入组织。结核菌感染所致 Eo 减少,大多数继发于药物反应	罕见
真菌感染	88%球孢子菌病患者可出现 Eo 增多,与变态反应类似。隐球菌致 CSF 的 Eo 增多	罕见
立克次体感染		罕见
病毒感染	有个案报道,如疱疹和 HIV 感染	罕见
过敏性疾病		
过敏性鼻炎		最常见,多为中度增多
过敏性皮炎		最常见,特别是儿童,多为中度增多
荨麻疹/血管水肿	皮肤可见 Eo	常见,不定
哮喘	内源性哮喘、鼻息肉、阿司匹林不耐受性综合征常伴高 Eo 计数	常见,多为中度增多
药物反应	抗生素、NASID 和精神病药最常见,通常停药后恢复正常	不常见,多为中度和重度增多
肿瘤		
急性嗜酸性粒细胞白血病		罕见,多为重度增多
急性粒细胞白血病伴骨髓嗜酸性粒细胞增多	常伴随 16 号染色体异常	不常见,多为中度和重度增多
慢性嗜酸性粒细胞白血病	类似 HES	罕见,多为重度增多
慢性粒细胞白血病	慢性粒细胞白血病 Eo 计数增多并不常见	不常见,中度和重度增多

疾病	评注	发生率
淋巴瘤	中度常伴组织 Eo 增多,霍奇金病最常见,T 细胞淋巴瘤可增高 IL-5 或其他促嗜酸性粒细胞细胞因子	不常见,多为中度增多
朗格汉斯细胞组织细胞病	粒细胞瘤见组织嗜酸性粒细胞增多	不常见,多为轻度增多
实体肿瘤	各种不同肿瘤	不常见,多为中度和重度增多
骨骼肌肉疾病		
类风湿关节炎	多继发于药物治疗	不常见,中度和重度增多
嗜酸性筋膜炎		罕见,重度增多
胃肠道疾病		
嗜酸性粒细胞胃肠炎	许多胃肠道疾病,组织嗜酸性粒细胞明显增多,血液 Eo 增多不明显	罕见,多为轻度和中度增多
嗜酸性粒细胞食管炎	组织嗜酸性粒细胞明显增多,血液 Eo 轻度增多	常见,多为轻度增多
乳糜泻	组织嗜酸性粒细胞增多症	不常见,外周血 Eo 不增多
炎症性肠病	Crohn 病和溃疡性结肠炎活检见 Eo 增多	
过敏性胃肠炎	年轻儿童	不常见,多为轻度和中度增多
Churg-Strauss 综合征	嗜酸性粒细胞血管炎和哮喘症状	罕见,多为中度和重度增多
肺嗜酸性粒细胞增多症、嗜酸性肺炎	Eo 增多和肺浸润症状	不常见,多为中度和重度增多
支气管囊性纤维化	常伴哮喘	常见,多为轻度增多
皮肤病		
大疱性类天疱疮		不常见,多为中度增多
嗜酸性粒细胞蜂窝织炎	高嗜酸性粒细胞鉴别细菌原因	不常见,多为中度和重度增多
其他原因		
IL-2 治疗	神经细胞瘤或骨髓瘤	罕见,多为中度和重度增多
高嗜酸性粒细胞综合征		不常见,多为重度增多
心内膜心肌纤维化	继发于任何原因高 Eo 计数	不常见,多为重度增多
高 IgE 综合征		不常见,多为中度和重度增多
嗜酸性粒细胞肌痛综合征和毒油综合征	两种相关疾病,一种由烹饪油污染中毒所致,色氨酸污染	罕见,多为重度

(2)嗜酸性粒细胞减少:指成年人外周血嗜酸性粒细胞绝对值<0.01×10^9/L。临床意义较小。主要见于伤寒、副伤寒及大手术后,因机体应激反应,肾上腺皮质激素分泌增高所致;也见于长期使用肾上腺皮质激素。

3.嗜酸性粒细胞直接计数其他应用

(1)观察急性传染病病情及判断预后:急性感染期,机体处于应激状态,肾上腺皮质激素分泌增加,外周血液 Eo 随之降低,恢复期 Eo 又出现并逐渐增多。如果临床症状严重,而 Eo 不降低,

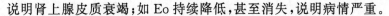

说明肾上腺皮质衰竭;如 Eo 持续降低,甚至消失,说明病情严重。

(2)观察大手术或严重烧伤患者病情及判断预后指标:如手术后 4 小时,Eo 常显著降低,24～48 小时后又逐渐增多,增多速度与病情好转基本一致。大面积烧伤患者,数小时后 Eo 完全消失,并持续较长时间。患者的 Eo 不降低或降低很少,表明预后不良。

(3)判断肾上腺皮质和腺垂体功能:长期应用肾上腺皮质激素、垂体或肾上腺皮质功能亢进时,可使外周血 Eo 降低,因此,行腺垂体(间接刺激)或肾上腺皮质(直接刺激)刺激试验,通过观察外周血 Eo 数量变化来判断腺垂体或肾上腺皮质功能(表 4-13),但临床少用。

表 4-13 刺激试验判断腺垂体或肾上腺皮质功能

实验结果	肾上腺皮质功能	腺垂体功能
直接和间接刺激 Eo 均下降>50%	正常	正常
直接刺激正常,间接刺激 Eo 不下降或微降	正常	不良
直接和间接 Eo 均下降 80%～90%	正常或亢进	亢进
直接和间接刺激 Eo 均下降<50%	不良	正常或不良

(尹成娟)

第 五 章

蛋白质检验

第一节　血清总蛋白检验

一、双缩脲常规法

(一)原理

凡分子中含有两个氨基甲酰基(-CONH₂)的化合物都能与碱性铜溶液作用,形成紫色复合物,这种反应称双缩脲反应。蛋白质分子中有许多肽键都能起此反应,而且各种血浆蛋白显色程度基本相同,因此,在严格控制条件下,双缩脲反应可作为血浆蛋白总量测定的理想方法,从测定的吸光度值计算出蛋白含量。

(二)试剂

1.6 mol/L 氢氧化钠

溶解 240 g 优质纯氢氧化钠于新鲜制备的蒸馏水或刚煮沸冷却的去离子水中,稀释至 1 L,置聚乙烯瓶内盖紧保存。

2.双缩脲试剂

称取未风化没有丢失结晶水的硫酸铜(CuSO₄·5H₂O) 3 g,溶于 500 mL 新鲜制备的蒸馏水或刚煮沸冷却的去离子水中,加酒石酸钾钠 9 g,碘化钾 5 g,待完全溶解后,加入 6 mol/L 氢氧化钠 100 mL,并用蒸馏水稀释至 1 L。置聚乙烯瓶内盖紧贮存。

3.双缩脲空白试剂

溶解酒石酸钾钠 9 g,碘化钾 5 g,于新鲜制备的蒸馏水中。加 6 mol/L 氢氧化钠 100 mL,再加蒸馏水稀释至 1 L。

4.蛋白标准液

收集混合血清,用凯氏定氮法测定蛋白含量,亦可用定值参考血清或清蛋白标准血清。

(三)操作

见表 5-1。

表 5-1　血清总蛋白测定

加入物	测定管	标准管	空白管
待测血清	0.1	—	—
蛋白标准	—	0.1	—
蒸馏水	—	—	0.1
双缩脲试剂	5.0	5.0	5.0

混匀，置 25 ℃水浴中 30 分钟（或 37 ℃ 10 分钟），在波长 540 nm 处，以空白调零，读取各管的吸光度。

高脂血症、高胆红素血症及溶血标本，应做"标本空白管"，即血清 0.1 mL 加双缩脲空白试剂 5 mL，以测定管吸光度减去标本空白管吸光度为测定管的标准吸光度。

$$血清总蛋白(g/L) = \frac{测定管（或校正）吸光度}{标准管吸光度} \times 标准蛋白液浓度(g/L)$$

（四）参考值

健康成人走动后血清总蛋白浓度为 64～83 g/L，静卧时血清总蛋白浓度为 60～78 g/L。

（五）附注

（1）血清蛋白质的含量一般用 g/L 表示，因为各种蛋白质的分子量不同，不能用 mol/L 表示。

（2）酚酞、溴磺肽钠在碱性溶液中呈色，影响双缩脲测定的结果，右旋糖酐可使测定管浑浊影响结果，理论上这些干扰均可用相应的标本空白管来消除，但如标本空白管吸光度太高，可影响结果准确度。

（3）含脂类极多的血清，呈色后浑浊不清，可用乙醚 3 mL 抽提后再进行比色。

二、双缩脲比吸光度法

（一）原理

按照 Doumas 方法所规定的配方配制双缩脲试剂、在控制反应条件和校准分光光度计的情况下，双缩脲反应的呈色强度是稳定的，可以根据蛋白质双缩脲复合物的比吸光度，直接计算血清总蛋白质浓度。

（二）试剂

同双缩脲法。

（三）操作

（1）取试管 2 支，标明"测定管"及"试剂空白管"，各管准确加入双缩脲试剂 5.0 mL。

（2）于"测定管"中准确加 100 μL 血清，于"试剂空白管"中加入蒸馏水 100 μL。

（3）另取第 3 支试管做"标本空白"管，加入双缩脲空白试剂 5.0 mL 及血清 100 μL。

（4）各管立即充分混匀后，置(25±1)℃水浴中保温 30 分钟。

（5）用经过校准的高级分光光度计，在波长 540 nm、比色杯光径 1.0 cm 处读取各管吸光度。读"测定管"及"试剂空白管"吸光度时，用蒸馏水调零点。读"标本空白管"吸光度时，用双缩脲空白试剂调零点。

（四）计算

校正吸光度$(Ac) = A_t - (A_r + A_s)$式中，A_t 为测定管吸光度；A_r 为试剂空白管吸光度；A_s

为标本空白管吸光度。

如测定所用的分光光度计波长准确,带宽≤2 nm、比色杯光径准确为 1.0 cm 时,血清总蛋白含量可以根据比吸光度直接计算:

$$血清总蛋白(g/L) = \frac{Ac}{0.298} \times \frac{5.1}{0.1} = \frac{Ac}{0.298} \times 51$$

式中 0.298 为蛋白质双缩脲复合物的比吸光系数,是指按 Doumas 双缩脲试剂的标准配方,在上述规定的测定条件下,双缩脲反应溶液中蛋白质浓度为 1.0 g/L 时的吸光度。

检查比色杯的实际光径可按下述方法进行。

(1)每升含 $(NH_4)_2Co(SO_4)_2 \cdot 6H_2O$ 43 g 的水溶液,在比色杯光径 1.0 cm、波长 510 nm 处,吸光度应为 0.556。

(2)每升含量重铬酸钾 0.050 g 的水溶液(溶液中含数滴浓硫酸)在比色杯光径 1.0 cm、波长 350 nm 处,吸光度应为 0.535。

(3)如测出的吸光度与上述不符,表示比色杯光径并非 1.0 cm,计算结果时需进行校正。校正系数 $F = A_s/A_m$,A_s 为钴盐的吸光度(0.556)或重铬酸钾的吸光度(0.535),A_m 为实测的吸光度。F 可取两个校正系数的均值,用下式计算蛋白的含量:

$$血清总蛋白(g/L) = \frac{Ac}{0.298} \times 51 \times F$$

三、临床意义

(一)血清总蛋白浓度增高

(1)血清中水分减少,而使总蛋白浓度相对增高。凡体内水分排出大于水分的摄入时,均可引起血液浓缩,尤其是急性失水时(如呕吐、腹泻、高热等)变化更为显著,血清总蛋白浓度有时可达 100～150 g/L。又如休克时,由于毛细血管通透性的变化,血液也可发生浓缩。慢性肾上腺皮质功能减退患者,由于钠的丢失而致继发性水分丢失,血浆也可出现浓缩现象。

(2)血清蛋白合成增加,大多数发生在多发性骨髓瘤患者,此时主要是球蛋白增加,其量可超过50 g/L,总蛋白可超过 100 g/L。

(二)血清总蛋白浓度降低

(1)合成障碍,主要为肝功能障碍。肝脏是合成蛋白质的唯一场所,肝功能严重损害时,蛋白质的合成减少,以清蛋白的下降最为显著。

(2)蛋白质丢失。如严重灼伤时,大量血浆渗出;或大出血时,大量血液的丢失;肾病综合征时,尿液中长期丢失蛋白质;溃疡性结肠炎可从粪便中长期丢失一定量的蛋白质,这些可使血清总蛋白浓度降低。

(宋亚欣)

第二节　血清黏蛋白检验

血清黏蛋白占血清总蛋白量的 1%～2%,是体内一种黏多糖与蛋白质分子结合成的耐热复合蛋白质,属于体内糖蛋白的一种,电泳时与 α-球蛋白一起泳动,主要存在于 α_1 和 α_2-球蛋白部分。其黏多糖往往是由氨基葡萄糖、氨基半乳糖、甘露糖、岩藻糖及涎酸等组成。黏蛋白成分复杂,分类和命名尚未一致。Meyer 将糖与蛋白质的复合物以氨基己糖的含量进行分类,氨基己糖含量>40%的称黏蛋白,<4%的称糖蛋白。

黏蛋白不易发生热变性,也不易被通常的蛋白沉淀剂(如高氯酸、磺基水杨酸等)沉淀,便可被磷钨酸沉淀。临床检验中利用此特性将它与其他蛋白质分离后,再用蛋白试剂或糖试剂进行测定。目前测定黏蛋白的方法很多,其结果有以氨基己糖、己糖、酪氨酸及蛋白质四种类型的表示方法,无论以何种方式表示结果,均需说明所采用的方法及参考值。

一、原理

以 0.6 mmol/L 过氯酸沉淀血清中蛋白质时;黏蛋白不被沉淀,而存留在滤液中,再加磷钨酸使黏蛋白沉淀,然后以酚试剂沉淀其中蛋白质的含量。

二、试剂

(1)154 mmol/L 氯化钠溶液。

(2)1.8 mmol/L 过氯酸:取含量为 70%~72% 过氯酸 28 mL,加蒸馏水稀释至 200 mL,并标定之。

(3)17.74 mmol/L 磷钨酸溶液:称取磷钨酸 5 g 溶于 2 mmol/L 盐酸中,并加至 100 mL。

(4)酚试剂:于 1 500 mL 球形烧瓶中加入钨酸钠($Na_2MoO_4 \cdot 2H_2O$) 25 g,水 700 mL,浓磷酸 50 mL,浓盐酸 100 mL,缓缓回流蒸馏 10 小时。取下冷凝管,加硫酸锂 75 g,蒸馏水 50 mL,并加溴水 2~3 滴,再煮沸 15 分钟,以除去多余的溴,冷却后稀释至 1 000 mL,制成的酚试剂应为鲜亮黄色,置棕色瓶贮存,用前取出一部分,以等量蒸馏水稀释之。

(5)1.88 mmol/L 碳酸钠溶液。

(6)标准酪氨酸溶液(0.05 mg/mL):精确称取酪氨酸 5 mg,以 0.1 mol/L 盐酸溶解并稀释至 100 mL。

三、操作

血清 0.5 mL,加 154 mmol/L 氯化钠 4.5 mL,混匀,滴加 1.8 mol/L 过氯酸溶液 2.5 mL,静止 10 分钟,用定量滤纸过滤或离心。取滤液 2.5 mL,加 17.74 mmol/L 磷钨酸 0.5 mL 混匀,静止 10 分钟,以 3 000 r/min,离心 10 分钟。倾去上清液并沥干,再加磷钨酸溶液 2 mL 悬浮沉淀物,同法离心后弃去上清液,沥干,取沉淀物备用。按表 5-2 测定。

表 5-2　血清黏蛋白测定(mL)

加入物	测定管	标准管	空白管
蒸馏水	1.75 *	1.5	1.75
酪氨酸标准液	—	0.25	—
碳酸钠溶液	0.5	0.5	0.5
酚试剂	0.25	0.25	0.25

注:* 为溶解蛋白沉淀物。

混匀,放置 37 ℃水浴 15 分钟,取出,用分光光度计 650 nm,比色杯光径 1.0 cm,以空白调零,读取各管吸光度。

四、计算

(一)血清黏蛋白[以蛋白计(g/L)]

$$血清黏蛋白(g/L)=\frac{测定管吸光度}{标准管吸光度}\times 0.012\ 5\times\frac{7.5}{2.5}\times\frac{1\ 000}{0.5}\times\frac{23.8}{1\ 000}=\frac{测定管吸光度}{标准管吸光度}\times 1.785$$

式中 23.8 为酪氨酸转换成黏蛋白的系数。

(二)血清黏蛋白[以酪氨酸计(mg/L)]

$$血清黏蛋白(mg/L)=\frac{测定管吸光度}{标准管吸光度}\times 0.012\ 5\times\frac{7.5}{2.5}\times\frac{1\ 000}{0.5}=\frac{测定管吸光度}{标准管吸光度}\times 75$$

五、参考值

(1)以蛋白计为 0.75～0.87 g/L。

(2)以酪氨酸计为 31.5～56.7 mg/L。

六、附注

(1)黏蛋白是一种糖蛋白,其蛋白质分子中酪氨酸含量为 4.2%,因此两种报告方式可互相换算。

(2)加过氯酸沉淀蛋白后,需放置 10 分钟后进行过滤。加磷钨酸后,也需放置 10 分钟后再离心。弃去上清液时,须细心操作,不能使沉淀丢失否则结果偏低。

七、临床意义

血清黏蛋白增高常见于肿瘤(尤其是女性生殖器肿瘤)、结核、肺炎、系统性红斑狼疮、风湿热、风湿性关节炎等。血清黏蛋白减少常见于广泛性肝实质性病变。血清黏蛋白的连续测定对于同一病例的病程转归(病变的扩大或缩小、肿瘤有无转移、肿瘤手术切除或其他治疗效果)的判断有一定的参考价值。

(宋亚欣)

第三节　血清蛋白检验

本节主要介绍溴甲酚绿法。

一、原理

在 pH 4.2 的缓冲液中,清蛋白分子带正电荷,与带负电荷的溴甲酚绿(BCG)生成蓝绿色复合物,在波长 628 nm 处有吸收峰。复合物的吸光度与清蛋白浓度成正比,与同样处理的清蛋白标准比较,可求得血清中清蛋白的浓度。

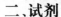

二、试剂

(1)BCG 试剂:向约 950 mL 蒸馏水中加入 0.105 g BCG(或 0.108 g BCG 钠盐),8.85 g 琥珀酸,0.100 g 叠氮钠和 4 mL Brij-35(聚氧化乙烯月桂醚,300 g/L)。待完全溶解后,用 6 mol/L 氢氧化钠溶液调节至 pH 4.15~4.25。最后,用蒸馏水加至 1 L。贮存于聚乙烯塑料瓶中,密塞。该试剂置室温中至少可稳定 6 个月。

BCG 试剂配成后,分光光度计波长 628 nm 蒸馏水调节零点,测定 BCG 试剂的吸光度,应在 0.150 A 左右。

(2)BCG 空白试剂:除不加入 BCG 外,其余成分和配制程序完全同 BCG 试剂的配制方法。

(3)40 g/L 清蛋白标准液,也可用定值参考血清作清蛋白标准,均需置冰箱贮存。

以上试剂建议应用批准文号的优质商品试剂盒。

三、操作

按表 5-3 进行操作。

表 5-3 血清蛋白测定操作步骤

加入物	测定管	标准管	空白管
待测血清	0.02	—	—
清蛋白标准液	—	0.02	—
蒸馏水	—	—	0.02
BCG 试剂	5.0	5.0	5.0

分光光度计波长 628 nm,用空白管调零,然后逐管定量地加入 BCG 试剂,并立即混匀。每份血清标本或标准液与 BCG 试剂混合后(30±3)s,读取吸光度。

如遇脂血标本,可加做标本空白管:血清 0.02 mL,加入 BCG 空白试剂 5.0 mL,分光光度计波长 628 nm,用 BCG 空白试剂调节零点,读取标本空白管吸光度,用测定管吸光度减去标本空白管吸光度后的净吸光度,计算血清蛋白浓度。

四、计算

$$血清蛋白(g/L) = \frac{测定管吸光度}{标准管吸光度} \times 清蛋白标准液的浓度(g/L)$$

目前,生化自动分析仪同时测定血清总蛋白(双缩脲法)和清蛋白(BCG 法),并自动计算出球蛋白浓度和白/球蛋白比值。

五、参考值

4~14 岁儿童,血清蛋白浓度为 38~54 g/L,健康成人血清蛋白浓度为 34~48 g/L。
清蛋白/球蛋白(A/G)=(1.5~2.5):1

六、附注

(1)BCG 染料结合法测定血清蛋白,用什么蛋白质作为标准是一个复杂的问题。实验证明:

BCG 不但与清蛋白呈色,而且与血清中多种蛋白成分呈色,其中以 α_1-球蛋白、转铁蛋白、触珠蛋白更为显著,但其反应速度较清蛋白稍慢。实际上,当血清与 BCG 混合时,"慢反应"已经发生,不过实验证明,"慢反应"持续 1 小时才完成。因此,有人主张用定值参考血清作标准比较理想。BCG 与血清混合后,在 30 秒读取吸光度,可明显减少非特异性结合反应。

(2)当 60 g/L 清蛋白标准液与 BCG 结合后,比色杯光径 1.0 cm,在 628 nm 测定的吸光度应为 0.811 ± 0.035,如达不到比值,表示灵敏度较差。

(3)此法测定正常血清标本的批间变异系数为 6.3% 左右。

(4)试剂中的聚氧化乙烯月桂醚也可用其他表面活性剂代替,如吐温-20 等,用量为 2 mL/L。

七、临床意义

(1)血清蛋白在肝脏合成。血清清白浓度增高常见于严重失水,血浆浓缩,此时并非蛋白绝对量增多。临床上,尚未发现单纯清蛋白浓度增高的疾病,而以清蛋白浓度降低为多见。

(2)清蛋白浓度降低与总蛋白浓度降低的原因相同。但有时总蛋白浓度接近正常,而清蛋白浓度降低,同时又伴有球蛋白浓度增高。急性清蛋白浓度降低主要由于急性大量出血或严重灼伤时血浆大量丢失。慢性清蛋白浓度降低主要由于肝脏合成清蛋白功能障碍、腹水形成时清蛋白的丢失和肾病时尿液中的丢失,严重时清蛋白浓度可低于 10 g/L。清蛋白浓度低于 20 g/L 时,由于胶体渗透压的下降,常可见到水肿等现象。

(3)妊娠,尤其是妊娠晚期,由于体内对蛋白质需要量增加,又同时伴有血浆容量增高,血清蛋白可明显下降,但分娩后可迅速恢复正常。

(4)球蛋白浓度增高。临床上常以 γ-球蛋白增高为主。球蛋白增高的原因,除水分丢失的间接原因外,主要有下列因素。①炎症反应:如结核病,疟疾,黑热病,血吸虫病,麻风病等。②自身免疫性疾病:如播散性红斑狼疮,硬皮病、风湿热、类风湿性关节炎、肝硬化等。③骨髓瘤和淋巴瘤:此时 γ-球蛋白可增至 $20\sim50$ g/L。

(5)球蛋白浓度降低主要是合成减少。正常婴儿出生后至 3 岁内,由于肝脏和免疫系统尚未发育完全,球蛋白浓度较低,此属于生理性低球蛋白血症。肾上腺皮质激素和其他免疫抑制剂有抑制免疫功能的作用,会导致球蛋白合成减少。

(宋亚欣)

第四节 血清前清蛋白检验

前清蛋白(PA)分子量 54 000,由肝细胞合成,PA 除了作为组织修补的材料外,可视为一种运载蛋白,它可结合 T_4 与 T_3,而对 T_3 的亲和力更大。PA 还可与视黄醇结合蛋白形成复合物,具有运载维生素 A 的作用。在电泳分离时,PA 常显示在清蛋白的前方,其半衰期很短,约 12 小时。因此,测定其在血浆中的浓度对于了解蛋白质的营养状况、肝脏功能,比清蛋白和转铁蛋白具有更高的灵敏度。

测定血清前清蛋白大都用免疫化学技术,常用的方法有免疫扩散法、散射比浊法和透射比浊

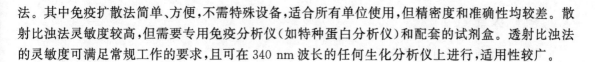

法。其中免疫扩散法简单、方便,不需特殊设备,适合所有单位使用,但精密度和准确性均较差。散射比浊法灵敏度较高,但需要专用免疫分析仪(如特种蛋白分析仪)和配套的试剂盒。透射比浊法的灵敏度可满足常规工作的要求,且可在 340 nm 波长的任何生化分析仪上进行,适用性较广。

一、方法

透射比浊法。

二、原理

血清中的 PA 与抗 PA 抗体在液相中反应生成抗原抗体复合物,使反应液呈现浊度。当一定量抗体存在时,浊度与血清中 PA(抗原)的含量呈正比。利用散射比浊或透射比浊技术,与同样处理的 PA 标准比较,求得样品中的 PA 含量。

三、试剂

(1)抗 PA 抗体血清工作液。
(2)PA 标准血清(冻干品)根据说明书指定的量,加蒸馏水复溶。以上试剂均需置 2~8 ℃冰箱保存,在有效期内使用。

四、操作

(1)手工、半自动生化分析仪按表 5-4 进行操作。混匀,置 37 ℃保温 10 分钟,波长 340 nm,以空白管调零,读取各管吸光度。
(2)如用全自动生化分析仪测定,必须按照仪器说明书设定参数和操作程序进行测定(表 5-4)。

表 5-4 血清 PA 测定操作程序

加入物	测定管	标准管	空白管
待检血清(μL)	20	—	—
PA 标准液(μL)	—	20	—
生理盐水(μL)	—	—	20
PA 抗体工作液(mL)	1.0	1.0	1.0

五、计算

$$血清\ PA(mg/L) = \frac{测定管吸光度}{标准管次光度} \times PA\ 标准液浓度(mg/L)$$

六、参考值

健康成人血清 PA 浓度为 250~400 mg/L,儿童水平约为成人水平的一半,青春期则急剧增加达成人水平。散射比浊法结果稍低,为 160~350 mg/L。也可根据本单位条件建立本实验室的参考值。

七、临床意义

(一)血清前清蛋白浓度降低

(1)血清前清蛋白是一种负急性时相反应蛋白,在炎症和恶性疾病时其血清水平下降。据报告,手术创伤后 24 小时即可见血清前清蛋白水平下降,2~3 天时达高峰,其下降可持续 1 周。

(2)前清蛋白在肝脏合成,各类肝炎、肝硬化致肝功能损害时,由于合成减少,血清前清蛋白水平降低,是肝功能障碍的一个敏感指标,对肝病的早期诊断有一定的价值。

(3)前清蛋白和视黄醇结合蛋白可作为蛋白质营养状况的指征。由于它们的半衰期短,对蛋白摄入量的改变很敏感,一旦体内出现营养不良,血清前清蛋白即迅速下降,严重营养不良时可完全缺如。其他营养素的状况也影响血清前清蛋白浓度,如缺锌时前清蛋白可降低,短期补锌后,其值即升高。

(4)蛋白消耗性疾病或肾病时,血清前清蛋白浓度下降。

(5)妊娠或高雌激素血症时,血清前清蛋白浓度也下降。

(二)血清前清蛋白浓度增高

可见于 Hodgkin 病。肾病综合征患者在蛋白食物充足时血清前清蛋白可轻度升高。

(宋亚欣)

第五节　血清肌红蛋白检验

血清肌红蛋白(Mb)存在于心肌与其他肌肉组织中,其分子量为 17 500,血清肌红蛋白是急性心肌梗死(AMI)患者升高的最早标志物之一。血清肌红蛋白测定方法有很多,由于分光光度法、电泳法及层析法不能测定低于微克水平的 Mb,现已不使用。免疫化学法较灵敏,但抗血清必须是对 Mb 特异的。放射免疫试验灵敏度高,对流免疫电泳是一种定性方法,且灵敏度较低,不适宜检测心肌梗死。乳胶凝集试验是个半定量试验,是用肉眼判断终点,具有一定的主观性,而且一些含有高浓度类风湿因子的血清会产生干扰。放射免疫试验灵敏度高,特异性强,但使用放射性核素,现已少用。胶乳增强透射比浊法灵敏度高,特异性好,测定速度快,适用于各型生化自动分析仪,现已在临床上普遍采用。

一、原理

Mb 致敏胶乳颗粒是大小均一的聚苯丙烯乳胶颗粒悬液,颗粒表面包被有兔抗人 Mb 抗体。样本中的 Mb 与胶乳颗粒表面的抗体结合后,使相邻的胶乳颗粒彼此交联,发生凝集反应产生浊度。该浊度与样本中的 Mb 浓度呈正比,在 570 nm 处测定吸光度,可计算样本中 Mb 的浓度。

二、试剂

(1)试剂 I:甘氨酸缓冲液(pH 9.0),NaN_3 1.0 g/L。

(2)试剂 II:致敏胶乳悬液,兔抗人 Mb IgG 致敏胶乳颗粒,NaN_3 1.0 g/L。

(3)Mb 校准品。

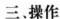

三、操作

(一)测定条件

温度:37 ℃。

波长:570 nm。

比色杯光径:1.0 cm。

反应时间:5 分钟。

(二)进行操作

按表 5-5 进行操作。

表 5-5　血清 Mb 测定(μL)

测定管	标准管	空白管	
试剂 I	200	200	200
待检血清	20	—	—
Mb 校准品	—	20	—
蒸馏水	—	—	20
混匀,保温 5 分钟,以空白管调零,测得各管吸光度为 A_1			
试剂 II	150	150	150
混匀,保温 5 分钟,以空白管调零,测得各管吸光度为 A_2			

四、计算

$\Delta A = A_2 - A_1$ 采用非线性多点定标模式,以不同浓度标准品的 ΔA,绘制校正曲线,测定管 ΔA 从校正曲线上查出测定结果。

五、参考值

(1)健康成年人肌红蛋白 <70 μL/L。

(2)建议各实验室根据自己的条件,建立本地的参考值。

六、附注

(1)本法适用于各种类型的半自动、全自动生化分析仪,严格按照仪器说明书设定参数进行操作。

(2)本法试剂应避光,于 2~8 ℃可保存 12 个月,−20 ℃可保存更长时间,但不宜反复冻融。

七、临床意义

(1)血清肌红蛋白是早期诊断 AMI 的敏感指标,在 AMI 发作后 1~2 小时,在患者血清中的浓度即迅速增加。6~9 小时几乎所有的 AMI 患者 Mb 都升高。Mb 在血液中清除的速度很快,在发病 24 小时内可恢复到正常,所以连续检测血清中的 Mb 对评价患者在治疗期间是否有心肌梗死再次发生具有很重要的意义。患者在发作后第 1 天内血清肌红蛋白即可返回到基线浓度,当有再梗死时,则又迅速上升,形成"多峰"现象,可以反映局部缺血心肌周期性自发的冠脉再梗死和再灌注。

（2）心脏外科手术患者血清肌红蛋白升高,可以作为判断心肌损伤程度及愈合情况的一个重要客观指标。

（3）在临床肌病研究中发现假性肥大型肌营养不良患者血清肌红蛋白也升高。

（宋亚欣）

第六节　血清肌钙蛋白检验

肌钙蛋白是肌肉收缩的调节蛋白,由三个结构不同的亚基组成,即肌钙蛋白T(TnT),肌钙蛋白I(TnI)和肌钙蛋白C(TnC),它附在收缩的横纹肌细微组织上,TnI是一种结构蛋白,它与肌动蛋白及原肌球蛋白互相作用。TnI与肌动球蛋白在静止状态时相结合,抑制肌动球蛋白的ATP酶(ATPase)活性。TnC有四个能结合钙离子的结合点,当它与细胞内的钙离子结合时,能导致整个肌钙蛋白构造上的变化。肌钙蛋白放松了肌动球蛋白,让肌动球蛋白与肌浆球蛋白互起作用,而造成肌肉收缩。肌钙蛋白具有的三种同分异构体,其中两种同分异构体是骨骼肌所特有的,一种同分异构体是心肌所特有的,这三种肌钙蛋白的同分异构体存在着结构上的差异。心肌中的T和I亚基结构不同于其他肌肉组织,心肌钙蛋白T、I(CTNI、CTNI)由于分子量小,分别为37 000和24 000,所以发病后血中浓度迅速升高。

应用免疫层析与酶免技术可进行快速检测与定量测定,具有快速、灵敏、特异的特点。但对于单个标本检查有不便之处。胶乳增强透射比浊法,目前已有试剂盒供应,可在各型自动生化分析仪上使用,通用性强,已在临床上使用,不同型号的生化分析仪应严格按照说明书设定参数和进行操作。

一、心肌钙蛋白 T、I 的快速检测

(一)原理

应用免疫层析方法测定样品中的特异抗原(CTnI、CTnI)。测试时滴加血清样品于样品槽,样品通过毛细管效应沿试纸膜运动,如果样品中含有特异抗原,试验部位就出现色带,在对照区域内应该有另一颜色条带作为实验对照。

(二)试剂

(1)CTnT 免疫层析试纸条。

(2)CTnI 免疫层析试纸条。

(三)操作

(1)将包装纸打开,标记上样品编号。

(2)加 5～6 滴血清样品到样品槽中。

(3)在 10～15 分钟内观察色带出现情况。

(四)结果判断

1.阳性

在试验区和对照区均有色带出现。

2.阴性

仅在对照区有色带出现。

3.无效

试验区和对照区都没有色带出现。

(五)附注

(1)试纸条只能用1次,重复使有无效。

(2)试纸条试验区和对照区均不出现色带,取另一试纸条重复检测仍无结果,则表示试纸条失效。

(3)免疫层析技术测定CTnT、CTnI适合床边快速试验,但只是定性或半定量,要真正了解病情严重程度及治疗措施的选择还需定量测定。

二、心肌钙蛋白T的ELISA法测定

(一)原理

生物素与亲和素作用下的双抗体夹心ELISA,用链霉亲和素-生物素化的抗TnT单克隆抗体作包被物,依次于样品中TnT抗原和酶标TnT单克隆的抗体反应,然后加入底物色原。酶催化底物显色,由系列TnT标准制定的校正曲线,定量测定CTnT含量。

(二)试剂

(1)生物素-亲和素CTnT单克隆抗体包被板。

(2)孵育缓冲液。

(3)浓缩洗涤液。

(4)酶标结合物。

(5)CTnT标准品。

(6)底物色原:ABTS(二氨2.2叠氮)。

(三)操作

(1)在包被板中分别加入标准血清、对照血清和患者标本于相应的孔内各50 μL。

(2)每孔各加孵育缓冲液50 μL,并轻轻混匀。

(3)室温下孵育60分钟后洗涤3次,10分钟内完成。在吸水纸上用力拍打微孔。以除去残留水滴。

(4)每孔各加入酶结合物100 μL,轻轻混匀。

(5)倒空微孔板中的孵育液,用洗涤液将微孔洗3次,在吸光纸上用力拍打微孔,以除去残留水滴。

(6)将200 μL色原底物溶液加入相应的孔中,避光直射,轻轻混匀,静置30分钟。

(7)用酶标仪在10分钟内,于405 nm和630 nm双波长下测定吸光度值(OD值)。

(四)计算

(1)计算每一标准品、对照血清和患者标本的平均OD值。

(2)以标准品OD值对CTnT浓度绘制校正曲线。

(3)根据校正曲线计算未知样品中CTnT浓度。

(五)附注

(1)CTnT待测标本最好用血清,不要用抗凝血浆,因为抗凝剂如肝素、EDTA等对CTnT

有影响。

(2)由于 CTnT 是心肌细胞损伤释放出来的指标,所以尽量避免标本溶血,如果标本溶血很可能造成检测结果增高。

(3)配制好孵育液不要冷冻贮存,应放在 2～8 ℃冷藏。

(4)实验前应注意试剂有无失效,比如底物色原液如变质,其颜色加深。

(5)为了提高 CTnT 检测的可靠性,应注意加样及其他操作过程,比色最好选用双波长。

(六)参考值

<0.1 µg/L。

三、心肌钙蛋白 I 的 ELISA 法测定

(一)原理

双抗体夹心 ELISA 法。先将抗 CTnI 单抗包被于微孔板上,加入标准品,患者血清和孵育缓冲液,如果血清中有 CTnI,则将与孔中的抗体结合,然后将孔中剩余的样品洗去,加入辣根过氧化物酶标记的CTnI抗体,让酶联抗体与孔中的 CTnI 结合。这样,CTnI 分子就被固相抗体和酶联抗体夹在中间。孵育和洗涤之后,酶反应显色,吸光度 OD 值与血清 CTnI 浓度成正比。

(二)试剂

(1)抗 CTnI 抗体包被板。

(2)孵育缓冲液。

(3)浓缩洗液。

(4)抗体和酶结合物。

(5)CTnT 标准品。

(6)显色剂 A、显色剂 B。

(7)2 mol/L NHCl 终止剂。

(三)操作

(1)将 50 µL 标准品,对照血清和患者标本加入相应孔内。

(2)将 50 µL 孵育液加入相应的孔中,轻轻混合 30 秒,此步混匀是关键。

(3)将微孔板放在室温孵育 30 分钟。

(4)倒空微孔中的孵育混合液,用洗液将微孔洗 5 次,在吸水纸上用力拍打,以除去残留水滴。

(5)将 100 µL 酶结合物加入相应的孔中,轻摇混匀。

(6)将微孔板放在室温孵育 30 分钟。

(7)倒空微孔中的孵育液,用洗液将微孔洗 5 次,在吸水纸上用力拍打微孔,以除去残留水滴。

(8)将 20 µL TMB 底物溶液加入相应的孔中,轻轻混合 5 秒,在室温避光条件下静置 20 分钟。

(9)每孔加入 50 µL 2 mol/L NHCl,终止反应,轻轻混合 5～30 秒以保证蓝色转变成黄色。

(10)用酶标仪在 10 分钟内,于 450 nm 波长下测定吸光度 OD 值。

(四)计算

(1)计算每一对标准品,对照血清和患者标本的平均 OD 值。

（2）在坐标纸上绘制吸光度（OD）与 CTnI 浓度的校正曲线（查看试剂盒内说明书注明的实际 CTnI 浓度）。

（3）根据校正曲线计算未知样品中 CTnI 浓度。

（五）附注

（1）一套试剂盒最多可做 4 次检测。

（2）本试剂盒可用于检测血清样品，但不能使用出现肉眼可见的溶血、脂血或浑浊的血清标本。

（3）利用血清标本，应在采集标本后 6 小时内进行检测，也可将血清冷冻贮存于 $-20\ ℃$ 或更低温度，这样至少可贮存 3 个月，应注意切勿进行反复冻融。

（4）将浓缩的洗液稀释后备用，稀释的洗液可在 $4\ ℃$ 下贮存 2 周。

（5）在孵育缓冲液中稀释具有预期浓度的心肌钙蛋白工的血清进行检测。

（6）用 10 个孔建立标准品的校准曲线。

（7）全部试剂包括启封的微孔都必须在使用前恢复至室温，未使用的试剂必须贮存于 $4\ ℃$。

（六）参考值

$1.5\sim3.1\ \mu g/L$。

（七）临床意义

（1）急性心肌梗死（AMI），发病后血中浓度很快增高，CTnT 和 CTnI $3\sim6$ 小时超过参考值上限值，CTnT $10\sim24$ 小时达峰值，$10\sim15$ 天恢复正常。CTnI $14\sim20$ 小时达峰值，$5\sim7$ 天恢复正常。据报道 CTnT 在诊断 AMI 时比 CK-MB 更为灵敏，但有报到在肾脏疾病患者血样中发现 CTnT，所以特异性较差。而 CTnI 在诊断 AMI 中更为灵敏，且在肾病及其他疾病患者血液中未发现 CTnI，所以 CTnI 是心脏受损的特异性标志物，可用于评价不稳定心绞痛。另外，CTnI 水平升高可预示有较高的短期死亡危险性，连续监测 CTnI 有助于判断血栓溶解和心肌再灌注。由于 CTnT 和 CTnI 消失慢，所以，可作为心肌梗死后期标志物。

（2）CTnT 和 CTnI 可作为心脏手术中的心肌梗死症状出现的指示物，当患者接受动脉搭桥手术时，若 CTnT 和 CTnI 含量增加，表明出现心肌梗死，而此时 CK-MB 含量并无变化。

（宋亚欣）

第七节　血清铁蛋白检验

铁蛋白（Ft）是一种分子量较大的含铁蛋白质。分子量 19 kD。其主要作用是贮存铁和在需要合成含铁物质时供应。其测定的主要用途是作为衡量体内有无严重铁代谢失调和体内铁贮存水平的一项重要指标，当铁代谢失衡时，即可引起 Ft 发生相应的变化。

一、原理

吸附于聚苯乙烯上的铁蛋白抗体与样品中的铁蛋白结合，形成铁蛋白-抗铁蛋白抗体复合物，再与酶标记铁蛋白抗体结合形成铁蛋白抗体-铁蛋白-酶标铁蛋白抗体复合物，其复合物中的辣根过氧化物酶作用于邻苯二胺-H_2O_2 底物产生有色物质，与标准铁蛋白比较求得血清中铁蛋白含量。

二、试剂

(1)9 g/L NaCl 溶液。

(2)洗涤液:0.05 mol/L PB (pH 7.2),内含 0.05% Tween 20。

(3)稀释液:上洗涤液中含 5 g/L 牛血清蛋白。

(4)系列铁蛋白标准液:铁蛋白标准品(可购买)用稀释液配成 5 ng/mL,15 ng/mL,25 ng/mL,35 ng/mL,45 ng/mL。

(5)抗铁蛋白血清:用铁蛋白标准物免疫动物制成,有商品供应。

(6)酶标记抗体:辣根过氧化物酶(HRP)与抗铁蛋白抗体的结合物,有商品供应。

(7)底物溶液:取 0.1 mol/L Na_2HPO_4 5.14 mL,加 0.05 mol/L 枸橼酸 4.86 mL 和邻苯二胺(OPD) 4 mg 混匀溶解,临用前加 3% H_2O_2 0.05 mL。

三、操作

取清洁干燥过的聚苯乙烯微孔反应板,按以下进行操作。

(1)测定、标准、空白各孔均加 10 μL 抗铁蛋白血清,放置 4 ℃过夜,各孔用洗涤液洗 3 次,每次放室温 3 分钟。

(2)标准和测定孔内分别加 100 μL 系列铁蛋白标准液和样品(用稀释液稀释 10 倍),置 37 ℃ 50 分钟,各孔用 9 g/L NaCl 洗 3 次,洗法同上。

(3)各孔均加 100 μL 酶标记抗体,置 37 ℃ 50 分钟,再用 9 g/L NaCl 洗 3 次。

(4)每孔加 100 μL 底物溶液,置 37 ℃ 30 分钟显色。

(5)最后每孔加 50 μL 2 mol/L H_2SO_4,以终止反应,492 nm 比色,读取各孔吸光度。

四、计算

用每块板上的系列标准孔吸光度和相应浓度制备校正曲线,测定孔吸光度在标本曲线上求得相应铁蛋白含量,再乘以样品稀释倍数即得样品中铁蛋白含量。

五、附注

(1)洗涤过程中避免用力过猛,以防将吸附于聚苯乙烯上的结合物冲洗掉。

(2)可改用聚乙烯试管法,此时试剂的用量要适当加大,最后用分光光度计比色。

六、参考值

(1)成年男性:12～245 μg/L。

(2)成年女性:5～130 μg/L。

(3)男性高于女性,成人高于儿童,个体群体差异较大。

七、临床意义

(1)血清铁蛋白是体内含铁量最丰富的一种蛋白质。肝、脾、红骨髓及肠黏膜是铁储备的主要场所,约占全身的 66%,测定血清铁蛋白是判断体内铁贮存量的重要指标:①在诊断缺铁性贫

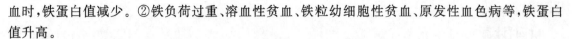

血时,铁蛋白值减少。②铁负荷过重、溶血性贫血、铁粒幼细胞性贫血、原发性血色病等,铁蛋白值升高。

（2）铁蛋白作为一种肿瘤标志物,对临床某些恶性肿瘤的诊断具有一定参考价值:①血清铁蛋白含量升高的程度与肿瘤的活动度及临床分期有关,肿瘤越到晚期,病情越重,Ft 值越高,见于鼻咽癌、卵巢癌、肝癌、肾细胞癌等。②尿液铁蛋白测定对鉴别泌尿系统恶性肿瘤有一定价值。③胸腔积液和腹水铁蛋白测定有助于良恶性积液的鉴别。铁蛋白＞500 μg/L 时考虑恶性,＞1 000 μg/L 则高度怀疑恶性积液。

（宋亚欣）

第八节　血清转铁蛋白检验

血清转铁蛋白(Tf)是一种重要的 β_1-球蛋白,分子量为 77 000,含 6％糖类的化合物,具有运输铁的功能,每个分子的转铁蛋白可运载 2 个铁原子,每毫克转铁蛋白能结合 1.25 μg 的铁。

一、免疫散射比浊法

(一)原理

以聚乙烯二醇(PEG)与兔抗人 Tf 血清结合后,再与待测血清中的 Tf 发生特异性抗原抗体反应。所形成极细的乳白色抗原抗体复合物颗粒,悬浮于溶液中,利用散射比浊原理,与标准浓度管相比较,求得未知血清中 Tf 含量。

(二)试剂

(1)4％PEG 盐水溶液:称取 PEG(6 000) 40 g,NaCl 9 g,溶于去离子水 1 000 mL 中,调 pH 至 4.5。

(2)工作抗血清溶液:用 4％PEG 盐水溶液稀释商品化抗血清。一般以 1:60 稀释,可根据抗血清效价而定。配制后静置 30 分钟,经直径 450 nm 微孔膜过滤。

(3)Tf 标准液(52.5 mg/L)取商品标化 Tf(42 g/L)液 1 μL,用生理盐水稀释至 800 μL(可根据商品化 Tf 的浓度酌情稀释)。

(三)操作

待测血清用生理盐水稀释 100 倍,以表 5-6 操作。

表 5-6　Tf 比浊法操作步骤

加入物(mL)	稀释空白管	抗体空白管	标准管	测定管
工作抗血清	—	2.0	2.0	2.0
4％PEG 盐水溶液	2.0	—	—	—
Tf 标准液	—	—	0.04	—
1:100 待测血清	—	—	—	0.04
生理盐水	0.04	0.04	—	—

混匀,置室温 30 分钟,激发光和散射光均为 450 nm,以稀释空白校正荧光度为零,分别读取

各管荧光读数。

(四)计算

$$血清转铁蛋白(mg/L) = \frac{测定管读数 - 抗体空白管读数}{标准管读数 - 抗体空白管读数} \times 52.5 \times 100$$

(五)参考值

$2 \sim 4$ g/L。

(六)附注

(1)本法用血量少,可用末梢血测定,标本溶血、黄疸、脂血无干扰。

(2)形成浊度后 $0.5 \sim 1$ 小时内读取荧光读数,否则会影响结果。

(3)在 20 g/L 内线性良好,回收率为 92%~102%。

二、血清总铁结合量计算

(一)原理

先测血清总铁结合量,再根据 Tf 分子量和 Tf 中铁原子量(56×2)求得 Tf 含量。

(二)试剂

见总铁结合量测定。

(三)操作

按血清总铁结合量测定操作,最后换算成 Tf 含量。

(四)计算

血清总铁结合量(mg/L)=血清总结合量(mg/L)$\times 687.5$

(五)临床意义

蛋白丢失性疾患如肾病综合征,随血清蛋白的下降血清转铁蛋白也下降(可降至0.4 g/L),严重肝病(如肝硬化)可显著下降。严重缺铁性贫血时血清转铁蛋白明显升高,提示血清铁缺乏。

(宋亚欣)

第六章

激素类检验

第一节 甲状腺激素测定

甲状腺激素的测定大多采用标记免疫的方法直接测定血清中的激素浓度,包括放射免疫法(RIA)、多相酶联免疫法(ELISA)、均相酶放大免疫法(EMIT),还有化学发光免疫分析及数种荧光免疫法。

一、血清总 $T_4(tT_4)$ 和总 $T_3(tT_3)$ 测定

血清中的 T_4 和 T_3 99%以上与血浆蛋白结合,即以与甲状腺素结合球蛋白(TBG)结合为主。所以 TBG 的含量可以影响 tT_4 和 tT_3。如当妊娠、应用雌激素或避孕药、急性肝炎、6 周内新生儿等使血清 TBG 增高时,tT_4 也增高。而当应用雄激素、糖皮质激素、水杨酸、苯妥英钠等药物,肝硬化、肾病综合征等低蛋白血症使血清 TBG 降低时,tT_4 也降低。临床测定血清 tT_4 和 tT_3 常用化学免疫法,其灵敏度、特异性、精密度都很高。

(一)参考范围
见表 6-1。

表 6-1　tT_4 和 tT_3 参考范围

年龄(岁)	$tT_4(nmol/L)$	$tT_3(nmol/L)$
1~5	95~195	1.3~4.0
6~10	83~179	1.4~3.7
11~60	65~165	1.9~2.9
>60(男)	65~130	1.6~2.7
>60(女)	73~136	1.7~3.2

(二)临床应用
(1)血清 tT_4 的增加见于甲亢和 TBG 增加,tT_4 降低见于甲减、TBG 减少、甲状腺炎、药物影响(如服用糖皮质激素等)。tT_4 是诊断甲低可靠和敏感的指标。

(2)血清 tT_3 是诊断甲亢最可靠和灵敏的指标,尤其是对诊断 T_3 型甲亢的患者有特殊意

义。这类甲亢患者血清 tT_4 浓度不高,但 tT_3 却显著增高。同样,tT_3 的检测结果也受到血清 TBG 含量的影响。

(3)低 T_3 综合征:在饥饿、慢性消耗性疾病(如肝硬化、未控制的糖尿病等)时,外周 T_4 转变为 rT_3 增加,转变为 T_3 减少,此时血清 T_4 正常而 T_3 减少,即所谓的低 T_3 综合征。

二、血清游离 T_4(fT_4)和游离 T_3(fT_3)的测定

正常情况下,血浆甲状腺激素结合型和游离型之间存在着动态平衡,但只有游离型才具有生理活性,所以 fT_4 和 fT_3 的水平更能真实反映甲状腺功能状况。RIA 法测定 fT_4 和 fT_3 的分为两步:①用沉淀剂将血清所有蛋白(包括 TBG)沉淀除去;②以 RIA 法测定上清液中 fT_4、fT_3 的含量。

现在发展的敏感的免疫化学法如时间分辨荧光免疫分析法等,也逐渐应用于临床,逐渐取代有同位素污染的 RIA 法。

(一)参考范围

T_4 和 fT_3 在血清中浓度很低,检测结果受检测方法、试剂盒质量等影响显著,所以参考范围差异很大。

fT_4:10～30 pmol/L;fT_3:3.55～10.1 pmol/L(RIA 法)。

(二)临床应用

总的来说,fT_4 和 fT_3 的临床应用与 tT_4 和 tT_3 相同,但因不受血清 TBG 影响,而是代表具有生物活性的甲状腺激素的含量,因而具有更重要的临床价值。

1.甲状腺功能亢进

对于诊断甲亢来说,fT_4、fT_3 均较 tT_4、tT_3 灵敏,对甲亢患者治疗效果的观察,fT_4、fT_3 的价值更大。

2.甲状腺功能减退

大多数口服 T_4 治疗的患者,在服药后 1～6 小时血中 fT_4 浓度达到高峰,其升高程度与服药剂量有关。fT_4 是甲状腺素替代性治疗时很好的检测指标。

3.妊娠

孕妇血中 TBG 明显增加,因此,fT_4、fT_3 的检测较 tT_4、tT_3 更为准确。

4.药物影响

肝素可能对 fT_4、fT_3 的测定产生影响,使结果偏离。

三、血清反 T_3(rT_3)测定

rT_3 与 T_3 结构基本相同,仅是三个碘原子在 3、3'5' 位,主要来源于 T_4,在外周组织(如肝、肾等)经5-脱碘酶作用生成。rT_3 也是反映甲状腺功能的一个指标。血清中 T_4、T_3 和 rT_3 维持一定比例,可以反映甲状腺激素在体内代谢情况。临床采用 RIA 法和化学发光免疫法测定血清中 rT_3 浓度。

(一)参考范围

0.15～0.45 nmol/L。

(二)临床应用

rT_3 与 T_3 在化学结构上属异构体,但 T_3 是参与机体代谢的重要激素,该过程消耗氧,而

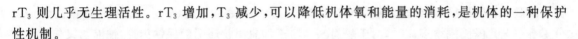

rT_3 则几乎无生理活性。rT_3 增加，T_3 减少，可以降低机体氧和能量的消耗，是机体的一种保护性机制。

（1）甲亢时血清 rT_3 增加，与血清 T_4、T_3 的变化基本一致。而部分甲亢初期或复发早期仅有 rT_3 的升高。

（2）甲低时血清 rT_3 降低。rT_3 是鉴别甲低与非甲状腺疾病功能异常的重要指标之一。

（3）非甲状腺疾病，如心肌梗死、肝硬化、糖尿病、尿毒症、脑血管意外和一些癌症患者，血清中 rT_3 增加，T_3/rT_3 比值降低，这一指标对上述疾病程度的判断、疗效观察及预后估计均有重要意义。

（4）羊水中 rT_3 浓度可作为胎儿成熟的指标。如羊水中 rT_3 低下，有助于先天性甲低的宫内诊断。

四、T_3 摄取率的测定

将 ^{125}I 标记的 T_3（$^{125}I\text{-}T_3$）加入患者血清，$^{125}I\text{-}T_3$ 即与血清 TBG 的剩余部分（剩余结合容量）结合，未被结合而成游离态的 $^{125}I\text{-}T_3$ 可被吸附剂（红细胞、树脂等）吸附。通过测定吸附剂所摄取的 $^{125}I\text{-}T_3$，即可了解 TBG 的剩余结合容量，从而间接反映 tT_4 水平。

$^{125}I\text{-}T_3$ 摄取率＝（吸附剂摄取 $^{125}I\text{-}T_3$ 量）/（加入的 $^{125}I\text{-}T_3$ 总量）×100%

本实验为体外试验，适于孕妇、乳母及儿童。该实验不受碘剂及抗甲状腺药物的影响，但受血清 TBG 浓度、T_4/T_3 比值及苯妥英钠等药物影响，应用时应与 T_4 测定合并进行。

（一）参考范围

13%±4.6%（红细胞摄取率）。

（二）临床应用

摄取率＞17% 可诊断为甲亢，甲低时降低。

（刘奉伟）

第二节 肾上腺皮质激素测定

肾上腺皮质分泌类固醇激素，或称甾体激素，是维持生命所不可缺少的物质。肾上腺皮质的球状带、束状带及网状带，各分泌功能是不同的激素。醛固酮（盐皮质激素）由球状带分泌，是调节水、盐代谢的激素。束状带分泌的皮质醇及皮质酮（糖皮质激素）调节糖，脂肪、蛋白质三大代谢。网状带分泌的性激素主要作用于肌肉、毛发及第二性征的发育。目前已由肾上腺皮质中提出激素数十种，但一般认为皮质醇、皮质酮、醛固酮是正常情况下分泌的最主要的激素。皮质激素的半寿期很短，在血浆中为 80～120 分钟，其代谢产物由尿中排出。尿中出现的皮质激素代谢产物有三大类，即 17-羟皮质类固醇、17-酮类固醇和 17-生酮类固醇。前两者为临床上最常用的测量肾上腺皮质功能的试验。肾上腺皮质疾病可分为肾上腺类固醇的增多、减少或不释放等几点。

肾上腺皮质功能亢进可表现为皮质醇增多（库欣综合征 Cushing syndrome）、醛固酮增多症及肾上腺雄激素增多（先天性肾上腺增生）。引起库欣病最多见的原因属于医源性，即长期使用糖皮质激素,又可见于良性垂体瘤(ACTH 增加),肾上腺恶性肿瘤(少见)或腺瘤,异位性 ACTH 分泌等情况。醛固酮增多症时,由于醛固酮体用于远曲小管而引起保钠排钾,钠潴留又使血浆体积增加,血压上升。醛固酮增多症可分为原发性与继发性两种。原发性者即所谓 Conn's 综合征,可由肾上腺瘤、癌或增生引起。因此血浆肾素是反应性降低,并有钾钠代谢异常。继发性醛固酮增加,多为非肾上腺性刺激引起,如心功能不全、肾病综合征、梗阻性肾病等,与原发性相反,其血浆肾素升高。

肾上腺皮质功能低下:原发性肾上腺皮质功能低下,即所谓艾狄森病(Addison'sdisease),此病 80% 是由特异性肾上腺皮质萎缩引起(可能由于自身免疫性原因),此时常合并有内分泌病,如糖尿病、甲状旁腺功能低下、甲状腺病等。其余 20% 可能是肾上腺皮质结核、出血、肿瘤、淀粉样变性或感染等。双侧皮质损害 90% 时出现症状,由于皮质醇的减少,血 ACTH 升高。

肾上腺皮质功能低下还可能继发于各种原因所引起的 ACTH 减少。

肾上腺皮质功能试验一般可分三类:①直接测定体液(血、尿)中肾上腺皮质激素及其产物,是最常用的一类。②通过外源药物的影响而反映肾上腺功能试验。③间接反映肾上腺皮质功能的试验,如唾液中钾、钠浓度测定,这一类试验极为少用。

一、皮质醇测定

人肾上腺皮质分泌类固醇激素以皮质醇(氢化可的松)为主,血浆皮质醇分为游离与结合两种形式。测定其血浆皮质醇浓度,是直接了解垂体肾上腺皮质系统功能的方法。皮质醇是由肾上腺皮质束状带合成分泌的一种糖皮质激素,每天分泌 $10 \sim 35$ mg,半衰期约 100 分钟。皮质醇的分泌有明显的昼夜节律,以清晨 $6 \sim 8$ 时最高($50 \sim 250$ $\mu g/L$),晚上 10 时至凌晨 2 时为最低($20 \sim 100$ $\mu g/L$)。皮质醇的主要功能是增加糖异生,对蛋白质和脂肪代谢的影响亦非常显著。皮质醇分泌入血后绝大部分与血循环中皮质类固醇结合球蛋白(CBG)结合。真正具有生物活性的只是游离皮质醇,它只占总皮质醇的 $1\% \sim 3\%$,亦只有游离的皮质醇才能从肾小球滤过,从尿中排出。故测定尿皮质醇,可排除 CBG 变化的影响,反映血浆游离皮质醇水平。

(一)参考值

上午 8:00:(127 ± 55)$\mu g/L$。

下午 4:00:(47 ± 19)$\mu g/L$。

午夜:(3.4 ± 12)$\mu g/L$。

新生儿脐带血浆:$85 \sim 550$ $\mu g/L$。

(二)临床应用

1.血浆总皮质醇升高

皮质醇增多症(库欣病),肾上腺肿瘤、妊娠、口服避孕药,异位 ACTH 综合征、垂体前叶功能亢进症,单纯性肥胖,应激状态(手术、创伤、心肌梗死等)。

2.血浆总皮质醇降低

肾上腺皮质功能降低,垂体前叶功能低下,全身消耗性疾病,口服苯妥钠、水杨酸钠等药物。先天性肾上腺皮质功能低下症,席汉综合征。皮质醇功能减退者,分泌节律基本正常;而血浓度明显降低。

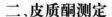

二、皮质酮测定

皮质酮属 21 碳类固醇激素,是合成醛固酮的前体物质。其糖皮质激素活性为皮质醇的1/5,盐皮质激素样活性为皮质醇的 2 倍,为醛固酮的 1/200。

(一)参考值

上午 8:00:(25.5±8.4)nmol/L[(8.8±2.9)ng/mL]。

下午 4:00:(17±8.4)nmol/L[(5.9±1.6)ng/mL]。

(二)临床应用

1.皮质酮增高见于下列情况

库欣病、ACTH 瘤、肾小管性酸中毒、肾病综合征、口服避孕药、先兆子痫、充血性心力衰竭、异常钠丢失、特发性水肿、给予钾离子治疗后、低钠饮食等。

2.皮质酮降低见于

肾上腺皮质功能减退,单纯性醛固酮缺乏,脱氧皮质酮分泌过多(先天性肾上腺皮质增生症,11-β-羟化酶缺乏等),摄钾过低,大量水摄入,大量滴注高渗盐水。

三、去甲肾上腺素测定

去甲肾上腺素又名正肾上腺素,属于儿茶酚胺类激素。主要由交感神经末梢释放,小部分由肾上腺髓质释放。主要作用于 α 受体。有强烈的收缩血管作用,特别对皮肤、黏膜和肾血管有强烈收缩作用,使血压升高。但对冠状动脉有微弱扩张作用,对心脏 β 受体也有兴奋作用,但比肾上腺素要弱。

(一)参考值

血浆:125～310 ng/L,(200±80)ng/L。

尿:10～70 μg/24 h,(41.5±11.0)μg/24 h。

(二)临床应用

去甲肾上腺素增高见于下列情况。嗜铬细胞瘤、神经母细胞瘤以及神经节神经瘤、肝昏迷、晚期肾脏病、充血性心力衰竭。

四、18-羟-11-脱氧皮质酮(18-OH-DOL)测定

18-羟-11-脱氧皮质酮属 21 碳类固醇激素。主要由肾上腺皮质束状带产生,为盐皮质激素。其分泌受 ACTH 和肾素、血管紧张素系统双重调节,以前者为主。其生物效应主要为潴钠排钾。

(一)参考值

普食:(68±26)ng/L。

低钠饮食:(125±24)ng/L。

高钠饮食:(66±8)ng/L。

(二)临床应用

18-羟-11-脱氧皮质酮检测能反映垂体-肾上腺皮质功能。血浆 18-OH-DOL 增高见于库欣综合征或库欣病,原发性醛固酮增多症,原发性高血压。18-羟-11-脱氧皮质酮降低见于艾迪生病,垂体前叶功能低下。

五、醛固酮测定

醛固酮(aldosterone,ALD)是肾上腺皮质球状带合成和分泌的类固醇激素,分子量360.4,是一个非常强的电解质排泄的调节因子,其作用是增加 Na^+ 和 Cl^- 的回收,排出 K^+ 和 H^+。由于它能影响电解质和水的排泄及血容量,所以对维持机体内环境的恒定起着重要作用。醛固酮含量可用放免方法测定。血浆醛固酮可受体位、饮食中钾、钠含量的影响,受血钾、钠浓度的调节,其排泄受肝、肾功能影响。检测血醛固酮的患者应停服利尿剂至少3周,停服抗高血压药物1周。测定醛固酮时,在试验前要给予高盐饮食,因为高血压患者多维持低盐饮食,会导致尿醛固酮增加而给以假阴性结果。

(一)参考值

1.血 ALD(放免法)

(1)普食饮食:卧位为(86.0±37.5)pmol/L(59.9～173.9 pmol/L);立位为(151.3±88.3)pmol/L(65.2～295.7 pmol/L)。

(2)低钠饮食:卧位为(233.1±20.2)pmol/L(121.7～369.6 pmol/L);立位为(340.9±177.0)pmol/L(139.0～634.0 pmol/L)。

2.尿 ALD

普食:1.0～8.0 μg/24 h 尿;低钠:7～26 μg/24 h 尿。

(二)临床应用

1.ALD 增高

原发性 ALD 增多症、Conn 综合征;双侧肾上腺增生,肾上腺癌、继发性 ALD 增多症、肾素瘤、肾血管性高血压、多发性肾囊肿、Wilms 肿瘤、Portter 综合征,特发性水肿,恶性高血压,充血性心力衰竭、肾性综合征,肝硬化、17α-羟化酶缺乏,Dasmit 综合征,体位性高血压,口服避孕药,先兆子痫或子痫,肾小管酸中毒,妊娠。

2.血 ALD 浓度和尿 ALD 排泄降低

原发性低醛固酮症,继发性低醛固酮症,艾迪生病,双侧肾上腺切除,原发性高血压、18-羟类固醇脱氢酶缺乏,18-羟化酶缺乏,Rose 综合征,Liddle 综合征,11-β-羟化酶缺乏,3-β-羟类固醇脱氢酶缺乏,库欣综合征,服用甘草、可乐定、β受体阻滞剂后。

六、口服地塞米松抑制试验

垂体与肾上腺皮质之间,存在着刺激与负反馈之间相互关系,垂体分泌 ACTH,刺激肾上腺皮质分泌糖皮质激素在血中水平升高,反过来抑制垂体前叶 ACTH 的分泌,此试验的原理即在于此。方法是作用强、而剂量小的地塞米松,观察用药后尿中 17-羟皮质类固醇比用药前减少的程度,借此来诊断库欣综合征及其肾上腺皮质病变性质。有小剂量与大剂量法两种。

(一)小剂量法

口服地塞米松,每天 2 mg 分 4 次服,连续 2 天。试验前留 24 小时尿做 17 羟皮质类固醇测定,用药后即留 24 小时尿亦做 17-羟皮质类固醇测定,前后两次所测结果进行比较。

临床应用:正常人服地塞米松后,尿 17-羟皮质类固醇排出量明显降低,降低值超过试验前的50%,或低于 11 μmol/d。肥胖病,Stenleventhal 综合征(多囊卵巢综合征),也受到抑制。

甲状腺功能亢进患者,服地塞米松后,尿 17-羟皮质类固醇降低不如正常人显著。库欣综合

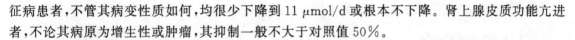

征病患者,不管其病变性质如何,均很少下降到 11 μmol/d 或根本不下降。肾上腺皮质功能亢进者,不论其病原为增生性或肿瘤,其抑制一般不大于对照值 50%。

(二)大剂量法

口服地塞米松,每天 8 mg,分 4 次服,连续 2 天仍测定药前后 24 小时进尿中 17-羟皮质类固醇含量,以示比较。

临床应用:病变性质为肾上腺增生所致的依钦科—库欣综合征者,服药后尿中 17-羟皮质类固醇含量比用药前下降 50%。而病变为肾上腺肿瘤或癌者,则服药后无明显下降或不下降,为肿瘤细胞分泌皮质素有其自主性,不受垂体分泌的 ACTH 控制。女性男性化,先天性肾上腺皮质增生引起的女性假两性畸形者,尿中 17-酮类固醇排泄量明显高于正常。因此小剂量法试验尿中 17-酮类固醇明显降低。如肾上腺皮质肿瘤中所致的男性化病例,在大剂量法试验下,尿中 17-酮类醇无明显降低。

(刘奉伟)

第三节 性激素测定

一、睾酮测定

男性睾酮(testosterone,T)主要是由睾丸间质细胞分泌。肾上腺皮质及卵巢也有少量分泌。属 19 碳类固醇激素,是血中活性最强的雄性激素。睾酮经代谢生成生物活性更强的双氢睾酮(DHT),也可被芳香化为雌二醇。睾酮的分泌受促黄体生成激素(LH)的调节,与下丘脑-垂体轴之间存在负反馈关系。在女性睾酮主要由卵巢和肾上腺分泌的雄烯二酮转化而来。睾酮分泌具有生理节律,通常清晨最高,中午时最低。睾酮主要在肝脏灭活,与清蛋白和性腺结合球蛋白结合在体内运输。其主要生理功能是刺激男性性征的出现,促进蛋白质的合成伴有水钠潴留和骨钙磷沉积,此外睾酮还与 FSH 协同维持生精。

(一)参考值

男性:成人 300～1 000 ng/dL(放免法);青春期前(后)10～20 ng/dL。

女性:成人 20～80 ng/dL;青春期前(后)20～80 ng/dL;绝经期 8～35 ng/dL。

(二)临床应用

1.血睾酮增高

(1)睾丸间质细胞瘤。

(2)先天性肾上腺皮质增生(21 和 1-羟化酶缺陷)及肾上腺肿瘤。

(3)女性男性化,XYY 女性,多囊卵巢综合征患者。

(4)注射睾酮或促性腺激素。

(5)多毛症。

2.血睾酮降低

(1)先天性睾丸发育不全综合征,睾丸炎或 X 线照射后等。

(2)垂体前叶功能减退。

(3)性腺功能减退:类睾综合征(如 Kallman 综合征)及睾丸不发育或睾丸消失综合征。

二、双氢睾酮测定

双氢睾酮(dihydratestosterone,DHT)是 19 碳类固醇雄性激素。血循环中的双氢睾酮一部分来自睾丸间质细胞的合成、分泌,一部分由睾酮在外周的代谢转化而来。其产生率男性约300 μg/d,女性 50～70 μg/d,在有的靶细胞内睾酮必须代谢至 DHT 后,再和相应的特异受体相结合发挥生理效应。DHT 的生理作用同睾酮。

(一)参考值

男性:1.02～2.72 nmol/L(放免法)。

女性:0.10～0.43 nmol/L。

(二)临床应用

1.双氢睾酮增高

男性睾丸间质细胞瘤,女性多毛症,多囊卵巢综合征,真性性早熟等。

2.双氢睾酮降低

睾丸女性化,发育不良,睾丸间质细胞发育不良,女性外阴硬化性苔藓等。

三、脱氧异雄酮测定

脱氢异雄酮(dehydroepiandrosterone,DHA)是由 17α-羟孕烯醇酮经 17 碳链酶作用而成,为雄烯二酮及睾酮的前体,DHA 是肾上腺皮质分泌的主要雄激素,此外卵巢与睾丸也有少量产生,分泌量成人平均每天约为 25 mg。DHA 入血后,一部分在外周组织转化为睾酮(雄性激素的生理作用见睾酮项目)。

(一)参考值

男性:(32.3±12.1)nmol/L(20.8～45 nmol/L)(放免法)。

女性:(21.4±8.3)nmol/L(13.8～31.2 nmol/L)。

(二)临床应用

肾上腺皮质肿瘤患者能产生大量的 DHA,尤其是恶性肾上腺肿瘤。先天性肾上腺皮质增生症,如 3β-羟脱氢酶缺乏症(17β-羟脱氢酶缺陷症)、女性多毛症。妊娠中晚期母血中 DHA降低。

四、雄烯二酮测定

雄烯二酮的生物活性介于活性很强的雄性激素睾酮和雄性激素很弱的去氢雄酮之间。雄烯二酮具有激素原的特性。在女性雄烯二酮的 50％来自卵巢,50％来自肾上腺。女性日产率超过3 000 μg,男性则更高。成年男性雄烯二酮测定水平略低同龄女性,绝经女性因肾上腺及卵巢的含量均减少致血循环中的浓度下降。

(一)参考值

男性:(6.3±1.7)nmol/L(3.5～7.5 nmol/L)。

女性:(7.1±2.0)nmol/L(4.5～10.8 nmol/L)。

(二)临床应用

正常女性雄烯二酮的分泌量为睾酮的 10 倍。在女性卵巢中也能测到雄烯二酮,男性化疾病

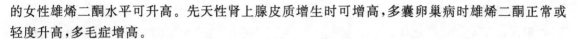

的女性雄烯二酮水平可升高。先天性肾上腺皮质增生时可增高,多囊卵巢病时雄烯二酮正常或轻度升高,多毛症增高。

雄烯二酮降低:男性发育延迟(1.6~3.0 nmol/L),侏儒症。

五、17α-羟孕酮测定

17α-羟孕酮(17-α-hydosy progesterone,17α-OHP)由肾上腺皮质及性腺产生,其黄体酮活性很低。17α-OHP经21-羟化生成皮质醇的前体化合物 S(CpS)。17α-OHP 具有与肾上腺皮质醇相一致的昼夜节律变化。成年育龄女性 17α-OHP 浓度随月经周期而变化,黄体期高于卵泡期。妊娠时胎儿、胎盘及肾上腺可产生大量 17α-OHP。妊娠 32 周后 17α-OHP 浓度急剧升高直到分娩期,17α-OHP 也存在于新生儿的脐带血中。

(一)参考值

育龄女性:卵泡期 0.1~0.8 ng/mL;黄体期 0.27~2.9 ng/mL;妊娠末 3 个月 2~12 ng/mL。

男性:0.31~2.13 ng/mL。

(二)临床应用

21-羟化酶缺乏的先天性肾上腺皮质增生患者血 17α-OHP 浓度明显升高,11-羟化酶缺乏时 17α-OHP 上升幅度较少。约 6% 的成年多毛女性有不同程度的 21-羟化酶缺乏。这一类迟发型缺乏症病例中 17P 浓度常超过卵泡期的高限 0.9 ng/mL。17α-OHP 的测定也用于分析男性和女性的普通痤疮、男性秃顶及一些不明原因的不育症。

六、雌二醇测定

雌二醇(estradiol E₂)是一种 18 碳类固醇激素,E₂ 由睾丸、卵巢和胎盘分泌释放入血,或由雄激素在性腺外转化而来。E₂ 是生物活性最强的天然雌激素。对于排卵的女性,E₂ 起初来源于一组正在成熟的卵泡,最后则来源于一个完整的即将排卵及由它形成的黄体。绝经后的女性 E₂ 来源于雄激素的转化,循环中 E₂ 水平低,不具周期性变化。青春期前的儿童和男性 E₂ 水平低也不具周期性变化。

(一)参考值

男性:110~264.2 pmol/L。

女性:卵泡期 132~220 pmol/L;排卵期 1 431~2 932 pmol/L;黄体期 403.7~1 123 pmol/L。

(二)临床应用

血糖二醇浓度是检查下丘脑、垂体、生殖靶腺轴功能指标之一。对诊断早熟,发育不良等内分泌及妇科疾病有一定价值。E₂ 增高还见于多胎妊娠,糖尿病孕妇,肝硬化、卵巢癌、浆液性囊腺癌、不明原因乳房发育、男性、肾上腺肿瘤等。

E₂ 降低见于:妊娠高血压综合征,无脑儿,下丘脑病变,垂体卵巢性不孕、皮质醇增高症,席汉综合征,胎儿宫内死亡,下丘脑促性腺激素释放激素(GnRH)类似物对垂体具有调节作用等。

七、雌三醇测定

雌三醇(estriol,E₃)属 18 碳类固醇激素。一般认为 E₃ 是 E₂ 和雌酮的代谢产物,生物活性较它们为低。在妊娠中晚期,胎盘合成的 E₃ 大部分来自胎儿的 16α-羟硫酸脱氢异雄酮。E₃ 能反映胎儿-胎盘单位功能,因此通过测定 E₃ 监测胎盘功能及胎儿健康状态具有重要意义。

(一)参考值

成人:$(0.58\pm0.04)\mu g/L$。

(二)临床应用

1.E_3 增高

先天性肾上腺增生所致胎儿男性化、肝硬化、心脏病。

2.E_3 降低

胎儿先性肾上腺发育不全,无脑儿,胎儿宫内生长迟缓,孕期应用糖皮质激素,胎盘硫酸酯酶缺乏,过期妊娠,胎儿窘迫,死胎,胎儿功能不良,妊娠高血压综合征,先兆子痫等。

八、雌酮测定

雌酮(estrone,E_1)属 18 碳类固醇雌激素,其活性次于 E_2。E_1 来源于脱氧异雄酮(DHA),E_2 在肝脏灭活后亦生成 E_1。

(一)参考值

男性:$(216.1\pm83.3)pmol/L$。

女性:卵泡期$(290.8\pm77.3)pmol/L$;排卵期$(1\ 472.6\pm588.7)pmol/L$;黄体期$(814.0\pm162.8)pmol/L$;绝经后$(125.1\pm88.8)pmol/L$。

(二)临床应用

1.E_1 增高

睾丸肿瘤、心脏病、肝病,系统性红斑狼疮、心肌梗死,多囊卵巢综合征。卵巢颗粒细胞肿瘤。

2.E_1 降低

原发性、继发性闭经、垂体促性腺激素细胞功能低下,LH 和 FSH 分泌减少,继而卵巢内分泌功能减退,雌酮和雌二醇均降低。高催乳素征,神经性厌食,Turner 综合征。

九、黄体酮测定

黄体酮(Progesterone,P)是在卵巢、肾上腺皮质和胎盘中合成的,尿中主要代谢产物是孕二醇。由于 LH 和 FSH 的影响,在正常月经周期的排卵期卵巢分泌黄体酮增加,排卵后 6～7 天达高峰。排卵后的黄体是月经期间黄体酮的主要来源,如果卵子未受精,则本黄体萎缩出现月经,黄体酮水平下降;如果卵子受精,由于来自胎儿胎盘分泌的促性腺激素的刺激,黄体继续分泌黄体酮。妊娠第七周开始胎盘分泌黄体酮的自主性增强,在量上超过黄体。黄体酮可排制子宫兴奋性,此种对子宫收缩的抑制作用可持续至分娩前。

(一)参考值

女性:卵泡期$(0.79\pm0.40)ng/mL(0.2～0.9\ ng/mL)$;排卵期$(2.05\pm1.11)ng/mL(1.16～3.13\ ng/mL)$;黄体期$(13.59\pm4.25)ng/mL(3.0～35\ ng/mL)$;绝经期后 $0.03～0.3\ ng/mL$;妊娠$20～400\ ng/mL$。

男性:$(0.48\pm0.17)ng/mL$。

(二)临床应用

1.确证排卵

要使黄体酮成为排卵的有用指标需在黄体中期取血。太靠近月经或在 LH 分泌高峰的 3～4 天内,黄体酮正急剧升高或下跌,结果不稳定。一次随机的黄体期水平$>3\ ng/mL$ 是支持排卵的强有力证据。

2.除外异位妊娠

黄体酮水平≥25 ng/mL可除外异位妊娠(97.5%)。

3.除外活胎

不管胎位如何,单次血清黄体酮≤5 ng/mL,可除外活胎提示为死胎。

4.流产

先兆流产时虽其值在高值内,若有下降则有流产趋势。

(刘奉伟)

第四节 其他激素测定

一、尿17-酮类固醇(17-KS)测定

(一)原理

尿中17-酮类固醇是肾上腺皮质激素及雄性激素的代谢产物,大部分为水溶性的葡萄糖醛酸酯或硫酸酯,必须经过酸的作用使之水解成游离的类固醇,再用有机溶剂提取,经过洗涤除去酸类与酚类物质。17-酮类固醇分子结构中的酮-亚甲基($-CO-CH_2-$)能与碱性溶液中的间二硝基苯作用,生成红色化合物。在520 nm有一吸收峰,可以进行比色测定。

(二)患者准备与标本处理

(1)取样前1周,患者应停止饮茶和服用甲丙氨酯、安乃近、氯丙嗪、降压灵、普鲁卡因胺、类固醇激素、中草药及一些带色素的药物,以减少阳性干扰。

(2)尿量应通过饮水调控在1 000~3 000 mL/24 h。

(3)收集24小时尿液加浓盐酸约10 mL或甲苯5 mL防腐。如尿液不能及时进行测定,应置冰箱内保存,以免17-酮类固醇被破坏而使测定数值降低。

(三)参考值

成年男性:(28.5~61.8)μmol/24 h。

成年女性:(20.8~52.1)μmol/24 h。

二、尿17-羟皮质类固醇(17-OHCS)测定

(一)原理

在酸性条件下,17-羟皮质类固醇水溶性下降,用正丁醇-氯仿提取尿液中的17-OHCS,在尿提取物中加入盐酸苯肼和硫酸,17-OHCS与盐酸苯肼作用,成黄色复合物,用氢化可的松标准液同样呈色,以分光光度计比色,求得其含量。

(二)患者准备与标本处理

同尿17-酮类固醇测定。

(三)参考值

成年男性:(27.88±6.6)μmol/24 h。

成年女性：$(23.74\pm4.47)\mu mol/24\ h$。

三、尿香草扁桃酸(VMA)测定

(一)原理

用乙酸乙酯从酸化尿液中提取 VMA 和其他酚酸,然后反提取到碳酸钾水层。加入高碘酸钠($NaIO_4$),使 VMA 氧化成香草醛(vanillin)。用甲苯从含有酚酸杂质的溶液中选择性提取香草醛,再用碳酸盐溶液反抽提到水层,用分光光度计于波长 360 nm 测定水层中香草醛的浓度。

(二)患者准备与标本处理

(1)收集标本前 1 周限制患者食用含有香草醛类的食物,如巧克力、咖啡、柠檬、香蕉以及阿司匹林和一些降压药物,这些药物中含有酚酸对该法有阳性干扰,可使结果假性升高。

(2)尿量应通过饮水调控在 1 000~3 000 mL/24 h。

(3)收集 24 小时尿液加浓盐酸约 10 mL 或甲苯 5 mL 防腐。若尿液不能及时进行测定,应置冰箱内贮存,以免 VMA 被破坏而使测定数值降低。

(三)分光光度法参考值(如表 6-2)

表 6-2　分光度法参考值

年龄	mg/24 h	$\mu mol/24\ h$
0~10	<0.1	<0.5
10 天~24 个月	<2.0	<10
24 个月~18 岁	<5.0	<25
成人	2~7	10~35

(刘奉伟)

第 七 章

糖代谢紊乱及糖类检验

第一节 血糖调节激素测定

调节血糖的激素主要有胰岛素、胰高血糖素、肾上腺皮质激素、生长激素、甲状腺激素等多种,本节仅介绍胰岛素、胰高血糖素和胰岛素抵抗的检测及临床意义。

一、胰岛素原、胰岛素和 C 肽测定

(一)生理和生物化学

胰岛素是第一个被纯化的蛋白类激素,是放射免疫法检测到的第一种物质,是重组 DNA 技术应用的第一个实践案例。人胰岛素分子量 5 808 Da,包含 51 个氨基酸。人胰岛素由 A、B 两条链组成,两条链之间以两个二硫键连接,A 链本身含有第三个二硫键。人胰岛素与很多哺乳动物胰岛素具有相似的免疫学和生物学特性,在人重组胰岛素广泛应用以前,长期在临床治疗中使用牛和猪源胰岛素。

胰岛 β 细胞粗面内质网的核糖体首先合成 100 个氨基酸组成的前胰岛素,很快被酶切去信号肽,生成 86 个氨基酸的胰岛素原,其生物活性只有胰岛素生物活性的 1/10,贮存于高尔基体的分泌颗粒中,最后在蛋白水解酶的作用下水解成 51 个氨基酸的胰岛素和无生物活性的 31 个氨基酸的 C 肽(C-peptide)。正常人的胰岛素释放呈脉冲式,基础分泌量约 1 U/h,每天总量约 40 U。健康人摄入葡萄糖后,胰岛素呈双时相脉冲式分泌,葡萄糖入血后的 1~2 分钟是第一时相,储存胰岛素快速释放,在 10 分钟内结束,第二时相可持续 60 到 100 分钟,直到血糖水平回到正常,为胰岛素合成和持续释放时相。胰岛素主要在肝脏摄取并降解,半衰期 5~10 分钟。

正常情况下在外周循环中无法检测到前胰岛素。仅有少量胰岛素原(胰岛素的 3%)和中间剪切体入血,因肝脏清除胰岛素原率仅是清除胰岛素的 1/4,胰岛素原的半衰期是胰岛素的 2~3 倍,空腹时循环胰岛素原是胰岛素浓度的 10%~15%。C 肽对于维持胰岛素正常结构必需,半衰期长(35 分钟),空腹时循环 C 肽是胰岛素浓度的 5~10 倍。肝脏不代谢 C 肽,C 肽在肾脏中降解并从循环中清除,具有较稳定的尿液清除率。

(二)胰岛素原测定

1.测定方法

胰岛素原准确检测存在一些困难,包括在血中浓度低,不易获得抗体,很多抗血清与胰岛素、C肽有交叉反应,同时胰岛素原转化中间体也会干扰检测结果,目前还不具备纯胰岛素原检测的方法。目前已经将生物合成的胰岛素原应用于制备单克隆抗体,将能提供可靠的胰岛素原标准品和检测方法。

2.临床意义

高浓度胰岛素原见于良性或恶性胰岛β细胞瘤,同时胰岛素、C肽血清水平升高或不升高,伴低血糖症。也有少见疾病如胰岛素转换障碍引起的家族性高胰岛素原。测量胰岛素原有助于判断胰岛素原类似物对胰岛素检测的干扰程度。在部分2型糖尿病患者血清中检测到高胰岛素原及其类似物水平,并且与心血管危险因子关联。在慢性肾功能不全、肝硬化、甲状腺功能亢进患者血清中也可能检测到高胰岛素原及其类似物水平。

(三)胰岛素测定

1.标本采集与保存

所有测定方法均可采用血清标本,血浆标本(EDTA和肝素抗凝)可用于一些免疫分析法。由于红细胞中存在胰岛素降解酶,故可致胰岛素含量降低,使用夹心免疫技术可观察到异嗜性抗体或类风湿因子可引起胰岛素假性升高。胰岛素测定的血清标本应在取血后5小时内分离,分离血清中的胰岛素在室温下可稳定12小时,在4 ℃可稳定1周,在−10 ℃可稳定1个月。

2.检测方法

虽然胰岛素测定历史已经有40年,目前仍然没有高度精确、准确和可靠的方法。目前有很多胰岛素检测商业试剂盒,包括RIA、ELISA、化学发光免疫法等,其基本原理是免疫分析法,检测免疫反应性胰岛素。除了胰岛素,与胰岛素有共同抗原表位的物质如胰岛素原、胰岛素原转换中间产物、糖基化及二聚体化的胰岛素衍生物等都可能被检测到。胰岛素抗血清与胰岛素原有交叉反应,但不与C肽反应。对于健康人体来说,胰岛素检测的特异性不是问题,因健康人血清中低浓度的胰岛素原不会影响胰岛素测量结果。但在某些情况,如糖尿病、胰岛细胞瘤患者,胰岛素原以较高浓度存在,会使胰岛素检测结果偏高,而胰岛素原的活性很低,会得到不准确的具有活性的胰岛素检测结果。

3.胰岛素检测的标准化

ADA曾经评估9个生产商的12种不同试剂,结果显示方法内变异达到3.7%~39%,方法间变异达到12%~66%,平均变异24%。一般的胰岛素参考测量程序不能够达到优化方法间变异、使检测结果一致的目的。最近,ADA胰岛素测量标准工作组与美国糖尿病消化病肾病研究所(National Institute of Diabetes and Digestive and Kidney Diseases)、CDC、欧洲糖尿病研究协会(European Association for the Study of Diabetes)联合,建立以同位素稀释液相色谱-串联质谱法(isotopedilution liquid chromatography-tandom mass spectrometry,IDMS)为参考方法的溯源链,以标准化胰岛素检测。标准化、同质化胰岛素检测对于临床诊疗具有实际意义。

4.参考区间

因方法的批间差异大,目前情况下实验室应建立自己的参考区间,以SI单位(pmol/L)报告结果。过夜空腹后,正常健康无肥胖人群的胰岛素范围是12~150 pmol/L(3~25 μU/mL)。部分特异性较好、减少胰岛素原干扰的方法得到的空腹胰岛素水平是<60 pmol/L(9 μU/mL)。

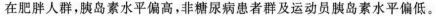

在肥胖人群,胰岛素水平偏高,非糖尿病患者群及运动员胰岛素水平偏低。

5.临床意义

胰岛素是降低血糖的主要激素,胰岛素测定可用于空腹低血糖症患者的评估,也是2型糖尿病患者治疗方案选择的参考指标,如果胰岛素水平低,选择胰岛素治疗的可能性增加。另外,胰岛素测定是多囊卵巢综合征的评估指标,因为这种疾病的患者常伴胰岛素抵抗及碳水化合物代谢异常。虽然有研究者建议在 OGTT 检测的同时测定胰岛素,作为糖尿病的早期诊断指标之一,目前 ADA 所建议的糖尿病诊断指标并不包括胰岛素测定。

(1)胰岛素增高:常见于非胰岛素依赖型糖尿病(2 型糖尿病),此类患者常较肥胖,其早期与中期均有高胰岛素血症;胰岛 β 细胞瘤、胰岛素自身免疫综合征、脑垂体功能减退、甲状腺功能减退、Addison 病也有异常增高。此外,怀孕女性、应激状态下如外伤、电击与烧伤等患者胰岛素的水平也较高。

(2)胰岛素降低:常见于胰岛素依赖型糖尿病(1 型糖尿病)及晚期非胰岛素依赖型糖尿病(2 型糖尿病);胰腺炎、胰腺外伤、β 细胞功能遗传性缺陷病的患者及服用噻嗪类药、β 受体阻滞剂者常见血胰岛素降低。

(四)C 肽测定

1.标本采集与贮存

采用血清标本。如果血清标本不能立即测定,须贮存于−20 ℃,并避免反复冻融。标本溶血可影响胰岛素,而不影响 C 肽的测定。标本贮存的时间越短越好。测定 C 肽的血清加入抑肽酶,−20 ℃贮存 3 个月对测定结果无明显影响。

C 肽抗体不能识别胰岛素原,但当血中存在大量胰岛素原时(如胰岛细胞瘤或血浆胰岛素抗体结合大量胰岛素原)也会影响 C 肽的测定,使结果偏高。这时测定 C 肽须将血清样品先经25%～30%的聚乙二醇(PEG)或葡萄珠结合胰岛素抗体处理,除去胰岛素原后再行测定。

2.测定方法

C 肽检测的基本原理是免疫分析法,包括放射免疫分析(RIA)、酶免疫分析(ELISA)、化学发光免疫分析(CLIA)和电化学发光免疫分析(ECLIA)等。不同方法间变异较大,其原因包括不同的抗血清、与胰岛素原的交叉反应不同、不同的 C 肽校准品等。比较 15 个实验室 9 种不同的 C 肽常规检测方法,批内、批间变异高达 10%及 18%,美国 CDC 成立了 C 肽检测标准化工作组。

3.参考区间

健康人群空腹血清 C 肽水平为 0.78～1.89 ng/mL(0.25～0.6 nmol/L),葡萄糖或胰高血糖素刺激后,血清 C 肽水平为 2.73～5.64 ng/mL(0.9～1.87 nmol/L),是刺激前的 3～5 倍。尿 C 肽的参考范围为 74±26 μg/L(25±8.8 pmol/L)。

4.临床意义

C 肽测定比胰岛素测定有更多优点,因其肝脏代谢可以忽略,外周血 C 肽浓度与胰岛素相比是更好的 β 细胞功能指示项目,C 肽检测不受外源性胰岛素的干扰,与胰岛素抗体无交叉反应,而这些都会影响胰岛素检测结果。

(1)评估空腹低血糖:对于某些 β 细胞瘤患者,特别是胰岛素间歇分泌过多时,胰岛素水平可以正常,但 C 肽水平升高。当注射外源性胰岛素导致低血糖时,胰岛素浓度升高,C 肽水平降低,因 C 肽检测方法不识别外源性胰岛素,且外源性胰岛素可抑制 β 细胞功能。

(2)评估胰岛素分泌能力和速率:检测基础或刺激后的 C 肽浓度,但在常规糖尿病监测中作用不大。

(3)用于监测胰腺手术效果:在胰腺切除后应该检测不到 C 肽,在胰腺或胰岛细胞成功移植后,C 肽浓度应该升高。

(五)胰岛素和 C 肽释放试验

1.胰岛素释放试验

胰岛素释放试验主要用于了解胰岛 β 细胞的功能状态,协助判断糖尿病类型并决定治疗方案。

(1)方法:口服葡萄糖 75 g 分别在空腹及服葡萄糖开始后 30 分钟、60 分钟、120 分钟、180 分钟采血测定血糖和胰岛素水平。可与 OGTT 同时进行。

(2)参考区间:通常为空腹 3～25 mU/L,服糖后分泌高峰在 30～60 分钟,峰值比空腹升高 4～6 倍,峰值应<130 mU/L。120 分钟<100 mU/L,180 分钟后基本恢复到空腹水平。

(3)临床意义:①空腹胰岛素>25 mU/L,服糖后 2～3 小时仍持续高水平(往往>100 μU/L),提示可能存在胰岛素抵抗。②糖尿病患者胰岛素释放高峰往往后延,1 型糖尿病患者胰岛素分泌能力降低,分泌曲线呈低平;空腹血浆胰岛素浓度很低,一般<3 μU/mL(正常为 3～25 μU/mL),甚至测不出;血及 24 小时尿中 C 肽均很低,常不能测出。③2 型糖尿病患者视胰岛素缺乏或抵抗的类型不同,患者空腹胰岛素水平正常或高于正常,刺激后曲线上升迟缓,高峰在 2 小时或 3 小时,多数在 2 小时达到高峰,其峰值明显高于正常值,提示胰岛素分泌相对不足。

2.C 肽释放试验

C 肽释放试验是反映自身胰岛素分泌能力的一个良好指标,有助于鉴别 1 型和 2 型糖尿病患者。

(1)实验方法:同胰岛素释放试验。可与 OGTT 同时进行。

(2)参考区间:正常人空腹血浆 C 肽值为 0.8～4.0 μg/L,餐后 1～2 小时增加 4～5 倍,3 小时后基本恢复到空腹水平。

(3)临床意义:C 肽释放试验与胰岛素释放试验的临床意义相同。

C 肽测定常用于糖尿病的分型,它与胰岛素测定的意义是一样的。1 型糖尿病由于胰岛 β 细胞大量破坏,C 肽水平低,对血糖刺激基本无反应,整个曲线低平;2 型糖尿病 C 肽水平正常或高于正常;服糖后高峰延迟或呈高反应。

C 肽测定还用于指导胰岛素用药的治疗,可协助确定患者是否继续使用胰岛素还是只需口服降糖药或饮食治疗。糖尿病患者胰岛素水平相对或绝对不足的原因比较复杂,所以胰岛素水平既可表现为高,也可表现为低。前者用胰岛素治疗无效,后者不用胰岛素则加速糖尿病并发症的出现。若患者接受过胰岛素治疗 6 周后则可产生胰岛素抗体,这时测定胰岛素常不能反映患者体内胰岛素的真实水平。

C 肽可用于低血糖的诊断与鉴别诊断,特别是医源性胰岛素引起的低血糖。

由于胰岛 β 细胞在分泌胰岛素的同时也等分子地释放 C 肽,C 肽与外源性胰岛素无抗原交叉,且生成量不受外源性胰岛素影响,很少被肝脏代谢,因此 C 肽测定可以更好地反映 β 细胞生成和分泌胰岛素的能力。

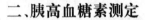

二、胰高血糖素测定

常采用竞争 RIA 法测定胰高血糖素,校正值由厂商提供,其根据是 WHO 胰高血糖素国际标准(69/194)。空腹时血浆胰高血糖素浓度范围为 20～52 pmol/L(70～80 ng/L)。α 细胞患者外周血胰高血糖素浓度最高可达正常参考值上限的 500 倍。胰腺 α 细胞瘤患者外周血中的胰高血糖素极度升高,并常伴有体重减轻、(表皮)松解坏死型游走性红斑、糖尿病、口腔炎、腹泻等症状。低胰高血糖素血症见于慢性胰腺炎、长期使用磺酰脲类治疗。

三、胰岛素抵抗的检测

(一)生理与生物化学

胰岛素抵抗(insulin resistance,IR)又称胰岛素不敏感(Insulin insensitivity),是胰岛素对外周组织,主要是肝脏、肌肉、脂肪的作用减弱。20 世纪 30 年代开始使用动物胰岛素制剂治疗糖尿病不久,就已经发现有些患者对胰岛素敏感,有些不敏感,并通过同一患者注射和不注射胰岛素 OGTT 试验血糖下面积之差,不同患者存在较大差异证明了胰岛素抵抗的存在。20 世纪 50 年代末胰岛素的放射免疫分析法建立后,胰岛素抵抗的检测有了突破性进展。目前胰岛素抵抗的检测方法多适用于科研检测。

(二)测定方法

1.血胰岛素浓度测定

当存在 IR 时,组织利用血糖降低致高血糖趋向,高血糖又刺激胰岛 β 细胞分泌更多的胰岛素以使血糖恢复正常或不能使血糖恢复正常,表现为高胰岛素血症伴正常血糖或高血糖。可空腹采血或常规口服糖耐量试验,同时查血糖和胰岛素,当空腹或餐后胰岛素峰值大于正常人均值+2SD 时可诊断为高胰岛素血症。由于个体间基础及餐后胰岛素存在较大差异,不同胰岛素检测方法也存在较大差异,各实验室应设置自己的参考区间,应选择中年、非肥胖的健康人,也可作为不同年龄组的参考区间,例数在 30～50 人。未检出高胰岛素水平,也不能排除 IR 的存在,高胰岛素血症是 IR 的参考指标。

2.胰岛素作用指数

由于血糖与胰岛素相互作用,有研究者提出以空腹血糖与空腹胰岛素之间的关系作为判断 IR 的参数。

3.葡萄糖耐量加胰岛素释放试验

用 OGTT 加胰岛素释放试验的 G 曲线下面积与 I 曲线下面积之比作为 IR 的比较参数,又称闭环模型。

4.胰岛素抑制试验

胰岛素抑制试验是开环模型方法的一种,其原理是用药物抑制受试者葡萄糖刺激的 β 细胞分泌胰岛素(β 细胞致盲),然后给受试者输注葡萄糖及胰岛素,调整输速,达到血糖稳态及血胰岛素稳态,达到稳态时的血糖浓度和血胰岛素浓度之比值,可作为胰岛素敏感度的参考指标。

5.葡萄糖钳夹试验(GCT)

开环模型方法的一种,是目前测定胰岛素抵抗的"金标准"。空腹时,血糖浓度相对稳定,机体葡萄糖的生成主要来自肝葡萄糖输出,与葡萄糖的利用是相等的。此时如果输注一定量的胰岛素,造成高胰岛素血症,会增加葡萄糖利用,同时抑制肝糖输出,血糖将降低,但如果同时输注葡萄糖可以使血糖得到补充,使肝糖输出与葡萄糖利用达到平衡,并可调节葡萄糖输速使血糖达到预先设计的靶水平。在输注的胰岛素也达稳态的情况下,此时葡萄糖的输注速度应等于其清除率,这个清除率可以作为胰岛素敏感性的参考指标。

6.最小模型法测定胰岛素敏感度

静脉注射一个剂量的葡萄糖,接下来频繁地检查血糖和血胰岛素约 30 个样本,根据葡萄糖与胰岛素浓度的动力学关系求得胰岛素敏感度指数,又称频繁采血的静脉葡萄糖耐量试验。

(刘奉伟)

第二节　胰岛自身抗体测定

大多数 1 型糖尿病患者的胰岛 β 细胞因自身免疫攻击而损伤和缺失,被称为免疫介导糖尿病,不同胰岛自身抗体不断被发现,给 1 型糖尿病的诊断及预期提供更多检测指标。目前可以常规检测的胰岛自身抗体包括抗胰岛细胞质抗体(autoantibody to islet cell cytoplasm,ICA)、抗胰岛素抗体(insulin autoantibodies,IAA)、谷氨酸脱羧酶抗体(autoantibody to the 65-kDa isoform of glutamic acid decarboxylase,GAD65A)、胰岛素瘤抗原 2 蛋白抗体(autoantibody to 2 insuli-noma antigen 2 proteins,IA-2A/IA-2βA)、抗锌运载体 8 变异体 3 抗体(autoantibody to 3 vari-ants of zinc transporter 8,ZnT8A)。

一、检测原理及方法

(一)抗胰岛素抗体测定

IAA 目前可以使用放射性核素法检测,加入过量非放射标记胰岛素,计算胰岛素放射性配体结合率的变化。当特异性抗体结合大于 99 百分位数或超过健康人平均值 2～3 SD 时,结果报告为阳性。每个实验室需检测至少 200 个健康个体得到胰岛素自身抗体结合率。对于 IAA 检测需注意的是在胰岛素治疗后人体会产生胰岛素抗体,即便使用人源性胰岛素治疗。从美国糖尿病自身抗体检测标准化计划(Diabetes Autoantibody Standardization Program,DASP)得到的数据显示,IAA 检测的实验室间不精密度较大。

(二)谷氨酸脱羧酶抗体测定

GAD65A、IA-2A 可通过标准放射结合试验检测,使用 35S 标记的重组人源 GAD65 或 IA-2 (体外转录产生,掺入 35S 或 3H 标记氨基酸)。商业化的 GAD65A、IA-2A 试剂盒为放射免疫法,分别使用[125]I 标记 GAD65 及 IA-2。另外,目前也有商业化的非放射标记 GAD65A、IA-2A 检测试剂盒。WHO 建立了 GAD65A、IA-2A 检测标准,要求使用国际单位报告结果。Cutoff 值应该从检测 100～200 个健康人样本得到,其结果超过 99 百分位数者报为阳性。DASP 进行了全球多家实验室间的比对,在美国糖尿病免疫协会的支持下,CDC 组织了能力验证计划。GAD65A、IA-2A 商业检测试剂盒也参加 DASP 计划,说明 GAD65A、IA-2A 可能趋向于标准化。

(三)抗胰岛细胞质抗体测定

ICAs 可以使用人胰腺冷冻切片间接免疫荧光法,检测免疫球蛋白与胰岛结合的程度,其结

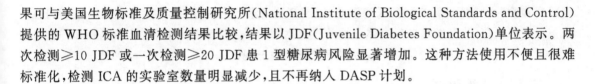

果可与美国生物标准及质量控制研究所(National Institute of Biological Standards and Control)提供的 WHO 标准血清检测结果比较,结果以 JDF(Juvenile Diabetes Foundation)单位表示。两次检测≥10 JDF 或一次检测≥20 JDF 患 1 型糖尿病风险显著增加。这种方法使用不便且很难标准化,检测 ICA 的实验室数量明显减少,且不再纳入 DASP 计划。

二、临床意义

(一)在糖尿病筛查与诊断中的意义

85%～90%的 1 型糖尿病患者在检测到空腹高血糖症时已经检测到胰岛细胞自身抗体。自身免疫在高血糖症及糖尿病继发症状出现数月到数年以前就已经存在。1 型糖尿病发病数年后,一些自身抗体浓度降低到最低检测限以下,但 GAD65A 常保持增高。1 型糖尿病患者患其他自身免疫性疾病的风险性也明显高于正常人,如乳糜泻、Graves 病、甲状腺炎、Addison 病、恶性贫血,仅少数 1 型糖尿病患者没有发现明显病因及自身免疫证据。

新诊断 1 型糖尿病患者中 15%有一级亲属具有 1 型糖尿病病史。1 型糖尿病患者亲属的发病为 5%,是正常人群的 15 倍。对于 1 型糖尿病患者亲属进行胰岛自身抗体筛查有助于找到高风险者。但是,1%～2%健康个体也具有胰岛自身抗体,但对于 1 型糖尿病为低风险。1 型糖尿病的患病率为 0.3%,单一种胰岛自身抗体的阳性预测值将很低。多种胰岛自身抗体的存在伴随>90%的 1 型糖尿病患病风险率,但是没有任何治疗干预措施能够阻止糖尿病的发生,所以虽然 1 型糖尿病患者体内检测到了数种胰岛自身抗体,它们多用于临床研究,并未能够用于糖尿病患者的诊疗管理。在建立针对儿童的高性价比筛查策略、建立有效预防及干预治疗措施以延缓糖尿病发生之前,胰岛自身抗体的检测不能被推荐在研究以外的范围广泛使用。

对于确定具有 HLA-DR 和/或 HLADQB1 链的儿童,一般不会患 1 型糖尿病,但仍可能有胰岛自身抗体升高,这时胰岛自身抗体已经失去了预期作用,不能再作为预防试验。少数具有 2 型糖尿病症状的成人同样可检测到胰岛自身抗体,特别是 GAD65A,预示着胰岛素依赖性,这种情况被称为潜在成人自身免疫糖尿病(latent autoimmune diabetes of adulthood,LADA)或 1.5 型糖尿病(type 1.5 diabetes),或慢性进展性 1 型糖尿病(slowly progressive IDDM)。虽然 GAD65A 阳性糖尿病患者比阴性患者更快进展到胰岛素依赖状态,很多抗体阴性的 2 型糖尿病患者纵然较慢,也随病程延长进展到胰岛素依赖状态,部分患者表现出胰岛成分的 T 细胞反应性。胰岛自身抗体检测对于 2 型糖尿病患者用途有限,临床医师一般根据血糖控制水平制订胰岛素治疗方案。

(二)在糖尿病监测中的意义

对于胰岛自身抗体阳性个体,目前并没有可接受的有效治疗措施能在糖尿病确诊后延长胰岛细胞存活及避免糖尿病发生。因此,目前重复检测胰岛自身抗体以监测胰岛细胞自身免疫情况没有临床意义。对于胰岛或胰腺移植个体,存在或缺乏胰岛自身抗体可以澄清移植失败是由于自身免疫性疾病复发还是由于排斥反应。如果部分胰腺从同卵双生个体或其他 HLA 相同同胞移植,胰岛自身抗体检测有助于免疫抑制剂治疗措施的制订,以阻止糖尿病复发,但目前只停留于理论上,尚无具体治疗措施确定下来。

总之,胰岛细胞自身抗体检测可能对于以下情况有利:定义糖尿病亚型,这类患者的初始诊断是 2 型糖尿病,但有 1 型糖尿病的胰岛细胞自身抗体标志,且进展到胰岛素依赖;筛查拟捐献部分肾脏或胰腺的非糖尿病家族成员;筛查妊娠糖尿病患者是否具有进展至 1 型糖尿病的风险;

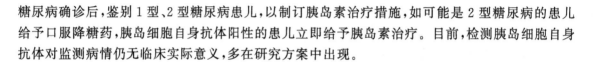

糖尿病确诊后,鉴别1型、2型糖尿病患儿,以制订胰岛素治疗措施,如可能是2型糖尿病的患儿给予口服降糖药,胰岛细胞自身抗体阳性的患儿立即给予胰岛素治疗。目前,检测胰岛细胞自身抗体对监测病情仍无临床实际意义,多在研究方案中出现。

三、临床检测建议

美国临床生物化学学会(National Academy of Clinical Biochemistry,NACB)建议:①胰岛细胞自身抗体检测推荐用于筛选希望捐献部分胰腺给1型糖尿病终末期患者的非糖尿病家庭成员。②胰岛自身抗体检测不推荐用于糖尿病诊断,标准化的胰岛细胞自身抗体试验可用于成人糖尿病患者分类、出生后HLA分型1型糖尿病遗传高风险儿童预后研究。③目前不推荐在2型糖尿病患者中进行胰岛自身抗体筛查,但标准化的胰岛自身抗体检测技术可用于研究2型糖尿病患者再次治疗失败的可能机制。④目前不推荐在1型糖尿病患者亲属及正常人群中筛查胰岛自身抗体,标准化的胰岛自身抗体检测技术仅用于预后临床研究。⑤在具有质量控制系统的、经认证的实验室检测胰岛细胞自身抗体,并且参加能力验证活动。

(刘奉伟)

第三节 糖尿病诊断指标测定

糖尿病的诊断指标包括血浆葡萄糖测定和OGTT试验,糖化血红蛋白既往为糖尿病监测指标,在2010、2011年ADA发布的糖尿病诊断标准中,都将HbA1c>6.5%纳入了这一标准,本文也将其置于诊断指标中加以叙述。

一、葡萄糖测定

(一)标本采集及保存

(1)血清、血浆、脑脊液和尿液均为可接受的标本。不同样本类型的血糖浓度存在一定差异,对于一个红细胞比积正常的个体,空腹全血的血糖浓度比血浆低10%～12%。

(2)标本置室温下,糖酵解使全血样本中的葡萄糖浓度以每小时5%～7%(5～10 mg/dL)的速度降低,当白细胞数量增多及细菌污染时,降低速度进一步加快。分离后无菌血清中葡萄糖的浓度相对稳定,25 ℃贮存可稳定8小时,4 ℃贮存可稳定72小时。分离的血浆中如果含有白细胞,仍然会代谢葡萄糖,使其浓度降低。因此,采血后应立即离心,分离出血浆,置于干燥洁净试管中,充分凝固后再分离出血清,置2～8 ℃冰箱贮存。分离血清或血浆的时间,最好不晚于血液标本采集后1小时。

(3)如果采血后不能迅速分离出血浆或血清,必须使用含氟化物或碘乙酸盐的抗凝管,抑制血细胞(主要是白细胞)对葡萄糖的酵解,稳定全血中的葡萄糖,推荐用草酸钾(2 mg)-氟化钠(2 mg)抗凝血浆。使用氟化钠或碘乙酸盐的抗凝管,血糖可在室温下稳定3天。氟离子通过与Mg^{2+}离子、无机磷结合形成复合物,抑制需要Mg^{2+}离子的烯醇酶。高浓度的氟离子还可抑制尿素酶以及其他的酶,所以使用氟化钠的样本不再适用于尿素氮以及其他酶类的测定。草酸钾使细胞脱水,稀释血浆,使用其抗凝的样本也不再适用于其他生化分析。

虽然氟化钠能够使样本中的葡萄糖在较长时间内保持稳定,在样本采集后的第一个小时内仍不能抑制血糖的降解,所以对于在 1 小时内检测或能及时分离血浆的样本,使用氟化钠样本采集管的必要性不大。对于白细胞数量明显升高的患者,有必要使用氟化钠样本采集管,否则在样本采集后的 1～2 小时内血糖差异可达 65 mg/dL。

(4)减少糖酵解最好的方法是将采集后样本立即置于冰水浴中,30 分钟内分离血浆,也可使用柠檬酸盐管。

(5)建议使用带分离胶的真空采血管,并及时分离血清,可防止血细胞对葡萄糖的酵解。

(6)脑脊液样本可能被细菌污染或含有其他细胞,必须立即进行葡萄糖检测。如不能及时检测,则需立即离心,储存样本于 4 ℃或−20 ℃。

(7)对于 24 小时尿液,可在第一次收集样本时加入 5 mL 冰醋酸,这样可保持尿液的 pH 在 4～5,可抑制细菌生长,也可加入 5 g 甲苯酸钠,其他防腐剂包括氯己定、0.1％叠氮钠、0.01％苯乙铵氯,并且将尿液样本保存在 4 ℃,如放置于室温,葡萄糖会在 24 小时后损失 40％。

(二)检测方法

应用酶学方法测定血液葡萄糖是临床化学中的主流方法。最常用的酶学方法有葡萄糖氧化酶法和己糖激酶法,此外还可以采用葡萄脱氢酶法。其特点是具有较高的灵敏度、准确度和精密度,操作简单,适用于自动生化分析仪。己糖激酶方法和葡萄糖氧化酶方法相比,具有更好的特异性,是葡萄糖检测的参考方法,特别适用于急诊检验使用。

1.己糖激酶法

在己糖激酶(HK)催化下,葡萄糖和 ATP 发生磷酸化反应,生成葡萄糖-6-磷酸(G-6-P)与 ADP,随后在葡萄糖-6-磷酸脱氢酶(G-6-PD)催化下脱氢,生成 6-磷酸葡萄糖酸(6-PG),同时使 NADP 还原成NADPH。

根据反应方程式,NADPH 的生成速率与葡萄糖浓度成正比,在波长 340 nm 处监测吸亮度,从而计算得到葡萄糖浓度。本法的线性范围为 0～500 mg/dL,高于 500 mg/dL 的样本须稀释重做。

己糖激酶法的特异性比葡萄糖氧化酶法高,目前已适用于自动生化分析仪。轻度溶血、脂血、黄疸、维生素 C、氟化钠、肝素、EDTA 和草酸盐等不干扰测定,但对于溶血样本,如果血红蛋白超过 5 g/L 时,因从红细胞释放出较多的有机磷酸酯和一些酶,干扰本法测定。

2.葡萄糖氧化酶法

本法有极谱分析法和比色法两类。但两者的初始反应都是在葡萄糖氧化酶的催化下,葡萄糖被氧化成葡萄糖酸,同时消耗溶液中的氧,产生过氧化氢。极谱分析法是用氧电极监测溶液中氧的消耗量,氧消耗量与葡萄糖浓度成正比。比色分析法是用葡萄糖氧化酶和辣根过氧化物酶的偶联反应系统。初始反应中过氧化氢的生成量与葡萄糖浓度成正比。在辣根过氧化物酶催化下,过氧化氢与各种色原(联大茴香胺或 4-氨基安替比林偶氮酚)反应,生成有色化合物,可进行比色测定。

使用葡萄糖氧化酶法测定葡萄糖需考虑以下因素的影响。

(1)葡萄糖氧化酶仅对 β-D-葡萄糖高度特异,溶液中的葡萄糖约 36％为 β 型,64％为 α 型。葡萄糖的完全氧化需要 α 型到 β 型的变旋过程。国外有些商品葡萄糖氧化酶试剂盒中含有葡萄糖变旋酶,促进 α-D-葡萄糖转变为 β-D-葡萄糖。这一过程在极谱法测定葡萄糖(速率法)时尤为重要。在终点法中延长孵育时间可达到自发变旋过程。新配制的葡萄糖标准液主要是 α 型,因此必须放置 2 小时以上(最好过夜),待变旋平衡后方可应用。

(2)第二步反应中的过氧化物酶特异性较低,多种物质包括尿酸、抗坏血酸、胆红素、血红蛋白、甘油三酯、谷胱甘肽等可能与色原物质竞争过氧化氢,从而消耗反应过程中所产生的过氧化氢,产生竞争性抑制,使 GOD-POD 偶联法的测定结果偏低。此外,一些葡萄糖氧化酶生产时即含一种过氧化氢酶,它可以分解过氧化氢,减少有色体产生量。

(3)在本法的测定条件下,溶血标本血红蛋白浓度达 10 g/L,黄疸标本胆红素浓度达 342 μmol/L,均不影响测定结果。氟化钠浓度达 2 g/L 不干扰测定结果。标本中含尿素浓度达 46.7 mmol/L,尿酸浓度达 2.97 mmol/L,肌酐浓度达 4.42 mmol/L,半胱氨酸浓度达 4.1 mmol/L,甘油三酯浓度达 5.65 mmol/L,对测定结果均无显著影响。

(4)葡萄糖氧化酶法可直接检测脑脊液中葡萄糖含量,但尿液含有高浓度的尿酸等干扰过氧化物酶活性的物质,会产生异常偏低的结果,所以葡萄糖氧化酶法不能用于尿液检测。

(5)干化学检测系统使用葡萄糖氧化酶法检测,只需 10 μL 样本,使用样本体积小,无须液体试剂,试剂稳定,利于贮存。

(6)若采用草酸钾-氟化钠为抗凝剂的血浆标本,抗凝管的制备如下:取草酸钾 6 g,氟化钠 4 g,加水溶解至 100 mL。吸取 0.1 mL 到各支试管中,置 80 ℃烤箱中烤干。该抗凝管可抗凝 2~3 mL 血液在 3~4 天内不凝固,并能抑制葡萄糖的分解。

3.葡萄糖脱氢酶法

葡萄糖脱氢酶催化葡萄糖脱氢,氧化生成葡萄糖酸(D-葡萄糖酸-δ-内酯)。检测试剂内加入了变旋光酶,以缩短反应到达平衡的时间。在反应过程中,NADH 的产生量与葡萄糖量成正比。

葡萄糖脱氢酶的催化反应对于葡萄糖具有高度特异性,不受抗凝剂及血清内其他物质的干扰,其结果与己糖激酶法最为一致。一般浓度的抗凝剂或防腐剂如肝素、EDTA、柠檬酸盐、草酸盐、氟化物和碘乙酸等不干扰测定。胆红素 342 μmol/L 和血红蛋白 1 g/L 时可使表观葡萄糖浓度偏高。当口服木糖吸收实验时,不能用脱氢酶法测定血清葡萄糖浓度。

(三)临床检测建议

2011 年美国临床生物化学学会(National Academy of Clinical Biochemistry,NACB)糖尿病诊断及管理的实验室分析指南,对于体液、血液定量葡萄糖检测提出了以下建议:①葡萄糖检测结果用于糖尿病诊断时,使用静脉血浆检测结果。②葡萄糖检测结果用于筛查高风险个体时,推荐使用静脉血浆检测结果。③用于糖尿病诊断、筛查的样本建议在经认可的实验室检查。④不推荐以常规检测的血浆葡萄糖(随机或空腹)结果作为病情监测和治疗评估的主要依据,ADA 推荐以 HbA1c 作为评估血糖控制的主要指标优于单纯的血糖检测指标,如果使用空腹血糖检测结果评价治疗效果,需进行周期性检测。⑤建议空腹葡萄糖检测在夜间空腹至少 8 小时后,早晨采血。⑥在生物变异的基础上,血糖检测分析不精密度需≤2.9%,偏倚≤2.2%,总误差≤6.9%。

(四)参考区间

葡萄糖氧化酶法、己糖激酶法、葡萄糖脱氢酶法:3.9~6.1 mmol/L。

(五)临床意义

血糖浓度受神经系统和激素的调节而保持相对稳定,当这些调节失去原有的相对平衡时,则出现高血糖或低血糖。

1.生理性变化

生理性血糖增高主要见于饭后 1~2 小时、摄入高糖食物、紧张训练、剧烈运动和情绪紧张、

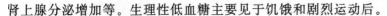

肾上腺分泌增加等。生理性低血糖主要见于饥饿和剧烈运动后。

2.病理性血糖增高

病理性血糖增高主要见于：①原发性糖尿病（diabetes mellitus）。②内分泌疾病：嗜铬细胞瘤、甲状腺毒症、端肥大症、巨人症、Cushing综合征、高血糖素细胞瘤（glucagonoma）。③胰腺疾病：急性或慢性胰腺炎、流行性腮腺炎引起的胰腺炎、胰腺囊性纤维化、血色病（血红白沉着症）、胰腺肿瘤。④抗胰岛素受体抗体及有关疾病：棘皮症、Wernicke脑病。

3.病理性低血糖

病理性低血糖主要见于：①胰岛细胞瘤、胰高血糖素缺乏。②对抗胰岛素的激素分泌不足，如垂体前叶功能减退、肾上腺皮质功能减退和甲状腺功能减退使生长激素、肾上腺皮质激素和甲状腺素分泌减少。③严重肝病患者，肝细胞糖原储存不足及糖原异生功能低下，肝脏不能有效地调节血糖。

二、口服葡萄糖耐量试验

口服葡萄糖耐量试验（oral glucose tolerance test，OGTT）是检查人体血糖调节功能的一种方法。正常人在服用一定量葡萄糖后，血液葡萄糖浓度暂升高，但一般不超过8.9 mmol/L，在2小时内葡萄糖浓度又恢复到空腹水平，称为耐糖现象。人在服用一定量葡萄糖后，间隔一定时间测定血液葡萄糖和尿糖，观察血液葡萄糖水平及有无尿糖出现，称为耐糖试验。若因内分泌失调等因素引起糖代谢失常时，食入一定量葡萄糖后，血液葡萄糖浓度可急剧升高或升高不明显，而且短时间内不能恢复到原来的浓度水平，称为糖耐量失常。临床上对症状不明显的患者，可采用口服葡萄糖耐量试验来判断有无糖代谢异常。

（一）实验方法

检查前三天正常饮食（每天碳水化合物量一般控制在250～300 g），实验前一天晚餐后不再进食，空腹过夜（8～14小时）。次日晨抽取空腹静脉血2 mL，测定血浆葡萄含量（FPG）。将无水葡萄糖75 g溶于200～300 mL水中，5分钟内饮完。对于儿童可给予1.75 g葡萄糖/千克体重，直至达到75 g为止。口服葡萄糖后2小时采取静脉血2 mL。如需要观察糖耐量曲线，在口服葡萄糖后准确30分钟、1小时、2小时、3小时时间点各采取静脉血1 mL，测定血糖浓度。将各次测得的血糖浓度与对应的时间作图，绘制耐糖量曲线。

（二）糖耐量曲线

1.正常糖耐量（NGT）

FPG≤6.1 mmol/L，且2小时PG<7.8 mmol/L。

2.空腹血糖受损（IFG）

7.0 mmol/L>FPG≥6.1 mmol/L，2小时PG<7.8 mmol/L。

3.糖耐量受损（IGT）

FPG<7.0 mmol/L和11.1 mmol/L>2小时PG≥7.8 mmol/L。

4.糖尿病（DM）

FPG≥7.0 mmol/L，2小时PG≥11.1 mmol/L。

不同情况下的糖耐量曲线见图7-1。

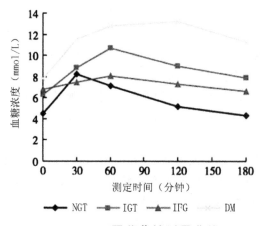

图 7-1　口服葡萄糖耐量曲线

(三)临床应用注意事项

(1)临床上首先推荐空腹血糖测定,因为大多数糖尿病患者会出现空腹血糖水平增加。若空腹血糖<5.6 mmol/L 或随机血糖<7.8 mmol/L,则可排除糖尿病的诊断。虽然 OGTT 比空腹血糖测定更敏感,但有很多因素可影响其的准确性。一般建议在做第一次 OGTT 后,间隔一定时间重做一次,以判断 OGTT 是否异常。

(2)对不能承受大剂量口服葡萄糖、胃切除后及其他可致口服葡萄糖吸收不良的患者,为排除影响葡萄糖吸收的因素,应进行静脉葡萄糖耐量试验(intravenous glucose tolerance test,IGTT)。IGTT 的适应证与 OGTT 相同。

(3)中华医学会糖尿病分会于 2005 年指出,糖调节受损(impaired glucose regulation,IGR)是任何一种类型糖尿病发病过程中的中间阶段。根据空腹血糖值和负荷后血糖值,IGR 可分为 IFG 和 IGT 两种高血糖状态,并对 IFG 下限诊断切点提出以下建议:①降低 IFG 的诊断切点,即从 6.1 mmol/L 降至 5.6 mmol/L。②IFG 上限的诊断切点不变,仍为<7.0 mmol/L。③IGR 可分为单纯 IFG、单纯 IGT 和两者兼有等三种状态。单纯 IFG 空腹血糖≥5.6 mmol/L,但 OGTT 2 小时 PG≤7.8 mmol/L;单纯 IGT 空腹血糖<5.6 mmol/L,但 OGTT 2 小时血糖在 7.8～11.1 mmol/L。④要求所有空腹血糖≥5.6 mmol/L 的个体均接受 OGTT 检测,可以大大提高糖尿病或糖尿病前期的检出效率以减少漏诊。对于单纯 IFG 个体,应积极提倡生活方式干预,以预防和延缓糖尿病的发生。

(四)临床意义

1.糖尿病

空腹时血糖值往往超过正常,服糖后血糖更高,而且维持高血糖时间很长,每次尿标本尿糖均阳性。

2.肾性糖尿

由于肾小管重吸收功能降低,肾糖阈下降,以致肾小球滤液中正常浓度的葡萄糖也不能完全重吸收,此时出现的糖尿,称为肾性糖尿。

3.其他内分泌疾病

垂体前叶功能亢进时,生长激素或促肾上腺皮质激素分泌过多或患肾上腺皮质、肾上腺髓质肿瘤时,肾上腺皮质激素或肾上腺髓质激素分泌过多等,都会导致高血糖和糖尿。艾迪生病患

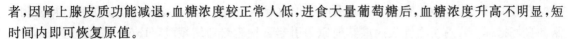

者,因肾上腺皮质功能减退,血糖浓度较正常人低,进食大量葡萄糖后,血糖浓度升高不明显,短时间内即可恢复原值。

4.急性肝炎

服用葡萄糖后在 0.5～1.5 小时血糖急剧增高,可超过正常。

5.反应性低血糖

空腹血糖正常,峰值稍高,餐后 2～3 小时出现低血糖。

6.胰岛素瘤

空腹血糖降低,服糖后血糖升高不明显,呈现低平曲线。

几种常见的低血糖症 OGTT 糖耐量曲线的特点见图 7-2。

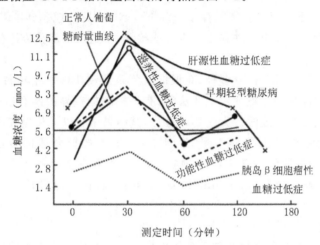

图 7-2 OGTT 各种低血糖症的特点

三、糖化血红蛋白测定

血液中的葡萄糖可以将糖基连接到蛋白质的氨基酸残基上,生成糖化蛋白(glycated protein)。这是一个缓慢、不可逆的非酶促反应,与血糖浓度、高血糖持续时间有关。血红蛋白、血清蛋白、胶原蛋白等多种蛋白质都可以糖基化,蛋白质糖基化也是糖尿病慢性并发症的主要原因之一。糖化血红蛋白既往为糖尿病监测指标,随着检测技术的成熟与标准化,这一指标发挥着日益重要的作用,2010 年 ADA 将其列入诊断标准。

(一)生理和生物化学

糖化血红蛋白是葡萄糖或其他糖与血红蛋白的氨基发生非酶催化反应形成的一种不可逆的糖化蛋白质。成人血红蛋白(Hb)通常由 HbA(约 90%)、HbA1(6.5%)、HbA2(2.5%)和 HbF(0.5%)组成。HbA 由两条 α 肽链和两条 β 肽链组成。HbA1 称为糖化血红蛋白(glycated hemoglobins,GHb),包括 HbA1a、HbA1b 和 HbA1c。HbA1 的 80% 是 HbA1c,约占总 Hb 的 4.5%。

HbA1c 由葡萄糖与 HbA 的 β 肽链缬氨酸残基缩合而成。HbA1a 又由 HbA1a$_1$ 和 HbA1a$_2$ 组成,两者分别是血红蛋白 β 链与 1,6-二磷酸果糖和 6-磷酸葡萄糖缩合而成;HbA1b 由丙酮酸与 β 链结合而成。HbA1c 的形成是不可逆的,其血浓度与红细胞寿命和该时期内血糖的平均浓度有关,不受每天葡萄糖波动的影响,也不受运动或食物的影响。因为红细胞平均寿命为 90～

147

120天,所以 HbA1c 能反映近 8~10 周内平均血糖水平,成为反映糖尿病较长时间血糖控制水平的良好指标。在有溶血性疾病或其他原因引起红细胞寿命缩短时,HbA1c 明显减少。同样,如果近期有大量失血,新生红细胞大量产生,会使 HbA1c 结果偏低。但 HbA1c 仍可用于监测上述患者,其测定值必须与自身以前测定值作比较而不是与参考值进行比较。用胰岛素治疗的 DM 患者,应将 HbA1c 或 HbA1 作常规检测指标,至少每 3 个月 1 次。在某些临床状态下如 GDM 或调整治疗方案时,每 4 周测定 1 次,可及时提供有价值的信息。

(二)样本采集和贮存

患者无须空腹,使用 EDTA、草酸盐或氟化物的样本采集管。样本的稳定性取决于检测方法。全血样本可以在 4 ℃贮存 1 周。4 ℃以上贮存时,HbA1a 和 HbA1b 时间及温度依赖性升高,HbA1c 轻度升高。不建议将样本贮存于-20 ℃。对于部分方法,样本贮存于-70 ℃至少可以稳定 18 个月。肝素化的样本必须在 2 天内完成检测,不适用于部分方法检测。

(三)测定方法

糖化血红蛋白的检测方法有 30 多种,有根据电荷差异及迁移率差异的离子交换层析法、高效液相层析法、常规电泳法和等电聚焦电泳法等;有根据结构差异的亲和层析免疫测定法;有根据化学分析的比色法、分光亮度法。无论哪种方法,其结果都是以糖化血红蛋白占总的血红蛋白百分比例表示。实验室根据需要样本量、患者人群、成本选择合适的方法。ADA 建议使用 NGSP 认证的方法且能溯源到 DCCT 参考物质。IFCC 推荐高效液相色谱-同位素稀释-质谱测定法(liquid chromatography-isotope dilution-mass spectrometry,LC-ID-MS)为 HbA1c 测定参考方法。

1.离子交换层析法

离子交换层析法在电荷差异的基础上分离血红蛋白变异体。一次性使用的微柱中装有负电荷化的阳离子交换树脂,可与带正电荷的血红蛋白结合。患者的血液样本被溶血后,红细胞溶解液加入微柱内,由于 HbA1 的两个 β 链 N 末端正电荷被糖基清除,正电荷较 HbA 少,用 pH 6.7 磷酸盐缓冲液可将正电荷较少、吸附力较弱的 HbA1 洗脱下来,用分光亮度计测定洗脱液中的 HbA1。不同离子强度的第二次缓冲液洗涤将正电荷较多的 Hb 洗脱下来,分光亮度法测量总血红蛋白,计算 HbA1 占总 Hb 的比例为糖化血红蛋白检测结果。试剂、微柱的温度、pH 影响检测结果,需控制在稳定水平。

在红细胞预处理步骤,需分解不稳定的前 HbA1(糖化 Hb 部分由醛亚胺键连接),否则不稳定的前 HbA1 会与稳定的 HbA1(酮亚胺键连接)共同洗脱下来,产生假性高值。不稳定的前 HbA1 对血糖急性改变敏感,不能作为长期血糖控制指标。当 Hb 的电荷受非碳水化合物影响时,也可与 GHb 共同分离,如尿毒症时氨基甲酰血红蛋白,酒精中毒、铅中毒、或长期使用大剂量阿司匹林(乙酰血红蛋白)。如果不能将其他修饰的血红蛋白与 HbA 或 HbA1c 分开,就会产生假性升高或降低的糖化血红蛋白检测结果。

2.离子交换高效液相色谱分析法

曾经应用于美国 DCCT 的研究,是检测糖化血红蛋白 HbA1c 的金标准,基于 Hb β 链 N 末端缬氨酸糖化后所带电荷不同而建立。在中性 pH 条件下,HbA1c 携带的正电荷相对较少,因此可通过 HPLC 法将其与其他组分(HbA1c、HbA1b、HbA1a、HbF、HbA0)区分开。

3.免疫法

免疫法使用 HbA1c 单克隆抗体,其抗原结构是酮胺键及血红蛋白 β 链 N 末端的 4~8 个氨基酸残基。免疫法试剂中凝集物含有多拷贝的合成 HbA1c 免疫反应片段，HbA1c 单克隆抗体与乳胶微粒连接，两试剂混合会产生凝集，影响光散射和吸收，患者样本中的 HbA1c 竞争与 HbA1c 单克隆抗体-乳胶微粒连接，抑制乳胶微粒聚集。HbA1c 单克隆抗体特异性好，不识别不稳定 HbA1c，也不识别其他 GHb 如 HbA1a、HbA1b，同样也不识别其他血红蛋白变异体。目前这种方法已经应用于使用毛细管血的小型便携式检测仪，专供临床医师使用。

4.亲和层析法

亲和层析胶柱由交联间-氨基苯硼酸的琼脂糖珠组成，硼酸与结合在 Hb 分子上的葡萄糖的顺位二醇基反应，形成可逆的五环化合物，非糖化的 Hb 被洗脱。山梨醇缓冲液可解离五环化合物，洗脱 GHb，415 nm 测量结合与未结合部分，计算 GHb 所占比例。这种方法不受非糖基化血红蛋白干扰，不稳定 HbA1c 对其干扰小，也不受温度影响，血红蛋白变异体如 HbF、HbC、HbS 对其干扰也有限，精密度可接受。因本法检测的是血红蛋白 α、β 链上的赖氨酸、缬氨酸残基酮氨结构，故检测的是总 GHb。一些商业试剂盒经校准后可报告 HbA1c，这是一种以前广泛应用，目前已经很少使用的实验方法。

（四）参考区间

健康成年人糖化血红蛋白的参考区间为以下几个。

(1)离子交换层析法：均值 6.5%，范围 5.0%～8.0%。

(2)HbA1c 免疫法：IFCC 计算方案，参考区间 2.8%～3.8%。

(3)DCCT/NGSP 计算方案，参考区间为 4.8%～6.0%。

(4)亲和层析法：均值 6.5%，范围 5.0%～8.0%。

（五）临床检测建议

糖尿病患者应该常规检测 HbA1c 以监测血糖控制情况。①建议在认可实验室使用 NGSP 认可的方法检测 HbA1c，并能溯源至 DCCT 参考物质及 IFCC 参考方法。②建议实验室参加能力验证活动并了解可能影响本室 HbA1c 检测的因素，如血红蛋白病、红细胞转换异常的疾病等。③对于检测结果低于参考区间下限，或高于 15% 的样本，需重复检测验证，对于与临床表现不符合的检测结果需进一步调查。④糖尿病患者的治疗目标，按 ADA 建议进行，推荐保持 HbA1c＜7%，对于无低血糖症的患者可以考虑适当严格，对于儿童和青少年可适当放宽要求，对于生命期有限、严重并发疾病、有严重低血糖症史、进展中合并症的患者，要求也可以适当放宽。⑤糖尿病患者每半年检测一次 HbA1c，治疗改变的患者每 3 个月检测一次。⑥POCT 的 HbA1c 检测准确度还不足以达到用于糖尿病诊断的要求。

（六）临床意义

(1)用于糖尿病的诊断 2010 年，ADA 首先将 HbA1c≥6.5% 作为糖尿病的诊断指标。

(2)用于评价糖尿病的控制程度 当糖尿病控制不佳时，糖化血红蛋白浓度可高至正常 2 倍以上。本试验已成为反映糖尿病较长时间血糖控制水平的良好指标。糖化血红蛋白所占比率能反映测定前 1～2 个月内平均血糖水平。本如果 HbA1 的浓度高于 10%，胰岛素的剂量就需要调整。在监护中的糖尿病患者，其 HbA1 的浓度改变 2%，就具有明显的临床意义。

(3)HbA1c 水平低于确定的参考区间，可能表明最近有低血糖发作、Hb 变异体存在或红细胞寿命过短。

(4)任何原因使红细胞生存期缩短，将减少红细胞暴露到葡萄糖中的时间，随之 HbA1c 就会降低，即使这一时间平均血液葡萄糖水平可能是升高的。红细胞寿命缩短的原因，可能是溶血性贫血或其他溶血性疾病、镰状细胞、妊娠、最近显著的血液丧失或慢性血液丧失等等,当解释这些患者的 HbA1c 结果时应予注意。

(刘奉伟)

第四节　糖尿病监测指标测定

用于糖尿病监测的指标主要包括糖化血红蛋白、糖化血清蛋白和糖基化终末产物等,糖化血红蛋白已在糖尿病诊断指标中加以叙述,本节仅介绍糖化血清蛋白和糖基化终末产物测定。

一、糖化血清蛋白

糖化血清蛋白(glucosylated serum protein,GSP)是血清中的各种蛋白质与葡萄糖发生缓慢的非酶促糖化反应的产物。葡萄糖与血清蛋白质主要是清蛋白发生结合,故 GSP 也可称作糖化清蛋白。

(一)生理与生物化学

GSP 是血清蛋白质在高血糖作用下发生的缓慢连续的非酶促糖化反应的产物。各种血清蛋白质包括清蛋白、膜蛋白、晶状体蛋白等与葡萄糖的结合过程基本相同,蛋白质分子上非离子型的 ε 或 α-氨基与醛糖上的羧基形成不稳定加合物,即席夫碱(Schiff's base),这是一个可逆反应,席夫碱既可解离为蛋白质与醛糖,又可通过转位重排生成较稳定的氨基-1-脱氧-2-酮糖加合物,称之为酮胺(ketosamine)。其结构类似于果糖胺(fructosamine,FMN),故将 GSP 测定又称果糖胺测定。果糖胺是血浆氨基酮蛋白的统称,所有的糖化血清蛋白都是果糖胺,清蛋白是主要的血清蛋白组分,检测果糖胺又被认为主要是检测糖化清蛋白。

(二)标本

血清或血浆标本均可。标本置 2~8 ℃至少可保存 2 周,置−20 ℃可保存 2 个月。

(三)测定方法

目前,测定血清糖化蛋白质的方法主要分为化学法与层析法两大类。化学法通过测定全血清糖化蛋白质上的酮胺来评价糖化蛋白质含量,而层析法则是将糖化蛋白质分离后再予以定量。目前,硝基四氮唑盐(NBT)还原法(又称果糖胺法)和酶法是目前适用于自动化分析的常规方法,但由于 NBT 法易受 pH、反应温度和还原性物质的影响,目前已少用。酶法特异性较高、干扰少、线性宽,是理想的 GSP 测定方法。

1.四氮唑蓝法

在碱性环境中,果糖胺经 Amadori 重排,重排产物具有可与其他还原性物质区分的还原活性。在碳酸盐缓冲液中,果糖胺重排并还原 NBT,产生紫色甲䐶,在 530 nm 处两点检测吸亮度变化,计算果糖胺浓度。此方法可用于自动化检测,批间差异小,溶血(Hb>100 mg/dL)、黄疸(胆红素>4 mg/dL)对检测有干扰,抗坏血酸>5 mg/dL 会产生阴性干扰。

2.酮胺氧化酶法

首先使用蛋白酶将 GSP 水解为 GSP 片段,然后利用特异的酮胺氧化酶(KAO)作用于葡萄糖与氨基酸残基间的酮胺键,使两者裂解,并有 H_2O_2 生成,最后通过过氧化物酶指示系统生成有色物质,色原的生成量与 GSP 含量成正比,通过测量 550 nm 左右吸亮度值,从而求出 CSP 浓度。

(四)参考区间

四氮唑蓝法:205~285 μmol/L,校正为糖化清蛋白后为 191~265 μmol/L。

酮胺氧化酶法:122~236 μmol/L。

(五)临床意义

血清蛋白比红细胞周期短,如清蛋白的半衰期 20 天,糖化血清蛋白的浓度可以反映血糖在 2~3 周内的控制水平,比糖化血红蛋白更灵敏,是能够反映短期内血糖变化的指标,对于部分患者如妊娠期糖尿病和糖尿病治疗监测者有重要意义。当患者有血红蛋白异变体如 HbS 或 HbC 时,会使红细胞寿命下降,此时糖化血红蛋白的意义不大,而糖化血清蛋白很有价值。当清蛋白浓度和半衰期发生明显变化时,会对糖化清蛋白产生很大影响,故对于肾病综合征、肝硬化、异常蛋白血症或急性时相反应之后的患者,果糖胺结果不可靠。

二、糖基化终末产物测定

(一)生理与生物化学

高血糖产生的毒性影响的分子机制尚未清楚,组织蛋白糖基化可能在其中起重要作用。葡萄糖经非酶促反应与生命周期较长的分子如组织胶原结合,产生稳定的 Amadori 早期糖基化产物,随后经历一系列重排、脱水、断裂反应,产生稳定的糖基化终末产物(advanced glycation end products,AGEs)。血糖水平被控制后,AGE 不能恢复至正常水平,而是在生命周期中持续累积。高血糖加速蛋白结合 AGE 的产生,糖尿病患者的组织内 AGE 高于正常人。ACE 影响蛋白、细胞外基质的功能,并且可能在糖尿病大血管和微血管并发症中起一定作用,ACE 形成抑制剂氨基胍在动物模型中可抑制多种并发症的发生,并在临床实验中应用。

(二)检测方法

1.荧光法

AGEs 在 Ex370/Em440 nm 有特征性吸收光谱,荧光光谱分析是测定 AGEs 较常用的方法,通过荧光测定可大致估计体内 AGEs 的实际水平及变化趋势,但有时会低估 AGEs 的实际水平,可能与 AGEs 的有些结构不具有荧旋光性质有关。非糖基化蛋白复合物如葡萄糖、脂质源氧化产物具有同样的荧光谱,对 ACE 检测具有干扰,荧光光谱法测定 AGEs 尚缺乏特异性。

2.放射受体检测法

一种巨细胞样肿瘤细胞系(macrophage-like tumor cell line)的表面具有 AGE 受体,能够用以定量循环中和组织蛋白中的 AGE,其特异性、精确性和重复性均好,但检测时须用较大量放射性核素,易造成环境污染,在普通实验室难以应用。

3.放射免疫分析法

检测 AGEs 的灵敏度高,但对抗 AGEs 抗体纯度的要求很严格。

4.酶免疫法

AGE 抗体能够与数种 AGE 蛋白反应,ELISA 法是近年来发展起来的 AGEs 检测技术,具有特异性高、精确性好、简便、快速和可在普通实验室应用等优点,已成为目前检测 AGEs 的常用方法。

ELISA 法可用于测定 AGE-血红蛋白,用这种方法检测的 AGE-血红蛋白与 HbA1c 具有线性相关性,但是抗体制备和分析方法的标准化等问题尚有待提高。目前尚无通用的 AGEs 表示单位和绝对标准。理论上,由于单克隆抗体具有高度特异性和均一性,抗 AGE 单克隆抗体可能比抗 AGEs 多克隆抗体优越,但由于 AGEs 呈多样性,其真实化学结构不明,抗 AGEs 单抗不能识别目前已提到的一些 AGEs 结构。并且,单抗仅能识别单一抗原位点,其灵敏度不如多抗。用 AGEs 单抗测定血清 AGEs 时灵敏度不及多抗。但在免疫组织化学研究中,AGEs 单抗似乎优于多抗。

(三)临床意义

AGEs 具有广泛的致病作用。AGEs 形成后引起蛋白质分子间广泛交联,致使蛋白质结构、机械强度、溶解性和配位结合等性质均发生改变。体内多种蛋白质糖基化可从多个方面影响机体,如引起血管通透性增大、血管基底膜增厚和细胞外基质积聚等。AGEs 与其细胞表面受体(RAGE)结合,通过趋化和活化单核巨噬细胞,激活转录因子 NF-κB,促进细胞因子和组织因子的释放,灭活一氧化氮和产生氧自由基等途径,参与糖尿病慢性并发症的发生和发展。由于 AGEs 的不可逆性,即使高血糖被纠正后,AGEs 水平也不能恢复到正常,而继续在组织中累积。从组织 AGEs 自然解释出的反应中间物,如不能经肾脏消除,可再次结合到其他结构上,发生 AGEs 的"第二次"或"第三次"生成。

AGEs 水平随年龄增长而缓慢增加。但在老化过程,特别是在糖尿病持续高血糖情况下,这一反应的速度显著加快,AGEs 形成量明显增多。AGEs 在动脉粥样硬化、糖尿病肾病、糖尿病视网膜病变、早老性痴呆(Alzheimer 病)和老化性病变的发生中起重要作用,血清 AGEs 水平与糖尿病肾病早期肾小球形态改变有明显相关。

健康人血红蛋白-AGE 是循环血红蛋白的 0.4%,糖尿病患者的血红蛋白-AGE 水平显著升高。血红蛋白-AGE 是一项比 HbA1c 更长期,在红细胞大部分生命周期中都能够反映血糖水平的指标。

(王　伟)

第 八 章

免 疫 检 验

第一节　类风湿因子检测

类风湿因子(RF)是抗变性 IgG 的自身抗体,无种属特异性。它能与人或动物的变性 IgG 结合,而不与正常 IgG 发生凝集反应。RF 主要出现在类风湿性关节炎患者,70%~90% 的血清中和约 60% 的滑膜液中可检出 IgG 类 RF,这很可能是自身 IgG 变性所引起的一种自身免疫应答的表现。

RF 有 IgG、IgA、IgM 等多种 Ig 类型,以 IgM 类型多见。检测 RF 的方法很多,目前,最常用的是致敏乳胶凝集试验和免疫比浊法。

一、胶乳凝集试验检测 RF

(一)原理

该法检测的原理是纯化的人 IgG 加热聚合后与羧化的聚苯乙烯胶乳共价交联制成抗原胶乳,此致敏胶乳颗粒在与待测血清中的 RF 相遇时,于一定时间内发生肉眼可见的凝集。

(二)试剂

(1)10 g/L 聚苯乙烯 RF 检验胶乳,可购买成套的商品试剂。

(2)阳性对照血清:可用 WHO RF 参考品,也可收集 RF 阳性血清混合,与参考品溯源后用做对照。

(三)操作

1.定性试验

按试剂盒说明书操作。试剂自冰箱取出后恢复至室温(18~25 ℃);轻轻混匀胶乳试剂,并核对阴性和阳性对照;在反应板孔中依次加 1 滴待测血清和 1 滴胶乳试剂;轻轻摇动混匀,2 分钟后于直射光下观察结果。阴性和阳性对照同上法操作。

2.半定量实验

定性试验阳性时,将待测血清 100 μL 在反应板孔中用 100 μL 8.5 g/L NaCl 连续进行倍比稀释(1∶2~1∶16),各稀释度血清 20 μL 加胶乳试剂 20 μL,混匀,2 分钟后观察结果。

(四)结果判定

2 分钟出现肉眼可见凝集者为阳性(≥20 U/mL),无凝集者为阴性(<20 U/mL)。半定量

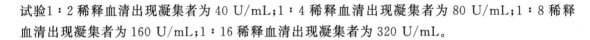

试验1：2稀释血清出现凝集者为40 U/mL；1：4稀释血清出现凝集者为80 U/mL；1：8稀释血清出现凝集者为160 U/mL；1：16稀释血清出现凝集者为320 U/mL。

二、免疫比浊法检测 RF

(一)原理
反应试剂中有一定浓度的变性 IgG(人、兔或羊 IgG)加入含 RF 的待测血清后，RF 与试剂中变性 IgG 结合，形成变性 IgG 抗变性 IgG 自身抗体(RF)免疫复合物，引起溶液中浊度变化。用透射比浊或散射比浊法即可检测出检样中 RF 的浓度。

(二)试剂
购买与仪器配套的商品试剂。

(三)操作
按仪器与试剂盒说明书操作。

(四)计算
用 RF 标准品制备校正曲线，待测血清中 RF 浓度可根据校正曲线得出。通常由仪器自动打印报告。

(五)参考值
正常人血清 RF<20 U/mL。

RF 在类风湿性关节炎患者中的检出率很高，RF 阳性支持早期 RA 的倾向性诊断，如对年轻女性应进行 RA 和风湿热间的鉴别；而对非活动期 RA 的诊断，需参考病史。但 RF 也像 ANA 一样，并不是 RA 独有的特异性抗体。在 SLE 患者均有 50％RF 阳性，在其他结缔组织病如 SS、硬皮病、慢性活动性肝炎及老年人中均可有不同程度的阳性率。

(宋亚欣)

第二节　抗线粒体抗体检测

抗线粒体抗体(AMA)是以细胞质中的线粒体为抗原的一种自身抗体。这种抗体无种属及器官特异性。在原发性胆汁性肝硬化患者血清中阳性率较高，在其他肝病中也有不同程度的阳性率。目前，AMA 的检测仍以间接免疫荧光素标记抗体法为主。

一、操作

(一)抗原片的制备
用大鼠肾冷冻切片，厚 4～6 μm，贴于无荧光的清洁载玻片，吹干、密封并于 -20 ℃贮存。

(二)滴加标本
待测血清用 0.01 mol/L pH 7.4 的 PBS 做 1：10 稀释后滴于底物片上，在室温湿盒内反应30分钟，用 PBS 冲洗 3 次，吹干。

(三)滴加荧光素标记抗体
滴加最适宜浓度的荧光素标记抗体，(荧光素标记的抗人 IgG 或抗人 IgM 等)，放置在室温盒内反应 30 分钟后,按上述方法冲洗和吹干。

二、结果判定

用无荧光的缓冲甘油封片后,于荧光显微镜下镜检。在鼠肾切片中,AMA 的特异荧光出现于富含线粒体的肾小管上皮细胞的胞浆中(图 8-1)。

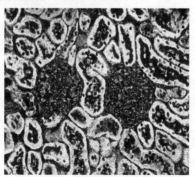

图 8-1　结果判定(鼠肾)

(宋亚欣)

第三节　抗 ENA 抗体检测

抗 ENA 抗体是指对核内可提取性核抗原(ENA)的自身抗体。ENA 是用等渗盐溶液或磷酸盐缓冲液从细胞核碎片提取的可溶性核蛋白。ENA 抗原中主要包括 nRNP、Sm、SS-A(天然 SS-A 和 Ro-52)、SS-B、Scl-70、PM-Scl、Jo-1、CENP B、PCNA、dsDNA、核小体、组蛋白、核糖体 P 蛋白和 AMA M2 等抗原,这些抗原除有各自的抗原特异性外,尚可因与蛋白质组成后的分子量大小各不相同而在电泳后被分成不同分子量的条带。不同的自身免疫性疾病可产生不同的抗 ENA 抗体,不同特性的抗 ENA 抗体在各种自身免疫性疾病中的阳性率有明显差异,有些有很高的特异性。对其进一步检测,在协助诊断和鉴别诊断自身免疫性疾病方面具有重要的临床意义。

一、检测原理

用于体外定性检测血清或血浆中的人抗 nRNP、Sm、SS-A(天然 SS-A 和 Ro-52)、SS-B、Scl-70、PM-Scl、Jo-1、CENP B、PCNA、dsDNA、核小体、组蛋白、核糖体 P 蛋白和 AMA M2 等 14 种不同抗原 IgG 类抗体。实验膜条上平行包被了这些高度纯化的抗原。在第一次温育时,已稀释的血清与实验膜条反应。如果标本阳性,特异性的 IgG(也包括 IgA 和 IgM)与相应抗原结合。为检测已结合的抗体,加入酶标抗人 IgG(酶结合物)进行第二次温育,然后加入酶底物,以产生可观察的颜色反应。

二、操作

(一)预处理

从包装中取出所需数目的实验膜条放入空温育槽中,膜条上有编号的一面朝上。每槽中加1.5 mL标本缓冲液,于室温(18～25 ℃)在摇摆摇床上温育5分钟。之后吸去槽内液体。

(二)血清温育

在温育槽中分别加入1.5 mL(1:101)已稀释血清。于室温(18～25 ℃)在摇摆摇床上温育30分钟。

(三)清洗

吸去槽内液体,在摇摆摇床上用1.5 mL清洗缓冲液清洗膜条3次,每次5分钟。

(四)酶结合物温育

在温育槽中加入1.5 mL已稀释的酶结合物(碱性磷酸酶标记的羊抗人IgG),于室温(18～25 ℃)在摇摆摇床上温育30分钟。

(五)清洗

吸去槽内液体,在摇摆摇床上用1.5 mL清洗缓冲液清洗膜条3次,每次5分钟。

(六)底物温育

在温育槽中分别加入1.5 mL底物液,于摇摆摇床上室温(18～25 ℃)温育10分钟。

(七)终止反应

吸去槽内液体,用蒸馏水清洗膜条3次,每次1分钟。

(八)结果判断

将检测膜条放置在结果判定模板中,风干后判断结果。

三、实验结果的解释

(1)将已温育的湿的实验膜条置于结果判定模板中的塑料膜上,并与标志对齐。用吸水纸小心吸去水分(完全干后,膜条将黏附于塑料膜上)。将干的实验膜条上出现的与参照膜条上的标志相对应的清晰可见的条带记录在结果判定模板上,在相应抗原的位置出现白色条带为阴性。

(2)如果用软件自动判断结果,需将实验膜条放置在一张特殊的工作单上。实验膜条如需长期保存,可用黏性塑料膜密封。

(3)检测膜条上有一条质控带,如果质控带出现强的颜色反应说明实验操作正确。如果质控带没有出现颜色反应,则表明实验操作不当,应重新检测。

(4)实验膜条上包被的抗原及其排列,印迹法实验膜条上包被有以下抗原。①nRNP/Sm:小牛和兔胸腺提取物,经亲和层析纯化的天然U1-nRNP。②Sm:牛脾脏和胸腺提取物,经亲和层析纯化的天然Sm。③SS-A:牛脾脏和胸腺提取物,经亲和层析纯化的天然SS-A。④Ro-52:重组的Ro-52(52 kDa),相应的人cDNA用杆状病毒系统在昆虫细胞中表达。⑤SS-B:小牛和兔胸腺提取物,经亲和层析纯化的天然SS-B。⑥Scl-70:牛和兔胸腺提取物,经亲和层析纯化的天然Scl-70(DNA拓扑异构酶1)。⑦PM-Scl:重组抗原,相应的人cDNA用杆状病毒系统在昆虫细胞中表达。⑧Jo-1:小牛和兔胸腺提取物,经亲和层析纯化的天然Jo-1(组氨酰-tRNA合成酶)。⑨CENP B:重组的着丝点蛋白B,相应的人cDNA用杆状病毒系统在昆虫细胞中表达。⑩PCNA:重组的PCNA(36 kDa),相应的人cDNA用杆状病毒系统在昆虫细胞中表达。⑪dsD-

NA:从鲑鱼睾丸提取物中高度纯化的天然双链 DNA。⑫核小体:从牛胸腺提取物中纯化的天然核小体。⑬组蛋白:从牛胸腺提取物中纯化的各种类型组蛋白的混合物。⑭核糖体 P 蛋白:小牛和兔胸腺提取物,用亲和层析纯化的天然核糖体 P 蛋白。⑮AMA M2:从猪心脏提取物中纯化的天然 M2 抗原(丙酮酸脱氢酶复合物)。

(5)根据抗原带着色的深浅,可将结果分为阴性、临界阳性和阳性(表 8-1)。

表 8-1 实验结果

抗原带着色的深浅	结果
无色	阴性
着色非常弱	临界阳性
着色中到较强	阳性
着色与质控带强度相同	强阳性

(6)用印迹法检测抗核抗体时,应同时进行间接免疫荧光法实验。这样一方面可确保结果的可靠性,排除假阳性反应;另一方面,基于 HEp-2 细胞(特别是与灵长类肝冰冻组织切片的联合生物薄片)的间接免疫荧光法可检测的抗核抗体的范围非常广,而印迹法实验膜条上的抗原种类非常有限,只能检测有限的抗体。

四、抗原组成

(1)nRNP 和 Sm 抗原属于一组由富含尿嘧啶核苷酸的低分子量 RNA(U-RNA)与不同蛋白质组成的小核糖核酸蛋白(snRNP)。根据色谱分析的结果将 RNA 组分命名为 U1~U6。除 RNA 外,U-nRNP 还含有六种不同的核心蛋白(B,B',D,E,F,G)。另外,U1-nRNP 还含有颗粒特异性蛋白(70K,A,C),抗 U1-nRNP 抗体的靶抗原是 1 种或多种颗粒特异性蛋白(70K,A 或 C)。而抗 Sm 抗体的靶抗原为 1 种或多种核心蛋白。U-nRNP 分子参与 pre-mRNA(信使 RNA 前体)的剪切:切掉 mRNA 的非编码序列(内含子),插入 mRNA 的编码序列(外显子),以形成信使 RNA。

(2)天然的 SS-A 抗原是一种小核糖核酸蛋白,由一个 RNA 分子(Y1、Y2、Y3、Y4 或 Y5 RNA,80~112 个碱基)和一个 60 kDa 蛋白分子组成。欧蒙印迹法实验膜条上的 SS-A 抗原带为天然的 SS-A。另外一种 52 kDa 蛋白(Ro-52)也与 SS-A/Ro 复合物有关,但该蛋白是否是 SS-A/Ro 复合物的成分还存在争议。

(3)由于抗 Ro-52 抗体可在各种自身免疫性疾病中出现,因而单独的抗 Ro-52 抗体阳性不应判断为抗 SS-A 抗体阳性或作为 SLE 及干燥综合征的特异性指标。

(4)SS-B 抗原是一种分子量为 48 kDa 的磷蛋白,在细胞核中作为 RNA 多聚酶Ⅲ的辅助蛋白。

(5)Scl-70 抗原为 DNA 拓扑异构酶Ⅰ,天然抗原的分子量为 100 kDa,但最初在免疫印迹中仅发现了分子量为 70 kDa 的代谢产物。DNA 拓扑异构酶Ⅰ位于核浆内并且在核仁中浓度极高,参与 DNA 双螺旋的复制和转录。

(6)PM-Scl 抗原是分子量间于 20~110 kDa 的 11 到 16 个多肽分子的复合物。主要的靶抗原是分子量分别为 75 和 100 kDa 的两种多肽分子,也就是 PM-Scl-75 和 PM-Scl-100。90%~98%的抗 PM-Scl 抗体具有与 PM-Scl-100 的反应性,而 50%~63%的抗 PM-Scl 抗体具有与

PM-Scl-75 的反应性。这两种抗原相互独立,彼此之间没有交叉反应。PM-Scl 主要位于核仁,但也可出现在核浆中。该多肽复合物的功能还不完全清楚,怀疑 PM-Scl 参与 5.85 rRNA 和一些 U-snRNAs 的剪切。

(7)Jo-1 是一种分子量为 50 kDa 的细胞质磷蛋白,与组氨酰-tRNA 合成酶为同一种物质,它能将胞浆中的组氨酸连接到相应的 tRNA 上。

(8)已发现有四种不同的蛋白为着丝点抗原:着丝点蛋白 A(17 kDa)、着丝点蛋白 B(80 kDa)、着丝点蛋白 C(140 kDa)和着丝点蛋白 D(50 kDa)。所有间接免疫荧光法抗着丝点抗体阳性的血清至少具有与着丝点蛋白 B 的反应性。

(9)PCNA 是一种分子量为 36 kDa 的增殖细胞核抗原,其表达与细胞周期有关。有活性的、三聚体形式的 PCNA 为 DNA 多聚酶的辅助因子,参与 DNA 的修复作用。用以 Hep-2 细胞为基质的间接免疫荧光法检测时,抗 PCNA 抗体产生的荧光模型称为细胞周期蛋白 I 型。约半数的间期细胞核呈现明亮的、清晰的细颗粒样荧光,而核仁为阴性,在另一半细胞中可见到相同的荧光模型,但其强度较弱(弱 10 倍左右)。

(10)抗 DNA 抗体可分为两种不同类型:抗天然双链 DNA(dsDNA)抗体和抗变性的单链 DNA(ssDNA)抗体。抗双链 DNA 抗体可识别双螺旋的脱氧核糖核酸骨架中的主要表位,因而与双链和单链 DNA 都具有反应性。而抗 ssDNA 抗体只识别双链内部的嘌呤和嘧啶碱基多聚体。

(11)核小体是由组蛋白(H1、H2A、H2B、H3 和 H4)和 dsDNA 组成的染色体的功能亚单位。H3-H3-H4-H4 四聚体加上其两侧的 H2A-H2B 二聚体形成核小体的中心。组蛋白核心颗粒周围被两圈 DNA 双螺旋(总共 146 对碱基对)环绕。核小体呈串珠状排列,连接 DNA 与连接体中的组蛋白 H1 有关。

(12)组蛋白是 DNA 相关蛋白(11.2~21.5 kDa),它们的功能是稳定 DNA 双螺旋结构,还可能参与基因调节机制。有五种不同类型的组蛋白:H1、H2A、H2B、H3 和 H4。组蛋白与 DNA 形成高度有序的核小体有关。

(13)核糖体 P 蛋白由核糖体 60S 亚单位的 3 种蛋白组成,这些蛋白分别叫作 P0(38 kDa)、P1(19 kDa)和 P2(17 kDa)。主要的抗原性表位位于羧基端,所有三种蛋白均含有相同的 17 个氨基酸序列。

(14)M_2 抗原系统是位于线粒体内膜的三种相关的多酶复合物,这些酶催化丙酮酸、2-酮戊二酸和 2-含氧酸支链的氧化脱羧,目前已知的抗 M_2 抗体的靶抗原有六种蛋白:丙酮酸脱氢酶复合物的 E2(74 kDa)、蛋白 X(55 kDa)、E1α 亚单位(51 kDa)和 E1β 亚单位(36 kDa)以及 2-含氧酸脱氢酶复合物支链的 E2(51 kDa)和 2-酮戊二酸脱氢酶复合物的 E2(51 kDa)。酶 E2 负责将乙酰基团转移给辅酶 A,蛋白 X 是丙酮酸脱氢酶复合物的亚单位,功能还不清楚。

五、适应证

夏普综合征(MCTD),系统性红斑狼疮(SLE),干燥综合征,进行性系统性硬化症,多肌炎/皮肌炎、重叠综合征、局限型进行性系统性硬化症(CREST 综合征),原发性胆汁性肝硬化。

六、临床意义

(1)高滴度的抗 U1-nRNP 抗体是混合性结缔组织病(MCTD,夏普综合征)的标志,阳性率为95%～100%,抗体滴度与疾病活动性相关。在30%～40%的系统性红斑狼疮患者中也可检出抗U1-nRNP抗体,但几乎总伴有抗Sm抗体。

(2)抗Sm抗体是系统性红斑狼疮的特异性标志,与抗dsDNA抗体一起,是系统性红斑狼疮的诊断指标,但阳性率仅为5%～10%。

(3)抗SS-A抗体与各类自身免疫性疾病相关,最常见于干燥综合征(40%～80%)、也见于系统性红斑狼疮(30%～40%)和原发性胆汁性肝硬化(20%)中,偶见于慢性活动性肝炎。此外,在100%的新生儿红斑狼疮中可出现抗SS-A抗体。该抗体可经胎盘传给胎儿引起炎症反应和新生儿先天性心脏传导阻滞。

(4)抗SS-B抗体几乎仅见于干燥综合征(40%～80%)和系统性红斑狼疮(10%～20%)的女性患者中,男女比例为29:1。在干燥综合征中抗SS-A抗体和抗SS-B抗体常同时出现。

(5)抗Scl-70抗体见于25%～75%的进行性系统性硬化症(弥散型)患者中,因实验方法和疾病活动性而异(Scl=硬化症)。在局限型硬化症中不出现。

(6)1977年,Wolfe及其同事首先在多肌炎患者中描述了抗PM-Scl抗体,并把该抗体叫作抗PM抗体。在1984年,Reichlin与其同事经过研究,发现了抗PM-1抗体的更准确的特征和命名(抗PM-Scl抗体)。在50%～70%的所谓的重叠综合征患者中可检出这些抗体,在这些患者中可合并出现多肌炎(PM)、皮肌炎(DM)和进行性系统性硬化症(Scl)。抗PM-Scl抗体在进行性系统性硬化症(弥散型)中的阳性率为3%,在多肌炎和皮肌炎中的阳性率为8%。

(7)抗Jo-1抗体见于多肌炎,阳性率为25%～35%。常与合并肺间质纤维化相关。

(8)抗着丝点抗体与局限型进行性系统性硬化症(CREST综合征:钙质沉着、Raynaud's病、食管功能障碍、指硬皮病、远端血管扩张)有关,阳性率为70%～90%。

(9)抗PCNA抗体对系统性红斑狼疮具有很高的特异性,但其阳性率仅为3%。

(10)抗dsDNA抗体对系统性红斑狼疮具有很高的特异性。除抗Sm抗体外,抗dsDNA抗体也可作为该病的一个血清学指标,阳性率为40%～90%。

(11)在系统性红斑狼疮患者血清中可检出抗核小体抗体,但是,由于用传统的核小体制品进行检测时,高达70%的硬皮病患者血清也呈现阳性,使得抗核小体抗体作为SLE的特异性诊断指标这一应用价值受到了很大限制。欧蒙印迹法中用一种由欧蒙实验室拥有的专利技术制备的新的核小体制品作为抗原基质,这种改良的核小体制品纯度高,经电泳证实只含有核小体单体,不含H1、Scl-70、其他非组蛋白和残留的染色质DNA成分。用该试剂进行检测时,抗核小体抗体对SLE的特异性几乎为100%,与健康献血员或硬化症、干燥综合征和多肌炎患者血清不反应。

(12)抗一种或几种组蛋白抗体或抗H2A-H2B复合物抗体在药物(普鲁卡因胺、肼屈嗪及其他药物)诱导的红斑狼疮中比较常见(阳性率为95%)。另外,在30%～70%的系统性红斑狼疮和15%～50%的类风湿性关节炎患者中也可检出抗组蛋白抗体。

(13)抗核糖体P蛋白抗体是系统性红斑狼疮的特异性标志。在欧盟的一个多中心研究中检测了360份系统性红斑狼疮(SLE)、79份其他胶原病(进行性系统性硬化症、干燥综合征、皮肌炎/多肌炎、夏普综合征)和206份健康献血员血清中的抗核糖体P蛋白抗体(ARPA)。360份SLE患者血清中,有34份ARPA阳性(9.4%),24份夏普综合征患者血清中,有3份ARPA阳性(12.5%),其中两份同时还有抗dsDNA抗体阳性(系统性红斑狼疮的血清学标志)。在进行性系统性硬化症、干燥综合征或皮肌炎/多肌炎和健康献血员血清中均未检出ARPA。SLE的活动性与 ARPA 的滴度不具有相关性,对于有中枢神经系统症状、肾炎或肝炎的 SLE 患者,ARPA 的阳性率与整个 SLE 人群基本相同。在其他有 SLE 症状的患者中也可检出 ARPA,可是,在精神病患者中,ARPA 的阳性率稍高一些,但这种差异还没有统计学意义。

(14)高滴度的抗 M_2 抗体是原发性胆汁性肝硬化的标志,丙酮酸脱氢酶复合物的酶 E_2 和蛋白 X 为主要的靶抗原。另外,在其他慢性肝脏疾病(30%)和进行性系统性硬化症(7%～25%)中也可检出抗 M_2 抗体,但主要为低滴度。抗 M_2 抗体阳性的进行性系统性硬化症患者,很可能临床重叠有原发性胆汁性肝硬化。

(宋亚欣)

第四节　抗双链 DNA 抗体检测

抗 DNA 抗体包括抗单链 DNA 抗体和抗双链 DNA 抗体。前者的靶抗原为变性的单链 DNA 结构,而后者则是针对天然双链 DNA 结构(nDNA)的抗体。抗 DNA 抗体检测主要是对抗双链 DNA(dsDNA)抗体的检测。它是诊断 SLE 的特异性指标。强阳性抗 DNA 抗体几乎仅见于 SLE 患者,且与 SLE 患者病情变化密切相关。活动期的阳性率一般在 90% 以上,而在非活动期的阳性率一般在 10% 以下。此外,在狼疮肾炎恶化时抗 DNA 抗体上升,病情缓解时抗 DNA 抗体也随之下降,因此,抗 DNA 抗体检测对 SLE 等疾病的诊断治疗及病情观察都有重要意义。

一、检测方法

间接免疫荧光法。原理:用稀释后的血清样本加入包被有以绿蝇短膜虫为基质的反应孔时,血清样本中的抗天然 DNA(nDNA)抗体可与虫体中动基体内的天然 DNA 抗原结构相结合。经过清洗后,在反应孔中加入荧光素标记的抗人球蛋白抗体(二抗)。洗去未结合的二抗后,将反应玻片置于荧光显微镜下观察,并根据虫体中动基体的荧光表现判断阴阳性结果。

二、结果判断

结果判读时,应在 400× 放大倍数下仔细观察多个视野。动基体结构往往位于细胞核与尾部鞭毛基体之间,而且通常偏向于细胞膜一侧,甚至突出于虫体(见图 8-2)。

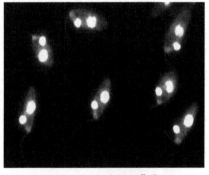

图 8-2　绿蝇短膜虫

（一）阳性结果

当观察到虫体结构中的动基体出现均匀的圆点荧光时,结果可判为阳性。某些血清样本可同时引起细胞核与动基体的同时阳性,此时结果仍可判为阳性。

（二）阴性结果

当观察到虫体结构中的动基体无荧光表现时,结果可判断为阴性。此时即使细胞核以及鞭毛基体阳性,结果也仍判为阴性。

三、临床意义

抗 nDNA 抗体对于 SLE 具有高度的疾病特异性。间接免疫荧光法 ANA 检测方法中所采用的 Hep-2 细胞并非抗 nDNA 抗体的最佳检测基质,此时除抗 nDNA 抗体之外,抗单链 DNA 抗体、抗组蛋白抗体和抗核小体抗体等均可能在 Hep-2 细胞中表现出相同的均质样荧光表现。此时,需采用基于绿蝇短膜虫为基质的检测方法进行抗 nDNA 抗体的检测实验。

由于绿蝇短膜虫的虫体结构中包含一个由天然 DNA 组成的特殊结构——动基体,因此基于绿蝇短膜虫为基质的间接免疫荧光法是检测抗 nDNA 抗体的有效方法。

（宋亚欣）

第五节　抗核抗体检测

抗核抗体(ANA)的传统定义是针对细胞核成分的自身抗体的总称,但广义上是针对细胞内所有抗原成分的自身抗体的总称。其中包括抗 DNA 抗体、抗非组蛋白抗体、抗组蛋白抗体和抗核仁抗体等几类,每类中根据所含物质的抗原性质的不同又分为若干亚类。ANA 检测是当前广泛用于自身免疫疾病的一种筛选检测方法。

人的上皮细胞(HEp-2)是目前检测人血清中 ANA 抗体是否存在及其抗体谱(如均质型,颗粒型,核仁型等)的最常用的基质,除了用于抗体谱的鉴定,HEp-2 还可用于检测抗细胞质抗体如抗线粒体抗体(AMA)。

一、抗核抗体谱的分类

根据产生的荧光模型、靶抗原的分布部位分类如图 8-3 所示。

二、实验原理及检测方法

（一）实验原理

本试剂盒应用间接免疫荧光技术将对照血清和患者血清分别与固定在玻片上的底物进行孵育,存在于样本中的抗体将与底物中的特异性抗原结合形成抗原抗体复合物,洗去未结合的抗体,然后加入结合有荧光素的抗人 IgG 抗体使之与已结合抗原的抗体反应,洗去未结合的二抗,玻片经复染和封片后,通过荧光显微镜观察抗原结构上的绿色荧光强度。

（二）样本要求

血液样本应无菌采集并通过快速分离血清和凝块而避免溶血。血清样本可在 2～8 ℃下贮存一周,若需长期贮存(6个月),则需储存于-20 ℃的温度下。检验过程中,应尽量避免使用脂血或高度溶血的样本。常温下运输血清样本时,建议在样本中添加适当的防腐剂(如0.095%的叠氮钠)。避免标本的反复冻融。

血清样本按1∶100用样本稀释液稀释。

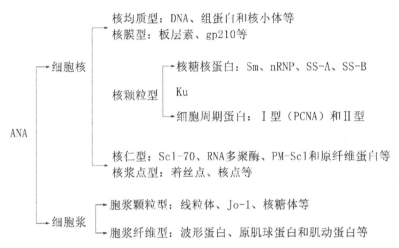

图8-3 抗核抗体谱的分类

(三)操作

(1)所有试剂平衡到室温后,从玻片包装袋的缺口处撕开包装,小心取出基质玻片避免触碰基质包被区域,用记号笔对基质玻片进行相应的标记。

(2)在对应的反应孔位置分别加入30 μL稀释后的血清样本、阴性对照和阳性对照,加样时避免触碰基质。

(3)将加样后的基质玻片置于加样盒中,室温(18~25 ℃)孵育30分钟。

(4)将基质玻片从加样盒中取出,用洗瓶小心冲洗基质玻片。冲洗时,请尽量避免直接冲洗基质包被区域。

(5)将基质玻片置于1×PBS洗液中,浸泡5分钟(延长浸泡时间至10分钟,可获得更好的背景)。

(6)在实验台上放置相应的滤纸片,把基质玻片从1×PBS洗液中取出,将玻片的侧沿在滤纸上轻轻拍打,以便将玻片上的水滴拍干。

(7)在每个反应孔中分别加入30 μL荧光素标记的抗体结合液,然后重复步骤(3)~(6)。

(8)在基质玻片上滴加4~5滴封片剂,然后将盖玻片置于玻片上封片。

(9)将基质玻片置于荧光显微镜下观察。若需长期保存(1个月)基质玻片,可将玻片置于加样盒或玻片盒中避光保存。

(四)结果判断

显微镜下可见HEp-2细胞分布均匀、胞浆丰富、细胞呈多边形伸展。ANA阴性时整个细胞无荧光或极弱的均匀荧光。ANA阳性时可见到细胞内不同表现的荧光。

三、抗核抗体检测的临床意义

ANA检测已成为临床上的一个极重要的自身免疫性疾病的筛查实验,高滴度ANA则高度提示自身免疫性疾病。ANA 可见于多种疾病,特别是风湿性疾病患者血清可以检测到抗核抗体,其中最常见的如下表 8-2。

表 8-2 常见风湿性疾病患者的 ANA 检测

自身免疫性疾病	ANA 阳性率
系统性红斑狼疮	
活动期	95%～100%
非活动期	80%～100%
药物诱导的红斑狼疮	100%
混合性结缔组织病(MCTD、Sharp 综合征)	100%
类风湿性关节炎	20%～40%
进行性系统性硬化症	20%～50%
多发性肌炎及皮肌炎	85%～95%
干燥综合征	30%～50%
慢性活动性肝炎	70%～80%
溃疡性结肠炎	30%～40%
其他风湿病	26%
正常人	5%～10%

尽管抗核抗体在许多自身免疫性疾病诊断中的意义已经明确,但大多数情况下,抗核抗体在致病机制中的作用仍属未知。

四、常见的抗核抗体的荧光模型

常见的表现在细胞核上的有核均质型、核颗粒型、核模型、着丝点、核点型、核仁型、细胞周期蛋白Ⅰ和Ⅱ型等,细胞质的有胞浆颗粒型、胞浆纤维型等,分裂期细胞阳性的有纺锤体、中心粒、中间体等。

(一)均质型

其靶抗原有 ssDNA/dsDNA,组蛋白,抗核小体抗体等,见图 8-4。

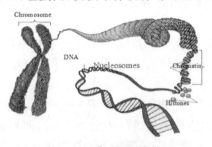

图 8-4 靶抗原结构

免疫荧光模式(图 8-5)。①HEp-2 细胞:间期细胞核阳性,呈均匀的荧光,分裂期细胞浓缩染色体阳性,呈均匀的荧光,荧光更强。②猴肝:肝细胞核阳性,呈均匀、有时为粗块状荧光,荧光强度与 HEp-2 细胞基本一致。

(二)粗颗粒型

已知靶抗原有 U1-nRNP,Sm,免疫荧光模式(图 8-6)。①HEp-2 细胞:间期细胞核阳性,呈颗粒样荧光,核仁阴性,分裂期细胞浓缩染色体阴性,染色体周围区域为颗粒样荧光。②猴肝:肝细胞核阳性,呈颗粒样荧光,核仁阴性,荧光强度与 HEp-2 细胞基本一致。

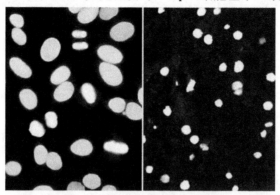

图 8-5　均质型免疫荧光模式

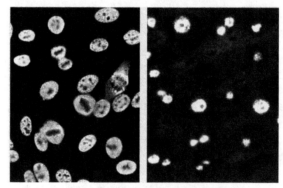

图 8-6　粗颗粒型免疫荧光模式

(三)细颗粒型

已知靶抗原有 SS-A,SS-B,免疫荧光模式(图 8-7)。①HEp-2 细胞:间期细胞核阳性,呈细颗粒样荧光,部分核仁阳性,分裂期细胞浓缩染色体阴性,周围区域为颗粒样荧光。②猴肝:细胞核颗粒样荧光,部分核仁阳性,荧光强度比 Hep-2 细胞弱,抗体滴度较低时可呈阴性。

(四)核膜型

已知靶抗原有板层素,gp210,免疫荧光模式(图 8-8)。①HEp-2 细胞:间期细胞呈现均匀的荧光,核周增强,分裂期细胞染色体阴性。②猴肝:肝细胞呈现特征性环状荧光。

(五)着丝点型

主要靶抗原为着丝点蛋白B,免疫荧光模式(图 8-9)。①HEp-2 细胞:细胞核产生细的、相同大小的颗粒状荧光(通常每个细胞核为 46 或 92 个着丝点),间期细胞荧光颗粒均匀地分布于细胞核,在分裂期细胞中,颗粒荧光既可以以带状位于细胞中间(中期),也可以以两条平行带的形式出现,这些依分裂期细胞的阶段而异。②猴肝:可观察到分布于细胞核的 10～20 个颗粒。与 HEp-2 细胞相比肝组织片的荧光相当弱,很容易被忽略,分裂期细胞罕见。

(六)核点型

免疫荧光模式(图 8-10)。①HEp-2 细胞:细胞核产生 3～20 个大小、强度不均匀的点状荧光,染色体阴性,周围点状荧光。②猴肝:可观察到肝细胞核上有大小、数目不均一的点状荧光。

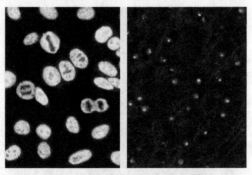

图 8-7　细颗粒型免疫荧光模式

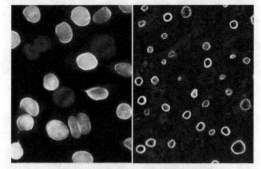

图 8-8　核膜型免疫荧光模式

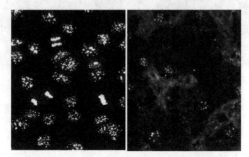

图 8-9　着丝点型免疫荧光模式

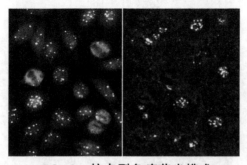

图 8-10　核点型免疫荧光模式

(七)核仁型

主要靶抗原有 Scl-70,PM-Scl,RNA 多聚酶Ⅰ、Ⅱ和Ⅲ,原纤维蛋白(U3-nRNP),免疫荧光模式(图 8-11)。①HEp-2 细胞:间期细胞核仁阳性,分裂期细胞染色体阴性,HEp-2 细胞的荧光反应模型依靶抗原不同差别较大。②猴肝:肝细胞核仁阳性,荧光强度与 HEp-2 细胞基本一致。

(八)细胞周期蛋白Ⅰ和Ⅱ型

主要靶抗原为 PCNA,免疫荧光模式(图 8-12)。①HEp-2 细胞:半数分裂间期细胞核呈亮的、细颗粒样荧光,核仁阴性,另半数荧光模型相同,强度弱10倍,分裂期染色体阴性,周围细颗粒荧光。②猴肝:可观察到肝细胞核上有点状荧光。

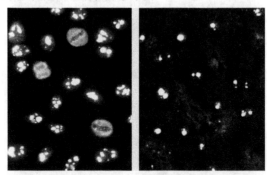

图 8-11　核仁型免疫荧光模式

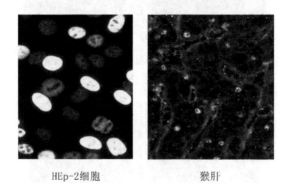

HEp-2细胞　　　　　　　猴肝

图 8-12　细胞周期蛋白Ⅰ和Ⅱ型免疫荧光模式

(九)胞浆颗粒型

1.抗线粒体抗体免疫荧光模式

(1)HEp-2 细胞:细胞质内粗颗粒型荧光(图 8-13)。

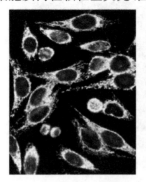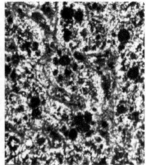

HEp-2细胞　　　　　　　猴肝

图 8-13　抗线粒体抗体免疫荧光模式

(2)猴肝:肝细胞呈颗粒样荧光,整个视野呈细沙状荧光。

2.抗核糖体 P 蛋白抗体免疫荧光模式

(1)HEp-2 细胞:分裂间期的 HEp-2 细胞质中出现致密的细颗粒荧光,并有空泡现象,部分核仁阳性,分裂期细胞浓缩染色体阴性。

(2)猴肝:可见对该抗体非常特异的有几个肝细胞浆融合形成的岛状荧光(图 8-14)。

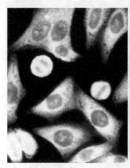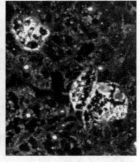

HEp-2细胞　　　　　　　　　猴肝

图 8-14　抗核糖体 P 蛋白抗体免疫荧光模式

3.抗 Jo-1 抗体免疫荧光模式

(1)HEp-2 细胞:胞浆呈细颗粒到块状荧光,分裂期染色体阴性,周围细颗粒状荧光。

(2)猴肝:肝细胞浆中呈弱的细颗粒装荧光(图 8-15)。

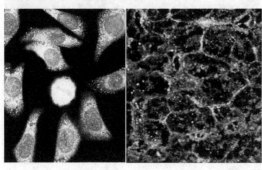

HEp-2细胞　　　　　　　　　猴肝

图 8-15　抗 Jo-1 抗体免疫荧光模式

4.抗溶酶体抗体免疫荧光模式

(1)HEp-2 细胞:细胞质中呈油滴状荧光。

(2)猴肝:肝片上胞浆呈点状荧光(图 8-16)。

5.抗高尔基体抗体免疫荧光模式

(1)HEp-2 细胞:细胞核一侧高尔基体所在部位有网状颗粒性荧光,分裂期细胞高尔基体大部分已降解。

(2)猴肝:肝片上胞浆周围散点状细颗粒荧光(图 8-17)。

(十)胞浆纤维型

1.抗波形蛋白抗体免疫荧光模式

(1)HEp-2 细胞:细胞质中呈细的纤维网状荧光,分裂期染色体阴性,周围有大量圆形荧光点。

(2)猴肝:肝片上荧光不明显(图 8-18)。

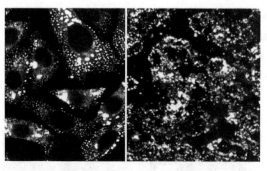

HEp-2细胞　　　　　猴肝

图 8-16　抗溶酶体抗体免疫荧光模式

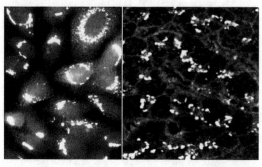

HEp-2细胞　　　　　猴肝

图 8-17　抗高尔基体抗体免疫荧光模式

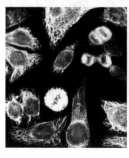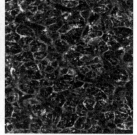

HEp-2细胞　　　　　猴肝

图 8-18　抗波形蛋白抗体免疫荧光模式

2.抗原肌球蛋白抗体免疫荧光模式

(1)HEp-2 细胞:在细胞质一侧呈细纤维状荧光。

(2)猴肝:肝片上呈极弱的线状荧光(图 8-19)。

3.抗肌动蛋白抗体免疫荧光模式

(1)HEp-2 细胞:胞浆中有无数束状荧光。

(2)猴肝:围绕肝细胞的胆小管有荧光(图 8-20)。

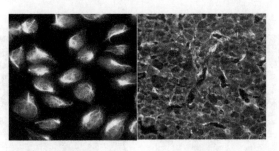

HEp-2细胞　　　　　　　　猴肝

图 8-19　抗原肌球蛋白抗体免疫荧光模式

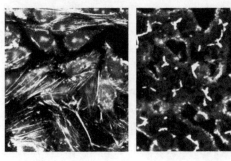

HEp-2细胞　　　　　　　　猴肝

图 8-20　抗肌动蛋白抗体免疫荧光模式

(十一)分裂期细胞阳性

1.抗纺锤体纤维抗体免疫荧光模式

(1)HEp-2 细胞:仅见于分裂期,两个相对的伞状荧光(图 8-21)。

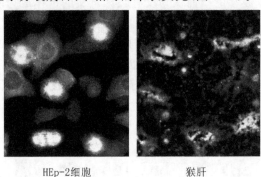

HEp-2细胞　　　　　　　　猴肝

图 8-21　抗纺锤体纤维抗体免疫荧光模式

(2)猴肝:肝片不能检测此抗体。

2.抗中间体抗体免疫荧光模式

(1)HEp-2 细胞:分裂末期带状荧光逐渐变短,由一个点连接两个子细胞,分裂中期细胞中间水平带状荧光(图 8-22)。

(2)猴肝:肝片不能检测。

3.抗中心粒抗体免疫荧光模式

(1)HEp-2 细胞:分裂期细胞两端有两个对称的荧光点(图 8-23)。

(2)猴肝:肝细胞上有时有两个对称的亮点。

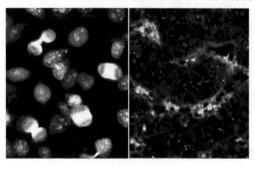

HEp-2细胞　　　　　猴肝

图 8-22　抗中间体抗体免疫荧光模式

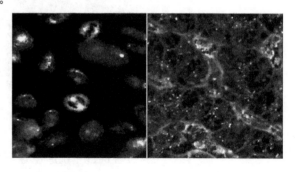

HEp-2细胞　　　　　猴肝

图 8-23　抗中心粒抗体免疫荧光模式

五、ANA 检测的注意事项

(1)ANA 的滴度结果非常重要。所用检测系统的起始稀释度(正常参考范围)只是一个统计值,如果以此为临界值,部分正常人也可出现阳性(5%～10%),在年龄大于 60 岁的老年人中,阳性率更高,但滴度较低。ANA 滴度越高,与自身免疫性疾病的相关性就越大。

(2)荧光模型与相应靶抗原在细胞内的分布相关,可初步提供自身抗体针对的靶抗原信息,并可为下一步的确认实验提供指导作用。还可根据荧光模型结果判断确认实验结果的有效性,以排除非特异性反应。

(3)ANA 检测流行病学资料的积累。目前,IIF 检测 ANA 时,有很多荧光模型相对应的靶抗原尚不清楚,尤其是这些荧光模型的临床意义不明确,但随着人们对自身免疫性疾病及其相关自身抗体研究的深入,越来越多的以前认为没有临床意义的抗体成为新的研究焦点。对临床意义和靶抗原不明确的荧光模型也应向临床报告,以引起临床的重视。

间接免疫荧光法为检测 ANA 的标准方法(Hep-2 和猴肝)。IIF 阳性时确认相应的靶抗原。

实验的起始稀释度为 1∶100,推荐的稀释因子为 3.2,推荐每份标本至少平行做两个稀释度:1∶100 和 1∶1 000。报告结果应详细,包括荧光模式、滴度、参考范围和一些适当的建议。

(宋亚欣)

第六节　IgG、IgA、IgM 检测

血清免疫球蛋白可分为五种类型,即 IgG、IgM、IgA、IgD、IgE。其参考范围由于检查的对象、年龄、地区和方法不同而差异。各种免疫球蛋白不但量上有区别,而且在功能上也各有特点。在体液免疫检测中最常用的就是 IgG、IgA、IgM 检测。

一、基本特点

(一)免疫球蛋白 G(IgG)

IgG 具有抗菌、抗病毒、抗毒素作用,大部分抗体属于 IgG。它是唯一能通过胎盘的免疫球

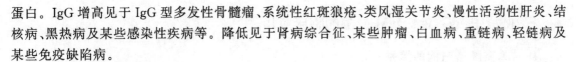

蛋白。IgG 增高见于 IgG 型多发性骨髓瘤、系统性红斑狼疮、类风湿关节炎、慢性活动性肝炎、结核病、黑热病及某些感染性疾病等。降低见于肾病综合征、某些肿瘤、白血病、重链病、轻链病及某些免疫缺陷病。

(二)免疫球蛋白 A(IgA)

IgA 具有抗细菌和抗病毒的作用,不能通过胎盘,小儿只能从母乳中得到。IgA 增高见于 IgA 型多发性骨髓病、系统性红斑狼疮、类风湿关节炎、肝硬化、湿疹、血小板减少等疾病。降低见于重链病、轻链病、吸收不良综合征、某些免疫缺陷病、反复呼吸道感染、输血反应、自身免疫性疾病等。

(三)免疫球蛋白 M(IgM)

IgM 主要由脾脏和淋巴结中浆细胞分泌合成,IgM 主要分布在血液中,在机体免疫反应中出现最早,具有强大的抗感染作用。IgM 作为五聚体,是免疫球蛋白中相对分子量最大的。它是对免疫原最早出现的抗体,所以它是机体初次应答的重要抗体。IgM 和 IgG 一样,可以中和毒素和病毒,以对机体有效的保护。IgM 具有促吞噬细胞的吞噬作用。升高见于巨球蛋白血症、系统性红斑狼疮(SLE)、类风湿关节炎、硬皮病、急慢性肝病(病毒性肝炎)、胆汁性肝硬化、隐匿性肝硬化、恶性肿瘤、传染性单核细胞增多症、梅毒、黑热病、锥虫病、伤寒、弓形体病、乙型脑炎、单核细胞性白血病、霍奇金病等;降低见于原发性无丙种球蛋白血症、非 IgA 和 IgG 型多发性骨髓瘤、霍奇金病、慢性淋巴细胞白血病、蛋白丧失性胃肠病等。

二、临床意义

(一)免疫球蛋白显著减低

1.先天性低丙种球蛋白血症

IgG、IgA、IgM 三种全缺的 Bruton 病(仅限于男性),三种 Ig 缺某一或两种(减少或无能)的丙种球蛋白异常血症,后者最多见的是 IgA 缺乏症(隐性遗传)。

2.获得性低丙种球蛋白血症

肾病综合征、蛋白质丢失性肠病、先天性风疹病等,以及瑞(Swiss)氏胸腺发育不全伴无丙种球蛋白血症。

(二)免疫球蛋白明显增高

1.自身免疫性疾病

系统性红斑狼疮急性期、慢性活动性肝炎、类风湿关节炎活动期等。

2.多发性骨髓瘤

多发性骨髓瘤可按其所产生 Ig 不同而有 G 型(IgG 增多)、A 型(IgA 增高)、D 型、E 型(后两型极少见)等。

3.感染

慢性化脓性感染、肺结核、肝脓肿、血吸虫病、瘤型麻风等,可见 IgG 升高。

4.恶性肿瘤

消化道癌、呼吸道癌、泌尿生殖系癌,绝大多数患者均见 IgA 增多。喉癌、结肠癌、直肠癌、前列腺癌 IgM 亦见升高。过敏性疾病、寄生虫病可见 IgE 增高。

三、血清中 IgG、IgA、IgM 检测的临床应用

(一)单克隆增殖病的鉴别

单克隆增殖的特点：单种免疫球蛋白均一增殖，含量大，正常免疫球蛋白的比例下降，Kappa/Lambda 比例失调，出现相关的临床症状。浆细胞单克隆增殖，造成游离的免疫球蛋白轻链增加，即本-周蛋白，这种蛋白通常以二聚体的形式存在于尿及血清中，有时亦可见单体和四聚体。单克隆增殖常见的病患：多发性骨髓瘤、巨球蛋白血症、淋巴瘤、轻链病等。

免疫球蛋白定量检测较常用的方法有单向扩散法与免疫浊度法，前者较为简便，后者更为准确迅速。恶性单克隆丙种球蛋白病常呈现某一类丙种球蛋白的显著增高，大多在 30 mg/mL 以上；而正常的免疫球蛋白，包括与 M 蛋白同类的丙种球蛋白的含量则显著降低。在良性丙种球蛋白病的血清标本中，M 蛋白的升高幅度一般不像恶性丙种球蛋白病那么高，多在 20 mg/mL 以下；M 蛋白以外的免疫球蛋白含量一般仍在正常范围之内。如在单向扩散试验中出现双圈状沉淀环，则标本中可能存在某种免疫球蛋白片段的 M 蛋白。多克隆丙种球蛋白病患者的血清中常有多种类型的免疫球蛋白水平同时升高，每类上升的幅度不太大，但总的丙种球蛋白水平升高比较明显。

免疫球蛋白的定量检测，有时会由于不同实验室所用抗血清特异性的差异，而造成 M 蛋白定量结果的不同，特别在使用某一株 M 蛋白制备的抗血清检测其他患者的 M 蛋白时。如能配合作用区带电泳光密度扫描，常可纠正这种误差。

进行免疫球蛋白的定量检测，不仅有助于丙种球蛋白病的诊断，并对丙种球蛋白病的良、恶性鉴别具有一定的帮助。如做动态观察，对丙种球蛋白病的病情和疗效的判断有一定的价值。M 蛋白含量的多少常可反映病情的轻重，尤其对同一患者，M 蛋白含量明显增高常提示病情恶化；经有效治疗后，M 蛋白含量逐渐下降，而正常免疫球蛋白的含量则由降低趋向正常。

(二)多克隆高免疫球蛋白血症

多克隆增殖常见的病患有慢性肝炎及肝硬化、结缔组织病、慢性感染、恶性肿瘤、艾滋病、淋巴母细胞性淋巴结瘤。肝脏疾病如慢性活动性肝炎、原发性胆汁性肝硬化、隐匿性肝硬化等患者血清中三种免疫球蛋白均可升高。慢性细菌感染如肺结核、麻风、慢性支气管炎等血中 IgG 可升高。宫内感染时脐血或出生后的新生儿血清中 IgM 含量可增高。自身免疫性疾病时 Ig 均可升高，如 SLE 患者以 IgG、IgA 升高较多见，类风湿关节炎患者以 IgM 升高为主。

(三)免疫缺陷病的辅助诊断

1.先天性低 Ig 血症

先天性低 Ig 血症主要见于体液免疫缺陷病和联合免疫缺陷病。一种情况是 Ig 全缺，如 Bruton 型无 Ig 血症，血中 IgG 常小于 1 g/L，IgA 与 IgM 含量也明显减低为正常人的 1%。另一种情况是三种 Ig 中缺一种或缺两种，如 IgA 缺乏患者，易发生反复呼吸道感染；IgG 缺乏患者，易发生化脓性感染；IgM 缺乏患者，易发生革兰阴性细菌败血症。

2.获得性低 Ig 血症

患者血清中 IgG 常小于 5 g/L，引起的原因较多。大量蛋白丢失的疾病（如烧伤、剥脱性皮炎、胃病综合征等）、淋巴系统肿瘤（如白血病、淋巴肉瘤、霍奇金病等）、重症传染病、中毒性骨髓疾病、长期使用免疫抑制剂的患者等均可造成获得性低 Ig 血症。

四、脑脊液中 IgG、IgA、IgM 检测的临床应用

中枢神经系统内可以产生很强的免疫应答,这是某些自身免疫性神经系统疾病发生、发展的病理学基础。因此脑脊液(CSF)检验,特别是其中免疫球蛋白成分及其含量的检测,对某些中枢神经系统疾病的诊断、疗效观察和预后判断具有重要意义。

生理情况下,血中 Ig 通过通透性正常的血-脑屏障(BBB),而进入 CSF 内。IgG 分子量略低于 IgA,较易通过 BBB,而 IgA 略难,IgM 分子量大,更难通过 BBB。所以 IgG、IgA、IgM 在 CSF 中的浓度依此递减。当脑组织或脑膜有病变时,脉络丛的通透性增加,BBB 发生破坏,或自病变组织产生病理性产物进入脑脊液,使脑脊液组分发生改变。

1948 年由 Kabat 等用免疫化学方法定量检测脑脊液免疫球蛋白,发现多发性硬化症患者脑脊液中 γ-球蛋白与医学全在线总蛋白比值增高,并由他首先提出脑脊液 IgG 鞘内合成假说,认为脑脊液 γ-球蛋白的增高是不依赖其血清内 Ig 水平而变化。后由 Delpech 设计了脑脊液 IgG 指数公式。由于免疫球蛋白不仅可以在鞘内自身合成,也可以通过血-脑屏障进入鞘内。因此区分鞘内免疫球蛋白的来源在神经系统疾病的实验室诊断中有着重要的临床意义。经典的计算鞘内免疫球蛋白合成的方法是 IgG 生成指数其公式如下:IgG 生成指数 $= (\text{IgG}_{\text{CSF}} \times \text{Alb}_{\text{S}})/(\text{IgG}_{\text{S}} \times \text{Alb}_{\text{CSF}})$。

脑脊液 IgG 检测方法采用速率散射免疫比浊法,采集脑脊液样本后应离心再行检测。当 IgG 生成指数升高时,表明 CSF 中的 IgG 主要由中枢神经系统鞘内合成。IgG 生成指数升高多见于多发性硬化症。脑脊液 IgG 增高为主,可见于脑血栓、蛛网膜下腔出血、SLE 脑病、神经梅毒、重症肌无力等;脑脊液 IgG、IgA 均增高可见于化脓性脑膜炎及结核性脑膜炎;在神经系统肿瘤时,以脑脊液 IgA 和 IgM 升高为主;精神分裂症时脑脊液 IgG 和 IgM 可明显升高。

许多学者认为 IgG 指数是鞘内合成 IgG 的指标。进一步研究发现,当血-脑屏障通透性正常且血清 Ig 水平在正常范围时,CSF 中 Ig 水平很少受血清 Ig 水平变化的影响,CSF 中 Ig 水平主要与鞘内合成率相关,即在正常状态下,其含量与反映血-脑屏障通透性指标——清蛋白商值(Alb quotient)相关。清蛋白商值 $= \text{Alb}_{\text{csf}}/\text{Alb}_{\text{s}} \times 1\,000$。

此外,由中枢局部合成的免疫球蛋白常有异质性,但其 IgG 定量可呈现正常,现采用高分辨率琼脂糖凝胶电泳能分离出"寡克隆区带"(OCB),在多发性硬化症(MS)时,OCB 是一个十分重要的标志物。最近有学者报道,10% 的 MS 患者 CSF 中无 OCB,而其他一些疾病如神经性梅毒、血管炎、脑膜炎和脑炎等也会出现 OCB。许多学者认为同时检测 CSF-IgG 来诊断 MS 或许比单独检测 OCB 好,因为 CSF-IgG 不随 MS 的病理变化而变化。有学者们通过研究得出,患者 CSF 中每天新合成 IgG 含量明显增高,与正常组(无神经系统疾病)及对照组(其他神经系统疾病)相比,均有显著性差异($P < 0.001$),支持 MS 患者中枢神经系统内局部免疫活性细胞分泌大量 IgG 的论点。对于 MS 和其他中枢神经系统疾病,经常会有脑脊液 IgG、IgM 的升高,说明这可能与抗感染和自身抗原的免疫反应有关。

五、尿液中 IgG、IgA、IgM 检测的临床应用

正常人尿液中的 Ig 含量极微。当机体的免疫功能出现异常或由炎症反应引起肾脏疾病时,可导致肾脏肾小球滤过膜分子屏障破坏或电荷屏障受损,从而引起球蛋白及其他大分子蛋白质漏出增多。在肾小球滤过膜损伤较轻微时,尿液中以中分子量的尿微量清蛋白(MA)和转铁蛋

白(TRF)滤出增多为主,随着肾小球滤过膜的损伤的加重,尿液中开始出现 IgG,当肾小球滤过膜损伤较严重时,尿液中除 IgG 被滤出外,分子量较大的 IgM 也可被滤出。故临床上常采用同时检测尿液和血液中的 TRF 及 IgG 的含量,计算选择性蛋白尿指数(SPI),以此来评估肾小球滤过膜破坏程度及观察治疗效果和预后。通常采集晨尿或随机尿进行检测。检测方法一般选用速率散射免疫比浊法。选择性蛋白尿指数计算公式:SPI=(尿 IgG/血清 IgG)/(尿 TRF/血清 TRF)。

当 SPI≤0.1 时,表明肾脏高选择性排泄分子量较小的蛋白质;当 SPI≥0.2 时,表明肾脏是非选择性排泄分子量较大的蛋白质。微小病变型肾病的 SPI 大多≤0.1,而膜性肾病、膜增殖性肾炎和肾病综合征的 SPI 通常≥0.2。尿内 IgA 在原发性肾小球肾病和慢性肾炎肾病时含量最高,在慢性肾炎高血压型及普通型可轻度增高,而在隐匿性肾炎及急性肾炎时含量很少;尿内 IgG 在原发性肾小球肾炎和慢性肾炎时含量较高,其他类型肾小球疾病时仅轻度增高;尿内 IgM 仅出现在慢性肾炎,而原发性肾小球肾炎和隐匿性肾炎时含量甚微。故可根据尿内 Ig 增高的类型来帮助鉴别诊断肾小球疾病的种类。

六、免疫球蛋白检测的方法学评价

自动免疫比浊分析的问世克服了经典的免疫沉淀反应中操作烦琐、敏感度低、反应时间长和不能自动化检测的几大缺点。20 世纪 70 年代出现的微量免疫沉淀法主要包括了免疫透射浊度分析和免疫散射浊度分析。这些技术已常规应用于临床体液特定蛋白的检测,特别是散射比浊法的原理,被国外一些公司用于自动免疫化学分析仪的设计,其生产的有关仪器已广泛用于国内各大、中型医院,成为一项常规的临床免疫检测手段。

(一)透光比浊法

透光比浊法透光比浊法是一种比较老的方法,基本原理是检测一定体积的溶液通过的光线量(光通量),当光线通过时,由于溶液中存在抗原-抗体复合物粒子对光线的反射和吸收,引起透射光的减少,检测的光通量和抗原抗体复合物的量成反比。这种方法最常用于生化指标的测定,而用于免疫沉淀反应有如下缺点。

(1)溶液中存在的抗原-抗体复合物分子应足够大,分子太小则阻挡不了光线的通过。

(2)溶液中抗原-抗体复合物的数量要足够多,如果数量太小,溶液浊度变化太小,对光通量影响不大。

(3)透光比浊采用光电池直接接收光通量,即广度计的灵敏度不高,微小的浊度变化不易影响透光率的改变。

(4)透光比浊是依据透射光减弱的原理来定量的,因此只能检测抗原-抗体反应的第二阶段,检测仍需抗原-抗体温育反应时间,检测时间较长。因此透射比浊类型的自动分析仪用于免疫检测已趋减少,该检测原理主要用于生化分析仪。

(二)终点散射比浊法

终点散射比浊法是经典的测试方法,是在透射比浊法基础上进行了改良。即将抗原-抗体混合后,待其反应趋于平稳、直到反应终末时检测结果。其反应的时间与温度、溶液离子 pH 等有关。该方法用于免疫沉淀反应有很多缺陷。

(1)仪器设置为当抗原抗体反应一定时间后,一次性检测光吸收值,认定该时间对于所有的样本、校正液和质控品都是反应终点,而没有考虑每一个待测样本的吸收和散射效果,而这种效果随每一个待测样本的抗原抗体反应的不同有很大差异,可导致检测结果的不准确。

(2)反应时间在液相中仍需 30～120 分钟,检测的仍是抗原-抗体反应的第二阶段,不适合快速检测。

(3)在抗原-抗体反应中,随时间的延长,抗原抗体复合物有重新结合的趋势,可影响散射值的改变,最后可能测出比反应早期还低的散射信号值,影响结果的准确性。

(4)在终点散射比浊中,有反应本底存在,检测样本的含量越低,本底比例越大,因此在微量检测时,本底的干扰是影响准确检测的重要因素。由此看来,终点散射比浊法在免疫沉淀反应中,特别是微量检测时,受到限制,目前仅一些自动生化仪使用这种原理检测部分检测项目。

(三)定时散射比浊法

定时散射比浊法的基本原理是,由于免疫沉淀反应是在抗原抗体相遇后立即开始,在极短时间内反应介质中散射信号变动很大,此时计算峰值信号而获得的结果会产生一定误差,因此在检测散射信号时不与反应开始同步,而是推迟几秒钟用以扣除抗原抗体反应的不稳定阶段,从而将这种误差影响降至最低。故在抗原-抗体反应时,给出预反应时间,即散射光信号第一次读数在样品和抗体于反应缓冲液中开始反应 7.5 秒后到 2 分钟内,大多数情况下 2 分钟以后测第二次读数,并从第二次检测信号值扣除第一次读数信号值,从而获得待测抗原的信号值并通过计算机处理转换为待测抗原浓度。该反应检测系统不具备真正的抗原过量检测能力,设计者仍采用抗体过量的原理来保证抗原-抗体反应中形成不可溶性小分子颗粒,获得小分子颗粒产生的最强的散射光信号。由于设计者将每一项检测都特意设计为具有很大检测范围,抗体的结合能力可以达到待测样品正常血清浓度的 50 倍以上,所以通常不会出现抗原过量而未被检测到的现象。

尽管固定时间散射反应也是目前应用中一种较为先进的方法,但该反应可能仍存在一些检测准确性的问题:预反应阶段与抗体反应的仅是少量抗原,因此,预反应阶段的信号变动仅占全反应阶段的信号变动的极少部分,此信号值的扣减对最终的结果计算影响不大;该方法是采用的间接抗原过量检测,试剂上在反应末端并没有进行真正的抗原过量检测,在实际检测中,如遇特殊样本或含量较低的样品时,可能会有一些不准确的结果出现。

(四)速率散射比浊法

速率散射比浊检测的是抗原-抗体反应的第一阶段,其最大优点是快速、灵敏度高,可监测微量样品。由于是检测的速率散射信号,理论上讲不受本底散射信号的干扰,使检测的精确度大大提高,根据此原理设计制造的第一代免疫化学系统主要用于体液中特定蛋白质的检测,使免疫化学分析在终点比浊法的基础上开创了新的里程碑。

(尹成娟)

第七节 IgE 检测

在五种免疫球蛋白中,IgE 的半衰期最短,并且具有最高的分解率和最低的合成率,因此血清中含量最低。检测血清总 IgE 和特异性 IgE 对 I 型变态反应的诊断和变应原的确定很有价值。

一、IgE 的生物学特点

(一)IgE 的性质

IgE 主要由呼吸道、消化道黏膜固有层淋巴组织中的 B 细胞合成,为变态反应的介导因素。IgE 是一种分泌型免疫球蛋白,分子量为 196 000,血清中含量极低,仅占血清总 Ig 的 0.002%,在个体发育中合成较晚。ε 链有 4 个 CH,无铰链区,含有较多的半胱氨酸和甲硫氨酸。IgE 是免疫球蛋白中对热最不稳定者,56 ℃、30 分钟可使 IgE 丧失生物学活性。IgE 主要由鼻咽部、扁桃体、支气管、胃肠等黏膜固有层的浆细胞产生,这些部位常是变应原入侵和 I 型变态反应发生的场所。IgE 为亲细胞抗体,Cε2 和 Cε3 功能区可与嗜碱性粒细胞、肥大细胞膜上高亲和力 FcεR I 结合。变应原再次进入机体与已固定在嗜碱性粒细胞、肥大细胞上 IgE 结合,可引起 I 型变态反应。寄生虫感染或变态反应发作时,局部的外分泌液和血清中 IgE 水平都明显升高。

正常人血清中 IgE 值为 0.1~0.9 mg/L,通常男性略高于女性。对于过敏体质或超敏患者,血清中 IgE 明显高于正常人,外源性哮喘患者较正常人高数倍。故 IgE 在血清中含量过高,常提示遗传过敏体质或 I 型变态反应的存在。

(二)IgE 的合成

IgE 的合成量关系到个体对过敏性疾病的罹患性,IgE 的合成及调节机制并不完全明确。多种变态反应性疾病常可见于同一患者,称这些过敏易患者过敏体质,与正常人相比,血清 IgE 明显升高,肥大细胞数较多而且胞膜上 IgE 受体也较多。研究证实,过敏体质为常染色体显性遗传,但同一家系中不同成员所患的过敏病可以不同;抗原的性质及进入机体的途径也会影响 IgE 的合成,以相同途径进入人体的抗原,有的引起强速发型变态反应,有的则不能,虽然确切原因尚不明了,但与抗原本身的特性,特别是被 T 细胞识别的表位的特性有关,有些药物如青霉素降解物、蠕虫抗原、蒿草花粉、豚草花粉等,能引起强烈 IgE 型变态反应。抗原进入机体的途径和接触频率对机体产生抗体有影响,经黏膜进入易激发产生 IgE 应答,而注射则引起 IgG 的产生,接触变应原次数越多致敏的可能性越大。

二、总 IgE 的检测及其临床意义

正常情况下血清 IgE 仅在 U/mL(ng/mL)水平,用常规检测 IgG 或 IgM 的凝胶扩散法检测不出 IgE,必须用高度敏感的放射免疫检测法及酶联免疫检测法进行检测。放射免疫检测和间接血凝试验基本已淘汰,目前常规实验室大多采用酶联免疫吸附法、干式荧光免疫分析法、发光免疫分析技术等。

(一)酶联免疫检测法

检测血清 IgE 时常用双抗体夹心 ELISA 法,包被在固相的抗体(抗 IgE)、待测抗原(IgE)、酶标记的抗体(酶标抗 IgE)三者形成夹心复合物,洗涤去除未结合的抗体,然后加入底物,使酶显色,采用自动化酶标仪读取吸光度值,依据预先计算的标准曲线得到待测 IgE 的含量。操作方便,敏感性也很高,在临床上经常应用。

(二)干式荧光免疫分析法

干式荧光免疫分析法通过检测板条上激光激发的荧光,可同时定量检测以 pg/mL 为单位的单个或多个标志物。检测系统由一个荧光读数仪和检测板组成。检测板使用的是层析法,分析物在移动的过程中形成免疫复合物的形式。通过检测区域/质控区域的值与分析物不同的浓度

获得的定标曲线,可监测样本中分析物的浓度。

采用独特的两点式定标方式,结果准确,用于检测的项目包括药物浓度、肿瘤标志物、激素指标、心肌标志物、特定蛋白指标等。在试剂出厂时由标准品进行定标,并将定标曲线储存在芯片内,以减少批间差。同时将检测项目的条形码、质控数据、试剂的批号效期等储存在芯片里面。

检测的步骤较为简便,首先检查并插入 ID 芯片确定检测板和 ID 芯片相匹配,待检测缓冲液放置 10 分钟使其平衡至室温;用毛细吸管或移液管吸取 15 μL 全血(10 μL 血清,血浆或质控品,EDTA 抗凝),放入到有检测缓冲液的管子中,充分混匀;取 75 μL 样本混合液小心加入检测板的加样孔中,在室温下反应 3 分钟;将检测板放在免疫荧光分析仪的检测板承载器中,确保检测板方向正确并将其完全推入,仪器自动扫描;最后显示屏幕上读取数据或直接打印结果。

该方法的特点:采用免疫荧光定量快速检测技术,检测灵敏度可达到 pg/mL;检测项目可以在 3～15 分钟内完成,仪器内的检测速度少于 30 秒/测试,可以满足大批量检测的要求;设计小巧,便于携带,界面友好,可快速定量检测 C-反应蛋白、糖化血红蛋白、尿微量清蛋白、心肌标志物等;检测项目的标准曲线储存于试剂盒的信息芯片内,系统的内置质控可以满足日常质控的要求,保证结果的精确性,整体检测系统的变异小于 5%;具有较强的扩展功能,芯片式的升级方式具有较强的项目扩展功能。

干式荧光免疫分析的质量控制,仪器需要进行不定期质量校正,包括校准仪器精度 CV 值小于 0.5%:测量方法为取一根基底干净的试纸条,检测样品浓度高于最大检测浓度值的 50% 以上,得到免疫显色反应明显的 C 线及 T 线,重复测量这根试纸条 20 次,计算平均值及均方差,得到仪器的 CV 值;校准仪器间 CV 值应小于 5%:测量方法为取 6 根基底干净的试纸条,上面有恒定一定荧光强度的 C/T 两条荧光条带(该 6 根试纸条上条带的荧光强度应分别为仪器最大量程的 90%、70%、50%、30%、10%、2‰),使用荧光定量分析仪对 6 根试纸条进行重复检测读值 20 次,计算平均值并与内控标准荧光定量分析仪的读数对比计算批间 CV 值;校准仪器的灵敏度为满量程测量值的 2‰,测量方法为取最高测量浓度样品,稀释 500 倍,在仪器上能够检测到峰值。

(三)发光免疫分析技术

发光免疫分析技术包含量部分的内容:即免疫分析系统和发光系统,其基本原理和操作技术与酶免疫法类似,只是所用的标记物或检测的信号不同。化学发光是其中一种,它利用在化学反应中所释放出的大量自由能从而产生激发态的中间体。当该激发态的中间体回到稳定的基态时,同时发射出光子,利用发光信号的测量仪器分析所发出的光量子产额。

微粒子化学发光分析技术是应用磁性的铁珠作为载体,用以包被固相抗体或抗原,使得反应的表面积大大增加,捕获待测抗原的能力也显著提高,因而检测所需样本用量减少、反应时间缩短。

增强化学发光分析是在反应体系中加入了发光增强剂(荧光素、噻唑、对碘苯酚等),从而改善了发光信号、使信号增强,而且反应后 20 分钟内信号保持稳定,可以重复进行测量,检测结果灵敏、准确。

电化学发光采用的发光试剂标记分子是联吡啶钌,它在三丙胺阳离子自由基的催化以及三角形脉冲电压的激发下,可产生高效、稳定的连续发光,同时在发光反应中的再循环利用使发光得以增强、稳定,而且,检测采用均相免疫检测技术,不需将游离相及结合相分开,从而使检测步骤大大简化,也更易于自动化。

（四）临床意义

血清总 IgE 水平一般用国际单位（U）或 ng 表示，1 U＝2.4 ng，相当于 WHO 标准冻干血清制剂 0.009 28 mg 内所含的 IgE 量。正常人群 IgE 水平受环境、种族、遗传、年龄、检测方法及取样标准等因素的影响，以致各家报道的正常值相差甚远。婴儿脐带血 IgE 水平小于 0.5 U/mL，出生后随年龄增长而逐渐升高，12 岁时达成人水平。成人血清 IgE 水平为 20～200 U/mL，一般认为大于 333 U/mL（800 ng/mL）时为异常升高。

IgE 升高相关的常见疾病有过敏性哮喘、季节性过敏性鼻炎、特应性皮炎、药物性间质性肺炎、支气管肺曲菌病、麻风、类天疱疮及某些寄生虫感染等。上述疾病时 IgE 升高的程度并不一致，在过敏性支气管肺曲菌病时最为显著，其值可达 2 083～8 333 U/mL（5 000～20 000 ng/mL），除了此病和特应性皮炎以及在花粉季节之外，对于任何血清总 IgE 水平大于 2 083 U/mL（5 000 ng/mL）的患者，均应考虑寄生虫感染的可能性。

三、特异性 IgE 的检测及其临床意义

特异性 IgE 是指能与某种变应原特异性结合的 IgE，因此需要用纯化的变应原代替抗 IgE 进行检测；常用的方法主要包括酶联免疫检测法和酶免疫斑点法。

（一）酶联免疫检测法

利用酶底物进行显色的免疫检测方法是目前公认的检测型变态反应的有效方法之一，具有特异性强、敏感性高、影响因素少、对患者绝对安全等优点；不但有助于过敏性哮喘的诊断，对寻找变应原也有重要价值。

ELISA 法与传统方法相比有一些长处，如没有放射性核素污染、酶标抗体可长期保存，因此在国内应用较多。用 ELISA 测试屋尘和一些花粉的结果与临床较符合，但与皮肤试验的符合率可能不够理想。

（二）酶免疫斑点法

酶免疫斑点法的检测膜条包被 10～20 种不同变应原，检测膜条首先水化，然后与原倍血清进行第 1 次温育。如果样本阳性，IgE 类特异性抗体与变应原结合。为检测已结合抗体，再使用酶标记的单克隆抗人 IgE 抗体进行第 2 次温育，产生可观察的颜色反应。试剂膜条零位线下约 2 mm 处的一条显色带为质控线，判定结果时，应考虑条带的位置和染色强度。通过比较温育的检测条带和印刷的结果判断膜条，就可确定 IgE 抗体所对应的变应原。

依据膜条包被的抗原不同，可以检测的特异性变应原包括柳树/杨树/榆树组合、蟑螂、葎草、牛肉、蟹、虾、鸡蛋白、猫毛、狗上皮、牛奶、普通豚草、艾蒿、屋尘螨/粉尘螨组合、真菌组合、屋尘、海鱼组合、羊肉、黄豆、淡水鱼组合、花生等。

（三）荧光酶免疫试验

荧光酶免疫试验是一种组合特异性 IgE 检测试验，基本原理同放射变应原吸附试验。利用一个称为 CAP 的帽状结构塑料材料作为固相载体，材料内置多孔性、弹性和亲水性纤维素颗粒。颗粒表面吸附常见的多种变应原，形成包被抗原。检测时加待测血清及不同浓度的标准品，血清中特异性抗体与相应变应原结合。通过冲洗去除其他非特异性成分，再加上 β-半乳糖苷酶标记的抗人 IgE，使之与固相纤维素颗粒表面特异性 IgE 结合。加入的底物 4-甲基伞形酮-β-半乳糖苷使之产生荧光。用荧光分光光度计读取吸光值，荧光强度与 sIgE 呈线性关系。据此可绘出标准曲线，得出待测血清中 sIgE 的量。

四、血清 IgE 检测的应用评价

IgE 是过敏性疾病的重要标志,目前研究已充分表明,IgE 在过敏性疾病的炎症反应中起着重要的作用。IgE 有两种受体:一种为高亲和力受体(FcεRI)存在于肥大细胞和嗜碱性粒细胞及抗原呈递细胞表面,其调节 IgE 产生的作用小,主要作用是延长 IgE 的半衰期,在抗原呈递的部位放大 IgE 的生物效应。另一种受体为低亲和力受体(FcεRII),主要存在于 B 细胞表面,调控 IgE 的合成,FcεRI 与 IgE 的亲和力比 FcεRII 与 IgE 的亲和力高 10~100 倍。IgE 通过 FcεRII 直接作用并诱导变应原特异性 Th2 细胞发育、活化,分泌 IL-4、IL-5 等细胞因子,进一步促进 B 细胞产生 IgE,而 IgE 亲和到肥大细胞和嗜酸性粒细胞上并与相应的抗原结合,使肥大细胞和嗜酸性粒细胞释放化学活性物质而引起一系列的速发型变态反应。

(一)血清 IgE 检测在变态反应性疾病中的应用

吸入性和食入性变应原阳性率较高种类如粉螨、尘螨、屋尘、蟹、虾、鱼,可能是本地区主要变应原,应提示此类患者注意环境卫生,改变饮食习惯,尽量避免食用此类食物,血清变应原特异性 IgE 检测对于荨麻疹患者的治疗提供了有效依据,提示除常规抗过敏治疗外,应当采用变应原避免疗法或特异性的脱敏治疗,从而提高荨麻疹的治疗效果。

在超敏反应性疾病中,血浆 IgE 含量波动很大,有些患者 IgE 大于 400 U/mL,却未发现任何过敏症状,而有 20%~30%超敏反应性病患者总 IgE 不高,甚至低于正常水平,其原因可能是总 IgE 浓度还受其他疾病的影响,如恶性肿瘤、肝脏病、免疫功能缺陷等。IgE 虽然受多种原因和多种疾病的影响,但仍有一定的临床价值,可作为过敏性疾病的初筛实验,帮助诊断和疗效观察,在脱敏治疗有效后 IgE 值有明显降低。血清总 IgE 与其他检查项目联合,如 IgE+SIgE、IgE+T 亚群等组合以及免疫发光定量的发展均可提高过敏性疾病诊断的特异性和科学性,更好地服务于临床。

(二)血清 IgE 联合 IgG4 检测在脱敏治疗中的应用

免疫治疗,其实是抗原特异免疫治疗,又称减敏疗法或脱敏疗法。基本方法是利用检测到的、对患者有致敏反应的变应原,制成不同浓度,反复给患者皮下注射,剂量由小到大,浓度由低到高,逐渐诱导患者耐受该变应原而不产生变态反应或者减轻变态反应。

从大量的脱敏疗法治疗过敏性哮喘、过敏性鼻炎、过敏性鼻炎哮喘综合征实践中,可以不断地观察到许多有关变态反应标志物的变化与症状轻重以及临床疗效呈正相关。这类变态反应标志物很多,如常用的特异性 IgE 和 IgG4 水平、炎性细胞的黏附、趋化和活化程度、炎性介质释放以及 Th1 和 Th2 分泌的细胞因子的水平等。

在脱敏疗法治疗过敏性哮喘、过敏性鼻炎、过敏性鼻炎哮喘综合征中,变应原-特异性 IgE 血清浓度开始上升,随后逐渐下降,并持续数月。对花粉过敏患者进行脱敏治疗,季节性变应原-特异性血清 IgE 的升高被抑制,并可降至无临床意义的水平或正常范围。这是由于脱敏治疗导致 IL-4 分泌的减少,从而抑制了 B 细胞合成 IgE。

脱敏治疗可以引起血清总 IgG 和变应原-特异性 IgG 水平的升高,特别是 IgG4 升高,其机制可能与诱导 B 细胞产生抗体类型由 IgG 向 IgE 转换有关。由于 IgG 可以竞争性地阻断变应原与肥大细胞表面 IgE 的结合,从而避免了肥大细胞的激活和炎性介质的释放,防止支气管哮喘的发作,即所谓的"阻断抗体"学说。研究发现,血清变应原-特异性 IgG 的增高与临床症状的改善呈正相关,故血清变应原-特异性 IgG 的增高可以作为判断脱敏治疗效果的重要标志。研究还发现,只要给予合适的变应原剂量就可以促使血清中总 IgG 和特异性 IgG 水平的升高,但当升高至一定水平后,即使再增大变应原剂量,血清中 IgG 水平也不会继续升高。

随着单克隆技术的应用,先后发现了血清中 IgG 的多种亚类。在脱敏治疗开始的前三个月左右,血清中增高的 IgG 亚类主要是 IgG1 和 IgG4。多数学者认为在脱敏治疗中起阻断作用的主要是 IgG4,IgG4 的增高与临床症状的改善呈正相关,而与 IgG1 无相关性。同时观察到,在脱敏治疗中,血清 IgG4 和血清变应原-特异性 IgE 之间呈负相关,即在血清变应原-特异性 IgG4 升高时,血清变应原-特异性 IgE 水平就下降。提示脱敏治疗可能通过调节 IgG4/IgE 之间的比例,从而抑制过敏性哮喘、过敏性鼻炎、过敏性鼻炎哮喘综合征的发生。

（尹成娟）

第八节　IgD　检　测

免疫球蛋白 D(IgD)是重链类型为 δ 的免疫球蛋白。1965 年由 Rosen 与 Fahey 首先从一例骨髓瘤患者的血清中发现,只存在于人类血清中。除人类以外,在大、小鼠、兔、猴、鸡和龟体内都被证明有 IgD 样的免疫球蛋白,但只结合在细胞膜上,无游离存在于血清中。此后许多学者相继证明了 IgD 型骨髓瘤及正常人血清中的 IgD。

一、免疫球蛋白 IgD 的生物学特点

IgD 与 IgG、IgA 和 IgM 不同,在血清中含量甚少,平均每毫升血清不到 0.1 mg。分子中的重链较长,比 IgG 和 IgA 多一个辖区(CH4),因此分子量较大,为 184 000。分子内含糖也较多。IgD 特别不稳定,易被热和血液中的蛋白水解酶所降解,半衰期很短,为 2.8 天。

除血清含 IgD 外,在 B 细胞膜上也有 IgD。它可能是 B 细胞表面上的受体,通过受体,淋巴细胞接受抗原的刺激或抑制。IgD 的功能尚不清楚。据报道,对青霉素、胰岛素、乳蛋白、胞核抗原、甲状腺抗原等具有抗体活性。此外,孕妇(特别是妊娠后期)、流行性出血热患者等的血清中 IgD 明显升高。IgD 也常常是自身免疫性疾病中免疫复合物的成分。

IgD 包括膜结合型 IgD 和分泌型 IgD 两种类型,两者均发挥着重要的免疫学功能。血清 IgD 含量很低,占血清总 Ig 不到 1%,结构与 IgG 相似。在个体发育中合成较晚,文献报道正常人血清 IgD 浓度亦极不一致,迄今为止对其结构和功能仍知之甚少。IgD 的一个重要特征是非常不稳定,在贮存和分离过程中可因血浆酶的作用而自发降解成碎片,半衰期为 2.8 天。IgD 是 B 细胞的重要表面标志,在 B 细胞分化至成熟 B 细胞阶段,细胞表面除表达 Sm IgM 外,还同时表达 Sm IgD,此时 B 细胞受到抗原刺激方可激活产生免疫应答,未成熟的 B 细胞只表达 Sm IgM。此外完整的 IgD 不能激活补体,但凝集 IgD 的 Fc 碎片在高浓度时能激活补体旁路途径。

二、血清 IgD 检测的临床意义

研究发现,IgD 能够增强机体的免疫反应,并对抗原识别、细胞的激活和抗体的合成分泌等有着重要的启动和调节作用。许多疾病均有血清 IgD 含量的增高。因此,血清 IgD 检测在临床上除了可作为骨髓瘤患者的鉴别诊断外,也对其他疾病有辅助诊断价值。

(一)免疫球蛋白 IgD 增高

(1)慢性感染、肉样瘤病、镁中毒、超免疫作用、肝实质性病、单核-吞噬细胞系统增生、弥散性红斑狼疮、类风湿关节炎、结节性多动脉炎、皮肌炎、过敏性疾病、血清病、获得性免疫溶血性贫血、甲状腺炎。

(2)多发性高 IgD 血症:慢性感染性疾病(结核、麻风、骨髓炎、化脓性皮肤病)、Kwash-iorkor(夸希奥克病、恶性营养不良)、特异反应性疾病、部分原发性免疫缺陷症(高 IgM 血症、伴免疫球蛋白缺乏症、IgA 单独缺乏症)、周期性发热(2~12 年)等。

(3)单纯性高 IgD 血症:IgD 骨髓瘤、良性单纯性免疫球蛋白血症很少、IgD 型多发性骨髓瘤等。

(二)免疫球蛋白 IgD 降低

免疫球蛋白 IgD 降低常见于遗传性或获得性 IgD 缺陷症等。IgD 缺乏的家族(常染色体异常):IgD、IgA、IgM 免疫球蛋白减少为原发性免疫功能缺陷症(新生儿的一过性低 γ-球蛋白血症、婴儿无 γ-球蛋白血症)、重症复合性免疫功能缺陷症(SCID)、Good 综合征;IgD 显著减少甚至消失:类肉瘤病、IgD 单独缺乏有易感的倾向等。

三、血清 IgD 含量的检测方法

(一)单向免疫琼脂扩散法

待测抗原从局部含有定量抗体的凝胶内自由向周围扩散,抗原抗体特异性结合,在两者比例合适的部位,形成白色沉淀环,沉淀环的大小与抗原的浓度呈正相关。技术要点:将抗体和热融化琼脂(约 50%)混合,倾注成平板。待凝固后在琼脂板上打孔,孔中加入已稀释的抗原液,和不同浓度的抗原标准品,置 37~12 ℃温箱,24~48 小时后观察孔周围沉淀环。量取沉淀环直径,通过抗原标准品,计算待测抗原的浓度。

(二)酶联免疫吸附双抗体夹心法

采用亲和层析法,从 IgD 型骨髓瘤患者血清中分离得到高单向纯度的 IgD,以此为抗原免疫动物得到 IgD 抗血清,经再次纯化后用于 ELISA 方法中的包被抗体及酶标记抗体。该法灵敏度为 $0.01~0.05~\mu g/mL$,精确度试验结果:批内平均变异系数为 5.5%,批间平均变异系数为8.5%。该方法特异、敏感、快速、简便,适合于临床应用。

(三)超敏 ELISA 法

检测血清 IgD 的方法很多,但最高灵敏度只有 0.6 U/mL(1.5 ng/mL),且所检测的 IgD 均值和正常参考值也不尽相同。英国剑桥大学有研究者研发了一种超敏感的检测人血清 IgD 含量的新方法。首先用能与人 IgD(Fc 片段)特异性结合的小鼠单克隆抗体包被 ELISA 微孔板,将标准品和稀释后的人血清样加入微孔板中,即被微孔板内包被的抗体所捕获,洗板后加入多克隆兔抗抗体,然后加入过氧化物酶标记的驴抗兔抗体孵育,该抗体即与多克隆兔抗工抗体结合最后洗板、底物显色、终止反应和结果判读。

结果显示,上述方法检测 IgD 的最低检测限达 30 pg/mL,与 IgD 的特异性结合力超过 IgM 10 000 倍,超过其他免疫球蛋白 20 000 倍,此外,即使有过量的其他同型免疫球蛋白的干扰也不影响 IgD 的检测结果。且将血清 1:400 至 1:800 000 稀释仍有良好的线性特征,使 IgD 检测的浓度包括了 5 个数量级。

该方法的批内变异度为 10%,批间变异度为 15%。由于人血清 IgD 含量很低,高敏感的检测方法更适合 IgD 的检测,也适宜于大批量标本的检测。

(四)免疫散射比浊法

血清中 IgD 含量甚微,一般检测方法如单向免疫扩散技术(SRID),极难准确定量。免疫散射浊度法是一种新型的检测法,完全可以满足 IgD 定量。可以采用自动化的仪器检测血清 IgD 含量。

(五)血清蛋白电泳及免疫固定电泳分析

血清蛋白电泳图谱中 55.6% 都有典型 M 带,18.5% 的病例中有极不明显 M 带,另有 25.9% 的病例中没有 M 带,但在免疫固定电泳图中均可见与 IgD 抗血清形成的致密条带。免疫固定电泳法应用于临床实验室中可提高多发性骨髓瘤的检出率。

(尹成娟)

第九节　M 蛋白检测

M 蛋白(MP)是 B 淋巴细胞或浆细胞单克隆异常增殖所产生的一种在氨基酸组成及顺序上十分均一的异常单克隆免疫球蛋白。临床上常见于多发性骨髓瘤、高丙种球蛋白血症、恶性淋巴瘤、重链病、轻链病等。目前检测 M 蛋白的方法较多,特点各异,应结合临床根据具体情况合理选用。

一、血清蛋白区带电泳

血清蛋白区带电泳是检测蛋白质的经典分析方法,血清(或尿液)标本中不同性质的蛋白质在一定条件下电泳,形成不同的蛋白区带,与正常的电泳图谱进行比较分析,很容易发现异常的蛋白区带。将这些区带电泳图谱扫描,可计算出异常蛋白的总量和百分比。这种方法应用简便,费时短,是筛选 M 蛋白的最基本方法。但血清蛋白区带电泳不能正确判定免疫球蛋白的类型,最终还需要用特异性抗体进行鉴定。

对于单克隆免疫球蛋白增殖(M 蛋白血症)的患者,在蛋白区带电泳中出现狭窄而浓集的蛋白区带,即 M 蛋白带。扫描时呈现尖高峰,高比宽 $\geqslant 2$(γ 峰)或 $\geqslant 1$(β 峰),这是由于恶性增殖的单克隆浆细胞所分泌的免疫球蛋白或其他片段,在化学结构高度均一的情况下,其电泳迁移率十分一致,蛋白表现为浓集现象。此 M 蛋白带可因免疫球蛋白的种类不同而出现在 $\gamma \sim \alpha_2$ 的任何区域,较多见于 γ 或 β 区。根据 M 蛋白带的电泳位置可大致判断出免疫球蛋白的类型,一般 IgG 形成的 M 蛋白带,多出现于 β 至慢 γ-球蛋白部位,并且较 IgA 或 IgM 形成的 M 蛋白带窄而浓集。IgA 形成的 M 蛋白带大多位于 β 和 γ-球蛋白之间。IgM 形成的 M 蛋白带多见于 γ-球蛋白部位。IgD 和 IgE 形成的 M 蛋白带多位于 β 到 γ-球蛋白部位,与 IgA 的位置相似,因蛋白含量太低,常不易发现。在轻链病时形成的 M 蛋白带常位于 γ-球蛋白部位,有时也可在 $\alpha_2 \sim \beta$-球蛋白区域,此时需要与尿本-周蛋白检测或尿蛋白电泳同时测定进行观察。

在某些因素影响下,如溶血样本中的血红蛋白、陈旧血清中聚合的 IgG、血清类风湿因子等,常可导致蛋白电泳出现假的狭窄蛋白区带,易与 M 蛋白区带混淆,应注意区别。

二、血清免疫球蛋白定量检测

血清免疫球蛋白定量检测可作为检测 M 蛋白的初筛试验。免疫球蛋白定量测定常用的方法有单向琼脂免疫扩散法和免疫比浊法。前者检测方法较为简便，后者检测结果快速准确。恶性单克隆丙种球蛋白血症血清中常表现出某一类丙种球蛋白显著增高，大多在 30 g/L 以上；而良性丙种球蛋白血症的血清标本中，M 蛋白的升高幅度一般低于恶性单克隆丙种球蛋白血症，多在 20 g/L 以下；多克隆丙种球蛋白血症常表现为多种类的免疫球蛋白（Ig）水平同时升高，并且各类 Ig 升高的幅度不大。在单向琼脂免疫扩散试验中如出现双圈状沉淀环，则应注意标本中可能存在某些免疫球蛋白分子片段的 M 蛋白。

在免疫球蛋白的定量检测中，由于所使用的抗血清存在特异性差异，可造成 M 蛋白定量结果的不一致，特别是在使用某一株 M 蛋白制备的抗血清检测不同 M 蛋白时，其差异更为明显，如能联合使用区带电泳光密度扫描，可纠正这种误差。

进行免疫球蛋白的定量检测，不仅有助于对丙种球蛋白血症的诊断，而且还对良、恶性丙种球蛋白血症的鉴别具有一定的帮助。如做动态监测，对丙种球蛋白血症的病情和疗效的判断有一定的价值。一般情况下，M 蛋白含量的多少常反映病情的轻重，M 蛋白含量明显增高常提示病情严重。若治疗有效，M 蛋白含量会逐渐下降，而正常免疫球蛋白的含量则逐渐升至正常。

三、免疫电泳

免疫电泳是区带电泳技术和免疫扩散技术相结合的一种免疫学分析方法，是鉴定 M 蛋白的常规方法之一，一般在区带电泳和 Ig 定量发现异常疑似 M 蛋白时使用。

M 蛋白与相应抗体发生结合所表现出的沉淀弧较为特殊，即沉淀弧宽厚，并向抗体槽凸出呈弓形。如果待测血清标本仅与特异性抗血清中的一种（抗 IgG、抗 IgA、抗 IgM）产生一条沉淀弧，同时又与轻链抗血清中的一种（抗 κ 或抗 λ）产生相同迁移率的特殊沉淀弧，则提示存在 M 蛋白。此现象多见于骨髓瘤或原发性巨球蛋白血症；若患者血清仅与抗 κ 或抗 λ 血清中的一种产生一条特殊沉淀弧，而与 5 种抗重链血清（含 IgD 和 IgE）均不见特殊沉淀弧，则可能为轻链病；若患者血清只出现抗重链血清产生的一特殊沉淀弧时，抗轻链血清中相应位置无沉淀弧出现，须将血清标本经 β-巯基乙醇还原处理，排除 IgA 或 IgM 的四级结构阻碍轻链抗原决定簇与轻链抗体的反应，若仍无改变时，则提示可能是重链病。

四、免疫固定电泳

免疫固定电泳是区带电泳技术与特异性抗血清的免疫沉淀反应相结合的一种免疫学分析方法，是临床鉴定 M 蛋白最常用的方法。它将同一份标本点样在琼脂板上的不同位置作区带电泳，分离后于其琼脂上覆盖含抗正常人全血清、抗 IgG、抗 IgA、IgM、抗 κ 或抗 λ 单抗血清的薄膜。经孵育后，若有相应的抗原存在，则在适当位置有抗原抗体复合物形成并沉淀下来。沉淀经固定后，将电泳胶在洗脱液中漂洗，以去除未结合的蛋白质，只保留抗原抗体复合物。经染色后将各测定泳道与抗正常人全血清泳道进行对比，以此对 M 蛋白进行分类与鉴定。M 蛋白形成窄而致密的沉淀带，正常 Ig 形成的是均质状宽带。免疫固定电泳结合了蛋白质电泳的高分辨率和抗原抗体反应的特异性，已成为单克隆抗体定性和分型鉴定的首选方法。该方法测定时间短、敏感性高、结果直观，易于分析和判定。

（尹成娟）

第十节　单个补体成分检测

根据世界卫生组织（WHO）和国际免疫学会报告，在 30 多种补体成分中，C3、C4、C1q、B 因子和 C1 酯酶抑制物等 5 种成分常被作为单个补体成分的检测指标。测定方法常分为免疫溶血法和免疫化学法。前者用来检测单个补体成分的活性，后者可测定其含量。

一、免疫溶血法

溶血法主要是根据抗原与其特异性抗体（IgG、IgM 型）结合后可激活补体的经典途径，导致细胞溶解。该方法中抗原为绵羊红细胞，抗体为兔或马抗绵羊红细胞的抗体，即溶血素，将两者组合作为指示系统参与反应。试验中有两组补体参与，一组是作为实验反应系统的补体，选用或制备缺少待测成分的试剂（R 试剂），此类试剂可选用先天缺乏某单一补体成分的动物或人血清，如某些人可天然缺乏 C2、豚鼠缺 C4、小鼠缺 C5、家兔缺 C6；也可利用化学试剂人为灭活正常血清中某种成分制备缺乏该成分的补体试剂，如用氨或肼处理使豚鼠血清中 C4 被破坏，用酵母多糖灭活 C3 等。加入致敏绵羊红细胞（检测经典途径补体成分时用）或兔红细胞（检测替代途径补体成分时用）指示系统后，此时由于补体连锁反应体系中缺乏某种补体成分，不能使补体连续激活，不发生溶血。另一组为待测血清中的补体，当加入待测血清，使原来缺乏的成分得到补偿，补体成分齐全，级联反应恢复，产生溶血。溶血程度与待测补体成分活性有关，仍以 50％溶血为终点。由绵羊红细胞作为抗原参与的免疫溶血法，并不能反映参与旁路和 MBL 途径识别、活化阶段的补体成分是否缺乏。已知兔红细胞可直接活化补体的旁路途径，如此将兔红细胞同时作为旁路途径的激活剂和指示物，构建旁路途径的溶血指示系统。再参照免疫溶血法，制备参与旁路活化的缺乏特定补体的血清，如除去 B 因子的血清，同样可以建立旁路途径单个成分检测的免疫溶血法。采用免疫溶血法检测标本中某单一补体成分是否缺乏，可以辅助诊断补体某一成分缺失或失活的先天性补体缺陷病。该法无须特殊设备，快速、简便，但敏感性较低、影响因素较多且不能定量。该法不是检测某补体成分的具体含量，而是检测其活性，在某些需了解该成分活性情况下，本试验适用。

(一)C4 溶血活性的检测

1.实验原理

将豚鼠血清用氨水处理，去除其中的 C4，这种 C4 缺乏血清（R4）不能使溶血素致敏的 SRBC 溶解，当加入含有 C4 的受检血清后，补体连锁反应恢复，即可导致致敏的 SRBC 溶解。溶血程度与待测血清中 C4 的活性相关，测定以 50％溶血作为反应终点。

2.实验方法

缺乏补体 C4 的致敏羊红细胞补体复合物（EAR4）的制备：在新鲜豚鼠血清中按每毫升加 0.15 mol/L 氨水 0.25 mL，混匀后置 37 ℃水浴 30 分钟，灭活其中的 C4。用 1 mol/L HCL 调节至 pH 7.2，制成 R4 备用。另取 5％SRBC 悬液与等体积 4 U 溶血素混合制成致敏羊红细胞（EA）；然后按 EA 4 mL 与 R4 0.25 mL 混合，室温放置 15 分钟后即为 EAR4。需现配现用。

将待检标本用缓冲液做 1∶150 稀释后，按表 8-3 的要求在各管中依次加入试剂和反应物，置 37 ℃水浴 30 分钟,同时配制 50％溶血标准管。

表 8-3　C4 溶血活性测定

管号	1：150 待检血清(μL)	缓冲液(μL)	REA4(μL)	溶血单位(kU/L)
1	5	95	100	30 000
2	10	90	100	15 000
3	20	80	100	7 500
4	30	70	100	4 950
5	40	60	100	3 750
6		100	100	

温育后将各管及 50％溶血标准管中各加入缓冲液 2.5 mL,混匀后 2 500 r/min 离心 5 分钟,在分光光度计上 542 nm 比色,以最接近 50％溶血标准管的测定管为终点管,计算方法同 CH_{50} 测定。正常人血清 C4 溶血活性参考区间为(8 270±2 087)kU/L。

(二)B 因子溶血活性的检测

1.实验原理

将正常人新鲜血清加热 56 ℃ 15 分钟,使 B 因子丧失活性,成为缺乏 B 因子的血清(RB),旁路途径不能激活,当加入兔红细胞时不发生溶血。此时再加入含有 B 因子的待测血清,旁路途径即被激活,兔红细胞发生溶血反应。根据溶血程度可测定待测血清中 B 因子的活性。

2.实验方法

将 Alsever 液抗凝的兔红细胞用含 EGTA 缓冲液洗涤 3 次,配制成 1％细胞悬液。取新鲜正常人混合血清(3 个人以上),56 ℃水浴加热 15 分钟,灭活其中 B 因子,即为 RB。以新鲜正常人混合血清作为参考血清,按表 8-4 操作。

表 8-4　B 因子溶血活性测定

管号	1：10 稀	1％兔红细胞	1：8 待检血清	1：8 参考血清
待测血清管	0.6	0.8	0.6	
参考血清管	0.6	0.8		0.6

37 ℃水浴 30 分钟后,2 500 r/min 离心 5 分钟,在分光光度计上 542 nm 分别读取上清液吸光度(A 值),以参考血清 A 值作为 100％进行换算。待检血清 B 因子溶血活性(％)＝待检血清管 A 值/参考血清管 A 值×100％,低于 60％者判定为 B 因子溶血活性降低。

二、免疫化学法

免疫化学法分为单向免疫扩散、火箭免疫电泳、透射比浊法和散射比浊法。前两种方法手工操作烦琐,消耗时间长,影响因素多,结果重复性差,已被逐渐淘汰。后两种方法可通过仪器对补体的单个成分进行自动化定量测定。待测血清标本经适当稀释后与相应抗体反应形成复合物,反应介质中的 PEG 可使该复合物沉淀,仪器对复合物形成过程中产生的光散射或透射信号进行自动检测,并换算成所测成分的浓度单位。

自动化定量测定操作简单、特异性强、重复性好、质量易控制,是目前国内外临床免疫检测中的主要检测方法。正常血清中各补体成分的含量相差较大,对补体组分含量进行测定时,因各组分血清浓度不同,检测方法也有所差异。C1~C9、B、D、H、I、P 因子等含量较高,均可进行定量检测,目前常用的是免疫比浊测定法。C3 是补体各成分中含量最高的一种,通常用免疫比浊法测定,参考值范围为 0.85~1.70 g/L;C4 含量测定通常采用单向免疫扩散和免疫比浊法进行,免疫比浊法参考值范围为 0.22~0.34 g/L;C1q 系 C1 的三个亚单位中的一个(另为 C1r、C1s),分子量为 385 kD,单向免疫扩散法测定参考值范围为 (0.197 ± 0.040) g/L;B 因子是替代激活途径中的重要成分,在 Mg^{2+} 存在的情况下,B 因子可与 C3b 结合形成 C3bB,被血清中的 D 因子裂解为分子量为 33 kD 的 Ba 和 63 kD 的 Bb 两个片段。单向免疫扩散法测定参考值范围 0.1~0.4 g/L。

三、临床意义

(一)血清补体 C3 检测

补体 C3 主要由巨噬细胞和肝脏合成,在 C3 转化酶的作用下,裂解成 C3a 和 C3b 两个片段,是补体激活途径中最重要的环节,故其含量的检测非常重要。

1.增高

补体 C3 作为急性时相反应蛋白,多见于某些急性炎症或传染病早期,如风湿热急性期、心肌炎、心肌梗死、关节炎等。

2.降低

(1)补体合成能力下降,如慢性活动性肝炎、肝硬化、肝坏死等。

(2)补体消耗或丢失过多,如活动性红斑狼疮、急性肾小球肾炎早期及晚期、基底膜增生型肾小球肾炎、冷球蛋白血症、严重类风湿关节炎、大面积烧伤等。

(3)补体合成原料不足,如儿童营养不良性疾病。

(4)先天性补体缺乏。

(二)血清补体 C4 检测

C4 是补体经典激活途径的一个重要组分,是由巨噬细胞和肝脏合成,参与补体的经典激活途径,其临床意义基本与 C3 相似。

1.C4 含量升高

C4 含量升高常见于风湿热的急性期、结节性动脉周围炎、皮肌炎、心肌梗死、Reiter 综合征和各种类型的多关节炎等。

2.C4 含量降低

C4 含量降低常见于自身免疫性慢性活动性肝炎、系统红斑狼疮(SLE)、多发性硬化症、类风湿关节炎、IgA 肾病、亚急性硬化性全脑炎等。在 SLE,C4 的降低常早于其他补体成分,且缓解时较其他成分回升迟。狼疮性肾炎较非狼疮性肾炎 C4 值显著低下。

(三)血清补体 C1q 检测

补体 C1q 由肠上皮细胞合成,主要作用为参与补体的经典激活途径。

1.C1q 含量增高

C1q 含量增高常见于骨髓炎、类风湿关节炎、SLE、血管炎、硬皮病、痛风、活动性过敏性紫癜。

2.C1q 含量降低

C1q 含量降低常见于活动性混合性结缔组织病。

(四)B因子检测

1.血清B因子含量减低

血清B因子含量减低常见于系统性红斑狼疮、肾病综合征、急或慢性肾炎、混合结缔组织病、急或慢性肝炎、肝硬化、荨麻疹、风湿性心脏病等,在这些疾病中,由于补体旁路被激活,使B因子消耗。

2.血清B因子含量升高

血清B因子含量升高常见于各种肿瘤患者,可能是由于肿瘤患者体内的单核-巨噬细胞系统活力增强、合成B因子的能力也增强所致,是机体一种抗肿瘤的非特异性免疫应答反应。另外在反复呼吸道感染的急性阶段,B因子也明显升高。

(尹成娟)

第十一节　血清总补体活性检测

血清总补体活性的检测是补体被激活后最终效应的检测方法,可借此反映补体的整体功能。由于补体活化途径的不同,应用不同的激活物可活化不同的补体途径。临床上常选择以红细胞的溶解为指示,以50%溶血为判断终点CH50来测定血清总补体活性。

一、血清补体总活性检测(CH50试验)试验原理

绵羊红细胞与相应抗体即溶血素结合后,形成的复合物可激活血清中的补体,导致红细胞表面形成跨膜小孔,使细胞外水分渗入,引起红细胞肿胀而发生溶血。溶血的程度与补体的活性呈正相关,但非直线关系。在一个适当的、稳定的反应系统中,溶血反应对补体的剂量依赖呈一特殊的S形曲线。以溶血百分率为纵坐标,相应血清量为横坐标,可见有轻微溶血和接近完全溶血时,补体量的变化不敏感,但在30%~70%两者近似直线关系,此阶段对补体量的变化非常敏感,补体量的细微变化也会引起溶血程度的明显改变,故试验中常以50%溶血作为最敏感的判定终点,这一方法称为补体50%溶血试验,即CH50。引起50%溶血所需要的最小补体量为一个CH50单位(U),通过计算可测定出待测血清中总的补体溶血活性,以CH50(U/mL)表示。

二、CH50检测方法要点及结果判断

(一)调制红细胞悬液

制备脱纤维羊血,调制2%~5%绵羊红细胞(SRBC)悬液。为使红细胞浓度标准化,可吸取少量红细胞悬液,加入一定量缓冲液,用分光光度计在542 nm波长处测定透光度为38%~40%。注意红细胞不能有溶血。

(二)溶血素

溶血素可通过绵羊红细胞免疫家兔获得,试验前需加热灭活补体。自行制备的溶血素需进行滴定,确定使用浓度。溶血素有商品销售,可按要求的效价稀释使用。在补体活性测定中,溶血素大多使用2个单位(2 U)。

(三)缓冲液

缓冲液多数使用 pH 7.2～7.4 的磷酸盐缓冲液或巴比妥缓冲液。并可加适量 Ca^{2+} 和 Mg^{2+} ,以增强补体的活化。

(四)配制 50%溶血标准管

2%绵羊红细胞悬液 0.5 mL 加蒸馏水 2.0 mL 充分混匀,即为 100%溶血管;向 100%溶血管内加缓冲液 2.5 mL,即为 50%溶血标准管。

(五)正式试验

取待检人血清 0.2 mL,加入缓冲盐水 3.8 mL,使成 1：20 稀释。通过 OD_{542} 值测定比较,选择测定管的光密度与 50%溶血标准管的光密度最接近的测定管为终点管。

(六)50%溶血总补体活性的计算

将各试管 2 500 r/min 离心 5 分钟,取上清液与 50%溶血标准管目视比较,观察溶血程度。CH50 活性 CH50(U/mL)＝(1/终点管稀释血清的用量)×血清稀释度。

本法测定的总补体活性参考范围为 50～100 U/mL。

三、方法评价及临床意义

CH50 总补体活性检测方法简便快速,但敏感性较低、重复性较差,影响因素较多,不能直接定量。该法主要检测补体经典激活途径的总补体的溶血功能,所得结果反映补体 C1～C9 等 9 种成分的综合水平。如果 CH50 测定值过低或完全无活性,应考虑补体缺陷;可再通过 C4、C2、C3 和 C5 等单个补体成分的检测,区别是否因某一成分缺乏所致,以便得到确切的检测结果。在某些自身免疫性疾病患者如 SLE、类风湿关节炎和强直性脊柱炎等,其血清补体含量可随病情发生变化,常表现为疾病活动期补体活化过度,血清补体因消耗增加而含量下降。而在病情稳定后补体含量又反应性增高;在严重肝脏疾病或营养不良时,由于蛋白合成发生障碍,可引起血清补体含量的下降。因此,补体的检测可用于对某些疾病的诊断、治疗效果监测、预后判断的参考指标。在糖尿病、大叶性肺炎、心肌梗死、甲状腺炎、妊娠等情况下,血清补体含量常可升高,在革兰阴性细菌感染时,血清补体含量常可降低。

(尹成娟)

第九章

尿 液 检 验

第一节　尿液的理学检验

一、尿量

尿量主要取决于肾小球的滤过率、肾小管重吸收和浓缩与稀释功能。此外尿量变化还与外界因素如每天饮水量、食物种类、周围环境(气温、湿度)、排汗量、年龄、精神因素、活动量等相关。正常成人24小时内排尿为1.0~1.5 L/24 h。

24小时尿量＞2.5 L为多尿,可由饮水过多,特别饮用咖啡、茶或者失眠及使用利尿药、静脉输液过多时引起。病理性多尿常因肾小管重吸收和浓缩功能减退如尿崩症、糖尿病、肾功能不全、慢性肾盂肾炎等引起。

24小时尿量＜0.4 L为少尿,可因机体缺水或出汗。病理性少尿主要见于脱水、血液浓缩、急性肾小球肾炎、各种慢性肾衰竭、肾移植术后急性排异反应、休克、心功能不全、尿路结石、损伤、肿瘤、尿路先天畸形等。

尿量不增多而仅排尿次数增加为尿频。见于膀胱炎、前列腺炎、尿道炎、肾盂肾炎、体质性神经衰弱、泌尿生殖系统处于激惹状态、磷酸盐尿症、碳酸盐尿症等。

二、外观

尿液外观包括颜色及透明度。正常人新鲜的尿液呈淡黄至橘黄色透明,影响尿液颜色的主要物质为尿色素、尿胆原、尿胆素及卟啉等。此外尿色还受酸碱度、摄入食物或药物的影响。

浑浊度可分为清晰、雾状、云雾状浑浊、明显浑浊几个等级。浑浊的程度根据尿中含混悬物质种类及量而定。正常尿浑浊的主要原因是因含有结晶和上皮细胞所致。病理性浑浊可因尿中含有白细胞、红细胞及细菌所致。放置过久而有轻度浑浊可因尿液酸碱度变化,尿内黏蛋白、核蛋白析出所致。淋巴管破裂产生的乳糜尿也可引起浑浊。在流行性出血热低血压期,尿中可出现蛋白、红细胞、上皮细胞等混合的凝固物,称"膜状物"。常见的外观改变有以下几种。

(一)血尿

尿内含有一定量的红细胞时称为血尿。由于出血量的不同可呈淡红色云雾状,淡洗肉水样或鲜血样,甚至混有凝血块。每升尿内含血量超过 1 mL 可出现淡红色,称为肉眼血尿。主要见于各种原因所致的泌尿系统出血,如肾结石或泌尿系统结石、肾结核、肾肿瘤及某些菌株所致的泌尿系统感染等。洗肉水样外观常见于急性肾小球肾炎。血尿还可由出血性疾病引起,见于血友病和特发性血小板减少性紫癜。镜下血尿指尿液外观变化不明显,而离心沉淀后进行镜检时能看到超过正常数量的红细胞者称镜下血尿。

(二)血红蛋白尿

当发生血管内溶血,血浆中血红蛋白含量增高,超过肝珠蛋白所能结合的量时,未结合的游离血红蛋白便可通过肾小球滤膜而形成血红蛋白尿。在酸性尿中血红蛋白可氧化成为正铁血红蛋白而呈棕色,如含量甚多则呈棕黑色酱油样外观。隐血试验呈强阳性反应,但离心沉淀后上清液颜色不变,镜检时不见红细胞或偶见溶解红细胞之碎屑,可与血尿相区别。卟啉尿症患者,尿液呈红葡萄酒色,碱性尿液中如存在酚红、番茄汁、芦荟等物质,酸性尿液中如存在氨基比林、磺胺等药物也可有不同程度的红色。血红蛋白尿见于蚕豆病、血型不合的输血反应、严重烧伤及阵发性睡眠性血红蛋白尿症等。

(三)胆红素尿

当尿中含有大量的结合胆红素,外观呈深黄色,振荡后泡沫亦呈黄色,若在空气中久置可因胆红素被氧化为胆绿素而使尿液外观呈棕绿色。胆红素见于阻塞性黄疸和肝细胞性黄疸。服用呋喃唑酮、核黄素后尿液亦可呈黄色,但胆红素定性阴性。服用大剂量熊胆粉、牛黄类药物时尿液可呈深黄色。

(四)乳糜尿

外观呈不同程度的乳白色,严重者似乳汁。因淋巴循环受阻,从肠道吸收的乳糜液未能经淋巴管引流入血而逆流进入肾,致使肾盂、输尿管处的淋巴管破裂,淋巴液进入尿液中所致。其主要成分为脂肪微粒及卵磷脂、胆固醇、少许纤维蛋白原和清蛋白等。乳糜尿多见于丝虫病,少数可由结核、肿瘤、腹部创伤或手术引起。乳糜尿离心沉淀后外观不变,沉渣中可见少量红细胞和淋巴细胞,丝虫病者偶可于沉渣中查出微丝蚴。乳糜尿需与脓尿或结晶尿等浑浊尿相鉴别,后两者经离心后上清转为澄清,而镜检可见多数的白细胞或盐类结晶,结晶尿加热加酸后浑浊消失。为确诊乳糜尿还可于尿中加少量乙醚振荡提取,因尿中脂性成分溶于乙醚而使水层浑浊程度比原尿减轻。

(五)脓尿

尿液中含有大量白细胞而使外观呈不同程度的黄色浑浊或含脓丝状悬浮物。见于泌尿系统感染及前列腺炎、精囊炎,脓尿蛋白定性常为阳性,镜检可见大量脓细胞。还可通过尿三杯试验初步了解炎症部位,协助临床鉴别诊断。

(六)盐类结晶尿

外观呈白色或淡粉红色颗粒状浑浊,尤其是在气温寒冷时常很快析出沉淀物。这类浑浊尿可通过在试管中加热、加乙酸进行鉴别。尿酸盐加热后浑浊消失,磷酸盐、碳酸盐则浑浊增加,但加乙酸后两者均变清,碳酸盐尿同时产生气泡。

除肉眼观察颜色与浊度外,还可以通过三杯试验进一步对病理尿的来源进行初步定位。尿三杯试验是在一次排尿中,人为地把尿液分成三段排出,分别盛于 3 个容器内,第 1 杯及第 3 杯每杯约 10 mL,其余大部分排于第 2 杯中。分别观察各杯尿的颜色、浑浊度、并做显微镜检查。多用于男性泌尿生殖系统疾病定位的初步诊断(表 9-1)。

表 9-1 尿三杯试验外观鉴别结果及诊断

第 1 杯	第 2 杯	第 3 杯	初步诊断
有弥散脓液	清晰	清晰	急性尿道炎,且多在前尿道
有脓丝	清晰	清晰	亚急性或慢性尿道炎
有弥散脓液	有弥散脓液	有弥散脓液	尿道以上部位的泌尿系统感染
清晰	清晰	有弥散脓液	前列腺炎、精囊炎、后尿道炎、三角区炎症、膀胱颈部炎症
有脓丝	清晰	有弥散脓液	尿道炎、前列腺炎、精囊炎

尿三杯试验还可鉴别泌尿道出血部位。

1.全程血尿(三杯尿液均有血液)

血液多来自膀胱颈以上部位。

2.终末血尿(即第 3 杯有血液)

病变多在膀胱三角区、颈部或后尿道(但膀胱肿瘤患者大量出血时,也可见全程血尿)。

3.初期血尿(即第 1 杯有血液)

病变多在尿道或膀胱颈。

三、气味

正常新鲜尿液的气味来自尿内的挥发性酸,尿液久置后,因尿素分解而出现氨臭味。如新排出的尿液即有氨味提示有慢性膀胱炎及慢性尿潴留。糖尿病酮症时,尿液呈烂苹果样气味。此外还有药物和食物,特别是进食蒜、葱、咖喱等,尿液可出现特殊气味。

四、比重

尿比重是指在 4 ℃时尿液与同体积纯水重量之比。尿比重高低随尿中水分、盐类及有机物含量而异,在病理情况下还受尿蛋白、尿糖及细胞成分等影响。如无水代谢失调、尿比重测定可粗略反映肾小管的浓缩稀释功能。

(一)参考值

晨尿或通常饮食条件下:1.015～1.025。

随机尿:1.003～1.035(浮标法)。

(二)临床意义

1.高比重尿

高比重尿可见于高热、脱水、心功能不全、周围循环衰竭等尿少时,也可见于尿中含葡萄糖和碘造影剂时。

2.低比重尿

低比重尿可见于慢性肾小球肾炎、肾功能不全、肾盂肾炎、尿崩症、高血压等。慢性肾功能不全者,由于肾单位数目大量减少,尤其伴有远端肾单位浓缩功能障碍时,经常排出比重近于 1.010(与肾小球滤液比重接近)的尿称为等渗尿。

五、血清(浆)和尿渗量的测定

渗量代表溶液中一种或多种溶质中具有渗透活性微粒的总数量,而与微粒的大小、种类及性质无关。只要溶液的渗量相同,都具有相同的渗透压。测定尿渗量可了解尿内全部溶质的微粒总数量,可反映尿内溶质和水的相对排泄速度,以判断肾的浓缩稀释功能。

(一)参考值

血清平均为 290 mOsm/kg H_2O,范围为 280～300 mOsm/kg H_2O。成人尿液 24 小时内为 400～1 400 mOsm/kg H_2O,常见数值为 600～1 000 mOsm/kg H_2O。尿/血清比值应大于 3。

(二)临床意义

(1)血清<280 mOsm/kg H_2O 时为低渗性脱水,>300 mOsm/kg H_2O 时为高渗性脱水。

(2)禁饮 12 小时,尿渗量<800 mOsm/kg H_2O 表示肾浓缩功能不全。

(3)急性肾小管功能障碍时,尿渗量降低,尿/血清渗量比值≤1。由于尿渗量仅受溶质微粒数量的影响而改变,很少受蛋白质及葡萄糖等大分子影响。

六、自由水清除率测定

自由水清除率是指单位时间内(每小时或每分钟)尿中排出的游离水量。它可通过血清渗量、尿渗量及单位时间尿量求得。

(一)参考值

−25～−100 mL/h 或−0.4～−1.7 mL/min。

(二)临床意义

(1)自由水清除率为正值代表尿液被稀释,反之为负值时代表尿液被浓缩,其负值越大代表肾浓缩功能越佳。

(2)尿/血清渗量比值常因少尿而影响结果。

(3)急性肾衰竭早期,自由水清除率趋于零值,而且先于临床症状出现之前 2～3 天,常作为判断急性肾衰竭早期诊断指标。在治疗期间,自由水清除率呈现负值,大小还可反映肾功能恢复程度。

(4)可用于观察严重创伤、大手术后低血压、少尿或休克患者髓质功能损害的指标。

(5)肾移植时有助于早期发现急性排异反应,此时可近于零。

(6)用于鉴别非少尿性肾功能不全和肾外性氮质血症,后者往往正常。

(赵晓群)

第二节 尿液的化学检验

一、尿液蛋白质检查

正常人的肾小球滤液中存在小分子量的蛋白质,在通过近曲小管时绝大部分又被重吸收,因此终尿中的蛋白质含量仅为 30～130 mg/24 h。随机 1 次尿中蛋白质为 0～80 mg/L。尿蛋白定性试验为阴性反应。当尿液中蛋白质超过正常范围时称为蛋白尿。含量大于 0.1 g/L 时定性试验可阳性。正常时分子量 7 万以上的蛋白质不能通过肾小球滤过膜,而分子量 1 万～3 万的低分子蛋白质虽大多可通过滤过膜,但又为近曲小管重吸收。由肾小管细胞分泌的蛋白如 Tamm-Horsfall 蛋白(T-H 蛋白)、SIgA 等,以及下尿路分泌的黏液蛋白可进入尿中。尿蛋白质 2/3 来自血浆蛋白,其中清蛋白约占 40%,其余为小分子量的酶如溶菌酶等、肽类、激素等。可按蛋白质的分子量大小分成 3 组。①高分子量蛋白质:分子量大于 9 万,含量极微,包括由肾髓袢升支及远曲小管上皮细胞分泌的 T-H 糖蛋白及分泌型 IgG 等;②中分子量蛋白质:分子量 4 万～9 万,是以清蛋白为主的血浆蛋白,可占尿蛋白总数的 1/2～2/3;③低分子量蛋白质:分子量小于 4 万,绝大多数已在肾小管重吸收,因此尿中含量极少,如免疫球蛋白 Fc 片段,游离轻链、α_1-微球蛋白、β_2-微球蛋白等。

蛋白尿形成的机制有以下几点。

(一)肾小球性蛋白尿

肾小球因受炎症、毒素等的损害,引起肾小球毛细血管壁通透性增加,滤出较多的血浆蛋白,超过了肾小管重吸收能力所形成的蛋白尿,称为肾小球性蛋白尿。其机制除因肾小球滤过膜的物理性空间构型改变导致"孔径"增大外,还与肾小球滤过膜的各层特别是足突细胞层的唾液酸减少或消失,以致静电屏障作用减弱有关。

(二)肾小管性蛋白尿

由于炎症或中毒引起近曲小管对低分子量蛋白质的重吸收功能减退而出现以低分子量蛋白质为主的蛋白尿,称为肾小管性蛋白尿。尿中以 β_2-微球蛋白、溶菌酶等增多为主,清蛋白正常或轻度增多。单纯性肾小管性蛋白尿,尿蛋白含量较低,一般低于 1 g/24 h。常见于肾盂肾炎、间质性肾炎、肾小管性酸中毒、重金属(汞、镉、铋)中毒,应用庆大霉素、多黏菌素 B 及肾移植术后等。

(三)混合性蛋白尿

肾脏病变如同时累及肾小球及肾小管,产生的蛋白尿称混合性蛋白尿。在尿蛋白电泳的图谱中显示低分子量的 β_2-微球蛋白(β_2-MG)及中分子量的清蛋白同时增多,而大分子量的蛋白质较少。

(四)溢出性蛋白尿

血液循环中出现大量低分子量(分子量小于 4.5 万)的蛋白质如本-周蛋白。血浆肌红蛋白(分子量为 1.4 万)增多超过肾小管重吸收的极限于尿中大量出现时称为肌红蛋白尿,也属于溢出性蛋白尿,见于骨骼肌严重创伤及大面积心肌梗死。

(五)偶然性蛋白尿

当尿中混有多量血、脓、黏液等成分而导致蛋白定性试验阳性时称为偶然性蛋白尿。主要见于泌尿道的炎症、药物、出血及在尿中混入阴道分泌物、男性精液等,一般并不伴有肾本身的损害。

(六)生理性蛋白尿或无症状性蛋白尿

由于各种体外环境因素对机体的影响而导致的尿蛋白含量增多,可分为功能性蛋白尿及直立性蛋白尿。

功能性蛋白尿:机体在剧烈运动、发热、低温刺激、精神紧张、交感神经兴奋等所致的暂时性、轻度的蛋白尿。形成机制可能与上述原因造成肾血管痉挛或充血而使肾小球毛细血管壁的通透性增加所致。当诱发因素消失后,尿蛋白也迅速消失。生理性蛋白尿定性一般不超过(+),定量小于 0.5 g/24 h,多见于青少年期。

体位性蛋白尿:又称直立性蛋白尿,由于直立体位或腰部前突时引起的蛋白尿。其特点为卧床时尿蛋白定性为阴性,起床活动若干时间后即可出现蛋白尿,尿蛋白定性可达(++)甚至(+++),而平卧后又转成阴性,常见于青少年,可随年龄增长而消失。其机制可能与直立时前突的脊柱压迫肾静脉,或直立时肾的位置向下移动,使肾静脉扭曲而致肾脏处于淤血状态,与淋巴、血流受阻有关。

1.参考值

尿蛋白定性试验:阴性。尿蛋白定量试验:<0.1 g/L 或≤0.15 g/24 h(考马斯亮蓝法)。

2.临床意义

因器质性变,尿内持续性地出现蛋白,尿蛋白含量的多少,可作为判断病情的参考,但蛋白量的多少不能反映肾脏病变的程度和预后。

(1)急性肾小球肾炎:多数由链球菌感染后引起的免疫反应。持续性蛋白尿为其特征。蛋白定性检查常为(+)~(++)、定量检查大都不超过 3 g/24 h,但也有超过 10 g/24 h 者。一般于病后 2~3 周蛋白定性转为少量或微量,2~3 个月后多消失,也可呈间歇性阳性。成人患者消失较慢,若蛋白长期不消退,应疑及体内有感染灶或转为慢性的趋势。

(2)急进性肾小球肾炎:起病急、进展快。如未能有效控制,大多在半年至 1 年内死于尿毒症,以少尿、甚至无尿、蛋白尿、血尿和管型尿为特征。

(3)隐匿性肾小球肾炎:临床常无明显症状,但有持续性轻度的蛋白尿。蛋白定性检查多为(±)~(+),定量检查常在 0.2 g/24 h 左右,一般不超过 1 g/24 h,可称为"无症状性蛋白尿"。在呼吸系统感染或过劳后,蛋白可有明显增多,过后可恢复到原有水平。

(4)慢性肾小球肾炎:病变累及肾小球和肾小管,多属于混合性蛋白尿。慢性肾炎普通型,尿蛋白定性检查常为(+)~(+++),定量检查多在 3.5 g/24 h 左右;肾病型则以大量蛋白尿为特征,定性检查为(++)~(++++),定量检查为 3.5~5.0 g/24 h 或以上,但晚期,由于肾小球大部毁坏,蛋白排出量反而减少。

(5)肾病综合征:是由多种原因引起的一组临床症候群,包括慢性肾炎肾病型、类脂性肾病、膜性肾小球肾炎、狼疮性肾炎肾病型、糖尿病型肾病综合征和一些原因不明确的肾病综合征等。临床表现以水肿、大量蛋白尿、低蛋白血症、高脂血症为特征,尿蛋白含量较高,且易起泡沫,定性试验多为(+++)~(++++),定量试验常为 3.5~10.0 g/24 h,最多达 20 g 者。

(6)肾盂肾炎:为泌尿系统最常见的感染性疾病,临床上分为急性和慢性两期。急性期尿液的改变为脓尿,尿蛋白多为(±)~(++)。每天排出量不超过 1 g。如出现大量蛋白尿应考虑有否肾炎、肾病综合征或肾结核并发感染的可能性。慢性期尿蛋白可呈间歇性阳性,常为(+)~(++),并可见混合细胞群和白细胞管型。

(7)肾内毒性物质引起的损害:由金属盐类如汞、镉、铀、铬、砷和铋等或有机溶剂如甲醇、甲苯、四氯化碳等以及抗菌药类如磺胺、新霉素、卡那霉素、庆大霉素、多黏菌素 B、甲氧苯青霉素等,可引起肾小管上皮细胞肿胀、退行性变和坏死等改变,故又称坏死性肾病。系因肾小管对低分子蛋白质重吸收障碍而形成的轻度或中等量蛋白尿,一般不超过 1.5 g/24 h,并有明显的管型尿。

(8)系统性红斑狼疮的肾脏损害:本病在组织学上显示有肾脏病变者高达 90%~100%,但以肾脏病而发病者仅为 3%~5%。其病理改变以肾小球毛细血管丛为主,有免疫复合物沉淀和

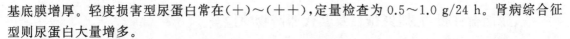

基底膜增厚。轻度损害型尿蛋白常在(＋)～(＋＋)，定量检查为 0.5～1.0 g/24 h。肾病综合征型则尿蛋白大量增多。

(9)肾移植：肾移植后，因缺血而造成的肾小管功能损害，有明显的蛋白尿，可持续数周，当循环改善后尿蛋白减少或消失，如再度出现蛋白尿或尿蛋白含量较前增加，并伴有尿沉渣的改变，常提示有排异反应发生。

(10)妊娠和妊娠中毒症：正常孕妇尿中蛋白可轻微增加，属于生理性蛋白尿。此与肾小球滤过率和有效肾血流量较妊娠前增加 30％～50％以及妊娠所致的直立性蛋白尿(约占 20％)有关。妊娠中毒症则因肾小球的小动脉痉挛，血管腔变窄，肾血流量减少，组织缺氧使其通透性增加，血浆蛋白从肾小球漏出之故。尿蛋白多为(＋)～(＋＋)，病情严重时可增至(＋＋＋)～(＋＋＋＋)，如定量超过 5 g/24 h，提示为重度妊娠中毒症。

二、本-周蛋白尿检查

本-周蛋白是免疫球蛋白的轻链单体或二聚体，属于不完全抗体球蛋白，分为 K 型和 X 型，其分子量分别为 22 000 和 44 000，蛋白电泳时可在 α_2 至 γ-球蛋白区带间的某个部位出现 M 区带，多位于 γ 区带及 β-γ 区。易从肾脏排出称轻链尿。可通过肾小球滤过膜滤出，若其量超过近曲小管所能吸收的极限，则从尿中排出，在尿中排出率多于清蛋白。肾小管对本-周蛋白具有重吸收及异化作用，通过肾排泄时，可抑制肾小管对其他蛋白成分的重吸收，并可损害近曲、远曲小管，因而导致肾功能障碍及形成蛋白尿，同时有清蛋白及其他蛋白成分排出。本-周蛋白在加热至 40～60 ℃时可发生凝固，温度升至 90～100 ℃时可再溶解，故又称凝溶蛋白。

(一)原理

尿内本周蛋自在加热 40～60 ℃时，出现凝固沉淀，继续加热至 90～100 ℃时又可再溶解，故利用此凝溶特性可将此蛋白与其他蛋白区分。

(二)参考值

尿本-周蛋白定性试验：阴性(加热凝固法或甲苯磺酸法)。

(三)临床意义

1.多发性骨髓瘤

多发性骨髓瘤是浆细胞恶性增生所致的肿瘤性疾病，其异常浆细胞(骨髓瘤细胞)，在制作免疫球蛋白的过程中，产生过多的轻链且在未与重链装配前即从细胞内分泌排出，经血液循环由肾脏排至尿中，有 35％～65％的病例本-周蛋白尿呈阳性反应，但每天排出量有很大差别，可从 1 g 至数十克，最高达 90 g 者，有时定性试验呈间歇阳性，故一次检验阴性不能排除本病。

2.华氏巨球蛋白血症

华氏巨球蛋白血症属浆细胞恶性增殖性疾病，血清内 IgM 显著增高为本病的重要特征，约有 20％的患者尿内可出现本-周蛋白。

3.其他疾病

如淀粉样变性、恶性淋巴瘤、慢性淋巴细胞性白血病、转移瘤、慢性肾炎、肾盂肾炎、肾癌等患者尿中也偶见本-周蛋白，可能与尿中存在免疫球蛋白碎片有关。

三、尿液血红蛋白、肌红蛋白及其代谢产物的检查

(一)血红蛋白尿的检查

当血管内有大量红细胞破坏,血浆中游离血红蛋白超过 1.5 g/L(正常情况下肝珠蛋白最大结合力为 1.5 g/L 血浆)时,血红蛋白随尿排出,尿中血红蛋白检查阳性,称血红蛋白尿。血红蛋白尿特点,外观呈脓茶色或透明的酱油色,镜检时无红细胞,但隐血呈阳性反应。

1.原理

血红蛋白中的亚铁血红素有类似过氧化物酶活性,能催化过氧化氢放出新生态的氧,氧化受体氨基比林使之呈色,借以识别血红蛋白的存在。

2.参考值

正常人尿中血红蛋白定性试验:阴性(氨基比林法)。

3.临床意义

(1)阳性可见于各种引起血管内溶血的疾病,如葡萄糖-6-磷酸脱氢酶缺乏在食蚕豆或使用药物伯氨喹、磺胺、菲那西丁时引起的溶血。

(2)血型不合输血引起的急性溶血,广泛性烧伤、恶性疟疾、某些传染病(猩红热、伤寒、丹毒)、毒蕈中毒、毒蛇咬伤等大都有变性的血红蛋白出现。

(3)遗传性或继发性溶血性贫血,如阵发性寒冷性血红蛋白尿症、行军性血红蛋白尿症及阵发性睡眠性血红蛋白尿症。

(4)自身免疫性溶血性贫血、系统性红斑狼疮等。

(二)肌红蛋白尿的检查

肌红蛋白是横纹肌、心肌细胞内的一种含亚铁血红素的蛋白质,其结构及特性与血红蛋白相似,但仅有一条肽链,分子量为 1.60 万~1.75 万。当肌肉组织受损伤时,肌红蛋白可大量释放到细胞外入血流,因分子量小,可由肾排出。尿中肌红蛋白检查阳性,称肌红蛋白尿。

1.原理

肌红蛋白和血红蛋白一样,分子中含有血红素基团,具有过氧化物酶活性,能用邻甲苯胺或氨基比林与过氧化氢呈色来鉴定,肌红蛋白在 80% 饱和硫酸铵浓度下溶解,而血红蛋白和其他蛋白质则发生沉淀,可资区别。

2.参考值

肌红蛋白定性反应:阴性(硫酸铵法)。肌红蛋白定量试验:<4 mg/L(酶联免疫吸附法)。

3.临床意义

(1)阵发性肌红蛋白尿:肌肉疼痛性痉挛发作 72 小时后出现肌红蛋白尿。

(2)行军性肌红蛋白尿:非习惯性过度运动。

(3)创伤:挤压综合征、子弹伤、烧伤、电击伤、手术创伤。

(4)原发性肌疾病:肌肉萎缩、皮肌炎及多发性肌炎、肌肉营养不良等。

(5)组织局部缺血性肌红蛋白尿:心肌梗死早期、动脉梗死。

(6)代谢性肌红蛋白尿:乙醇中毒、砷化氢、一氧化碳中毒、巴比妥中毒、肌糖原积累等。

(三)含铁血黄素尿的检查

含铁血黄素尿为尿中含有暗黄色不稳定的铁蛋白聚合体,是含铁的棕色色素。血管内溶血时肾在清除游离血红蛋白过程中,血红蛋白大部分随尿排出,产生血红蛋白尿。其中的一部分血

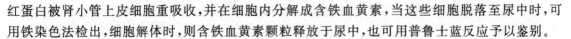

红蛋白被肾小管上皮细胞重吸收,并在细胞内分解成含铁血黄素,当这些细胞脱落至尿中时,可用铁染色法检出,细胞解体时,则含铁血黄素颗粒释放于尿中,也可用普鲁士蓝反应予以鉴别。

1.原理

含铁血黄素中的高铁离子,在酸性环境下与亚铁氰化物作用,产生蓝色的亚铁氰化铁,又称普鲁士蓝反应。

2.参考值

含铁血黄素定性试验:阴性(普鲁士蓝法)。

3.临床意义

尿内含铁血红素检查,对诊断慢性血管内溶血有一定价值,主要见于阵发性睡眠性血红蛋白尿症、行军性肌红蛋白尿、自身免疫溶血性贫血、严重肌肉疾病等。但急性溶血初期,血红蛋白检查阳性,因血红蛋白尚未被肾上皮细胞摄取,未形成含铁血黄素,本试验可呈阴性。

(四)尿中卟啉及其衍生物检查

卟啉是血红素生物合成的中间体,为构成动物血红蛋白、肌红蛋白、过氧化氢酶、细胞色素等的重要成分。卟啉是由 4 个吡咯环连接而成的环状化合物。血红素的合成过程十分复杂,其基本原料是琥珀酰辅酶 A 和甘氨酸,B 族维生素也参与作用。正常人血和尿中含有少量的卟啉类化合物。卟啉病是一种先天性或获得性卟啉代谢紊乱的疾病,其产物大量由尿和粪便排出,并出现皮肤、内脏、精神和神经症状。

1.卟啉定性检查

(1)原理:尿中卟啉类化合物(金属卟啉、粪卟啉、原卟啉)在酸性条件下用乙酸乙酯提取,经紫外线照射下显红色荧光。

(2)参考值:尿卟啉定性试验阴性(Haining 法)。

2.卟胆原定性检查

(1)原理:尿中卟胆原是血红素合成的前身物质,它与对二甲氨基苯甲醛在酸性溶液中作用,生成红色缩合物。尿胆原及吲哚类化合物亦可与试剂作用,形成红色。但前者可用氯仿将红色提取,后者可用正丁醇将红色抽提除去,残留的尿液如仍呈红色,提示有卟胆原。

(2)参考值:尿卟胆原定性试验阴性(Watson-Schwartz 法)。

(3)临床意义:卟啉病引起卟啉代谢紊乱,导致其合成异常和卟啉及其前身物与氨基-γ-酮戊酸及卟胆原的排泄异常,在这种异常代谢过程中产生的尿卟啉、粪卟啉大量排出。临床应用:①肝性卟啉病呈阳性;②鉴别急性间歇性卟啉病。因患者出现腹疼、胃肠道症状、精神症状等,易与急性阑尾炎、肠梗阻、神经精神疾病混淆,检查卟胆原可作为鉴别诊断参考。

四、尿糖检查

临床上出现在尿液中的糖类,主要是葡萄糖尿,偶见乳糖尿、戊糖尿、半乳糖尿等。正常人尿液中可有微量葡萄糖,每天尿内排出<2.8 mmol/24 h,用定性方法检查为阴性。糖定性试验呈阳性的尿液称为糖尿,尿糖形成的原因如下:当血中葡萄糖浓度大于 8.8 mmol/L 时,肾小球滤过的葡萄糖量超过肾小管重吸收能力("肾糖阈")即可出现糖尿。

尿中出现葡萄糖取决于三个因素:①动脉血中葡萄糖浓度;②每分钟流经肾小球中的血浆量;③近端肾小管上皮细胞重吸收葡萄糖的能力即肾糖阈。肾糖阈可随肾小球滤过率和肾小管葡萄糖重吸收率的变化而改变。当肾小球滤过率减低时可导致"肾糖阈"提高,而肾小管重吸收减少时则可引起肾糖阈降低。葡萄糖尿除因血糖浓度过高引起外,也可因肾小管重吸收能力降低引起,后者血糖可正常。

(一)参考值

尿糖定性试验:阴性(葡萄糖氧化酶试带法)。尿糖定量试验:< 2.8 mmol/24 h (<0.5 g/24 h),浓度为0.1~0.8 mmol/L。

(二)临床意义

1.血糖增高性糖尿

(1)饮食性糖尿:因短时间摄入大量糖类(大于200 g)而引起。确诊须检查清晨空腹的尿液。

(2)持续性糖尿:清晨空腹尿中呈持续阳性,常见于因胰岛素绝对或相对不足所致糖尿病,此时空腹血糖水平常已超过肾阈,24小时尿中排糖近于100 g或更多,每天尿糖总量与病情轻重相平行。如并发肾小球动脉硬化症,则肾小球滤过率减少,肾糖阈升高,此时血糖虽已超常,尿糖亦呈阴性,进食后2小时由于负载增加则可见血糖升高,尿糖阳性,对于此型糖尿病患者,不仅需要检查空腹血糖及尿糖定量,还需进一步进行糖耐量试验。

(3)其他疾病血糖增高性糖尿见于:①甲状腺功能亢进,由于肠壁的血流加速和糖的吸收增快,因而在饭后血糖增高而出现糖尿;②肢端肥大症,可因生长激素分泌旺盛而致血糖升高,出现糖尿;③嗜铬细胞瘤,可因肾上腺素及去甲肾上腺素大量分泌,致使磷酸化酶活性增强,促使肝糖原降解为葡萄糖,引起血糖升高而出现糖尿;④库欣综合征,因皮质醇分泌增多,使糖原异生旺盛,抑制己糖磷酸激酶和对抗胰岛素作用,因而出现糖尿。

(4)一过性糖尿:又称应激性糖尿,见于颅脑外伤、脑血管意外、情绪激动等情况下,脑血糖中枢受到刺激,导致肾上腺素、胰高血糖素大量释放,因而可出现暂时性高血糖和糖尿。

2.血糖正常性糖尿

肾性糖尿属血糖正常性糖尿,因近曲小管对葡萄糖的重吸收功能低下所致。其中先天性者为家族性肾性糖尿,见于范可尼综合征,患者出现糖尿而空腹血糖、糖耐量试验均正常;新生儿糖尿是因肾小管功能还不完善;后天获得性肾性糖尿可见于慢性肾炎和肾病综合征时。妊娠后期及哺乳期女性,出现糖尿可能与肾小球滤过率增加有关。

3.尿中其他糖类

尿中除葡萄糖外还可出现乳糖、半乳糖、果糖、戊糖等,除受进食种类不同影响外,可能与遗传代谢紊乱有关。

(1)乳糖尿:有生理性和病理性两种,前者出现在妊娠末期或产后2~5天,后者见于消化不良的患儿尿中,当乳糖摄取量在100 g以上时因缺乏乳糖酶-1,则发生乳糖尿。

(2)半乳糖尿:先天性半乳糖血症是一种常染色体隐性遗传性疾病。由于缺乏半乳糖-1-磷酸尿苷转化酶或半乳糖激酶,不能将食物内半乳糖转化为葡萄糖所致,患儿可出现肝大、肝功损害、生长发育停滞、智力减退、哺乳后不安、拒食、呕吐、腹泻、肾小管功能障碍等,此外还可查出氨基酸尿(精、丝、甘氨酸等)。由半乳糖激酶缺乏所致白内障患者也可出现半乳糖尿。

(3)果糖尿:正常人尿液中偶见果糖,摄取大量果糖后尿中可出现暂时性果糖阳性。在肝脏功能障碍时,肝脏对果糖的利用下降,导致血中果糖升高而出现果糖尿。

(4)戊糖尿:尿液中出现的主要是L-阿拉伯糖和L-木糖。在食用枣、李子、樱桃及其他果汁等含戊糖多的食品后,一过性地出现在尿液中,后天性戊糖增多症,是因为缺乏从L-木酮糖向木糖醇的转移酶,尿中每天排出木酮糖4~5 g。

五、尿酮体检查

酮体是乙酰乙酸、β-羟丁酸及丙酮的总称,为体内脂肪酸代谢的中间产物。正常人血中丙酮浓度较低,为 $2.0 \sim 4.0$ mg/L,其中乙酰乙酸、β-羟丁酸、丙酮分别约占 20%、78%、2%。一般检查方法为阴性。在饥饿,各种原因引起糖代谢发生障碍、脂肪分解增加及糖尿病酸中毒时,因产生酮体速度大于组织利用速度,可出现酮血症,继而产生酮尿。

(一)原理

尿中丙酮和乙酰乙酸在碱性溶液中与硝普钠作用产生紫红色化合物。

(二)参考值

尿酮体定性试验:阴性(Rothera 法)。

(三)临床意义

1.糖尿病酮症酸中毒

由于糖利用减少、分解脂肪产生酮体增加而引起酮症,尿内酮体呈强阳性反应。当肾功能严重损伤而肾阈值增高时,尿酮体可减少,甚至完全消失。

2.非糖尿病性酮症者

如感染性疾病发热期、严重腹泻、呕吐、饥饿、禁食过久、全身麻醉后等均可出现酮尿。妊娠女性常因妊娠反应,呕吐、进食少,以致体脂降解代谢明显增多,发生酮病而致酮尿。

3.中毒

如氯仿、乙醚麻醉后、磷中毒等。

4.服用双胍类降糖药

如苯乙双胍等,由于药物有抑制细胞呼吸的作用,可出现血糖降低,但酮尿阳性的现象。

六、脂肪尿和乳糜尿检查

尿液中混有脂肪小滴时称为脂肪尿。尿中含有淋巴液、外观呈乳糜状称乳糜尿。由呈胶体状的乳糜微粒和蛋白质组成,其形成原因是经肠道吸收的脂肪皂化后成乳糜液,由于种种原因致淋巴引流不畅而未能进入血液循环,以至逆流在泌尿系统淋巴管中时,可致淋巴管内压力升高、曲张破裂、乳糜液流入尿中呈乳汁样。乳糜尿中混有血液,则称乳糜血尿。乳糜尿中主要含卵磷脂、胆固醇、脂酸盐及少量纤维蛋白原、清蛋白等。如合并泌尿道感染,则可出现乳糜脓尿。

(一)原理

乳糜由脂肪微粒组成,较大的脂粒在镜下呈球形,用苏丹Ⅲ染成红色者为乳糜阳性。过小的脂粒,不易在镜下观察,可利用其溶解乙醚的特性,加乙醚后使乳白色浑浊尿变清,即为乳糜阳性。

(二)参考值

乳糜定性试验:阴性。

(三)临床意义

1.淋巴管阻塞

淋巴管阻塞常见于丝虫病,乳糜尿是慢性期丝虫病的主要临床表现之一。这是由丝虫在淋巴系统中,引起炎症反复发作,大量纤维组织增生,使腹部淋巴管或胸导管广泛阻塞所致。

2.过度疲劳、妊娠及分娩后等因素

诱发出现间歇性乳糜尿,偶尔也见少数病例呈持续阳性。

3.其他

先天性淋巴管畸形、腹内结核、肿瘤、胸腹部创伤、手术伤、糖尿病、高脂血症、肾盂肾炎、棘球蚴病、疟疾等也可引起乳糜尿。

七、尿液胆色素检查

尿中胆色素包括胆红素、尿胆原及尿胆素。由于送检多为新鲜尿,尿胆原尚未氧化成尿胆素,故临床多查尿胆红素及尿胆原。

(一)胆红素检查

胆红素是血红蛋白分解代谢的中间产物,是胆汁中的主要成分,可分为未经肝处理的未结合胆红素和经肝与葡萄糖醛酸结合形成的结合胆红素。未结合胆红素不溶于水,在血中与蛋白质结合不能通过肾小球滤膜。结合胆红素分子量小,溶解度高,可通过肾小球滤膜,由尿中排出。由于正常人血中结合胆红素含量很低(小于 $4\ \mu mol/L$),滤过量极少,因此尿中检不出胆红素,如血中结合胆红素增加可通过肾小球滤膜使尿中结合胆红素增加,尿胆红素试验阳性反应。

1.原理

尿液中的胆红素与重氮试剂作用,生成红色的偶氮化合物。红色的深浅大体能反应胆红素含量的多少。

2.参考值

胆红素试验:阴性(试带法)。

(二)尿胆原检查

1.原理

尿胆原在酸性溶液中与对二甲氨基苯甲醛作用,生成樱红色化合物。

2.参考值

尿胆原定性试验:正常人为弱阳性,其稀释度在 1:20 以下(改良 Ehrlich 法)。

(三)尿胆素检查

1.原理

在无胆红素的尿液中,加入碘液,使尿中尿胆原氧化成尿胆素,当与试剂中的锌离子作用,形成带绿色荧光的尿胆素-锌复合物。

2.参考值

尿胆素定性试验:阴性(Schilesinger 法)。

3.临床意义

临床上根据黄疸产生的机制可区分为溶血性黄疸、肝细胞性和阻塞性黄疸三型。尿三胆检验在诊断鉴别三型黄疸上有重要意义。

(1)溶血性黄疸:见于体内大量溶血时,如溶血性贫血、疟疾、大面积烧伤等。由于红细胞破坏时未结合胆红素增加,使血中含量增高,未结合胆红素不能通过肾,尿中胆红素检查为阴性。未结合胆红素增加,导致肝细胞代偿性产生更多的结合胆红素。当将其排入肠道后转变为粪胆原的量亦增多,尿胆原的形成也增加,而肝脏重新利用尿胆原的能力有限(肝功能也可能同时受损)所以尿胆原的含量也增加可呈阳性或强阳性。

(2)肝细胞性黄疸:肝细胞损伤时其对胆红素的摄取、结合、排除功能均可能发生障碍。由于肝细胞坏死、肝细胞肿胀、毛细胆管受压,而在肿胀与坏死的肝细胞间弥散经血窦使胆红素进入血液循环,导致血中结合胆红素升高,因其可溶于水并经肾排出,使尿胆红素试验呈阳性。但由于肝细胞处理未结合胆红素及尿胆原的能力下降,故血中未结合胆红素及尿胆原均可增加,此外经肠道吸收的粪胆原也因肝细胞受损不能将其转变为胆红素,而以尿胆原形式由尿中排出,因此在肝细胞黄疸时尿中胆红素与尿胆原均呈明显阳性,而粪便中尿胆原则往往减少。在急性病毒性肝炎时,尿胆红素阳性可早于临床黄疸。其他原因引起的肝细胞黄疸,如药物、毒物引起的中毒性肝炎也出现类似结果。

(3)阻塞性黄疸:胆汁淤积使肝胆管内压增高,导致毛细胆管破裂,结合胆红素不能排入肠道而逆流入血由尿中排出,尿胆红素检查呈阳性。由于胆汁排入肠道受阻,故尿胆原、粪胆原均显著减少。可见于各种原因引起的肝内外完全或不完全梗阻,如胆石症、胆管癌、胰头癌、原发性胆汁性肝硬化等。

八、尿液氨基酸检查

尿中有一种或数种氨基酸增多称为氨基酸尿。随着对遗传病的认识,氨基酸尿的检查已受到重视。由于血浆氨基酸的肾阈较高,正常尿中只能出现少量氨基酸。即使被肾小球滤出,也很易被肾小管重吸收。尿中氨基酸分为游离和结合二型,其中游离型排出量约为 1.1 g/24 h,结合型约为 2 g/24 h。结合型是氨基酸在体内转化的产物如甘氨酸与苯甲酸结合生成马尿酸;N-乙酰谷氨酸与苯甲酸结合生成苯乙酰谷氨酸。正常尿中氨基酸含量与血浆中明显不同,尿中氨基酸以甘氨酸、组氨酸、赖氨酸、丝氨酸及氨基乙磺酸为主。排泄量在年龄组上有较大差异,某些氨基酸儿童的排出量高于成人,可能由于儿童肾小管发育未成熟,重吸收减少之故。但成人的β-氨基异丁酸、甘氨酸、门冬氨酸等又明显高于儿童。尿氨基酸除与年龄有关外,也因饮食、遗传和生理变化而有明显差别,如妊娠期尿中组氨酸、苏氨酸可明显增加。检查尿中氨基酸及其代谢产物,可作为遗传性疾病氨基酸异常的筛选试验。血中氨基酸浓度增加,可溢出在尿中,见于某些先天性疾病。如因肾受毒物或药物的损伤,肾小管重吸收障碍,肾阈值降低,所致肾型氨基酸尿时,患者血中氨基酸浓度则不高。

(一)胱氨酸尿检查

胱氨酸尿是先天性代谢病,主要原因是肾小管对胱氨酸、赖氨酸、精氨酸和鸟氨酸的重吸收障碍导致尿中这些氨基酸排出量增加。由于胱氨酸难溶解,易达到饱和,易析出而形成结晶,反复发生结石,尿路梗阻合并尿路感染;严重者可形成肾盂积水、梗阻性肾病,最后导致肾衰竭。

1.原理

胱氨酸经氰化钠作用后,与亚硝基氰化钠产生紫红色反应。

2.参考值

胱氨酸定性试验:阴性或弱阳性。胱氨酸定量试验:正常尿中胱氨酸、半胱氨酸为83~830 μmol(10~100 mg)/24 h 尿(硝普钠法)。

3.临床意义

定性如呈明显阳性为病理变化,见于胱氨酸尿症。

(二)酪氨酸尿检查

酪氨酸代谢病是一种罕见的遗传性疾病。由于缺乏对羟基苯丙酮酸氧化酶和酪氨酸转氨酶,尿中对羟基苯丙酮酸和酪氨酸显著增加,临床表现为结节性肝硬化、腹部膨大、脾大、多发性肾小管功能障碍等。

1.原理

酪氨酸与硝酸亚汞和硝酸汞反应生成一种红色沉淀物。

2.参考值

尿酪氨酸定性试验:阴性(亚硝基苯酚法)。

3.临床意义

临床见于急性磷、氯仿或四氯化碳中毒,急性重型肝炎或肝硬化、白血病、糖尿病性昏迷或伤寒等。

(三)苯丙酮尿检查

苯丙酮尿症是由于患者肝脏中缺乏苯丙氨酸羟化酶,使苯丙氨酸不能氧化成酪氨酸,只能变成苯丙酮酸。大量苯丙氨酸和苯丙酮酸累积在血液和脑脊液中,并随尿液排出。

1.原理

尿液中的苯丙酮酸在酸性条件下,与三氯化铁作用,生成蓝绿色。

2.参考值

尿液苯丙酮酸定性试验:阴性(三氯化铁法)。

3.临床意义

苯丙酮酸尿见于先天性苯丙酮酸尿症。大量的苯丙酮酸在体内蓄积,对患者的神经系统造成损害并影响体内色素的代谢。此病多在小儿中发现,患者的智力发育不全,皮肤和毛发颜色较淡。

(四)尿黑酸检查

尿黑酸是一种罕见的常染色体隐性遗传病,本病是由于患者体内缺乏使黑酸转化为乙酰乙酸的尿黑酸氧化酶,而使酪氨酸和苯丙氨酸代谢终止在尿黑酸阶段。尿黑酸由尿排出后,暴露在空气中逐渐氧化成黑色素。其早期临床症状为尿呈黑色,皮肤色素沉着,在儿童期和青年期往往被忽视,但在中老年期常发生脊柱和大关节炎等严重情况。

1.原理

尿液中的尿黑酸与硝酸银作用,遇上氨产生黑色沉淀,借以识别尿黑酸的存在。

2.参考值

尿黑酸定性试验:阴性(硝酸银法)。

3.临床意义

黑酸尿在婴儿期易观察,因其尿布上常有黑色污斑。患者一般无临床症状,至老年时可产生褐黄病(即双颊、鼻、巩膜及耳郭呈灰黑色或褐色),是尿黑酸长期在组织中储积所致。

(五)Hartnup 病的检查

Hartnup 病是一种先天性常染色体隐性遗传病。由于烟酰胺缺乏,患者常表现为糙皮病性皮疹及小脑共济失调。这是由于肾小管对色氨酸重吸收发生障碍所致。可用薄层法予以确证,在层析图上可见十种以上的氨基酸。

1.原理

2,4-二硝基苯肼与尿中存在的 α-酮酸(由异常出现的单氨基单羧基中性氨基酸经代谢所致)作用生成一种白色沉淀物。

2.参考值

Hartnup 病的检查:阴性(2,4-二硝基苯肼法)。

3.临床意义

当发生先天性或获得性代谢缺陷时,尿中一种或数种氨基酸量比正常增多,称为氨基酸尿。

(1)肾性氨基酸尿：这是由于肾小管对某些氨基酸的重吸收发生障碍所致。非特异性：Fanconi 综合征（多发性肾近曲小管功能不全）、胱氨酸病、Wilson 病（进行性肝豆状核变性）、半乳糖血症。特异性：胱氨酸尿、甘氨酸尿。

(2)溢出性氨基酸尿：由于氨基酸中间代谢的缺陷，导致血浆中某些氨基酸水平的升高，超过正常肾小管重吸收能力，使氨基酸溢入尿中。非特异性：肝病、早产儿和新生儿、巨幼细胞性贫血、铅中毒、肌肉营养不良、Wilson 病及白血病等。遗传性或先天性：槭糖尿病、Hartnup 病（遗传性烟酰胺缺乏）、苯丙酮尿。

(3)由氨基酸衍生物的异常排泄所致：黑酸尿、草酸盐沉积症、苯丙酮尿及吡哆醇缺乏。

九、尿酸碱度检查

尿液酸碱度即尿的 pH，可反映肾脏调节体液酸碱平衡的能力。尿液 pH 主要由肾小管泌 H^+、分泌可滴定酸、铵的形成、重碳酸盐的重吸收等因素决定，其中最重要的是酸性磷酸盐及碱性磷酸盐的相对含量，如前者多于后者，尿呈酸性反应，反之呈中性或碱性反应。尿 pH 受饮食种类影响很大，如进食蛋白质较多，则由尿排出的磷酸盐及硫酸盐增多，尿 pH 较低；而进食蔬菜多时尿 pH 常大于 6。当每次进食后，由于胃黏膜要分泌多量盐酸以助消化，为保证有足够的 H^+ 和 Cl^- 进入消化液，则尿液泌 H^+ 减少和 Cl^- 的重吸收增加，而使尿 pH 呈一过性增高，称之为碱潮。其他如运动、饥饿、出汗等生理活动，夜间入睡后呼吸变慢，体内酸性代谢产物均可使尿 pH 降低。药物、不同疾病等多种因素也影响尿液 pH。

(一)原理
甲基红和溴麝香草酚蓝指示剂适当配合可反映 pH 4.5～9.0 的变异范围。

(二)参考值
尿的 pH：正常人在普通膳食条件下尿液 pH 为 4.6～8.0（平均 6.0）（试带法）。

(三)临床意义
1.尿 pH 降低

酸中毒、慢性肾小球肾炎、痛风、糖尿病等排酸增加；呼吸性酸中毒，因 CO_2 潴留等，尿多呈酸性。

2.尿 pH 升高

频繁呕吐丢失胃酸、服用重碳酸盐、尿路感染、换氧过度及丢失 CO_2 过多的呼吸性碱中毒，尿呈碱性。

3.尿液 pH 一般与细胞外液 pH 变化平行

尿液 pH 一般与细胞外液 pH 变化平行，但应注意：①低钾血症性碱中毒时，由于肾小管分泌 H^+ 增加，尿酸性增强，反之，高钾性酸中毒时，排 K^+ 增加，肾小管分泌 H^+ 减少，可呈碱性尿；②变形杆菌性尿路感染时，由于尿素分解成氨，呈碱性尿；③肾小管性酸中毒时，因肾小管形成 H^+、排出 H^+ 及 H^+-Na^+ 交换能力下降，尽管体内为明显酸中毒，但尿 pH 呈相对偏碱性。

十、尿路感染的过筛检查

尿路感染的频度仅次于呼吸道感染，其中有 70%～80% 因无症状而忽略不治，成为导致发展成肾病的一个原因。无症状性尿路感染的发生率很高，18% 的女性有潜在性尿路感染。

(一)氯化三苯四氮唑还原试验

此法是利蒙(Limon)在 1962 年提出的一种尿路感染诊断试验。当尿中细菌在每毫升 10^5 个时,本试验为阳性,肾盂肾炎的阳性为 68%~94%。

原理:无色的氯化三苯四氮唑,可被大肠埃希菌等代谢产物还原成三苯甲腙,呈桃红色至红色沉淀。

(二)尿内亚硝酸盐试验

本试验又称 Griess 试验。当尿路感染的细菌有还原硝酸盐为亚硝酸盐的能力时,本试验呈阳性反应。大肠埃希菌属、枸橼酸杆菌属、变形杆菌属、假单胞菌属等皆有还原能力,肾盂肾炎的阳性率可达 69%~80%。

原理:大肠埃希菌等革兰阴性杆菌,能还原尿液中的硝酸盐为亚硝酸盐,使试剂中的对氨基苯磺酸重氮化,成为对重氮苯磺酸。对氨基苯磺酸再与 α-萘胺结合成 N-α-萘胺偶氮苯磺酸,呈现红色。

十一、泌尿系统结石检查

泌尿系统结石是指在泌尿系统内因尿液浓缩沉淀形成颗粒或成块样聚集物,包括肾结石、输尿管结石、膀胱结石和尿路结石,为常见病,好发于青壮年,近年来发病率有上升趋势。尿结石病因较复杂,近年报道的原因:原因不明、机制不清的尿结石称为原发性尿石;微小细菌引起的尿石:近年由芬兰科学家证明形成肾结石的原因是由自身能够形成矿物外壳的微小细菌;代谢性尿石:是由体内或肾内代谢紊乱而引起,如甲状腺功能亢进、特发性尿钙症引起尿钙增高、痛风的尿酸排泄增加、肾小管酸中毒时磷酸盐大量增加等,其形成结石多为尿酸盐、碳酸盐、胱氨酸、黄嘌呤结石;继发性或感染性结石:主要为泌尿系统细菌感染,特别是能分解尿素的细菌如变形杆菌将尿素分解为游离氨使尿液碱化,促使磷酸盐、碳酸盐以菌团或脓块为核心而形成结石。此外,结石的形成与种族(黑人发病少)、遗传(胱氨酸结石有遗传趋势)、性别、年龄、地理环境、饮食习惯、营养状况以及尿路本身疾病如尿路狭窄、前列腺增生等均有关系。

结石的成分主要有六种,按所占比例高低依次为草酸盐、磷酸盐、尿酸盐、碳酸盐、胱氨酸及黄嘌呤。多数结石混合两种或两种以上成分。因晶体占结石重量常超过 60%,因此临床常以晶体成分命名。

(王智新)

第三节　尿液的沉渣检验

尿沉渣检查是用显微镜对尿沉淀物进行检查,识别尿液中细胞、管型、结晶、细菌、寄生虫等各种病理成分,辅助对泌尿系统疾病做出诊断、定位、鉴别诊断及预后判断的重要试验项目。

一、尿细胞成分检查

(一)红细胞

正常人尿沉渣镜检红细胞为 0~3/HP。若红细胞＞3/HP,尿液外观无血色者,称为镜下血尿,应考虑为异常。

新鲜尿中红细胞形态对鉴别肾小球源性和非肾小球源性血尿有重要价值,因此除注意红细胞数量外还要注意其形态,正常红细胞直径为 $7.5~\mu m$。异常红细胞:小红细胞直径 $<6~\mu m$;大细胞直径 $>9~\mu m$;巨红细胞 $>10~\mu m$。用显微镜观察,可将尿中红细胞分成四种。

1.均一形红细胞

红细胞外形及大小正常,以正常红细胞为主,在少数情况下也可见到丢失血红蛋白的影细胞或外形轻微改变的棘细胞,整个尿沉渣中不存在两种以上的类型。一般通称为 O 型细胞。

2.多变形红细胞

红细胞大小不等,外形呈两种以上的多形性变化,常见以下形态:胞质从胞膜向外突出呈相对致密小泡,胞膜破裂,部分胞质丢失;胞质呈颗粒状,沿细胞膜内侧间断沉着;细胞的一侧向外展,类似葫芦状或发芽的酵母状;胞质内有散在的相对致密物,成细颗粒状;胞质向四周集中形似炸面包圈样以及破碎的红细胞等,称为Ⅰ型。

3.变形红细胞

变形红细胞多为皱缩红细胞,主要为膜皱缩、血红蛋白浓缩,呈高色素性,体积变小,胞膜可见棘状突起,棘突之间看不到膜间隔,有时呈桑葚状、星状、多角形,是在皱缩基础上产生的,称为Ⅱ型。

4.小形红细胞

直径在 $6~\mu m$ 以下,细胞膜完整,血红蛋白浓缩,呈高色素性。体积变小,细胞大小基本一致称为Ⅲ型。

肾小球源性血尿多为Ⅰ、Ⅱ、Ⅲ型红细胞形态,通过显微镜诊断,与肾活检的诊断符合率可达 96.7%。非肾小球疾病血尿,则多为均一性血尿,与肾活检诊断符合率达 92.6%。

肾小球性血尿红细胞形态学变化的机制目前认为可能是由于红细胞通过有病理改变的肾小球滤膜时,受到了挤压损伤;以后在通过各段肾小管的过程中又受到不同的 pH 和不断变化着的渗透压的影响;加上介质的张力,各种代谢产物(脂肪酸、溶血、卵磷脂、胆酸等)的作用,造成红细胞的大小、形态和血红蛋白含量等变化。而非肾小球性血尿主要是肾小球以下部位和泌尿通路上毛细血管破裂的出血,不存在通过肾小球滤膜所造成的挤压损伤,因而红细胞形态正常。来自肾小管的红细胞虽可受 pH 及渗透压变化的作用,但因时间短暂,变化轻微,多呈均一性血尿。

临床意义:正常人特别是青少年在剧烈运动、急行军、冷水浴、久站或重体力劳动后可出现暂时性镜下血尿,这种一过性血尿属生理性变化范围。女性患者应注意月经污染问题,需通过动态观察加以区别。引起血尿的疾病很多,可归纳为三类原因。

(1)泌尿系统自身疾病:泌尿系统各部位的炎症、肿瘤、结核、结石、创伤、肾移植排异、先天性畸形等均可引起不同程度的血尿,如急、慢性肾小球肾炎、肾盂肾炎、肾结石等都是引起血尿的常见原因。

(2)全身其他系统疾病:主要见于各种原因引起的出血性疾病,如特发性血小板减少性紫癜、血友病、DIC、再生障碍性贫血和白血病合并有血小板减少时,某些免疫性疾病如系统性红斑狼疮等也可发生血尿。

(3)泌尿系统附近器官的疾病:如前列腺炎、精囊炎、盆腔炎等患者尿中也偶尔见到红细胞。

(二)白细胞、脓细胞、闪光细胞

正常人尿沉渣镜检白细胞 $<5/HP$,若白细胞超过 $5/HP$ 即为增多,称为镜下脓尿。白细胞

系指无明显退变的完整细胞,尿中以中性粒细胞较多见,也可见到淋巴细胞及单核细胞。其细胞质清晰整齐,加1‰醋酸处理后细胞核可见到。中性粒细胞常分散存在。脓细胞系指在炎症过程中破坏或死亡的中性粒细胞,外形不规则,细胞质内充满颗粒,细胞核不清,易聚集成团,细胞界限不明显,此种细胞称为脓细胞。急性肾小球肾炎时,尿内白细胞可轻度增多。若发现多量白细胞,表示泌尿系统感染如肾盂肾炎、膀胱炎、尿道炎及肾结核等。肾移植手术后1周内尿中可出现较多的中性粒细胞,随后可逐渐减少而恢复正常。成年女性生殖系统有炎症时,常有阴道分泌物混入尿内。除有成团脓细胞外,并伴有多量扁平上皮细胞及一些细长的大肠埃希菌。闪光细胞是一种在炎症感染过程中,发生脂肪变性的多形核白细胞,其胞质中充满了活动的闪光颗粒,这种颗粒用Sternheimer-Malbin法染色时结晶紫不着色而闪闪发光,故称为闪光细胞,有时胞质内可有空泡。

临床意义有以下几点。

(1)泌尿系统有炎症时均可见到尿中白细胞增多,尤其在细菌感染时多见,如急、慢性肾盂肾炎、膀胱炎、尿道炎、前列腺炎、肾结核等。

(2)女性阴道炎或宫颈炎、附件炎时可因分泌物进入尿中,而见白细胞增多,常伴大量扁平上皮细胞。

(3)肾移植后如发生排异反应,尿中可出现大量淋巴及单核细胞。

(4)肾盂肾炎活动期或慢性肾盂肾炎的急性发作期可见闪光细胞,膀胱炎、前列腺炎、阴道炎时也偶尔可见到。

(5)尿液白细胞中单核细胞数增多,可见于药物性急性间质性肾炎及新月形肾小球肾炎,急性肾小管坏死时单核细胞减少或消失。

(6)尿中出现大量嗜酸性粒细胞时称为嗜酸性粒细胞尿,见于某些急性间质性肾炎患者,药物所致变态反应,在尿道炎等泌尿系统其他部位的非特异性炎症时,也可出现嗜酸性粒细胞。

(三)混合细胞群

混合细胞群是一种泌尿系统上尿路感染后多种细胞黏附聚集成团的细胞群体,在上尿路感染过程中特殊条件下多种细胞的组合,多为淋巴细胞、浆细胞、移行上皮细胞及单核细胞紧密黏附聚集在一起,经姬瑞染色各类细胞形态完整。荧光染色各类细胞出现较强的橘黄色荧光,机械振荡不易解离,我们命名为混合细胞群(MCG)。这种混合细胞群多出现在上尿路感染的尿液中,尤其在慢性肾盂肾炎患者的尿中,阳性检出率达99.8%。

(四)巨噬细胞

巨噬细胞比白细胞大,卵圆形、圆形或不规则形,有一个较大不明显的核,核常为卵圆形偏于一侧,胞质内有较多的颗粒和吞噬物,常有空泡。在泌尿道急性炎症时出现,如急性肾盂肾炎、膀胱炎、尿道炎等,并伴有脓细胞,其出现的多少,决定于炎症的程度。

(五)上皮细胞

由于新陈代谢或炎症等原因,泌尿生殖道的上皮细胞脱落后可混入尿中排出,从组织学上讲有来自肾小管的立方上皮,有来自肾、肾盂、输尿管、膀胱和部分尿道的移行上皮,也有来自尿道中段的假复层柱状上皮以及尿道口和阴道的复层鳞状上皮,其形态特点及组织来源如下。

1.小圆上皮细胞

来自肾小管立方上皮或移行上皮深层,在正常尿液中不出现,此类细胞形态特点如下:较白细胞略大,呈圆形或多边形,内含一个大而明显的核,核膜清楚,胞质中可见脂肪滴及小空泡。因来自肾小管,故亦称肾小管上皮细胞或肾细胞。肾小管上皮细胞,分曲管上皮与集合管上皮,二者在形态上有不同,曲管上皮为肾单位中代谢旺盛的细胞,肾小管损伤时,最早出现于尿液中,其特征为曲管上皮胞体(20~60 μm),含大量线粒体,呈现多数粗颗粒,结构疏松如网状,核偏心易识别。集合管上皮胞体小,8~12 μm,核致密呈团块,着色深,单个居中央,界膜清楚。浆内有细颗粒。这种细胞在尿液中出现,常表示肾小管有病变,急性肾小球肾炎时最多见。成堆出现,表示肾小管有坏死性病变。细胞内有时充满脂肪颗粒,此时称为脂肪颗粒细胞或称复粒细胞。当肾脏慢性充血、梗死或血红蛋白沉着时,肾小管细胞内含有棕色颗粒,亦即含铁血黄素颗粒也可称为复粒细胞,此种颗粒呈普鲁士蓝反应阳性。肾移植后1周内,尿中可发现较多的肾小管上皮细胞,随后可逐渐减少而恢复正常。当发生排异反应时,尿液中可再度出现成片的肾上皮细胞,并可见到上皮细胞管型。

2.变性肾上皮细胞

这类细胞常见在肾上皮细胞内充满粗颗粒或脂肪滴的圆形细胞,胞体较大,核清楚称脂肪颗粒变性细胞。苏丹Ⅲ染色后胞质中充满橙红色脂肪晶体和脂肪滴,姬瑞染色后胞质中充满不着色似空泡样脂肪滴。这种细胞多出现于肾病综合征、肾炎型肾病综合征及某些慢性肾脏疾病。

3.尿液肾小管上皮细胞计数

参考值:正常人尿液<0。肾小管轻度损伤曲管上皮细胞>10/10HP;肾小管中度损伤曲管上皮细胞>50/10HP;肾小管严重损伤曲管上皮细胞>100/10HP;肾小管急性坏死曲管上皮细胞>200/10HP。

临床意义:正常人尿液一般见不到肾上皮,肾小管上皮的脱落,其数量与肾小管的损伤程度有关。在感染、炎症、肿瘤、肾移植或药物中毒累及肾实质时,都会导致肾小管上皮细胞的脱落。

4.移行上皮细胞

正常时少见,来自肾盂、输尿管、近膀胱段及尿道等处的移行上皮组织脱落而来。此类细胞由于部位的不同和脱落时器官的缩张状态的差异,其大小和形态有很大的差别。

(1)表层移行上皮细胞:在器官充盈时脱落,胞体大,为正常白细胞4~5倍,多呈不规则的圆形,核较小常居中央,有人称此为大圆形上皮细胞。如在器官收缩时脱落,形成细胞体积较小,为正常白细胞的2~3倍,多呈圆形,自膀胱上皮表层及阴道上皮外底层皆为此类形态的细胞。这类细胞可偶见于正常尿液中,膀胱炎时可成片脱落。

(2)中层移行上皮细胞:体积大小不一,呈梨形、纺锤形,又称尾形上皮细胞,核稍大,呈圆形或椭圆形。多来自肾盂,也称肾盂上皮细胞,有时也可来自输尿管及膀胱颈部,此类细胞在正常尿液中不易见到,在肾盂、输尿管及膀胱颈部炎症时,可成片地脱落。

(3)底层移行上皮细胞:体积较小,反光性强,因与肾小管上皮细胞相似,有人称此细胞也为小圆上皮细胞,为输尿管、膀胱、尿道上皮深层的细胞。此细胞核较小,但整个胞体又较肾上皮细胞为大,以此加以区别。

5.复层鳞状上皮

复层鳞状上皮又称扁平上皮细胞,来自尿道口和阴道上皮表层,细胞扁平而大,似鱼鳞样,不规则,细胞核较小呈圆形或卵圆形。成年女性尿液中易见,少量出现无临床意义,尿道炎时可大量出现,常见片状脱落且伴有较多的白细胞。

6.多核巨细胞及人巨细胞病毒包涵体

多核巨细胞为20~25 μm,呈多角形、椭圆形,有数个椭圆形的核,可见嗜酸性包涵体。一般认为是由尿道而来的移形上皮细胞。多见于麻疹、水痘、腮腺炎、流行性出血热等病毒性感染者的尿中。巨细胞病毒是一种疱疹病毒,含双股 DNA,可通过输血、器官移植等造成感染,婴儿可经胎盘、乳汁等感染,尿中可见含此病毒包涵体的上皮细胞。

二、尿管型检查

管型是蛋白质在肾小管、集合管中凝固而成的圆柱形蛋白聚体。原尿中少量的清蛋白和由肾小管分泌的 Tamm-Horsfall 黏蛋白(TH 黏蛋白)是构成管型的基质。1962 年 Mcqueen 用免疫方法证实透明管型是由 TH 黏蛋白和少量清蛋白为主的血浆蛋白沉淀而构成管型的基质。TH 黏蛋白是在肾单位髓袢的上行支及远端的肾小管所分泌,仅见于尿中。正常人分泌很少(每天 40 mg)。在病理情况下,因肾小球病变,血浆蛋白滤出增多或肾小管重吸收蛋白质的功能减退等原因,使肾小管内的蛋白质增高,肾小管有使尿液浓缩(水分吸收)酸化(酸性物增加)能力及软骨素硫酸酯的存在,蛋白质在肾小管腔内凝聚、沉淀,形成管型。

(一)透明管型

透明管型主要由 TH 蛋白构成,也有清蛋白及氯化钠参与。健康人参考值为 0~1/HP。为半透明、圆柱形、大小、长短很不一致,通常两端平行、钝圆、平直或略弯曲,甚至扭曲。在弱光下易见。正常人在剧烈运动后或老年人的尿液中可少量出现。发热、麻醉、心功能不全、肾受到刺激后尿中也可出现。一般无临床意义,如持续多量出现于尿液中,同时可见异常粗大的透明管型和红细胞及肾小管上皮细胞有剥落现象,说明肾有严重损害。见于急、慢性肾小球肾炎、肾病、肾盂肾炎、肾瘀血、恶性高血压、肾动脉硬化等。此管型在碱性尿液中或稀释时,可溶解消失。

近年来有人将透明管型分单纯性和复合性两种,前者不含颗粒和细胞,后者可含少量颗粒和细胞(如红细胞、白细胞和肾上皮细胞)以及脂肪体等,但其量应低于管型总体的一半。复合性透明管型的临床意义较单纯性透明管型为大。透明红细胞管型是肾出血的主要标志,透明白细胞管型是肾炎症的重要标志,透明脂肪管型是肾病综合征的特有标志。

(二)颗粒管型

管型基质内含有颗粒,其量超过 1/3 面积时称为颗粒管型,是因肾实质性病变之变性细胞的分解产物或由血浆蛋白及其他物质直接聚集于 TH 蛋白管型基质中形成的。可分为粗颗粒管型和细颗粒管型两种。开始是多数颗粒大而粗,由于在肾停留时间较长,粗颗粒碎化为细颗粒。

1.粗颗粒管型

在管型基质中含有多数粗大而浓密的颗粒,外形较宽、易吸收色素呈淡黄褐色。近来也有人认为粗颗粒管型是由白细胞变性而成,因粗颗粒过氧化物酶染色一般为阳性;而细颗粒管型是由上皮细胞衍化而成,因粒细胞脂酶染色阳性而过氧化物酶染色一般为阴性。多见于慢性肾小球肾炎、肾病综合征、肾动脉硬化、药物中毒损伤肾小管及肾移植术发生急性排异反应时。

2.细颗粒管型

在管型基质内含有较多细小而稀疏的颗粒,多见于慢性肾小球肾炎、急性肾小球肾炎后期,偶尔也出现于剧烈运动后,发热及脱水正常人尿液中。如数量增多,提示肾实质损伤及肾单位内淤滞的可能。

(三)细胞管型

管型基质内含有多量细胞,其数量超过管型体积的 1/3 时,称细胞管型。这类管型的出现,常表示肾病变在急性期。

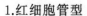

1.红细胞管型

管型基质内含有较多的红细胞,通常细胞多已残损,此种管型是由于肾小球或肾小管出血,或血液流入肾小管所致。常见于急性肾小球肾炎、慢性肾小球肾炎急性发作期、急性肾小管坏死、肾出血、肾移植后急性排异反应、肾梗死、肾静脉血栓形成等。

2.白细胞管型

管型基质内充满白细胞,由退化变性坏死的白细胞聚集而成,过氧化物酶染色呈阳性,此种管型表示肾中有中性粒细胞的渗出和间质性炎症。常见于急性肾盂肾炎、间质性肾炎、多发性动脉炎、红斑狼疮肾炎、急性肾小球肾炎、肾病综合征等。

3.肾上皮细胞管型

管型基质内含有多数肾小管上皮细胞。此细胞大小不一,并呈瓦片状排列。此种管型出现,多为肾小管病变,表示肾小管上皮细胞有脱落性病变。脂酶染色呈阳性,过氧化物酶染色呈阴性。常见于急性肾小管坏死、急性肾小球肾炎、间质性肾炎、肾病综合征、子痫、重金属、化学物质、药物中毒、肾移植后排异反应及肾淀粉样变性等。

4.混合细胞管型

管型基质内含有白细胞、红细胞、肾上皮细胞和颗粒等,称为混合型管型。此管型出现表示肾小球肾炎反复发作,出血和缺血性肾坏死,常见于肾小球肾炎、肾病综合征进行期、结节性动脉周围炎、狼疮性肾炎及恶性高血压,在肾移植后急性排异反应时,可见到肾小管上皮细胞与淋巴细胞的混合管型。

5.血小板管型

管型基质内含有血小板,称为血小板管型。由于在高倍镜下难以鉴别,需用4.4%清蛋白液洗渣,以4.0%甲醛液固定涂片后瑞-吉姆萨染色液染色。此管型是当弥散性血管内凝血(DIC)发生时,大量血小板在促使管型形成的因素下,组成血小板管型,随尿液排出。对确诊 DIC 有重要临床意义,尤其在早期更有价值。

(四)变形管型

包括脂肪管型、蜡样管型及血红蛋白管型。

1.脂肪管型

管型基质内含有多量脂肪滴称脂肪管型。脂肪滴大小不等,圆形、折光性强,可用脂肪染色鉴别。此脂肪滴为肾上皮细胞脂肪变性的产物。见于类脂性肾病、肾病综合征、慢性肾炎急性发作型、中毒性肾病等。常为病情严重的指征。

2.蜡样管型

蜡样管型常呈浅灰色或淡黄色,折光性强、质地厚、外形宽大,易断裂,边缘常有缺口,有时呈扭曲状。常与肾小管炎症有关,其形成与肾单位慢性损害、阻塞、长期少尿、无尿、透明管型、颗粒管型或细胞管型长期滞留于肾小管中演变而来,是细胞崩解的最后产物;也可由发生淀粉样变性的上皮细胞溶解后形成,见于慢性肾小球肾炎晚期、肾功能不全及肾淀粉样变性时;亦可在肾小管炎症和变性、肾移植慢性排异反应时见到。

3.血红蛋白管型

管型基质中含有破裂的红细胞及血红蛋白,多为褐色呈不整形,常见于急性出血性肾炎、血红蛋白尿、骨折及溶血反应引起的肝胆系统疾病等患者的尿液中,肾出血、肾移植术后产生排异反应时,罕见于血管内溶血患者。

(五)肾功能不全管型

该管型又称宽幅管型或肾衰竭管型。其宽度可为一般管型2～6倍,也有较长者,形似蜡样管型但较薄,是由损坏的肾小管上皮细胞碎屑在明显扩大的集合管内凝聚而成,或因尿液长期淤积使肾小管扩张,形成粗大管型,可见于肾功能不全患者尿中。急性肾功能不全者在多尿早期这类管型可大量出现,随着肾功能的改善而逐渐减少消失。在异型输血后由溶血反应导致急性肾衰竭时,尿中可见褐色宽大的血红蛋白管型。挤压伤或大面积烧伤后急性肾功能不全时,尿中可见带色素的肌红蛋白管型。在慢性肾功能不全,此管型出现时,提示预后不良。

(六)微生物管型

常见的包括细菌管型和真菌管型。

1.细菌管型

管型的透明基质中含大量细菌。在普通光镜下呈颗粒管形状,此管型出现提示肾有感染,多见于肾脓毒性疾病。

2.真菌管型

管型的透明基质中含大量真菌孢子及菌丝。需经染色后形态易辨认。此管型可见于累及肾的真菌感染,对早期诊断原发性及播散性真菌感染和抗真菌药物的药效监测有重要意义。

(七)结晶管型

管型透明基质中含尿酸盐或草酸盐等结晶,1930年Fuller Albright首先描述甲状旁腺功能亢进患者的尿中可有结晶管型。常见于代谢性疾病、中毒或药物所致的肾小管内结晶沉淀伴急性肾衰竭,还可见于隐匿性肾小球肾炎、肾病综合征等。

(八)难以分类管型(不规则管型)

外形似长方形透明管型样物体,边缘呈锯齿样凸起,凸起间隔距离规律似木梳,极少数还可见到未衍变完全的细胞及上皮,免疫荧光染色后,形态清晰。多见于尿路感染或肾受到刺激时,有时也可在肾小球肾炎患者的尿液沉渣中发现。

(九)易被认为管型的物质

1.黏液丝

黏液丝形为长线条状,边缘不清,末端尖细卷曲。正常尿中可见,尤其妇女尿中可多量存在,如大量存在时表示尿道受刺激或有炎症反应。

2.类圆柱体

类圆柱体外形似透明管型,尾端尖细,有一条尖细螺旋状尾巴。可能是肾小管分泌的物体,其凝固性发生改变,而未能形成形态完整的管型。常和透明管型同时存在,多见于肾血液循环障碍或肾受到刺激时,偶见于急性肾炎患者尿中。

3.假管型

黏液状纤维状物黏附于非晶形尿酸盐或磷酸盐圆柱形物体上,形态似颗粒管型,但两端不圆、粗细不均、边缘不整齐,若加温或加酸可立即消失。

三、尿结晶检查

尿中出现结晶称晶体尿。尿液中是否析出结晶,取决于这些物质在尿液中的溶解度、浓度、pH、温度及胶体状况等因素。当种种促进与抑制结晶析出的因子和使尿液过饱和状态维持稳定动态平衡的因素失衡时,则可见结晶析出。尿结晶可分成代谢性的盐类结晶,多来自饮食,一般

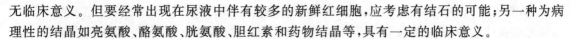

无临床意义。但要经常出现在尿液中伴有较多的新鲜红细胞,应考虑有结石的可能;另一种为病理性的结晶如亮氨酸、酪氨酸、胱氨酸、胆红素和药物结晶等,具有一定的临床意义。

(一)酸性尿液中结晶

1.尿酸结晶

尿酸为机体核蛋白中嘌呤代谢的终末产物,常以尿酸、尿酸钙、尿酸铵、尿酸钠的盐类形式随尿排出体外。其形态光镜下可见呈黄色或暗棕红色的菱形、三棱形、长方形、斜方形、蔷薇花瓣形的结晶体,可溶于氢氧化钠溶液。正常情况下如多食含高嘌呤的动物内脏可使尿中尿酸增加。在急性痛风症、小儿急性发热、慢性间质性肾炎、白血病时,因细胞核大量分解,也可排出大量尿酸盐。如伴有红细胞出现时,提示有膀胱或肾结石的可能,或肾小管对尿酸的重吸收发生障碍等。

2.草酸钙结晶

草酸是植物性食物中的有害成分,正常情况下与钙结合,形成草酸钙经尿液排出体外。其形态为哑铃形、无色方形、闪烁发光的八面体,有两条对角线互相交叉等。可溶于盐酸但不溶于乙酸内,属正常代谢成分,如草酸盐排出增多,患者有尿路刺激症状或有肾绞痛合并血尿,应考虑尿路结石症的可能性。

3.硫酸钙结晶

形状为无色针状或晶体状结晶,呈放射状排列,无临床意义。

4.马尿酸结晶

形状为无色针状、斜方柱状或三棱状,在尿沉渣中常有色泽。为人类和草食动物尿液中的正常成分,是由苯甲酸与甘氨酸结合而成,一般无临床意义。

5.亮氨酸和酪氨酸结晶

尿中出现亮氨酸和酪氨酸结晶为蛋白分解产物,亮氨酸结晶为淡黄色小球形油滴状,折光性强,并有辐射及同心纹,溶于乙酸不溶于盐酸。酪氨酸结晶为略带黑色的细针状结晶,常成束成团,可溶于氢氧化铵而不溶于乙酸。正常尿液中很少出现这两种结晶。可见于急性磷、氯仿、四氯化碳中毒、急性重型肝炎、肝硬化、糖尿病性昏迷、白血病或伤寒的尿液中。

6.胱氨酸结晶

形状无色六角形片状结晶,折光性很强,系蛋白质分解产物。可溶于盐酸不溶于乙酸,迅速溶解于氨水中。正常尿中少见,在先天性氨基酸代谢异常,如胱氨酸病时,可大量出现有形成结石的可能性。

7.胆红素结晶

形态为黄红色成束的小针状或小片状结晶,可溶于氢氧化钠溶液中,遇硝酸可显绿色,见于阻塞性黄疸、急性重型肝炎、肝硬化、肝癌、急性磷中毒等。有时在白细胞及上皮细胞内可见到此种结晶。

8.胆固醇结晶

形状为无色缺角的方形薄片状结晶,大小不一,单个或叠层,浮于尿液表面,可溶于乙醚、氯仿及酒精。见于乳糜尿内、肾淀粉样变、肾盂肾炎、膀胱炎、脓尿等。

(二)碱性尿液中结晶

1.磷酸盐类结晶

磷酸盐类一部分来自食物一部分来自含磷的有机化合物(磷蛋白类、核蛋白类),在组织分解时生成,属正常代谢产物。包括无定形磷酸盐、磷酸镁铵、磷酸钙等。其形状为无色透明闪光,呈屋顶形或棱柱形,有时呈羊齿草叶形,可溶于乙酸。如长期在尿液中见到大量磷酸钙结晶,则应与临床资料结合考虑甲状旁腺功能亢进、肾小管性酸中毒,或因长期卧床骨质脱钙等。如患者长期出现磷酸盐结晶,应考虑有磷酸盐结石的可能。有些草酸钙与磷酸钙的混合结石,与碱性尿易析出磷酸盐结晶及尿中黏蛋白变化因素有关。感染引起结石,尿中常出现磷酸镁铵结晶。

2.碳酸钙结晶

形态为无色哑铃状或小针状结晶,也可呈无晶形颗粒状沉淀。正常尿内少见,可溶于乙酸并产生气泡,无临床意义。

3.尿酸铵结晶

形状为黄褐色不透明,常呈刺球形或树根形,是尿酸和游离铵结合的产物,又称重尿酸铵结晶。见于腐败分解的尿中,无临床意义。若在新鲜尿液中出现此种结晶,表示膀胱有细菌感染。

4.尿酸钙结晶

形状为球形,周围附有突起或呈菱形。可溶于乙酸及盐酸,多见于新生儿尿液或碱性尿液中,无临床意义。

(三)药物结晶

随着化学治疗的发展,尿中可见药物结晶日益增多。

1.放射造影剂

使用放射造影剂患者如合并静脉损伤时,可在尿中发现束状、球状、多形性结晶。可溶于氢氧化钠,不溶于乙醚、氯仿。尿的比重可明显升高(>1.050)。

2.磺胺类药物结晶

磺胺类药物的溶解度小,在体内乙酰化率较高,服用后可在泌尿道内以结晶形式排出。如在新鲜尿内出现大量结晶体伴有红细胞时,有发生泌尿道结石和导致尿闭的可能。应即时停药予以积极处理。在出现结晶体的同时除伴有红细胞外可见到管型,表示有肾损害,应立即停药,大量饮水,服用碱性药物使尿液碱化。现仅将2000年中国药典记载的允许使用的几种磺胺药物的结晶形态介绍如下。

(1)磺胺嘧啶(SD):其结晶形状为棕黄不对称的麦秆束状或球状,内部结构呈紧密的辐射状,可溶于丙酮。

(2)磺胺甲基异噁唑:结晶形状为无色透明、长方形的六面体结晶,似厚玻璃块,边缘有折光阴影,散在或集束成"+""X"形排列,可溶于丙酮。

(3)磺胺多辛:因在体内乙酰化率较低,不易在酸性尿中析出结晶。

3.解热镇痛药

退热药如阿司匹林、磺基水杨酸也可在尿中出现双折射性斜方形或放射状结晶。由于新药日益增多,也有一些可能在尿中出现结晶如诺氟沙星等,应识别其性质及来源。

四、其他有机沉淀物

(一)寄生虫

尿液检查可发现丝虫微丝蚴、血吸虫卵、刚地弓形体滋养体、溶组织阿米巴滋养体、并殖吸虫幼虫、蛔虫(成虫、幼虫)、棘颚口线虫幼虫、蛲虫(成虫、幼虫)、肾膨结线虫(卵、成虫)、裂头蚴、棘头蚴、某蝇类幼虫及螨。常在女性尿中见到阴道毛滴虫,有时男性尿中也可见到。

（二）细菌

在新鲜尿液中发现多量细菌,表示泌尿道有感染。在陈旧性尿液中出现细菌或真菌时应考虑容器不洁及尿排出时间过久又未加防腐剂,致细菌大量繁殖所致,无临床意义。

（三）脂肪细胞

尿液中混有脂肪小滴时称为脂肪尿,脂肪小滴在显微镜下可见大小不一圆形小油滴,用苏丹Ⅲ染成橙红色者为脂肪细胞。用瑞吉染色脂肪不着色呈空泡样。脂肪细胞出现常见于糖尿病高脂血症、类脂性肾病综合征、脂蛋白肾病、肾盂肾炎、腹内结核、肿瘤、棘球蚴病、疟疾、长骨骨折骨髓脂肪栓塞及先天性淋巴管畸形等。

五、尿液沉渣计数

尿液沉渣计数是尿液中有机有形沉淀物计数,计算在一定时间内尿液各种有机有形成分的数量,借以了解肾损伤情况。正常人尿液也含有少数的透明管型、红细胞及白细胞等有形成分。在肾疾病时,其数量可有不同程度的增加,增加的幅度与肾损伤程度相关,因此,通过定量计数尿中的有机有形成分,为肾疾病的诊断提供依据。

（一）12 小时尿沉渣计数（Addis 计数）

Addis 计数是测定夜间 12 小时浓缩尿液中的红细胞、白细胞及管型的数量。为防止沉淀物的变性需加入一定量防腐剂,患者在晚 8 时,排尿弃去,取以后 12 小时内全部尿液,特别是至次晨 8 时,必须将尿液全部排空。

1.参考值

红细胞：<500 000/12 h；白细胞及肾上皮细胞：<1 000 000/12 h；透明管型：<5 000/12 h。

2.临床意义

（1）肾炎患者可轻度增加或显著增加。

（2）肾盂肾炎患者尿液中的白细胞显著增高,尿路感染和前列腺炎等患者的尿中白细胞也明显增高。

（二）1 小时细胞排泄率检查

准确留取 3 小时全部尿液,将沉渣中红细胞、白细胞分别计数,再换算成 1 小时的排泄率。检查时患者可照常生活,不限制饮食,但不给利尿药及过量饮水。

1.参考值

男性：红细胞<30 000/h；白细胞<70 000/h。女性：红细胞<40 000/h；白细胞<140 000/h。

2.临床意义

（1）肾炎患者红细胞排泄率明显增高。

（2）肾盂肾炎患者白细胞排泄率增高,可达 40 万/小时。

（田伟田）

第十章

粪便检验

第一节　粪便的理学检验

一、量

正常成人大多每天排便一次,其量为 100~300 g,随食物种类、食量及消化器官的功能状态而异。摄取细粮及肉食为主者,粪便细腻而量少;进食粗粮特别是多量蔬菜后,因纤维素多致粪便量增加。当胃、肠、胰腺有炎症或功能紊乱时,因炎性渗出,肠蠕动亢进,消化吸收不良,可使粪便量增加。

二、外观

粪便的外观包括颜色与性状。正常成人的粪便为黄褐色成形便,质软;婴儿粪便可呈黄色或金黄色糊状。久置后,粪便的胆色素被氧化可致颜色加深。病理情况下可见如下改变。

(一)黏液便

正常粪便中的少量黏液,因与粪便均匀混合不易察觉,若有肉眼可见的黏液,说明其量增多。小肠炎时增多的黏液均匀地混于粪便之中;如为大肠炎,由于粪便已逐渐成形,黏液不易与粪便混合;来自直肠的黏液则附着于粪便的表面。单纯黏液便黏液无透明、稍黏稠,脓性黏液则呈黄白色不透明,见于各类肠炎、细菌性痢疾、阿米巴痢疾、急性血吸虫病。

(二)溏便

便呈粥状且内容粗糙,见于消化不良、慢性胃炎、胃窦潴留。

(三)胨状便

肠易激综合征患者常于腹部绞痛后排出黏胨状、膜状或纽带状物,某些慢性菌痢疾病者也可排出类似的粪便。

(四)脓性及脓血便

说明肠道下段有病变。常见于痢疾、溃疡性结肠炎、局限性肠炎、结肠或直肠癌。脓或血多少取决于炎症的类型及其程度,在阿米巴痢疾以血为主,血中带脓,呈暗红色稀果酱样,此时要注意与食入大量咖啡,巧克力后的酱色粪便相鉴别。细菌性痢疾则以黏液及脓为主,脓中带血。

（五）鲜血便

直肠息肉、结肠癌、肛裂及痔疮等均都可见鲜红色血便。痔疮时常在排便之后有鲜血滴落，而其他疾病多见鲜血附着于粪便的表面。过多地食用西瓜、番茄、红辣椒等红色食品，粪便亦可呈鲜血色，但很易与以上鲜血便鉴别。

（六）柏油样黑便

上消化道出血时，红细胞被胃肠液消化破坏，释放血红蛋白并进一步降解为血红素、卟啉和铁等产物，在肠道细菌的作用下铁与肠内产生的硫化物结合成硫化铁，并刺激小肠分泌过多的黏液。上消化道出血为 $50\sim75$ mL 时，可出现柏油样便，粪便呈褐色或黑色，质软，富有光泽，宛如柏油。如见柏油样便，且持续 $2\sim3$ 天，说明出血量至少为 500 mL。当上消化道持续大出血时，排便次数可增多，而且稀薄，因而血量多，血红素不能完全与硫化物结合，加之血液在肠腔内推进快，粪便可由柏油样转为暗红色。服用活性炭、铁剂等之后也可排黑色便。但无光泽且隐血试验阴性。

（七）稀糊状或稀汁样便

稀糊状或稀汁样便常因肠蠕动亢进或分泌物增多所致，见于各种感染或非感染性腹泻，尤其是急性胃肠炎。小儿肠炎时肠蠕动加速，粪便很快通过肠道，以致胆绿素来不及转变为粪便胆素而呈绿色稀糊样便。遇大量黄绿色的稀汁样便并含有膜状物时应考虑到伪膜性肠炎；艾滋病伴发肠道隐孢子虫感染时也可排出大量稀汁样便。副溶血性弧菌食物中毒可排洗肉水样便，出血性小肠炎可见红豆汤样便。

（八）米泔样便

米泔样便呈淘米水样，内含黏液片块，量大，见于重症霍乱、副霍乱患者。

（九）白陶土样便

由于各种原因引起的胆管梗阻，进入肠内的胆汁减少或缺失，以致无粪便胆素产生，使粪便呈灰白色，主要见于梗阻性黄疸。钡餐造影术后可因排出钡剂使粪便呈黄白色。

（十）干结便

常由于习惯性便秘，粪便在结肠内停留过久，水分过度吸收而排出羊粪便样的硬球或粪便球积成的硬条状粪便。于老年排便无力时多见。

（十一）细条状便

排便形状改变，排出细条或扁片状粪便，说明直肠狭窄，常提示有直肠肿物存在。

（十二）乳凝块

婴儿粪便中见有黄白色乳凝块，亦可能见蛋花样便，提示脂肪或酪蛋白消化不完全，常见于消化不良、婴儿腹泻。

三、气味

正常粪便有臭味，主要因细菌作用的产物如吲哚、粪臭素、硫醇、硫化氢等引起的。

肉食者臭味重，素食者臭味轻，粪便恶臭且呈碱性反应时，乃因未消化的蛋白质发生腐败所致；患者患慢性肠炎、胰腺疾病、消化道大出血，结肠或直肠癌溃烂时，粪便亦有腐败恶臭味。阿米巴性肠炎粪便呈鱼腥臭味，如脂肪及糖类消化或吸收不良时，由于脂肪酸分解及糖的发酵而使粪便呈酸臭味。

四、酸碱反应

正常人的粪便为中性、弱酸性或弱碱性。食肉多者呈碱性,高度腐败时为强碱性,食糖类及脂肪多时呈酸性,异常发酵时为强酸性。细菌性痢疾、血吸虫病粪便常呈碱性;阿米巴痢疾粪便常呈酸性。

五、病毒

目前研究最多的是轮状病毒和甲型肝炎病毒的检验。有研究报告指出轮状病毒是我国婴幼儿秋冬季节流行性腹泻的主要致病病原,由于这种腹泻没有特征性的病变指标,从大便中检出轮状病毒就是重要的诊断依据。而粪便中甲肝病毒的检出则是该患者具有传染性的可靠依据。由于病毒体积微小、生命形式不完善,这使得普通显微镜和无生命培养基在病毒检验中无用武之地。可用的检验方法有血清学方法、电镜观察与分离培养(用动物接种、组织培养、细胞培养等)等。临床上往往采用免疫学方法进行快速诊断,且准确性和灵敏度都较高。电子显微镜或分离培养的方法比较费时、费事,往往在研究中采用。

六、寄生虫

在目视检查和显微镜检查中,已经有大部分寄生虫感染能被检出。蛔虫、蛲虫、带绦虫等较大虫体或其片段肉眼即可分辨,钩虫虫体须将粪便冲洗过方可看到。但是,由于虫卵和虫体在粪便中的分布高度不均一,使得目视检查和普通的涂片镜检结果重复性很差。在高度怀疑寄生虫感染的病例,应采用集卵法以及虫卵孵化实验等以提高检出率和重复性。服驱虫剂后应查找有无虫体,驱绦虫后应仔细寻找其头节。

七、结石

粪便中可见到胆石、胰石、粪石等,最重要且最多见的是胆石。常见于应用排石药物或碎石术之后,较大者肉眼可见到,较小者需用铜筛淘洗粪便后仔细查找才能见到。

(田伟田)

第二节　粪便的化学检验

一、隐血试验

隐血是指消化道出血量很少,肉眼不见血色,而且少量红细胞又被消化分解致显微镜下也无从发现的出血状况而言。隐血试验对胃癌和大肠癌等消化道肿瘤持续的消化道出血可能是其早期出现的唯一特征,且大便隐血检查属无创检查,试验方便、费用低廉,适合进行长期观察,因而大便隐血试验目前仍旧是能使消化道疾病被早期发现的试验。

(一)方法学评价

隐血试验(occult blood test,OBT)目前主要采用化学法。如邻联甲苯胺法、还原酚酞法、联苯胺法、氨基比林法、无色孔雀绿法、愈创木酯法等。其实验设计原理基于血红蛋白中的含铁血红素部分有催化过氧化物分解的作用,能催化试剂中的过氧化氢,分解释放新生态氧,氧化上述色原物质而呈色。呈色的深浅反映了血红蛋白多少,亦即出血量的大小。经上试验方法虽然原理相同,但在实际应用中却由于粪便的成分差别很大,各实验室具体操作细节如粪便取材多少、试剂配方、观察时间等不同,而使结果存在较大差异。多数文献应用稀释度的血红蛋白液对这些方法灵敏度的研究表明,邻联甲苯胺法、还原酚酞法最灵敏,可检测 0.2~1.0 mg/L 的血红蛋白,只要消化道有 1~5 mL 的出血就可检出。还原酚酞法由于试剂极不稳定,放置可自发氧化变红而被摒弃。高度灵敏的邻联甲苯胺法常容易出现假阳性结果,中度灵敏的试验包括联苯胺法、无色孔雀绿法,可检出 1~5 mg/L 的血红蛋白,消化道有 5~10 mL 出血即为阳性。联苯胺法由于有致癌作用而无色孔雀绿法在未加入异喹啉时灵敏度差,需 20 mg/L 血红蛋白,试剂配制和来源均不如拉米洞方法方便。愈创木酯法灵敏度差,需 6~10 mL/L 血红蛋白才能检出,此时消化道出血可达 20 mL 但假阳性很少,如此法为阳性,基本可确诊消化道出血。目前国内外生产应用四甲基联苯胺和愈创木酯为显色基质的隐血试带,使隐血试验更为方便。

以上各种隐血试验化学法虽简单易行,但均基于血红蛋白中的血红素可促使双氧水分解释放新生态氧,使色原物质氧化这一原理,方法上缺乏特异准确性。此外,化学试剂不稳定,久置后可使反应减弱。外源性动物仪器如含有血红蛋白、肌红蛋白,其血红素的作用均可使试验呈阳性,大量生食蔬菜中含有活性的植物过氧化物酶也可催化双氧水分解,出现假阳性反应,所以除愈创木酯法外均要求素食 3 天,为此有人提出将粪便用水做 1∶3 稀释加热煮沸再加冰乙酸和乙醚提取血红蛋白测定可排除干扰。此法虽然可靠,但不适用于常规工作。另外,血液如在肠道停留过久,血红蛋白被细菌降解,血红素不复存在,则会出现与病情不符的阴性结果,患者服用大量维生素 C 或其他具有还原作用的药物,在实验中可使过氧化物还原,不能再氧化色原物质,亦可使隐血试验呈假阴性。除上述干扰隐血试验外亦可由于检验人员取材部位不同,标本反应时间不同,检验员对显色判断不同,故在不同方法的试验中,还可产生误差等,致使目前国内外尚无统一公认的推荐的方法,更谈不到实验的标准化。

为解决传统隐血试验的特异性问题及鉴别消化道出血部位,人们探索了一些新的隐血试验方法,如同位素铬(^{51}Cr)法等同位素法和各种免疫学方法。

1.同位素方法

(1)铬(^{51}Cr)法测定大便隐血量。①原理:^{51}Cr-红细胞经静脉注射后,正常不进入消化道,消化道出血时则进入并不被吸收,随大便排出;将大便中的放射性与每毫升血液中放射性比较计算可求出胃肠道出血量。②方法:静脉注射^{51}Cr-RBC 7.4 MBq 后,收集 72 小时大便,称重测放射性,并在开始时和收集大便结束时抽静脉血测每毫升放射性计数。按公式计算结果:72 小时出血量(mL)=大便总放射性/每毫升血放射性。

(2)锝标记红细胞法定位诊断胃肠道出血。①原理:当胃肠道出血时,锝标记红细胞或胶体随血液进入胃肠道;②方法:静脉注射显像剂后以 2~5 分钟一帧的速度连续显像 0.5~1.0 小时,必要时延迟显像;③临床应用:适应于活动性胃肠道出血的诊断和大致定位。急性活动出血用锝标胶体显像,间歇出血者用锝标 RBC 显像。诊断准确率在 80% 左右,能够探测出血率高于每分钟 0.1 mL 的消化道出血。

尽管同位素方法的灵敏度和特异性无可非议,甚至还可以对出血点进行准确定位,但临床很难接受将一种应用放射性同位素的、操作复杂的、需要特殊仪器的方法普遍用来进行一个没有特异性的指标的检验。

2.免疫学方法

免疫学方法以其特异性和灵敏度而广受临床检验的欢迎,如免疫单扩法、免疫电泳、酶联免疫吸附试验、免疫斑点法、胶乳免疫化学凝聚法,放射免疫扩散法、反向间接血凝法、胶体金标记夹心免疫检验法等。此类试验所用抗体分为两大类,一种为抗人血红蛋白抗体,另一种为抗人红细胞基质抗体。免疫学方法具有很好的灵敏度,一般血红蛋白为 0.2 mg/L、0.03 mg/g 粪便就可得到阳性结果,且有很高的特异性,各种动物血血红蛋白在 500 mg/L 辣根过氧化物酶在 2 000 mg/L 时不会出现干扰,因而不需控制饮食。据赫索格和卡梅隆等研究,正常人 24 小时胃肠道生理性失血量为 0.6 mL,若每天多于 2 mL,则属于病理性出血。由于免疫学方法的高度敏感性,又由于有正常的生理性失血,如此高的灵敏度,要在某些正常人特别是服用刺激肠道药物后可造成假阳性。但免疫学法隐血试验主要检测下消化道的优点,目前被认为是对大肠癌普查最适用的试验。免疫学法隐血试验主要检测下消化道出血,有 40%~50% 的上消化道出血不能检出。原因:①血红蛋白或红细胞经过消化酶降解或消化殆尽已不具有原来免疫原性;②过量大出血而致反应体系中抗原过剩出现前带现象;③患者血红蛋白的抗原与单克隆抗体不配。因此,有时外观为柏油样便而免疫法检查却呈阴性或弱阳性,此需将原已稀释的粪便再稀释50~100 倍重做或用化学法复检。近年来某些实验室还采用卟啉荧光法血红蛋白定量试验,用紫草酸试剂使血红素变为卟啉进行荧光检测,这样除可测粪便未降解的血红蛋白外,还可测血红素衍化物卟啉,从而克服了化学法和免疫法受血红蛋白降解影响缺点,可对上、下消化道出血同样敏感,但外源性血红素、卟啉类物质具有干扰性,且方法较复杂,故不易推广使用。此外,免疫学的方法也从检测血红蛋白与人红细胞基质扩展到测定粪便中其他随出血而出现的带有良好的抗原性而又不易迅速降解的蛋白质,如清蛋白、转铁蛋白等,灵敏度达 2 mg/L。

为了使免疫学方法在检测粪便潜血时尽可能简便,以适应大规模大肠癌普查的需要和临床快速报告的要求,有的公司已经推出单克隆抗体一步法试验,如美国万华普曼生物工程有限公司。他们所采用的粪便潜血免疫一步法是一种快速简便、无嗅无味的三明治夹心免疫检验法。具有特异性强、高灵敏度(0.03 mg Hb/g 粪)、检验快速(1~5 分钟)、操作简单(一步检验)、试剂易保存(室温)和结果简单易读的优点,在诊断和治疗引起肠胃道出血的疾病有重要意义。特别是消化道癌肿患者87%大便隐血为阳性。

3.其他方法

近年来某些实验室还采用卟啉荧光法血红蛋白定量试验,用紫草酸试剂使血红素变为卟啉进行荧光检测,这样除可测粪便未降解的血红蛋白外,可对上、下消化道出血同样敏感,但外源性血红素、卟啉类物质具有干扰性,且方法较复杂,故不易推广使用。

(二)临床意义

粪便隐血检查对消化道出血的诊断有重要价值。消化性溃疡、药物致胃黏膜损伤(如服用吲哚美辛、糖皮质激素等)、肠结核、克罗恩病、溃疡性结肠炎、结肠息肉、钩虫病及胃癌、结肠癌等消化肿瘤时,粪便隐血试验均常为阳性,故须结合临床其他资料进行鉴别诊断。在消化性溃疡时,阳性率为 40%~70%,呈间断性阳性。消化性溃疡治疗后当粪便外观正常时,隐血试验阳性仍可持续 5~7 天,此后如出血完全停止,隐血试验即可转阴。消化道癌症时,阳性率可达 95%,呈持续性阳性,故粪便隐血试验常作为消化道恶性肿瘤诊断的一个筛选指标。尤其对中老年人早期发现消化道恶性肿瘤有重要价值。此外,在流行性出血热患者的粪便中隐血试验也有 84% 的

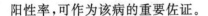

阳性率,可作为该病的重要佐证。

二、粪胆色素检查

正常粪便中无胆红素而有粪胆原及粪胆素。粪胆色素检查包括胆红素、粪胆原、粪胆素检查。

(一)粪胆红素检查

婴儿因正常肠道菌群尚未建立或成人因腹泻致肠蠕动加速,使胆红素来不及被肠道菌还原时,粪便可呈金黄色或深黄色,胆红素定性试验为阳性,如部分被氧化成胆绿素。为快速检测粪便中的胆红素可用 Harrison 法,如呈绿蓝色为阳性。

(二)粪胆原定性或定量

粪便中的粪胆原在溶血性黄疸时,由于大量胆红素排入肠道被细菌还原而明显增加;梗阻性黄疸时由于排向肠道的胆汁少而粪便胆原明显减少;肝细胞性黄疸时粪胆原则可增加也可减少,视肝内梗阻情况而定。粪便胆原定性或定量对于黄疸类型的鉴别具有一定价值。无论定性或定量均采用 Ehrlich 方法,生成红色化合物,正常人每 100 g 粪便中胆原量为 75~350 mg。低于或高于参考值可助诊为梗阻性或溶血性黄疸。

(三)粪胆素检查

粪便胆素是由粪便胆原在肠道中停留被进一步氧化而成,粪便由于粪胆素的存在而呈棕黄色,当胆管结石、肿瘤而致完全阻塞时,粪便中因无胆色素而呈白陶土色。可用氯化汞试剂联合检测胆红素及粪便胆素,如粪便悬液呈砖红色表示粪胆素阳性,如显绿色则表示有胆红素被氧化为胆绿素,如不变色,表示无胆汁入肠道。

三、消化吸收功能试验

消化吸收功能试验是一组用以检查消化道功能状态的试验。近年来由于采用了各种放射性核素技术而取得了很大进展,这组试验包括脂肪消化吸收试验,蛋白质消化吸收试验和糖类消化吸收试验等,但操作技术复杂,不便常规使用。因此更要强调在粪便一般镜检中观察脂肪小滴,以此作为胰腺功能不全的一种筛选指标。

此外,还可做脂肪定量测定,即在普通膳食情况下,每人每 24 小时粪便中的总脂肪为 2~5 g (以测定的总脂肪酸计量)或为干粪便的 7.3%~27.6%。粪便脂质主要来源是食物,小部分系来源于胃肠道分泌、细胞脱落和细菌的代谢的产物。在疾病情况下,由于脂肪的消化或吸收能力减退,粪便中的总脂量可以大为增加,若 24 小时粪便中总脂量超过 6 g 时,称为脂肪泻。慢性胰腺炎、胰腺癌、胰腺纤维囊性变等胰腺疾病,梗阻性黄疸,胆汁分泌不足的肝胆疾病,小肠病变如肠性脂质营养不良病,蛋白丧失性肠病时均可引起脂肪泻。

脂肪定量可协助诊断以上疾病。常用的方法有称量法和滴定法。称量法是将粪便标本经盐酸处理后,使结合脂肪酸变为游离的脂肪酸,再用乙醚萃取中性脂肪及游离脂肪酸,经蒸发除去乙醚后在分析天平上精确称其重量。滴定法原理是将粪便中脂肪与氢氧化钾溶液一起煮沸皂化,冷却后加入过量的盐酸使脂皂变为脂酸,再以石英钟油醚提取脂酸,取一份提取液蒸干,其残渣以中性乙醇溶解,以氢氧化钠滴定,计算总脂肪酸含量。

利用脂肪定量也可计算脂肪吸收率,以估计消化吸收功能。具体做法是在测定前 2~3 天给予脂肪含量为 100 g 的标准膳食,自测定日起,仍继续给予标准膳食连续 3 天,每天收集 24 小时晨粪便做总脂测定。

脂肪吸收率(%)=(膳食总脂量-粪便总脂量)/膳食总脂量×100%。

正常人每天摄入脂肪 100 g,其吸收率在 95% 以上,脂肪泻量明显减低。

目前检测有无胰蛋白缺乏的试验有 X 线胶消化法。由于该法准确度和精密性都很差,而很少应用。

(田伟田)

第三节　粪便的显微镜检验

粪便直接涂片显微镜检查是临床常规检验项目。可以从中发现病理成分,如各种细胞、寄生虫卵、真菌、细菌、原虫等,并可通过观察各种食物残渣以了解消化吸收功能。为此,必须熟悉这些成分的形态。

一般采用生理盐水涂片法,以竹签取含黏液脓血的部分,若为成形便则取自粪便表面,混悬于载有一滴生理盐水的载玻片上,涂成薄片,厚度以能透视纸上字迹为度,加盖玻片,先用低倍镜观察全片有无虫卵、原虫疱囊、寄生虫幼虫及血细胞等,再用高倍镜详细检查病理成分的形态及结构。

一、细胞

(一)白细胞

正常粪便中不见或偶见,多在带黏液的标本中见到,主要是中性分叶核粒细胞。肠炎一般少于15/HP,分散存在。具体数量多少与炎症轻重及部位有关。小肠炎症时白细胞数量不多,均匀混于粪便内,且因细胞部分被消化而不易辨认。结肠炎症如细菌性痢疾时,可见大量白细胞或成堆出现的脓细胞,亦可见到吞有异物的吞噬细胞。在肠易激综合征、肠道寄生虫病(尤其是钩虫病及阿米巴痢疾)时,粪便涂片还可见较多的嗜酸性粒细胞,可伴有夏科-莱登结晶。

(二)红细胞

正常粪便中无红细胞。肠道下段炎症或出血量可出现,如果痢疾、溃疡性结肠炎、结肠癌、直肠息肉、急性吸虫病等。粪便中新鲜红细胞为草黄色、稍有折光性的圆盘状。细菌性痢疾红细胞少于白细胞,多分散存在且形态正常;阿米巴痢疾者红细胞多于白细胞,多成堆存在并有残碎现象。

(三)巨噬细胞(大吞噬细胞)

为一种吞噬较大异物的单核细胞,在细菌性痢疾和直肠炎症时均可见到。其胞体较中性粒细胞为大,或为其3倍或更大,呈圆形、卵圆形或不规则形,胞核为1~2个,大小不等,常偏于一侧。无伪足伸出者,内外质界限不清。常含有吞噬的颗粒及细胞碎屑,有时可见含有红细胞、白细胞、细菌等,此类细胞多有不同程度的退化变性现象。若其胞质有缓慢伸缩时,应特别注意与溶组织内阿米巴滋养体区别。

(四)肠黏膜上皮细胞

整个小肠、大肠黏膜的上皮细胞均为柱状上皮,只有直肠齿状线处由复层立方上皮未角化的复层鳞状上皮所被覆。生理情况下,少量脱落的柱状上皮多已被破坏,故正常粪便中见不到。结肠炎症时上皮细胞增多,呈卵圆形或短柱形状,两端钝圆,细胞较厚,结构模糊,夹杂于白细胞之间,伪膜性肠炎的肠黏膜小块中可见到成片存在的上皮细胞,其黏液脓状分泌物中亦可大量存在。

(五)肿瘤细胞

取乙状结肠癌、直肠癌患者的血性粪便及时涂片染色,可能见到成堆的具异形性的癌细胞。

在进行细胞镜检时,至少要观察 10 个高倍镜视野,然后就所见对各类细胞的多少给予描述,报告方式见表 10-1。

表 10-1 粪便涂片镜检时细胞成分的报告方式

10 个高倍视野(HP)中某种细胞所见情况	报告方式(某种细胞数/HP)
10 个高倍视野中只看到 1 个	偶见
10 个高倍视野中有时不见,最多在一个视野见到 2~3 个	0~3
10 个高倍视野中每视野最少见 5 个,多则 10 个	5~10
10 个高倍视野中每视野都在 10 个以上	多数
10 个高倍视野中细胞均匀分布满视野,难以计数	满视野

二、食物残渣

正常粪便中的食物残渣均系已充分消化后的无定形细小颗粒,可偶见淀粉颗粒和脂肪小滴等未经充分消化的食物残渣,常见有以下几种。

(一)淀粉颗粒

一般为具有同心性纹或不规则放射线纹的大小不等的圆形、椭圆形或棱角状颗粒,无色,具有一定折光性。滴加碘液后呈黑蓝色,若部分水解为糊精者则呈棕红色,腹泻者的粪便中常易见到,在慢性胰腺炎、胰腺功能不全、碳水化合物消化不良时可在粪便中大量出现,并常伴有较多的脂肪小滴和肌肉纤维。

(二)脂肪

粪便中的脂肪有中性脂肪、游离脂肪酸和结合脂肪酸三种形式,中性脂肪亦即脂肪小滴,呈大小不一、圆形折光强的小球状。用苏丹Ⅲ染色后呈朱红色或橘色。大量存在时,提示胰腺功能不全,因缺乏脂肪酶而使脂肪水解不全所致见于急、慢性胰腺炎,胰头癌,吸收不良综合征,小儿腹泻等。游离脂肪酸为片状、针束状结晶,加热溶化,片状者苏丹Ⅲ染为橘黄色,而针状者染色,其增多表示脂肪吸收障碍,可见于阻塞性黄疸,肠道中缺乏胆汁时,结合脂肪酸是脂肪酸与钙、镁等结合形成不溶性物质,呈黄色不规则块状或片状,加热不溶解,不被苏丹Ⅲ染色。

正常人食物中的脂肪经胰脂肪酶消化分解后大多被吸收,粪便中很少见到。如镜检脂肪小滴>6 个/高倍视野,视为脂肪排泄增多,如大量出现称为脂肪泻,常见于腹泻患者。此外,食物中脂肪过多,胆汁分泌失调,胰腺功能障碍也可见到,尤其在慢性胰腺炎患者排出有特征性的粪便:量多,呈泡沫状,灰白色有恶臭,镜检有较多的脂肪小滴。

(三)肌纤维

日常食用的肉类主要是动物的横纹肌,经蛋白酶消化分解后多消失。大量肉食后可见到少量肌纤维,但在一张盖片范围内(18 mm×18 mm)不应超过 10 个,为淡黄色条状、片状、带纤维的横纹,如加入伊红可染红色。在肠蠕动亢进、腹泻或蛋白质消化不良时可增多,当胰腺外分泌功能减退时,不但肌肉纤维增多,且其纵横纹均易见,甚至可见到细胞核,这是胰腺功能严重不全的佐证。

(四)胶原纤维和弹性纤维

胶原纤维和弹性纤维为无色或微黄色束状边缘不清晰的线条状物,正常粪便中很少见到。有胃部疾病而缺乏胃蛋白酶时可较多出现。加入 30%醋酸后,胶原纤维膨胀呈胶状而弹性纤维的丝状形态更为清晰。

(五)植物细胞及植物纤维

正常粪便中仅可见少量的形态多样化。植物细胞可呈圆形、长圆形、多角形、花边形等,无色或淡黄色、双层细胞壁,细胞内有多数叶绿体,须注意与虫卵鉴别。植物纤维为螺旋形或网格状结构。植物毛为细长、有强折光、一端呈尖形的管状物,中心有贯通两端的管腔。肠蠕动亢进、腹泻时此类成分增多,严重者肉眼即可观察到粪便中的若干植物纤维成分。

三、结晶

在正常粪便中,可见到少量磷酸盐、牙齿酸钙、碳酸钙结晶,均无病理意义。夏科-莱登结晶为无色透明的菱形结晶。两端尖长,大小不等,折光性强,常在阿米巴痢疾、钩虫病及过敏性肠炎粪便中出现,同时可见到嗜酸性粒细胞。血晶为棕黄色斜方形结晶,见于胃肠道出血后的粪便内。不溶于氢氧化钾溶液,遇硝酸呈蓝色。

四、细菌

(一)正常菌群与菌群失调

正常菌群与菌群失调粪便中细菌极多,占干重 1/3,多属正常菌群。在健康婴儿粪便中主要有双歧杆菌、拟杆菌、肠杆菌、肠球菌、少量芽孢菌(如梭状菌属)、葡萄球菌等。成人粪便中以大肠埃希菌、厌氧菌和肠球菌为主要菌群,约占 80%;产气杆菌、变形杆菌、铜绿假单胞菌等多为过路菌,不超过 10%。此外,尚可有少量芽孢菌和酵母菌。正常人粪便中菌量和菌谱处于相对稳定状态,保持着细菌与宿主间的生态平衡。若正常菌群突然消化或比例失调,临床上称为肠道菌群失调症。其确证方法需通过培养及有关细菌学鉴定。但亦可做粪便涂片,行革兰染色后油浸镜观察以初步判断。正常粪便中球菌和杆菌的比例大致为 1:10。长期使用广谱抗生素、免疫抑制剂及慢性消耗性疾病患者,粪便中球/杆菌比值变大,若比值显著增大,革兰阴性杆菌严重减少,甚至消失,而葡萄球菌或真菌等明显增多,常提示有肠道菌群紊乱或发生二重感染,此种类型菌群失调症称伪膜性肠炎,此时粪便多呈稀汁样,量很大,涂片革兰染色常见培养证明为金黄色溶血性葡萄球菌,其次为假丝酵母。由厌氧性难辨梭状芽孢杆菌引起的伪膜性肠炎近年来日渐增多,应予以重视。

(二)霍乱弧菌初筛

霍乱在我国《急性传染病管理条例》中列为甲类,其发病急、病程进展快,因此要求快速、准确报告。霍乱弧菌肠毒素具有极强的致病力,作用于小肠黏膜引起的肠液大量分泌,导致严重水、电解质平衡紊乱而死亡。用粪便悬滴检查和涂片染色有助于初筛此菌。取米泔样粪便生理盐水悬滴检查可见呈鱼群穿梭样运动活泼的弧菌,改用霍乱弧菌抗血清悬滴检查,即做制动试验时呈阳性反应弧菌不再运动。粪便黏液部分涂片革兰染色及稀释苯酚品红染色后,油浸镜观察若见

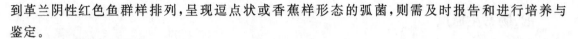

到革兰阴性红色鱼群样排列,呈现逗点状或香蕉样形态的弧菌,则需及时报告和进行培养与鉴定。

(三)其他致病菌分离培养

目前已认识到的能从粪便中发现的病原微生物达数十种之多,如沙门氏菌属、志贺氏菌属、酵母菌以及致病性大肠埃希菌和绿脓杆菌等。要从大便标本的大量菌群中分离这几十种致病菌,检验科一般采用选择性培养基如 SS 琼脂、GN 增菌液、麦康凯琼脂等。但是目前没有一种能用于所有致病菌的选择培养基(事实上很难或不可能做到),因此临床上往往采用多种选择性培养基联用以提高检出率。

五、肠道真菌

(一)普通酵母菌

普通酵母菌是一种环境中常见的真菌,可随环境污染而进入肠道,也可见于服用酵母片后。胞体小,常呈椭圆形,两端略尖,微有折光性,不见其核,如繁殖可见侧芽,常见于夏季已发酵的粪便中。其形态有时与微小阿米巴包囊或红细胞相混合但加入稀醋酸后不消失,而红细胞则被溶解。在菌群失调症患者,尚需与白色假丝酵母相区别,后者须见到假菌丝与厚膜孢子方可诊断,否则只能报告酵母菌。

(二)人体酵母菌

人体酵母菌为一种寄生于人体中的真菌,亦称人体酵母菌。呈圆形或卵圆形,直径 5～15 μm,大小不一。内含一个大而透明的圆形体,称为液泡。此菌幼稚期液泡很小,分散于胞质之中,成熟时液泡聚合成一个大球体,占细胞的大部分。在液泡周围的狭小的胞质带,内有数颗反光性强的小点。此菌有时易与原虫包囊,特别有人芽囊原虫和白细胞相混淆,可用蒸馏水代替生理盐水进行涂片,此时人体酵母菌迅速破坏消失而原虫包囊及白细胞则不被破坏。水代替生理盐水进行涂片,此时人体酵母菌迅速破坏消失而原虫包囊及白细胞则不被破坏。亦可用碘染色,液泡部分不着色,胞质内可见 1～2 核,此菌一般无临床意义。大量出现时可致轻微腹泻。

(三)假丝酵母

正常粪便中极少见,如见到首先应排除由容器污染或粪便在室温放置过久引起的污染,病理粪便中出现的假丝酵母以白色假丝酵母最为多见,常见于长期使用广谱抗生素、激素、免疫抑制剂和放、化疗之后。粪便中可见卵圆形、薄壁、折光性强、可生芽的酵母样菌,革兰染色阳性,可见分支状假菌丝和厚壁孢子。

六、寄生虫卵

从粪便中检查寄生虫卵,是诊断肠道寄生虫感染的最常用的化验指标。粪便中常见的寄生虫的卵有蛔虫卵、钩虫卵、鞭虫卵、蛲虫卵、华支睾吸虫卵、血吸虫卵、姜片虫卵、带绦虫卵等。寄生虫卵的检验一般用生理盐水涂片法,除华支睾吸虫需用高倍镜辨认外,其他均可经低倍镜检出。在识别寄生虫卵时应注意虫卵大小、色泽、形态,卵壳的厚薄、内部结构特点,认真观察予以鉴别,观察 10 个低倍视野,以低倍镜所见虫卵的最低数和最高数报告。为了提高寄生虫卵的检出阳性率,还可采用离心沉淀法,静置沉淀集卵法,通过去除粪渣,洗涤沉淀后涂片镜检,此种集卵法适用于检出各种虫卵,也可采用饱和盐水浮聚法,此法适用于检查钩虫卵、蛔虫卵及鞭虫卵。

七、肠寄生原虫

肠寄生原虫肠寄生原虫包括阿米巴原虫、隐孢子虫、鞭毛虫、纤毛虫和人芽囊原虫。

(一)肠道阿米巴

肠道阿米巴包括溶组织内阿米巴、脆弱双核阿米巴和结肠内阿米巴等。检查阿米巴时可直接用生理盐水涂片查滋养体,用碘染色法查包囊。溶组织内阿性痢疾病者粪便中可见大滋养体;带虫者和慢性间歇型阿米巴痢疾粪便中常见小滋养体、包囊前期及包囊,应注意与结肠内阿米巴鉴别。脆弱双核阿米巴通常寄生在人体结肠黏膜腺窝里,只有滋养体,尚未发现包囊,具有一定的致病力,可引起腹泻,易与白细胞混淆,应注意鉴别。结肠内阿米巴寄生在大肠腔,为无致病性共生阿米巴,对人感染较溶组织阿米巴普遍,无论滋养或包囊均需与后者区分。

(二)隐孢子虫

属肠道完全寄生性原虫。主要寄生于小肠上皮细胞的微绒毛中。目前至少存在着大型种和小型种两种不同形态的种别,在人体和多种动物体内寄生的均属小型种,即微小隐孢子虫。自1982年为获得性免疫缺陷综合征的重要病原。已列为艾滋病重要检测项目之一。人体感染隐孢子虫其临床表现因机体免疫状况而异,在免疫功能健全的人主要为胃肠炎症状,呕吐、腹痛、腹泻,病程1～2周可自愈;在免疫功能缺陷或 AIDS 患者则有发热、嗳气、呕吐,持续性腹泻,排稀汁样大便,每天多达 70 多次,排水量每天达12～17 L,导致严重脱水、电解质紊乱和营养不良而死亡。隐孢子虫病的诊断主要靠从粪便中查该虫卵囊。由于卵囊直径仅为 4.5～5.5 μm,且透明反光,不易识别,需用比重 1.20 蔗糖水浓集法于 600 倍放大条件下始可看到,换用 1 000～1 500 倍放大,易于看到内部结构(有 4 个弯曲密迭的子孢子及一个圆形的球状残体)。吉姆萨染色卵囊呈淡蓝色,伴有红色颗粒状内含物。用相差显微镜观察时效果更佳。

(三)鞭毛虫和纤毛虫

人体常见的鞭毛虫及纤毛虫有蓝氏贾第鞭毛虫、迈氏唇鞭毛虫、人肠毛滴虫、肠内滴虫、中华内滴虫和结肠小袋纤毛虫等。蓝氏贾第鞭毛虫寄生在小肠内(主要在十二指肠),可引起慢性腹泻;如寄生在胆囊,可致胆囊炎。结肠小袋纤毛虫寄生于结肠内,多呈无症状带虫状态。当滋养体浸入肠壁可引起阿米巴样痢疾。人肠毛滴虫一般认为列致病性,迈氏唇鞭毛虫及中华肠内滴虫较少见,一般不致病,除人肠毛滴虫仅见到滋养体外,其他鞭毛虫、纤毛虫都可见到滋养体与包囊。在粪便直接涂片观察时要注意它们的活动情况,并以鞭毛、波动膜、口隙、细胞核等作为鉴别的依据,必要时可在涂片尚未完全干燥时用瑞特染色或碘液、铁苏木精染色进行形态学鉴别。

(四)人芽囊帮原虫

人芽囊帮原虫于 1912 年由 Brumpt 首先命名,其后分类位置一直很乱。1967 年以前曾被误认为酵母菌、鞭毛虫的包囊等。目前认为人芽囊原虫是寄生在高等灵长类动物和人体消化道内的原虫。可引起腹泻。其形态多样,有空泡型、颗粒型、阿米巴型和复分裂型虫体,只有阿米巴型为致病性虫体。

(田伟田)

第十一章

微生物检验

第一节 分枝杆菌属检验

分枝杆菌属是一类细长或略带弯曲、为数众多(包括 54 个种)呈分枝状生长的需氧杆菌。因其繁殖时呈分枝状生长故称分枝杆菌。本属细菌的主要特点是细胞壁含有大量脂类,可占其干重的 60%,这与其染色性、抵抗力、致病性等密切相关。耐受酸和抗乙醇,一般不易着色,若经加温或延长染色时间而着色后,能抵抗 3% 盐酸乙醇的脱色作用,故又称抗酸杆菌。需氧生长,无鞭毛,无芽孢和荚膜。引起的疾病均为慢性,有肉芽肿病变的炎症特点。

分枝杆菌的种类较多,包括结核分枝杆菌、非结核分枝杆菌和麻风分枝杆菌。非结核分枝杆菌是一大群分枝杆菌的总称,与人类有关的非结核分枝杆菌主要有堪萨斯分枝杆菌、海分枝杆菌、瘰疬分枝杆菌、戈分枝杆菌、鸟分枝杆菌、蟾分枝杆菌、龟分枝杆菌、偶发分枝杆菌和耻垢分枝杆菌等。本属细菌无内外毒素,其致病性与菌体某些成分如索状因子、蜡质 D 及分枝菌酸有关。

一、结核分枝杆菌

结核分枝杆菌简称结核杆菌,是引起人和动物结核病的病原菌。目前已知在我国引起人类结核病的主要有人型和牛型结核分枝杆菌。

(一)临床意义

1.致病性

结核分枝杆菌主要通过呼吸道、消化道和受损伤的皮肤侵入易感机体,引起多种组织器官的结核病,其中以通过呼吸道引起的肺结核最多见。肺外感染可发生在脑、肾、肠及腹膜等处。该菌不产生内毒素和外毒素,也无荚膜和侵袭性酶。

2.Koch 现象

结核的特异性免疫是通过结核分枝杆菌感染后所产生,试验证明,将有毒结核分枝杆菌纯培养物初次接种于健康豚鼠,不产生速发型变态反应,而经 10～14 天,局部逐渐形成肿块,继而坏死,溃疡,直至动物死亡。若在 8～12 周之前给动物接种减毒或小量结核分枝杆菌,第二次接种时则局部反应提前,于 2～3 天内发生红肿硬结,后有溃疡但很快趋于痊愈。此现象为 Koch 在1891 年观察到的,故称为 Koch 现象。

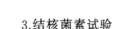

3.结核菌素试验

利用Ⅳ型变态反应的原理,检测机体是否感染过结核杆菌。

(二)微生物学检验

1.标本采集

根据感染部位的不同,可采集不同标本。结核患者各感染部位的标本中大多都混有其他细菌,为此应采取能抑制污染菌的方法。若做分离培养,必须使用灭菌容器,患者应停药1～2天后再采集标本。可采集痰、尿、粪便、胃液、胸腔积液、腹水、脑脊液、关节液、脓液等。

2.检验方法

(1)涂片检查。①直接涂片:a.薄涂片。挑取痰或其他处理过的标本约0.01 mL,涂抹于载玻片上,用姜-尼(热染法)或Kinyoun(冷染法)抗酸染色,镜检,报告方法:一,全视野(或100个视野)未找到抗酸菌;+,全视野发现3～9个;++,全视野发现10～99个;+++,每视野发现1～9个;++++,每视野发现10个以上(全视野发现1～2个时报告抗酸菌的个数)。b.厚涂片。取标本0.1 mL,涂片,抗酸染色、镜检,报告方法同上。②集菌涂片:主要方法有沉淀集菌法和漂浮集菌法。③荧光显微镜检查法:制片同前。用金铵"O"染色,在荧光显微镜下分枝杆菌可发出荧光。

(2)分离培养:结核分枝杆菌的分离培养对于结核病的诊断、疗效观察及抗结核药物的研究均具有重要意义。培养前针对标本应做适当的前处理,如痰可做4%H_2SO_4或4%NaOH处理20～30分钟,除去支杂菌再接种于罗氏培养基,37 ℃培养,定时观察,至4～8周。此方法可准确诊断结核杆菌。

(3)基因快速诊断:简便快速、灵敏度高、特异性强。但需注意实验器材的污染问题,以免出现假阳性。

(4)噬菌体法。

(三)治疗原则

利福平、异烟肼、乙胺丁醇、链霉素为第一线药物。利福平与异烟肼合用可以减少耐药的产生。对于严重感染,可用吡嗪酰胺与利福平及异烟肼联合使用。

二、非结核分枝杆菌

分枝杆菌属中除结核杆菌和麻风杆菌以外,均称为非结核分枝杆菌或非典分枝杆菌。因其染色性同样具有抗酸性亦称非结核抗酸菌,其中有14～17个非典菌种能使人致病,可侵犯全身脏器和组织,以肺最常见,其临床症状、X线所见很难与肺结核病区别,而大多数非典菌对主要抗结核药耐药,故该菌的感染和发病已成为流行病学和临床上的主要课题,与发达国家一样,我国近年来发现率也有增高趋势。以第Ⅲ群鸟一胞内分枝杆菌和第Ⅳ群偶发分枝杆菌及龟分枝杆菌为多。

三、麻风分枝杆菌

麻风分枝杆菌(M.leprae)简称麻风杆菌,是麻风病的病原菌。首先由Hansen 1937年从麻风患者组织中发现。麻风分枝杆菌亦为抗酸杆菌,但较结核杆菌短而粗。抗酸染色着色均匀,呈束状或团状排列,为典型的胞内寄生菌,该菌所在的细胞胞质呈泡沫状称麻风细胞。用药后细菌可断裂为颗粒状、链状等,着色不均匀,叫不完整染色菌。革兰阳性无动力、无荚膜和芽孢。

麻风分枝杆菌是麻风的病原菌,麻风是一种慢性传染病,早期主要损害皮肤、黏膜和神经末梢,晚期可侵犯深部组织和器官,此菌尚未人工培养成功,已用犰狳建立良好的动物模型。人类是麻风分枝杆菌的唯一宿主,也是唯一传染源。本病在世界各地均有流行,尤以第三世界较为广泛。

麻风病根据机体的免疫、病理变化和临床表现可将多数患者分为瘤型和结核型两型,另外还有界限类和未定类两类。治疗原则:早发现,早治疗。治疗药物主要有砜类、利福平、氯法齐明及丙硫异烟胺。一般采用两三种药物联合治疗。

(李绍君)

第二节　厌氧性细菌检验

一、概述

厌氧性细菌是一大群专性厌氧,必须在无氧环境中才能生长的细菌。主要可分为两大类,一类是革兰染色阳性有芽孢的厌氧芽孢梭菌,另一类是无芽孢的革兰阳性及革兰阴性球菌与杆菌。前一类因有芽孢,抵抗力强,在自然界(水、土等)、动物及人体肠道中广泛存在,并且能长期耐受恶劣的环境条件。一旦在适宜条件下即可出芽繁殖,产生多种外毒素,引起严重疾病。后一类则是人体的正常菌群,可与需氧菌、兼性厌氧菌共同存在于口腔、肠道、上呼吸道、泌尿生殖道等。这类无芽孢厌氧菌的致病性属条件致病性的内源性感染,在长期使用抗生素、激素、免疫抑制剂等发生菌群失调或机体免疫力衰退,或细菌进入非正常寄居部位才可致病。两类细菌都必须作厌氧培养以分离细菌,但细菌学诊断的价值却有所不同。1986年版的《伯杰系统细菌学手册》的分类标准:①革兰染色特性;②形态;③鞭毛;④芽孢;⑤荚膜;⑥代谢产物等。以此为基础将主要厌氧菌归类如下:革兰阳性有芽孢杆菌、革兰阳性无芽孢杆菌、革兰阴性无芽孢杆菌、革兰阳性厌氧球菌、革兰阴性厌氧球菌。

厌氧菌的分类:厌氧性细菌是指在有氧条件下不能生长,在无氧条件下才能生长的一大群细菌。目前已知,与医学有关的无芽孢厌氧菌有40多个菌属,300多个菌种和亚种;而有芽孢的厌氧菌只有梭菌属,包括83个种。

(一)生物学分类

据厌氧菌的生物学性状及代谢产物分析,将主要厌氧菌归类。

(二)据耐氧性分类

1.专性厌氧菌

专性厌氧菌是指在降低氧分压的条件下才能生长的细菌。又分为极度厌氧菌(氧分压<0.5%,空气中暴露10分钟致死,如丁酸弧菌)和中度厌氧菌(氧分压为2%～8%,空气中暴露60～90分钟能生存,如大多数人类致病厌氧菌)。

2.微需氧菌

微需氧菌能在含5%～10%CO_2空气中的固体培养基表面生长的细菌,如弯曲菌属。

3.耐氧菌

其耐氧程度刚好能在新鲜配制的固体培养基表面生长。一旦生长,暴露数小时仍不死亡,如第三梭菌、溶组织梭菌。

主要厌氧菌的分类见表11-1。

表 11-1 主要厌氧菌的生物学分类

	种和亚种类	主要常见菌种
革兰阳性有芽孢杆菌梭菌属	83	破伤风梭菌、肉毒梭菌、艰难梭菌、溶组织梭菌、产气荚膜梭菌等
革兰阳性无芽孢杆菌		
1.丙酸杆菌属	8	痤疮丙酸杆菌、颗粒丙酸杆菌、贪婪丙酸杆菌、嗜淋巴丙酸杆菌
2.优杆菌属	34	不解乳优杆菌、迟缓优杆菌、黏性优杆菌、短优杆菌等
3.乳酸杆菌属	51	本菌属与致病关系不大
4.放线菌属	12	衣氏放线菌、奈氏放线菌、溶齿放线菌、化脓放线菌等
5.蛛网菌属	1	丙酸蛛网菌
6.双歧杆菌属	24	两歧双歧杆菌、青春双歧杆菌、婴儿双歧杆菌、短双歧杆菌、长双歧杆菌等
革兰阴性无芽孢杆菌		
1.类杆菌属	18	脆弱类杆菌、多形性杆菌、普通类杆菌
2.普雷沃菌属	20	产黑色素普雷沃菌、中间普雷沃菌等
3.紫单胞菌属	12	不解糖紫单胞菌、牙髓紫单胞菌
4.梭杆菌属	10	具核梭杆菌、坏死梭杆菌、变形梭杆菌、死亡梭杆菌等
5.纤毛菌属	1	口腔纤毛菌属
6.沃廉菌属	2	产琥珀酸沃廉菌(来自牛瘤胃)和直线沃廉菌(来自人牙龈沟)
7.月形单胞菌属		生痰月形单胞菌(来自人牙龈沟)和反刍月形单胞菌(来自反刍动物瘤胃)
革兰阳性厌氧球菌		
1.消化球菌属	1	黑色消化球菌
2.消化链球菌	9	厌氧消化链球菌、不解糖消化链球菌、吲哚消化链球菌、大消化链球菌、天芥菜春还原消化链球菌、四联消化链球菌
3.厌氧性链球菌或微需氧链球菌	4	麻疹链球菌、汉孙链球菌、短小链球菌。另外还有已属于口腔链球菌的中间型链球菌和星群链球菌
4.瘤胃球菌属	8	
5.粪球菌属	3	
6.八叠球菌属	2	
革兰阴性厌氧球菌		
1.韦荣菌属	7	小韦荣菌属、产碱韦荣菌
2.氨基酸球菌属	1	发酵氨基酸球菌
3.巨球菌属	1	埃氏巨球菌

厌氧菌是人体正常菌群的组成部分,在人体内主要聚居于肠道,其数量比需氧菌还多,每克

粪中高达 10^{12} 个,其中最多的是类杆菌。

二、厌氧菌感染

(一)厌氧菌在正常人体的分布及感染类型

1.厌氧菌在正常人体的分布

厌氧菌分布广泛,土壤、沼泽、湖泊、海洋、污水、食物以及人和动物体都有它的存在。正常人的肠道、口腔、阴道等处均有大量的厌氧菌寄居,其中肠道中的厌氧菌数量是大肠埃希菌的1 000～10 000倍。此外,人体皮肤、呼吸道、泌尿道也有厌氧菌分布。正常情况下,寄居于人体的正常菌群与人体保持一种平衡状态,不致病。一旦环境或机体的改变导致了这种平衡的改变,导致厌氧菌的感染。重要的厌氧菌种类及其在正常人体的分布见表 11-2。

表 11-2　重要的厌氧菌种类及其在正常人体内的分布

厌氧菌	皮肤	上呼吸道	口腔	肠道	尿道	阴道
一、芽孢菌						
革兰阳性杆菌						
梭状芽孢杆菌属	0	0	±	++	±	±
二、无芽孢菌						
(一)革兰阳性杆菌						
乳杆菌属	0	0	+	++	±	++
双歧杆菌属	0	0	+	++	0	±
优杆菌属	±	±	+	++	0	±
丙酸杆菌属	++	+	±	±	±	±
放线菌属	0	±	++	+	0	0
(二)革兰阴性杆菌						
类杆菌属	0	+	+	+	+	+
梭杆菌属	0	+	++	+	+	±
普雷沃菌属	0	+	++	+	+	+
紫单胞菌属	0	+	++	++	+	+
(三)革兰阳性球菌						
消化球菌属	+	+	++	++	±	++
消化链球菌属	+	+	++	++	±	++
(四)革兰阴性球菌						
韦荣菌属	0	+	+	+	±	+

2.外源性感染

梭状芽孢杆菌属引起的感染,其细菌及芽孢来源于土壤、粪便和其他外界环境。

3.内源性感染

无芽孢厌氧菌大多数是人体正常菌群,属于条件致病菌,在一定条件下可引起感染,一般不在人群中传播。

(二)临床意义

由厌氧菌引起的人类感染在所有的感染性疾病中占有相当大的比例,有些部位的感染如脑脓肿、牙周脓肿和盆腔脓肿等80%以上是由厌氧菌引起的。其中部分系厌氧菌单独感染,大部分系与需氧菌混合感染。

1.厌氧菌感染的危险因素

(1)组织缺氧或氧化还原电势降低,如组织供血障碍、大面积外伤、刺伤。

(2)机体免疫功能下降,如接受免疫抑制剂治疗、抗代谢药物治疗、放射治疗、化学药物治疗的患者以及糖尿病患者、慢性肝炎患者、老年人、早产儿等均易并发厌氧菌感染。

(3)某些手术及创伤,如开放性骨折、胃肠道手术、生殖道手术以及深部刺伤等易发生厌氧菌感染。

(4)长期应用某些抗菌药物,如氨基糖苷类、头孢菌素类、四环素类等,可诱发厌氧菌感染。

(5)深部需氧菌感染,需氧菌生长可消耗环境中的氧气,为厌氧菌生长提供条件,从而导致厌氧菌合并感染。

2.厌氧菌感染的临床及细胞学指征

(1)感染组织局部产生大量气体,造成组织肿胀和坏死,皮下有捻发感,是产气荚膜梭菌所引起感染的特征。

(2)发生在口腔、肠道、鼻咽腔、阴道等处的感染,易发生厌氧感染。

(3)深部外伤如枪伤后,以及动物咬伤后的继发感染,均可能是厌氧菌感染。

(4)分泌物有恶臭或呈暗血红色,并在紫外光下发出红色荧光,均可能是厌氧菌感染。分泌物或脓肿有硫磺颗粒,为放线菌感染。

(5)分泌物涂片经革兰染色,镜检发现有细菌,而培养阴性者,或在液体及半固体培养基深部生长的细菌,均可能为厌氧菌感染。

(6)长期应用氨基糖苷类抗生素无效的病例,可能是厌氧菌感染。

(7)胃肠道手术后发生的感染。

三、厌氧菌标本的采集与送检

标本采集与送检必须注意两点:标本绝对不能被正常菌群所污染;应尽量避免接触空气。

(一)采集

用于厌氧菌培养的标本不同于一般的细菌培养,多采用特殊的采集方法,如针筒抽取等,应严格无菌操作,严禁接触空气。不同部位标本采集方法也各有不同特点,具体方法见表11-3。

表 11-3 不同部位标本采集法

标本来源	收集方法
封闭性脓肿	针管抽取
妇女生殖道	后穹隆穿刺抽取
下呼吸道分泌物	肺穿刺术
胸腔	胸腔穿刺术
窦道、子宫腔、深部创伤	用静脉注射的塑料导管穿入感染部位抽吸
组织	无菌外科切开
尿道	膀胱穿刺术

(二)送检方法与处理

采集标本须注意:不被正常菌群污染,并尽量避免接触空气。采集深部组织标本时,需用碘酒消毒皮肤用注射器抽取,穿刺针头应准确插入病变部位深部,抽取数毫升即可,抽出后可排出一滴标本于酒精棉球上。若病灶处标本量较少,则可先用注射器吸取 1 mL 还原性溶液或还原性肉汤,然后再抽取标本。

在紧急情况下,可用棉拭子取材,并用适合的培养基转送。厌氧培养最理想的检查材料是组织标本,因厌氧菌在组织中比在渗出物中更易生长。

标本送到实验室后,应在 20~30 分钟处理完毕,至迟不超过 2 小时,以防止标本中兼性厌氧菌过度繁殖而抑制厌氧菌的生长。如不能及时接种,可将标本置室温保存(一般认为,冷藏对某些厌氧菌有害,而且在低温时氧的溶解度较高)。

1.针筒运送

一般用无菌针筒抽取标本后,排尽空气,针头插入无菌橡皮塞,以隔绝空气,立即送检。这种方法多用于液体标本的运送,如血液、脓液、胸腔积液、腹水、关节液等。

2.无菌小瓶运送

一般采用无菌的青霉素小瓶,瓶内加一定量的培养基和少量氧化还原指示剂,用橡皮盖加铝盖固定密封,排除瓶内空气,充以 CO_2 气体。同时先观察瓶内氧化还原指示剂的颜色,以判断瓶内是否为无氧环境,如合格将用无菌注射器将液体标本注入瓶中即可。

3.棉拭子运送

一般不采用棉拭子运送,如果使用该方法,一定使用特制运送培养基,确保无氧环境,确保不被污染,确保快速送检。

4.厌氧罐或厌氧袋运送

将厌氧罐或厌氧袋内装入可有效消耗氧气的物质,确保无氧环境。该方法一般用于运送较大的组织块或床边接种的培养皿等。

四、厌氧菌的分离与鉴定

(一)直接镜检

根据形态和染色性,结合标本性状与气味,初步对标本中可能有的细菌做出估计(见表 11-4)。

表 11-4　厌氧菌直接镜检初步鉴别

菌名	革兰染色	形态及其他特征
脆弱类杆菌	G－b	两端钝圆,着色深,中间色浅且不均匀,且有气泡,长短不一
产黑素普雷沃菌	G－b	多形性,长短不一,有浓染和空泡,无鞭毛和芽孢。标本有恶臭,琥珀味,紫外线照射发红色荧光
具核菌杆菌	G－b	菌体细长,两头尖,紫色颗粒菌体长轴成双排列,标本有丁酸味
坏死菌杆菌	G－b	高度多形性,长短不一,菌体中部膨胀成圆球形
韦容球菌	G－c	极小的革兰阴性球菌
消化链球菌	G＋c	革兰阳性成链状的小球菌
乳酸杆菌	G＋b	细长,有时多形性,呈单、双、短链或栅状分布
痤疮丙酸杆菌	G＋b	排列特殊呈 X、Y、V 或栅状,标本有丙酸气味
双歧杆菌	G＋b	多形性,有分支呈 Y、V 形或栅状,标本中有醋酸气味

续表

菌名	革兰染色	形态及其他特征
放线菌	G+b	分支呈棒状、X、Y、V 或栅状,浓汁中的黄色颗粒,有琥珀酸的气味
破伤风梭菌	G+b	细长,梭形或鼓槌状,有芽孢,有周鞭毛
产气荚膜梭菌	G+b	粗大杆菌,呈单或双排列,有芽孢,有荚膜
艰难梭菌	G+b	粗长杆菌,有芽孢,有鞭毛,近来发现有荚膜

(二)分离培养

主要分初代培养和次代培养两个阶段,其中初代培养相对比较困难,关键的问题就是厌氧环境和培养基的选择。初代培养的一般原则:①先将标本涂片染色直接镜检,指导培养基的选择。②尽量选用在厌氧菌中覆盖面宽的非选择性培养基。③最好多选 1～2 种覆盖面不同的选择性培养基。④尽量保证培养基新鲜。⑤要考虑到微需氧菌存在的可能。

1.选用适当的培养基接种

应接种固体和液体两种培养基。

(1)培养基的使用:应注意下列各点。①尽量使用新鲜培养基,2～4 小时内用完。②应使用预还原培养基,预还原 24～48 小时更好。③可采用预还原灭菌法制作的培养基(用前于培养基中加入还原剂,如 L-半胱氨酸、硫乙醇酸钠、维生素 C 及葡萄糖等,尽可能使预还原剂处于还原状态)。④液体培养基应煮沸 10 分钟,以驱除溶解氧,并迅速冷却,立即接种。⑤培养厌氧菌的培养基均应营养丰富,并加有还原剂与生长刺激因子(血清、维生素 K、氯化血红素、聚山梨酯-80 等)。

(2)培养基的选择:初次培养一般都使用选择培养基和非选择培养基。①非选择培养基:本培养基使分离的厌氧菌不被抑制,几乎能培养出所有的厌氧菌。常使用心脑浸液琼脂(BHI)、布氏琼脂(BR)、胰豆胨肝粉琼脂(GAM)、胰胨酵母琼脂(EG)、CDC 厌氧血琼脂等。②选择培养基:为有目的选择常见厌氧菌株,以便尽快确定厌氧的种类。常用的有 KVI.B 血平板(即上述非选择培养基中加卡那霉素和万古霉素),KVLB 冻溶血平板(置－20 ℃,5～10 分钟,以利产黑素类杆菌早期产生黑色素),七叶苷胆汁平板(BBE,用于脆弱类杆菌),FS 培养基(梭杆菌选择培养基),ES 培养基(优杆菌选择培养基),BS 培养基(双歧杆菌选择培养基),卵黄(EYA)及兔血平板(RBA)(用于产气荚膜梭菌),VS 培养基(用于韦荣球菌),CCFA 培养基(艰难梭菌选择培养基)等。

2.接种

每份标本至少接种 3 个血平板,分别置于有氧,无氧及 5％～10％CO_2 环境中培养,以便正确地培养出病原菌,从而判断其为需氧菌、兼性厌氧菌、微需氧菌或厌氧菌中的哪一类。

3.厌氧培养法

(1)厌氧罐培养法:在严密封闭的罐子内,应用物理或化学的方法造成无氧环境进行厌氧培养。常用冷触媒法、抽气换气法、钢末法和黄磷燃烧法。

(2)气袋法:利用气体发生器产生二氧化碳和氢气,后者在触媒的作用下与罐内的氧气结合成水,从而造成无氧环境。

(3)气体喷射法:又称转管法。本法系从培养基的制备到标本的接种直至进行培养的全过程,均在二氧化碳的不断喷射下进行。本法的关键是必须有无氧 CO_2。

（4）厌氧手套箱培养法：是迄今厌氧菌培养的最佳仪器之一，该箱由手套操作箱与传递箱两部分组成，前者还附有恒温培养箱，通过厌氧手套箱可进行标本接种、培养和鉴定等全过程。

（5）其他培养法：平板焦性没食子酸法；生物耗氧法；高层琼脂培养法。

4.厌氧状态的指示

亚甲蓝和刃天青。无氧时均呈白色，有氧时亚甲蓝呈蓝色，刃天青呈粉红色。

5.分离培养厌氧菌失败的原因

培养前未直接涂片和染色镜检；标本在空气中放置太久或接种的操作时间过长；未用新鲜配制的培养基；未用选择培养基；培养基未加必要的补充物质；初代培养应用了硫乙醇酸钠；无合适的厌氧罐或厌氧装置漏气；催化剂失活；培养时间不足；厌氧菌的鉴定材料有问题。

6.鉴定试验

可根据厌氧菌的菌体形态、染色反应、菌落性状以及对某些抗生素的敏感性做出初步鉴定。最终鉴定则要进行生化反应及终末代谢产物等项检查。

（1）形态与染色：可为厌氧菌的鉴定提供参考依据。

（2）菌落性状：不同的厌氧菌其菌落形态和性质不同。梭菌的菌落特点是形状不规则的，而无芽孢厌氧菌多呈单个的圆形小菌落。色素、溶血特点以及在紫外线下产生荧光的情况也可以作为厌氧菌鉴定的参考依据。

（3）抗生素敏感性鉴定试验：常用的抗生素有卡那霉素及甲硝唑。卡那霉素可用于梭杆菌属与类杆菌属的区分，甲硝唑用于厌氧菌与非厌氧菌的区分。

（4）生化特性：主要包括多种糖发酵试验、吲哚试验、硝酸盐还原试验、触酶试验、卵磷脂酶试验、脂肪酸酶试验、蛋白溶解试验、明胶液化试验、胆汁肉汤生长试验以及硫化氢试验等。目前有多种商品化的鉴定系统可以使用。

（5）气液相色谱：可以利用该技术来分析厌氧菌的终末代谢产物，已成为鉴定厌氧菌及其分类的比较可靠的方法。

五、常见厌氧菌

（一）破伤风杆菌

1.微生物学检查

破伤风的临床表现典型，根据临床症状即可做出诊断，所以一般不做细菌学检查。①特殊需要时，可从病灶处取标本涂片，革兰染色镜检。②需要培养时，将标本接种疱肉培养基培养。③也可进行动物试验。

2.临床意义

本菌可引起人类破伤风，对人的致病因素主要是它产生的外毒素。细菌不入血，但在感染组织内繁殖并产生毒素，其毒素入血引起相应的临床表现，本菌产生的毒素对中枢神经系统有特殊的亲和力，主要症状为骨骼肌痉挛。

（二）产气荚膜梭菌

1.微生物学检查

（1）直接涂片镜检：在创口深部取材涂片，革兰染色镜检，这是极有价值的快速诊断方法。

（2）分离培养及鉴定：可取坏死组织制成悬液，接种血平板或疱肉培养基中，厌氧培养，取培养物涂片镜检，利用生化反应进行鉴定。

2.临床意义

本菌可产生外毒素及多种侵袭酶类,外毒素以 α 毒素为主,本质为卵磷脂酶;还可产生透明质酸酶、DNA 酶等。本菌主要可引起气性坏疽及食物中毒等,气性坏疽多见于战伤,也可见于工伤造成的大面积开放性骨折及软组织损伤等。患者表现为局部组织剧烈胀痛,局部严重水肿,水汽夹杂,触摸有捻发感,并产生恶臭。病变蔓延迅速,可引起毒血症、休克甚至死亡。某些 A 型菌株产生的肠毒素,可引起食物中毒,患者表现为腹痛、腹泻,1~2 天可自愈。

(三)肉毒梭菌

1.微生物学检查

(1)分离培养与鉴定:在怀疑为婴儿肉毒病的粪便中检出本菌,并证实其是否产生毒素,诊断意义较大。

(2)毒素检测:可取培养滤液或悬液上清注射小鼠腹腔,观察动物出现的中毒症状。

2.临床意义

本菌主要可引起食物中毒,属单纯性毒性中毒,并非细菌感染。临床表现与其他食物中毒不同,胃肠症状很少见,主要表现为某些部位的肌肉麻痹,重者可死于呼吸困难与衰竭。本菌还可以引起婴儿肉毒病,一岁以下婴儿肠道内缺乏拮抗肉毒梭菌的正常菌群,可因食用被肉毒梭菌芽孢污染的食品后,芽孢在盲肠部位定居,繁殖后产生毒素,引起中毒。

(四)艰难梭菌

1.微生物学检查

由于本菌的分离培养困难,所以在临床上一般不采用分离培养病原菌的方法,可通过临床表现及毒素检测来进行诊断。

2.临床意义

本菌可产生 A、B 两种毒素,毒素 A 为肠毒素,可使肠壁出现炎症,细胞浸润,肠壁通透性增加,出血及坏死。毒素 B 为细胞毒素,损害细胞骨架,致细胞固缩坏死,直接损伤肠壁细胞,因而导致腹泻及假膜形成。本菌感染与大量使用抗生素有关,如阿莫西林、头孢菌素和克林霉素等,其中以克林霉素尤为常见。艰难梭菌所致假膜性肠炎,患者表现为发热、粪便呈水样,其中可出现大量白细胞,重症患者的水样便中可出现地图样或斑片状假膜。这些症状一般可在使用有关抗生素一周后突然出现。

六、无芽孢厌氧菌

(一)主要种类及生物学性状

无芽孢厌氧菌共有 23 个属,与人类疾病相关的主要有 10 个属。见表 11-5。

表 11-5 与人类相关的主要无芽孢厌氧菌

革兰阴性球		革兰阳性	
杆菌	球菌	杆菌	球菌
类杆菌属	韦荣菌属	丙酸杆菌属	消化链球菌属
普雷沃菌属		双歧杆菌属	
卟啉单胞菌属		真杆菌属	
梭杆菌属		放线菌属	

(1)革兰阴性厌氧杆菌有 8 个属,类杆菌属中的脆弱类杆菌最为重要。形态呈多形性,有荚膜。除类杆菌在培养基上生长迅速外,其余均生长缓慢。

(2)革兰阴性厌氧菌球菌有 3 个属,其中以韦荣菌属最重要。为咽喉部主要厌氧菌,但在临床厌氧菌分离标本中,分离率<1%,且为混合感染菌之一。其他革兰阴性球菌极少分离到。

(3)革兰阳性厌氧球菌有 5 个属,其中有临床意义的是消化链球菌属,主要寄居在阴道。本菌属细菌生长缓慢,培养需 5～7 天。

(4)革兰阳性厌氧杆菌有 7 个属,其中以下列 3 个属为主。①丙酸杆菌属:小杆菌,无鞭毛,能在普通培养基上生长,需要 2～5 天,与人类有关的有 3 个种,以痤疮丙酸杆菌最为常见。②双歧杆菌属:呈多形性,有分支,无动力,严格厌氧,耐酸。29 个种中有 10 个种与人类有关,其中只有齿双歧杆菌与龋齿和牙周炎有关。其他种极少从临床标本中分离到。③真杆菌属:单一形态或多形态,动力不定,严格厌氧,生化反应活泼,生长缓慢,常需培养 7 天,最常见的是钝真杆菌。

(二)微生物学检查

要从感染灶深部采取标本。最好是切取感染灶组织或活检标本,立即送检。

1.直接涂片镜检

将采集的标本直接涂片染色镜检,观察细菌形态、染色及菌量,为进一步培养以及初步诊断提供依据。

2.分离培养与鉴定

分离培养是鉴定无芽孢厌氧菌感染的关键步骤。标本应立即接种相应的培养基,最常用的培养基是以牛心脑浸液为基础的血平板。置 37 ℃厌氧培养 2～3 天,如无菌生长,继续培养 1 周。如有菌生长则进一步利用有氧和无氧环境分别传代培养,证实为专性厌氧菌后,再经生化反应进行鉴定。

(三)临床意义

无芽孢厌氧菌是一大类寄生于人体的正常菌群,引起的感染均为内源性感染,在一定的致病条件下,可引起多种人类感染。所致疾病如下。

1.败血症

主要由脆弱类杆菌引起,其次为革兰阳性厌氧球菌。

2.中枢神经系统感染

主要由革兰阴性厌氧杆菌引起,常可引起脑脓肿。

3.口腔与牙齿感染

主要由消化链球菌、产黑素类杆菌等引起。

4.呼吸道感染

主要由普雷沃菌属、坏死梭杆菌、核梭杆菌、消化链球菌和脆弱类杆菌。

5.腹部和会阴部感染

主要由脆弱类杆菌引起。

6.女性生殖道感染

主要由消化链球菌属、普雷沃菌属和卟啉单胞菌等。

7.其他

无芽孢厌氧菌尚可引起皮肤和软组织感染、心内膜炎等。

七、厌氧球菌

在临床标本中检出的厌氧菌约有 1/4 为厌氧球菌。其中与临床有关的有革兰阳性黑色消化球菌和消化链球菌属及革兰阴性的韦荣球菌属。

（一）黑色消化球菌临床意义

黑色消化球菌通常寄生在人的体表及与外界相通的腔道中，是人体正常菌群的成员之一。本菌可引起人体各部组织和器官的感染（肺部、腹腔、胸膜、口腔、颅内、阴道、盆腔、皮肤和软组织等）。常与其他细菌混合感染，也可从阑尾炎、膀胱炎、腹膜炎以及产后败血症的血中分离出来。

（二）消化链球菌属临床意义

在《伯杰氏系统细菌学手册》1986 年第 2 卷中把消化链球菌属分成厌氧消化链球菌、不解糖消化链球菌、吲哚消化链球菌、大消化链球菌、微小消化链球菌等共 9 个菌种。本菌在临床标本中以厌氧消化链球菌最常见。产生消化链球菌则很少见。消化链球菌可引起人体各部组织和器官的感染，又以混合感染多见。

（三）韦荣球菌属临床意义

韦荣球菌属有小韦荣球菌和产碱韦荣球菌两个种。它们都是口腔、咽部、胃肠道及女性生殖道的正常菌群。大多见于混合感染，致病力不强，小韦荣氏球菌常见于上呼吸道感染中，而产碱韦荣球菌则多见于肠道感染。

八、厌氧环境的指示

（一）化学法

美兰指示剂或刃天青指示剂。

（二）微生物法

专性需氧菌。

（李绍君）

第三节　病原性球菌检验

一、葡萄球菌属

（一）标本采集

根据葡萄球菌感染所致的疾病不同，可采集脓汁、渗出液、伤口分泌物、血液、尿液、粪便、痰液以及脊髓液等。

（二）检验方法及鉴定

1.直接镜检

无菌取脓汁、痰、渗出物和脑脊液（离心后取沉渣）涂片，经革兰染色后镜检，如为革兰阳性球菌呈葡萄状排列可初步报告为"找到革兰阳性葡萄状排列球菌，疑为葡萄球菌。"

2.分离培养

血液标本(静脉血约 5 mL)注入 50 mL 葡萄糖肉汤或含硫酸镁肉汤增菌培养,迅速摇匀,以防凝固,置 35 ℃,一般于 24 小时后开始观察有无细菌生长,若均匀混浊,溶血及胶冻状生长,则接种于血琼脂,进一步鉴定,若无细菌生长,于 48~72 小时后自行观察(一般以 7 天为限),并接种血琼脂,以确定有无细菌生长。血液标本也可注入商品血培养瓶培养。

脓汁、尿道分泌物、脑脊液离心沉淀物,通常可直接接种血琼脂。35~37 ℃ 18~24 小时,可见直径 2~3 mm,产生不同色素的菌落。金黄色葡萄球菌在菌落周围有透明的溶血环。

尿液标本,必要时做细菌菌落计数。

粪便、呕吐物应接种高盐卵黄或高盐甘露醇琼脂平板,经 35 ℃ 18~24 小时培养,可形成细小菌落,48 小时后形成典型菌落。

3.鉴定试验

(1)触酶试验:细菌产生的过氧化氢催化双氧水生成水和氧气,产生气泡。方法:取营养琼脂上的菌落置于洁净试管内或洁净玻片上,滴加 3% H_2O_2 溶液数滴,观察结果,如立即(1 分钟内)有大量气泡产生为阳性,不产生或气泡量少为阴性。葡萄球菌属为触酶阳性。

(2)血浆凝固酶试验:血浆凝固酶是金黄色葡萄球菌所产生的一种与其致病力有关的侵袭性酶,分游离型和结合型两种。其作用是使血浆中的纤维蛋白在菌体表面沉积和凝固以阻碍吞噬细胞的吞噬。可分别用试管法和玻片法检测。玻片法用于粗筛,若玻片法为可疑或阴性结果,还需用试管法确证。使用的血浆为 EDTA 抗凝兔血浆。

(3)甘露醇发酵试验。

(4)新生霉素敏感试验。凝固酶阴性的葡萄球菌的鉴别,采用新生霉素敏感试验。一般新生霉素耐药者多为腐生葡萄球菌,敏感者为表皮葡萄球菌。

(5)同时进行体外药物敏感试验,其中对苯唑西林的敏感性测试是必需的,由此可将葡萄球菌分为苯唑西林敏感的葡萄球菌(MSS)和苯唑西林耐药的葡萄球菌(MRS)。NCCLS/CLSI 推荐用头孢西丁纸片法检测 mecA 基因介导对苯唑西林耐药的葡萄球菌。同时还有必要测试 β-内酰胺酶以及对万古霉素的敏感性。①金黄色葡萄球菌:触酶试验阳性、血浆凝固酶试验阳性、甘露醇发酵试验阳性、对新生霉素敏感。②表皮葡萄球菌:触酶试验阳性、血浆凝固酶试验阴性、对新生霉素敏感。③腐生葡萄球菌:触酶试验阳性、血浆凝固酶试验阴性、对新生霉素耐药。④报告:检出"XXX 葡萄球菌"。

4.耐药性检测

耐甲氧西林的金葡菌(MRSA),耐甲氧西林的表葡菌(MRSE),耐万古的金黄色葡萄球菌(VRSA),耐万古的表皮葡萄球菌(VRSE)。

5.临床意义

葡萄球菌感染的特点是感染部位组织的化脓、坏死和脓肿形成。金黄色葡萄球菌、表皮葡萄球菌和腐生葡萄球菌是引起临床感染最常见的葡萄球菌。

(1)金黄葡萄球菌常引起疖、痈、外科伤口、创伤的局部化脓性感染,播散人血后可引起深部组织的化脓性感染。此外,其产生的肠毒素可引起食物中毒,表现为急性胃肠炎。主要致病物质有血浆凝固酶、葡萄球菌溶血素、杀白细胞素、肠毒素、表皮溶解毒素和毒性休克综合征毒素等。

(2)表皮葡萄球菌是存在于皮肤的正常栖居菌,由于各种导管植入和人造组织的使用,该菌已成为医院感染的重要病原菌,它是导致血培养污染的常见细菌之一。

(3)腐生葡萄球菌是导致尿路感染的常见病原菌之一。

二、链球菌属

链球菌属为触酶阴性,兼性厌氧,呈圆形或卵圆形的革兰阳性球菌,在液体培养基中生长时易形成长链而表现为沉淀生长(但肺炎链球菌为混浊生长)。

(一)标本采集

根据链球菌感染所致疾病不同,可采集脓汁、咽拭、痰、血、尿等标本。

(二)检验方法及鉴定

1.直接镜检

革兰染色,如符合链球菌的形态特征可初报。

2.直接检测抗原

3.分离培养

血液标本,以无菌操作取两份血液各 8~10 mL,分别注入肉汤培养基,分别置需氧和厌氧环境中增菌有细菌生长,然后分别接种于两个血平板,置需氧和厌氧环境中培养。脓汁和咽拭标本接种血平板并涂片染色镜检,若形态酷似链球菌,并革兰阳性,可初报。上述的培养物经 35 ℃ 18~24 小时培养后,观察菌落特征和溶血情况。链球菌的菌落通常较小,透明或半透明,似针尖大小、凸起,菌落周围可出现 α-溶血或 β-溶血,也可不出现溶血。然后取可疑菌落经涂片、染色镜检证实。甲型溶血性链球菌和肺炎链球菌可产生 α-溶血,它们的菌落形态非常相似,应予以区别。猪链球菌在羊血平板上为 α-溶血,在兔血平板上呈 β-溶血。

4.鉴定

(1)胆汁七叶苷试验:因 D 群链球菌(非 D 群阳球菌)能在 40％胆汁培养基中生长,并可分解七叶苷,使培养基变黑。

(2)Optochin 敏感性试验:几乎所有的肺炎链球菌菌株都对 Optochin 敏感,而其他链球菌通常不被其所抑制。

(3)马尿酸盐水解试验:B 群链球菌具有马尿酸氧化酶,使马尿酸水解。

(4)CAMP 试验:羊血平板上 B 群链球菌与金葡菌协同形成箭头状溶血。

(5)杆菌肽敏感试验:化脓性链球菌为阳性。

经涂片染色,分离培养和鉴定试验后即可报告"检出 XXX 链球菌"。

三、肺炎链球菌

肺炎链球菌属链球菌科,链球菌属。

(一)标本采集

取患者的脑脊液、血液或刺破出血斑取出的其渗出液。带菌者检查可用鼻咽拭子。

(二)检验方法及鉴定

1.直接涂片检查

除血液标本,其他标本均可做直接涂片检查。经革兰染色,镜检见革兰阳性矛尖状双球菌。

2.分离培养

血液、脑脊液需增菌培养,经葡萄糖硫酸镁肉汤增菌后,肺炎链球菌可呈均匀混浊,而且有绿色荧光。无须增菌培养的脓汁或脑脊液沉渣接种于血琼脂,置 5％~10％ CO_2 环境中,经 35 ℃

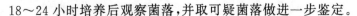

18～24小时培养后观察菌落,并取可疑菌落做进一步鉴定。

3.鉴定试验

(1)胆汁溶解试验:阳性。

(2)菊糖发酵试验:阳性。

(3)动物试验:小白鼠对肺炎链球菌极为敏感。

(4)荚膜肿胀试验:阳性。

(5)Optochin敏感试验:阳性。

四、肠球菌属

肠球菌属是肠道的正常栖居菌。对营养要求较高。在血平板上主要表现为γ-溶血和α-溶血,需氧或兼性厌氧。触酶阴性,多数肠球菌能水解吡咯烷酮-β-萘基酰胺(PYR)。与同科链球菌的显著区别在于肠球菌能在高盐(6.5% NaCl)、高碱(pH 9.6)、40%胆汁培养基上和10～45℃环境下生长,并对许多抗菌药物表现为固有耐药。如复方增效磺胺、头孢菌素、克林霉素和低浓度的氨基糖苷类。目前,肠球菌是革兰阳性菌中仅次于葡萄球菌属的重要医院感染病原菌,其所致感染中最常见的为尿路感染,其次为腹部和盆腔等部位的创伤和外科术后感染。临床上分离率最高的是粪肠球菌,其次是屎肠球菌。粪肠球菌的某些菌株在马血、兔血平板上出现β-溶血环。

(一)微生物学检查

合理采取相应标本,如尿液、脓汁、胆汁、分泌物或血液等,以直接涂片进行初步检查。分离培养后,挑取可疑菌落,进行涂片、染色、镜检、触酶试验、胆汁七叶苷试验和6.5% NaCl耐受试验,可鉴定到属。如鉴定到种还需进行必要的生化试验。对具有临床意义的肠球菌应进行体外药敏试验,一般要测试对β-内酰胺类尤其是青霉素类(如青霉素、氨苄西林)、万古霉素和氨基糖苷类(如庆大霉素)的敏感性,耐万古霉素肠球菌(VRE)国外检出率较国内高。根据对庆大霉素的敏感性水平,可将庆大霉素耐药的肠球菌分为庆大霉素高水平耐药株和庆大霉素低水平耐药株。同时也应对β-内酰胺酶进行测试。

(二)临床意义

常可引起尿路感染,其中大部分为医院感染,还可以引起老年人及有严重基础病患者败血症。另外也可以引起腹腔感染、胆管炎及心内膜炎,脑膜炎少见。

(三)结果评价

由于肠球菌属的种间药物敏感性差异较大,所以临床标本中分离出的肠球菌一般应鉴定到种。药敏结果中必须注明β-内酰胺类(如青霉素G、氨苄西林)的敏感性。庆大霉素的耐药水平(是否为高水平耐药)万古霉素的敏感性以及β-内酰胺酶测试结果。

五、奈瑟菌属

奈瑟菌属为一大群革兰阴性双球菌,无鞭毛,无芽孢,有菌毛。专性需氧,氧化酶阳性。本属主要有9个种。其中对人致病的是脑膜炎奈瑟菌和淋病奈瑟菌。

(一)脑膜炎奈瑟菌

脑膜炎奈瑟菌,简称脑膜炎球菌,是引起流行性脑脊髓膜炎(简称流脑)的病原体。

1.微生物学检查

(1)标本采集:血液;瘀斑渗出液;脑脊液;鼻咽分泌物。因本菌能产生自溶酶,易自溶,故采集的标本不宜置冰箱,应立即送检。

(2)检验方法及鉴定。①直接涂片检查:取脑脊液离心后沉淀物涂片或刺破瘀斑血印片,干燥固定后革兰染色,若发现中性粒细胞内(或胞外)革兰阴性双球菌,呈肾形成对排列,可初报。②分离培养:将标本葡萄糖肉汤增菌培养液直接接种于血琼脂平板、巧克力琼脂或EPV琼脂,置$5\%\sim10\%$ CO_2环境中,$35\sim37$ ℃培养$18\sim24$小时后可见圆形、灰褐色、湿润、光滑、边缘整齐、直径$1\sim2$ mm的小菌落,经涂片证实为革兰阴性双球菌,并进一步根据相应的生化反应等试验予以鉴定。③鉴定:该菌的鉴定主要通过氧化酶、糖类发酵和血清学等试验。细菌染色形态。氧化酶试验阳性。触酶试验阳性。分解葡萄糖、麦芽糖产酸不产气。荚膜多糖抗原直接凝集试验。直接镜检形态为革兰染色阴性双球菌时可初报,经分离培养后见菌落特征典型、生化反应能力弱,只分解葡萄糖、麦芽糖、产生少量酸,氧化酶试验阳性。血清凝集试验阳性,即可报告"检出脑膜炎奈瑟菌"。

2.临床意义

脑膜炎奈瑟菌是流行性脑脊髓膜炎的病原菌。存在于携带者或患者的鼻咽部,借飞沫经空气传播,冬末春初为流行高峰。

3.治疗原则

青霉素G为首选,三代头孢对脑膜炎奈瑟菌也具有很强的抗菌活性。青霉素过敏的患者可考虑选用三代头孢或氯霉素。

(二)淋病奈瑟菌

淋病奈瑟菌简称淋球菌,是淋病的病原体,人类是其唯一的天然宿主和传染源。

1.微生物学检验

(1)标本采集:脓性分泌物,尿道拭子,宫颈口分泌物,结膜分泌物,血液。

(2)检验方法及鉴定。

直接涂片检查:收集标本后立即涂片、革兰染色,镜检时见中性粒细胞内数对革兰阴性双球菌,可初诊。

分离培养:细菌培养仍是目前世界卫生组织推荐的筛选淋病患者的唯一方法。所采集的标本应及时接种含有两种以上抗生素(万古霉素和多黏菌素等)的营养培养基上。淋球菌对培养基的营养要求很高,且对冷、热、干燥和消毒剂抵抗力低,故采样后须立即接种于预温的选择性培养基和非选择性培养基中,如巧克力平板,置于含$5\%\sim10\%$的二氧化碳环境中,35 ℃培养48小时,取小而透明似水滴状、无色素易乳化菌进一步鉴定。

鉴定:取可疑菌落进行涂片,革兰染色镜检,若见革兰阴性双球形。①生化反应:氧化酶阳性,仅分解葡萄糖产酸。②免疫学方法:荧光抗体染色法、协同凝集试验。③核酸探针杂交法。氧化酶试验阳性,可初判,并进行相关的生化反应,如仅发酵葡萄糖而不发酵麦芽糖与蔗糖,以及30% H_2O_2试验阳性可与脑膜炎奈瑟菌等相鉴别。

2.临床意义

淋病奈瑟菌是常见的性传播疾病淋病的病原菌,主要通过性接触直接侵袭感染泌尿生殖道、口咽部及肛门直肠的黏膜。如单纯性淋病,盆腔炎,淋菌性结膜炎。

六、卡他布兰汉菌

本菌为革兰阴性双球菌,直径 $0.6\sim1.0\ \mu m$,无芽孢,无鞭毛,形态上不易与脑膜炎奈瑟菌鉴别,营养要求不高,在普通培养基上 $18\sim20\ ℃$ 即可生长,借此可与脑膜炎奈瑟菌鉴别。需氧,菌落光滑,直径 $1\sim3\ mm$,不透明,灰白色,菌落易从培养基上刮下。氧化酶和触酶阳性,产DNA酶,大部分菌株还原硝酸盐和亚硝酸盐,借此可与奈瑟菌属相鉴别。可致中耳炎、鼻窦炎、肺炎。

（李绍君）

第四节　放线菌检验

放线菌是一群呈分支状生长的革兰阳性杆菌。按对氧的需要可分为需氧性放线菌、兼性厌氧放线菌和厌氧性放线菌。对人致病的放线菌可按是否含有分枝菌酸分为两大类,一类不含分枝菌酸,如放线菌属;另一类含有放线菌酸,如诺卡菌属。

一、放线菌属

放线菌属的细菌是革兰阳性无芽孢厌氧杆菌,多为动物体表面,特别是口腔正常菌群的成员,少数可引起内源性感染。其中,衣氏放线菌是人类放线菌病最常见的菌种,牛放线菌主要引起牛放线菌病。

（一）致病性

衣氏放线菌是口腔和生殖道常见的正常菌群,正常情况下并不致病。只在机体抵抗力减弱或受伤时引起的内源性感染,导致软组织的化脓性炎症,常出现多发瘘管,排出的脓性物质中含有硫磺颗粒。

（二）微生物学检验

1.标本采集

主要采集脓液和痰液或活检组织。首先检查标本中有无"硫磺颗粒",可用灭菌注射器抽取未破脓肿的脓汁做检查。

2.直接镜检

将"硫磺颗粒"置玻片上,以盖玻片轻压后镜检。在低倍镜下如见有典型的放射状排列的棒状或长丝状菌体,边缘有透明发亮的棒状菌鞘,即可确定诊断。也可用革兰染色、镜检,颗粒的中心部菌丝体染色为阳性,分枝状菌丝排列不规则,四周放射状的肥大菌鞘可呈阴性。抗酸染色阴性。

二、诺卡菌属

诺卡菌是广泛分布于土壤中的一群需氧性放线菌,多数为腐物寄生性的非病原菌。其中有 $5\sim6$ 种诺卡菌可引起人或动物的急性或慢性诺卡菌病。主要为星形诺卡菌和巴西诺卡菌。

（一）致病性

主要为外源性感染。星形诺卡菌主要通过呼吸道引起人的原发性、化脓性肺部感染,产生类似肺结核的症状。也可经肺部病灶转移到皮下组织,产生脓肿及多发性瘘管,或扩散到其他脏器,如引起脑脓肿、腹膜炎等。在病变组织或脓汁可见黄、红、黑等色素颗粒。而巴西诺卡菌可因外伤侵入皮下组织,引起慢性化脓性肉芽肿组织,表现为脓肿及多发性瘘管,好发于足、腿部,故又称为足分枝菌病。

(二)微生物学检验

1.标本采集

可采集痰液、支气管冲洗液、组织渗出液、脓液和脑脊液标本。标本采集后,应仔细查找有无黄、红或黑色颗粒,其直径一般<1 mm。本菌在脑脊液、胸腔穿刺液及痰中多不形成颗粒。

2.直接镜检

如标本中有色素颗粒,取其用玻片压碎涂片,用革兰染色和抗酸染色检查。镜检有革兰阳性(有时染色性不定)纤细的菌丝体和长杆菌,抗酸染色具弱抗酸性,可初步确定为诺卡菌。

3.分离培养

将标本接种于沙保弱琼脂、脑心浸液琼脂等培养基,置25~37 ℃需氧环境,培养2~4天后观察菌落特征。如有黄、橙或红色等色素的湿润菌落,挑取菌落按上述生化鉴别特征进行鉴别。

（李绍君）

第五节　疱疹病毒科检验

疱疹病毒科是一组中等大小、有包膜的 DNA 病毒,广泛分布于哺乳动物和鸟类等中,现有114 个成员,根据其生物学特点可分为 α、β、γ 三个亚科。

疱疹病毒的共同特点有以下几点。①形态特点:病毒体呈球形,核衣壳是由 162 个壳粒组成的二十面体立体对称结构,基因组为线性双链 DNA,存在末端重复序列和内部重复序列。核衣壳周围有一层厚薄不等的非对称性披膜。最外层是包膜,有糖蛋白刺突。有包膜的成熟病毒直径 120~300 nm。②培养特点:人疱疹病毒(EB 病毒除外)均能在二倍体细胞核内复制,产生明显的 CPE,核内出现嗜酸性包涵体。病毒可通过细胞间桥直接扩散。感染细胞同邻近未感染的细胞融合成多核巨细胞。③感染特点:病毒可表现为增殖性感染和潜伏性感染。后者病毒不增殖,其基因的表达受到抑制,稳定地存在于细胞核内,刺激因素作用后可转为增殖性感染。有部分病毒还具有整合感染作用,与细胞转化和肿瘤的发生相关。

一、单纯疱疹病毒

(一)生物学特性

单纯疱疹病毒(herpes simplex,HSV)呈球形,直径为120~150 nm,由核心、衣壳、被膜及包膜组成,核心含双股 DNA,包括两个互相连接的长片段(L)和短片段(S),L 和 S 的两端有反向重复序列。衣壳呈二十面体对称,衣壳外一层被膜覆盖,厚薄不匀,最外层为典型的脂质双层包膜,上有突起。包膜表面含 gB、gC、gD、gE、gG、gH 糖蛋白,参与病毒对细胞吸附/穿入(gB、gC、gD、gE)、控制病毒从细胞核膜出芽释放(gH)及诱导细胞融合(gB、gC、gD、gH),并有诱生中和抗体(gD 最强)和细胞毒作用(HSV 糖蛋白均可)。

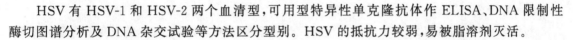

HSV 有 HSV-1 和 HSV-2 两个血清型,可用型特异性单克隆抗体作 ELISA、DNA 限制性酶切图谱分析及 DNA 杂交试验等方法区分型别。HSV 的抵抗力较弱,易被脂溶剂灭活。

(二)致病性

HSV 感染在人群中非常普遍,人类是其唯一的宿主。患者和健康携带者是传染源,主要通过直接密切接触和性接触传播。病毒可经口腔、呼吸道、生殖道黏膜和破损皮肤等多种途径侵入机体。常见的临床表现是黏膜或皮肤局部集聚的疱疹,也可累及机体其他器官出现严重感染,如疱疹性角膜炎、疱疹性脑炎。

1.原发感染

HSV-1 原发感染多发生在婴幼儿或儿童,常为隐性感染。感染部位主要在口咽部,还可引起唇疱疹、湿疹样疱疹、疱疹性角膜炎、疱疹性脑炎等疾病。青少年原发性 HSV-1 感染常表现为咽炎或扁桃体炎。原发感染后,HSV-1 常在三叉神经节内终身潜伏,并随时可被激活而引起复发性唇疱疹。

HSV-2 原发感染为生殖器疱疹,大多发生在青少年以后,伴有发热、全身不适及淋巴结炎。原发感染后,HSV-2 在骶神经节或脊髓中潜伏,随时可被激活而引起复发性生殖器疱疹。

2.潜伏感染和复发

HSV 原发感染后,少部分病毒可沿神经髓鞘到达三叉神经节(HSV-1)和骶神经节(HSV-2)细胞或周围星形神经胶质细胞内,以潜伏状态持续存在。当机体抵抗力下降后,潜伏的病毒即被激活而增殖,沿神经纤维索下行至感觉神经末梢,到达附近表皮细胞内继续增殖,引起复发性局部疱疹。

3.先天性感染

HSV-2 通过胎盘感染,易发生流产、胎儿畸形、智力低下等先天性疾病。新生儿疱疹是在母体分娩时接触 HSV-2 感染的产道所致(大约占 75%),或者出生后获得 HSV 感染,患儿病死亡率高达 50%。

4.HSV-2 感染与肿瘤

HSV-2 与子宫颈癌发生关系密切,在子宫颈癌患者组织细胞内可以检查出 HSV-2 抗原和核酸,并且患者体内存在高效价的 HSV-2 抗体。

HSV 原发感染后 1 周左右血中可出现中和抗体,3～4 周达高峰,可持续多年。这些抗体可中和游离病毒,阻止病毒在体内扩散,但不能消灭潜伏感染的病毒和阻止复发。机体抗 HSV 感染免疫以细胞免疫为主,NK 细胞可杀死 HSV 感染的靶细胞;CTL 和各种细胞因子(如干扰素等),在抗 HSV 感染中也有重要作用。

(三)微生物学检验

1.标本采集和处理

采取皮肤、角膜、生殖器等病变处标本;如疑为疱疹性脑膜炎患者可取脑脊液;播散性 HSV 感染者的淋巴细胞能直接分离病毒。肝素能干扰病毒的分离培养,故不能用作抗凝剂。以上标本经常规抗菌处理后,应尽快用特殊的病毒运输液送达实验室检查。

2.形态学检查

将宫颈黏膜、皮肤、口腔、角膜等组织细胞涂片后,Wright-Giemsa 染色镜检,如发现核内包涵体及多核巨细胞,可考虑 HSV 感染;将疱疹液进行电镜负染后观察结果。

3.病毒分离培养

病毒分离培养是确诊 HSV 感染的"金标准"。标本接种人胚肾、人羊膜或兔肾等易感细胞，也可接种于鸡胚绒毛尿囊膜、乳鼠或小白鼠脑内，均可获得较高的分离率。HSV 引起的 CPE 常在 2～3 天后出现，细胞出现肿胀、变圆、折光性增强和形成融合细胞等病变特征。HSV-1 和 HSV-2 的单克隆抗体、HSV 型特异性核酸探针等可用于鉴定和分型。

4.免疫学检测

对临床诊断意义不大。主要原因：①HSV 特异性抗体出现较迟。②HSV 感染很普遍，大多数正常人血清中都有 HSV 抗体。③HSV 复发性感染不能导致特异性抗体效价上升。因此，血清学检查仅作为流行病学调查，常用检测方法为 ELISA。可将宫颈黏膜、皮肤、口腔、角膜等组织细胞涂片后，用特异性抗体作间接 IFA 或免疫组化染色检测病毒抗原作为快速诊断之一。

5.分子生物学检测

应用 PCR 或原位杂交技术检测标本中的 HSV-DNA，方法快速、敏感而特异，尤其是脑脊液 PCR 扩增被认为是诊断疱疹性脑炎的最佳手段。

二、水痘-带状疱疹病毒

(一)生物学特性

水痘-带状疱疹病毒（varicella-zoster virus，VZV）的生物学特性类似于 HSV，其基因组为 125 kb 的双链 DNA，具有 30 多种结构与非结构蛋白，部分与 HSV 有交叉，其中病毒糖蛋白在病毒吸附、穿入过程中发挥重要作用。VZV 能够在人胚组织细胞中缓慢增殖，出现 CPE 较 HSV 局限，可形成细胞核内嗜酸性包涵体。该病毒只有一个血清型。

(二)致病性

水痘-带状疱疹病毒可由同一种病毒引起两种不同的病症。在儿童，初次感染引起水痘，而潜伏体内的病毒受到某些刺激后复发引起带状疱疹，多见于成年人和老年人。

水痘是 VZV 的一种原发性感染，也是儿童的一种常见传染病，传染性强，2～6 岁为好发年龄，患者是主要传染源。病毒经呼吸道、口咽黏膜、结膜、皮肤等处侵入机体后，在局部黏膜组织短暂复制，经血液和淋巴液播散至单核-吞噬细胞系统，经增殖后再次进入血液（第二次病毒血症）而播散至全身各器官，特别是皮肤、黏膜组织，导致水痘。水痘的潜伏期 14～15 天，水痘的出疹突发，红色皮疹或斑疹首先表现在躯干，然后离心性播散到头部和肢体，随后发展为成串水疱、脓疱，最后结痂。病情一般较轻，但偶可并发间质性肺炎和感染后脑炎。在免疫功能不足或无免疫力的新生儿，细胞免疫缺陷、白血病、肾脏疾病及使用皮质激素、抗代谢药物的儿童，水痘是一种严重的、涉及多器官的严重感染。儿童时期患过水痘，病毒可潜伏在脊髓后根神经节或颅神经的感觉神经节等部位，当机体受到某些刺激，如外伤、传染病、发热、受冷、机械压迫、使用免疫抑制剂、X 线照射、白血病及肿瘤等细胞免疫功能损害或低下等，均可诱发带状疱疹。复发感染时，活化的病毒经感觉神经纤维轴索下行至皮肤，在其支配皮区繁殖而引起带状疱疹。一般在躯干，呈单侧性，疱疹水疱集中在单一感觉神经支配区，串联成带状，疱液含大量病毒颗粒。患水痘后机体产生特异性体液免疫和细胞免疫，但不能清除潜伏于神经节中的病毒，故不能阻止病毒激活而发生的带状疱疹。

(三)微生物学检验

根据临床症状和皮疹特点即可对水痘和带状疱疹做出诊断，但症状不典型或者特殊病例则

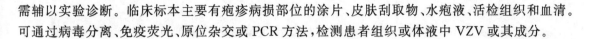

需辅以实验诊断。临床标本主要有疱疹病损部位的涂片、皮肤刮取物、水疱液、活检组织和血清。可通过病毒分离、免疫荧光、原位杂交或 PCR 方法,检测患者组织或体液中 VZV 或其成分。

三、巨细胞病毒

(一)生物学特性

巨细胞病毒(cytomegalovirus,CMV)具有典型的疱疹病毒形态,完整的病毒颗粒直径在 120～200 nm。本病毒对宿主或培养细胞有高度的种属特异性,人巨细胞病毒(HCMV)只能感染人,在人纤维细胞中增殖。病毒在细胞培养中增殖缓慢,初次分离培养需 30～40 天才出现 CPE,其特点是细胞肿大变圆,核变大,核内出现周围绕有一轮"空晕"的大型包涵体,形似"猫头鹰眼"状。

(二)致病性

人类 CMV 感染非常普遍,可感染任何年龄的人群,且人是 HCMV 的唯一宿主。多数人感染 CMV 后为潜伏感染,潜伏部位主要在唾液腺、乳腺、肾脏、白细胞和其他腺体,可长期或间隙地排出病毒。通过口腔、生殖道、胎盘、输血或器官移植等多途径传播。随着艾滋病、放射损伤、器官移植和恶性肿瘤等的增多,CMV 感染及其引发的严重疾病日益增加,其临床表现差异很大,可从无症状感染到致命性感染。

1.先天性感染

在先天性病毒感染中最常见,感染母体可通过胎盘传染胎儿,患儿可发生黄疸,肝脾大,血小板减少性紫癜及溶血性贫血,脉络膜视网膜炎和肝炎等,少数严重者造成早产、流产、死产或生后死亡。存活儿童常智力低下,神经肌肉运动障碍,耳聋和脉络视网膜炎等。

2.产期感染

在分娩时胎儿经产道感染,多数症状轻微或无临床症状,偶有轻微呼吸障碍或肝功能损伤。

3.儿童及成人感染

通过吸乳、接吻、性接触、输血等感染,常为亚临床型,有的也能导致嗜异性抗体阴性单核细胞增多症。由于妊娠、接受免疫抑制治疗、器官移植、肿瘤等因素激活潜伏在单核细胞、淋巴细胞中的 CMV 病毒,引起单核细胞增多症、肝炎、间质性肺炎、视网膜炎、脑炎等。

4.细胞转化以及与肿瘤的关系

CMV 和其他疱疹病毒一样,能使细胞转化,具有潜在的致癌作用。CMV 的隐性感染率较高,CMV DNA 很可能整合于宿主细胞 DNA,因而被认为在某种程度上与恶性肿瘤的发生有关。在某些肿瘤如宫颈癌、结肠癌、前列腺癌、Kaposis 肉瘤中 CMV DNA 检出率高,CMV 抗体滴度亦高于正常人。

机体的细胞免疫功能对 CMV 感染的发生和发展起重要作用,细胞免疫缺陷者,可导致严重、长期的 CMV 感染,并使机体的细胞免疫进一步受到抑制。

(三)微生物学检验

1.标本采集

收集鼻咽拭子、咽喉洗液、中段尿、外周血、脑脊液、羊膜腔液、急性期和恢复期双份血清等。

2.形态学检查

标本经离心后取沉渣涂片,Giemsa 染色镜检,观察巨大细胞及包涵体,可用于辅助诊断,但阳性率不高。

3.病毒分离培养

病毒分离培养是诊断 CMV 感染的有效方法,人胚肺成纤维细胞最常用于 CMV 培养,在培养细胞中病毒生长很慢,需 1～2 周出现 CPE,一般需观察 4 周,如有病变即可诊断。也可采用离心培养法。

4.免疫学检测

(1)抗原检测:采用特异性免疫荧光抗体,直接检测白细胞、活检组织、组织切片、支气管肺泡洗液等临床标本中的 CMV 抗原。在外周血白细胞中测出 CMV 抗原表明有病毒血症,该法敏感、快速、特异。

(2)抗体检测:采用 EIA、IFA 等方法检测 CMV 抗体,以确定急性或活动性 CMV 感染、了解机体的免疫状况及筛选献血员和器官移植供体。IgM 抗体只需检测单份血清,用于活动性 CMV 感染的诊断。特异性 IgG 抗体需测双份血清以做临床诊断,同时了解人群感染状况。

5.分子生物学检测

(1)核酸杂交原位杂交能检测甲醛固定和石蜡包埋组织切片中的 CMV 核酸,可直接在感染组织中发现包涵体,并可作为 CMV 感染活动性诊断。

(2)PCR:在一些特殊的 CMV 感染中有着重要的价值,如 CMV 脑炎的 CFS 标本。先天性 CMV 感染患儿的尿液、羊水、脐血标本等。但 PCR 阳性很难区分感染状态,其检出也不一定与病毒血症和临床症状一致。为了减少由潜伏感染而导致的 PCR 假阳性结果,可用定量 PCR 弥补其不足,在分子水平监测 CMV 感染、区分活动性与潜伏感染。

四、EB 病毒

(一)生物学特性

EB 病毒(Epstein-Barr virus,EBV)系疱疹病毒科嗜淋巴病毒属。EBV 抗原分为两类:①病毒潜伏感染时表达的抗原,包括 EBV 核抗原(EB nuclear antigen,EBNA)和潜伏感染膜蛋白(latent membrane protein,LMP),这类抗原的存在表明有 EBV 基因组。②病毒增殖性感染相关的抗原,包括 EBV 早期抗原(early antigen,EA)和晚期抗原,如 EBV 衣壳抗原(viral capsid antigen,VCA)和 EBV 膜抗原(membrane antigen,MA)。EA 是病毒增殖早期诱导的非结构蛋白,EA 标志着病毒增殖活跃和感染细胞进入溶解性周期;VCA 是病毒增殖后期合成的结构蛋白,与病毒 DNA 组成核衣壳,最后出芽获得宿主的质膜装配成完整病毒体;MA 是病毒的中和性抗原,能诱导产生中和抗体。EB 病毒具有感染人和某些灵长类动物 B 细胞的专一性,并能使受感染细胞转化,无限传代达到"永生"。

(二)致病性

EB 病毒在人群中广泛感染,95％以上的成人存在该病毒的抗体。幼儿感染后多数无明显症状,或引起轻症咽炎和上呼吸道感染。青春期发生原发感染,约有 50％出现传染性单核细胞增多症。主要通过唾液传播,也可经输血传播。EB 病毒在口咽部上皮细胞内增殖,然后感染 B 淋巴细胞,这些细胞大量进入血液循环而造成全身性感染,并可长期潜伏在人体淋巴组织中,当机体免疫功能低下时,潜伏的病毒活化形成复发感染。由 EBV 感染引起或与 EBV 感染有关疾病主要有三种。

1.传染性单核细胞增多症

传染性单核细胞增多症是一种急性淋巴组织增生性疾病。多系青春期初次感染 EBV 后发

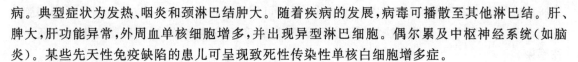

病。典型症状为发热、咽炎和颈淋巴结肿大。随着疾病的发展,病毒可播散至其他淋巴结。肝、脾大,肝功能异常,外周血单核细胞增多,并出现异型淋巴细胞。偶尔累及中枢神经系统(如脑炎)。某些先天性免疫缺陷的患儿可呈现致死性传染性单核白细胞增多症。

2.Burldtt 淋巴瘤

多见于 5～12 岁儿童,在中非新几内亚和美洲温热带地区呈地方性流行。好发部位为颜面、腭部。所有患者血清含 EBV 抗体,其中 80% 以上滴度高于正常人。在肿瘤组织中发现 EBV 基因组,故认为 EBV 与此病关系密切。

3.鼻咽癌

我国南方及东南亚是鼻咽癌高发区,多发生于 40 岁以上中老年人。HBV 与鼻咽癌关系密切,表现在:①所有病例的癌组织中有 EBV 基因组存在和表达。②患者血清中有高效价 EBV 抗原(主要 HCV 和 EA)的 IgG 和 IgA 抗体。③病例中仅有单一病毒株,提示病毒在肿瘤起始阶段已进入癌细胞。

人体感染 EBV 后能诱生 EBNA 抗体、EA 抗体、VCA 抗体及 MA 抗体。已证明 MA 抗体能中和 EBV。体液免疫能阻止外源性病毒感染,却不能消灭病毒的潜伏感染。一般认为细胞免疫对病毒活化的"监视"和清除转化的 B 淋巴细胞起关键作用。

(三)微生物学检验

1.标本采集

采集唾液、咽漱液、外周血细胞和肿瘤组织等标本。

2.病毒分离培养

上述标本接种人脐带血淋巴细胞,根据转化淋巴细胞的效率确定病毒的量。

3.免疫学检测

(1)抗原检测:采用免疫荧光法检测病毒特异性蛋白质抗原(如病毒核蛋白 EBNA 等)。

(2)抗体检测:用免疫荧光法或免疫酶法,检测病毒 VCA-IgA 抗体或 EA-IgA 抗体,滴度≥1∶10或滴度持续上升者,对鼻咽癌有辅助诊断意义。传染性单核细胞增多症患者血清中 VCA IgM 抗体阳性率较高,抗体效价>1∶224 有诊断意义。

4.分子生物学检测

利用核酸杂交和 PCR 或 RT-PCR,可在病变组织内检测病毒核酸和病毒基因转录产物。但核酸杂交法的敏感性低于 PCR 法。

五、其他疱疹病毒

(一)人类疱疹病毒 6 型

人类疱疹病毒 6 型(human herpes virus-6,HHV-6)在人群中的感染十分普遍,60～90% 的儿童及成人血清中可查到 HHV-6 抗体,健康带毒者是主要的传染源,经唾液传播。HHV-6 的原发感染多见于 6 个月至 2 岁的婴儿,感染后多无症状,少数可引起幼儿丘疹或婴儿玫瑰疹。常急性发病,先有高热和上呼吸道感染症状,退热后颈部和躯干出现淡红色斑丘疹。

在脊髓移植等免疫功能低下的患者,体内潜伏的 HHV-6 常可被激活而发展为持续的急性感染,并证实与淋巴增殖性疾病、自身免疫性疾病和免疫缺陷患者感染等有关。随着器官移植的发展和艾滋病患者的增多,HHV-6 感染变得日益重要。

病原体检查可采集早期原发感染患儿的唾液和外周血淋巴细胞标本,接种经 PHA 激活的人脐血或外周血淋巴细胞做 HHV-6 病毒分离；也可用原位杂交和 PCR 技术检测受感染细胞中的病毒 DNA。间接免疫荧光法常用于测定病毒 IgM 和 IgG 类抗体，以确定是近期感染还是既往感染。

(二)人疱疹病毒 7 型

人类疱疹病毒 7 型(human herpes virus-7,HHV-7)与 HHV-6 的同源性很小。是一种普遍存在的人类疱疹病毒,75％健康人唾液可检出此病毒。从婴儿急性、慢性疲劳综合征和肾移植患者的外周血单核细胞中均分离出 HHV-7。绝大多数人都曾隐性感染过 HHV-7,2 岁以上的婴儿 HHV-7 抗体阳性率达 92％。HHV-7 主要潜伏在外周血单个核细胞和唾液腺中,唾液传播是其主要的传播途径。

该病毒的分离培养条件与 HHV-6 相似,特异性 PCR、DNA 分析等试验可用于病毒鉴定。因 CD4 分子是 HHV-7 的受体,抗 CIM 单克隆抗体可抑制 HHV-7 在 $CD4^+$ T 细胞中增殖。由于 HHV-7 与 HIV 的受体皆为 CD4 分子,两者之间的互相拮抗作用,将为 HIV 的研究开辟新的途径。

(三)人类疱疹病毒 8 型

人类疱疹病毒 8 型(human herpes virus-8,HHV-8),1993 年从艾滋病患者伴发的卡波济肉瘤(Kaposi sarcoma,KS)组织中发现。该病毒为双链 DNA(165 kb),主要存在于艾滋病卡波济肉瘤组织和艾滋病患者淋巴瘤组织。HHV-8 与卡波济肉瘤的发生、血管淋巴细胞增生性疾病及一些增生性皮肤疾病的发病有关。

(李绍君)

第六节　副黏病毒科检验

副黏病毒科的许多生物学性状与正黏病毒科相似,如均为负链 RNA 病毒、有包膜、核衣壳呈螺旋对称等,但也有不同之处。常见的副黏病毒科的病毒包括副流感病毒、呼吸道合胞病毒、腮腺炎病毒、麻疹病毒等。

一、麻疹病毒

麻疹病毒(measles virus,MV)属于副黏病毒科麻疹病毒属,只有 1 个血清型,是麻疹的病原体。麻疹是一种常见的儿童急性传染病,自应用疫苗接种后其发病率大幅度降低,但仍是发展中国家儿童死亡的主要原因之一。

(一)生物学特性

病毒呈球形或丝状,直径为 120～250 nm,螺旋对称,有包膜。病毒核心为不分节段的单股负链 RNA,有 6 个结构基因,依次编码核蛋白(NP)、磷酸化蛋白(phosphopeotein,P)、基质蛋白(MP)、融合蛋白(fusion protein,F)、血凝素(HA)和 RNA 依赖 RNA 聚合酶,其中 HA 和 F 蛋白是包膜表面的刺突。HA 只凝集猴红细胞,并能与细胞表面的 CD46 受体结合诱导病毒吸附；F 蛋白又称血溶素(HL),具有溶血活性,可使细胞发生融合形成多核巨细胞。麻疹病毒 SSPE 突变株的 M 蛋白和 F 蛋白基因发生突变,影响了病毒的装配、出芽和释放,故极少产生游离的病毒,也称"缺陷型麻疹病毒",但与细胞结合能力增强。

麻疹病毒可在 HeLa、Vero 等多种原代细胞或传代细胞中增殖,引起细胞融合形成多核巨细胞,胞浆和胞内出现嗜酸性包涵体等细胞病变。病毒抵抗力弱,56 ℃ 30 分钟可被灭活,对脂溶剂、一般消毒剂、日光及紫外线等敏感。

(二)致病性

人是麻疹病毒的唯一自然宿主。麻疹好发于冬春季节,人群对麻疹普遍易感,我国 6 个月~5 岁的儿童发病率最高。病毒主要通过飞沫直接传播,也可经接触污染的玩具、用具等传播。麻疹传染性极强,与患者接触后几乎全部发病。病毒侵入后潜伏期 10~14 天。黏附分子 CD46 是麻疹病毒识别的受体,凡表面有该分子的组织细胞(人体内除红细胞以外的大多数组织细胞)均可被麻疹病毒感染。病毒首先在呼吸道上皮细胞和淋巴组织内增殖,然后进入血液形成第一次病毒血症,扩散至全身淋巴组织和单核吞噬细胞系统,大量增殖后再次入血,形成第二次病毒血症,扩散到眼结膜、口腔和呼吸道黏膜、小血管、皮肤等部位并引起病变,临床表现为发热、畏光、流涕、咳嗽等结膜炎、鼻炎和上呼吸道卡他症状,此时患者的传染性最强。发病 2 天后口腔两颊内出现中央灰白色、周围有红晕的柯氏斑,有助于临床早期诊断;之后 1~3 天,按颈部、躯干、四肢的顺序皮肤先后出现特征性的红色斑丘疹,此即出疹期,病情最为严重;一般 24 小时内皮疹出齐,4 天后开始消退,有色素沉着,同时体温开始下降,症状减退。年幼体弱的患儿易继发细菌性肺炎,是导致死亡的主要原因。

除典型的麻疹症状外,免疫功能正常、未接种疫苗的少数患儿会出现急性麻疹后脑炎,导致死亡或存活后有轻重不等的后遗症;而细胞免疫功能缺陷的患儿多见麻疹包涵体脑炎。此外,大约百万分之一的麻疹患儿在恢复后会发生慢发病毒感染,经过 2~14 年潜伏期后出现中枢神经系统的并发症,即亚急性硬化性全脑炎(subacute sclerosing panencephalitis,SSPE),表现为大脑功能渐进性衰退,1~2 年内死亡。麻疹病后人体可获得牢固的免疫力。

(三)微生物学检验

根据典型的麻疹临床症状即可确诊,对于轻型及其他不典型麻疹需进行实验室检验。

1.形态学检查

取患者发病初期的分泌物、脱落细胞等制成涂片,HE 染色观察有无细胞融合、多核巨细胞,细胞核或胞质内有无嗜酸性包涵体。

2.病毒分离培养

采集患者发病早期的咽漱液、咽拭子或血液标本,接种 HeLa、Vero 等细胞,经过 7~10 天后观察有无典型的 CPE,采用免疫荧光、ELISA、核酸杂交等方法鉴定。

3.免疫学检查

用 ELISA、免疫荧光、中和试验、补体结合试验等检测患者血清中的特异性 IgM 或双份血清中的 IgG;也可用荧光标记的抗体染色检查病毒的抗原。

4.分子生物学检测

提取标本中的病毒 RNA 后 RT-PCR 或核酸杂交检测可进行辅助诊断。

二、呼吸道合胞病毒

呼吸道合胞病毒(respiratory syncytial virus,RSV)简称合胞病毒,属副黏病毒科肺病毒属,因其在组织细胞培养中能导致细胞融合病变而得名。RSV 在世界各地均有流行,是引起婴幼儿下呼吸道感染的重要病原体。

(一)生物学特性

病毒呈球形,较流感病毒大,直径 120～200 nm。RSV 核酸为不分节段的单股负链 RNA；包膜上有 F 蛋白和 G 蛋白 2 种糖蛋白刺突,F 蛋白能引起病毒包膜与宿主及培养细胞之间的细胞膜的融合,G 蛋白具有对宿主细胞的吸附作用。两者均为保护性免疫应答的作用位点,但都无 NA 和 HA 的活性,也无溶血素活性。RSV 可在 HeLa、Hep-2 等多种原代细胞或传代细胞中缓慢增殖并引起明显 CPE,其特点是形成含有多个胞核的融合细胞及胞内嗜酸性包涵体。猩猩、狒狒、大鼠、小鼠、雪貂等多种动物对 RSV 敏感,但感染后多无症状。RSV 抵抗力弱,不耐酸、热和胆汁,在 pH 3 的环境中或 55 ℃ 5 分钟可被灭活。

(二)致病性

RSV 主要通过飞沫传播,也可通过接触污染物传播；病毒传染性强,主要流行期在冬季和早春。RSV 感染的潜伏期一般为 4～5 天,感染后先在鼻咽上皮细胞内增殖,然后扩散至下呼吸道,很少引起病毒血症。其致病可能是通过 I 型超敏反应引起的免疫损伤所致。各年龄段人群对 RSV 都易感,但症状各不相同。婴幼儿(尤其是 2～6 个月的婴儿)对 RSV 非常敏感,常引起较为严重的呼吸道疾病,如细支气管炎、肺炎等,患儿常出现呼吸暂停,气管或细支气管坏死物与黏液、纤维蛋白等结集在一起,极易阻塞患儿的呼吸道,严重者造成死亡；成人多表现为普通感冒；老年人则可导致慢性支气管炎急性发作。

(三)微生物学检验

由于多种呼吸道病毒感染后引起的临床症状很相似,因此 RSV 的感染需依靠微生物学实验室检验才能确诊。最可靠的方法是在发病早期采集呼吸道分泌物进行病毒的分离培养,如观察到多核巨细胞或融合细胞可做出初步诊断。由于副流感病毒也可引起细胞融合,故应与进行区别：RSV 增殖慢,无红细胞吸附现象,副流感病毒增殖快,有红细胞吸附现象；但最后鉴定依靠免疫荧光试验、中和试验或补体结合试验等。其他快速方法有免疫荧光试验、ELISA、放射免疫技术等直接检测病毒抗原,RT-PCR 检测病毒核酸,以及检测血清中的 IgM、IgA 等。

三、腮腺炎病毒

腮腺炎病毒属副黏病毒科副黏病毒亚科的德国麻疹病毒属,是流行性腮腺炎的病原体。该病毒在世界范围内分布,只有一个血清型。

(一)生物学特性

病毒呈球形,直径 100～200 nm,单股负链 RNA,衣壳螺旋对称,包膜上有 HN 和 F 蛋白。腮腺炎病毒能在鸡胚羊膜腔中增殖,也可在猴肾、HeLa、Vero 等细胞中增殖,并使细胞融合,出现多核巨细胞。该病毒对乙醚、氯仿等脂溶剂以及紫外线、热等敏感。

(二)致病性

人是腮腺炎病毒唯一宿主,主要通过飞沫传播,好发于冬春季,5～14 岁儿童最易感染。病毒感染后潜伏期一般 2～3 周,先在鼻腔、上呼吸道上皮细胞和面部局部淋巴结内增殖,随后入血引起病毒血症,并扩散到唾液腺引起腮腺炎,表现为一侧或双侧腮腺肿大疼痛、发热、乏力等；病毒也可扩散到胰腺、睾丸、卵巢、肾脏和中枢神经系统等引起相应炎症。腮腺炎病后可获得牢固的免疫力。

（三）微生物学检验

临床上根据症状等很容易做出诊断，但对不典型病例需依靠实验室检查。可采集唾液、尿液、脑脊液等接种鸡胚或培养细胞，观察是否出现细胞融合及多核巨细胞等典型 CPE 以判断结果。此外，也可检测血清中的 IgM、IgG，或用 RT-PCR 检测病毒核酸。

四、副流感病毒

副流感病毒（parainfluenza virus，PIV）根据抗原构造不同分为 5 个血清型，分别属于副黏病毒科呼吸道病毒属和德国麻疹病毒属。

（一）生物学特性

副流感病毒呈球形，较流感病毒大，直径 125～250 nm；核酸为不分节段的单股负链 RNA，核蛋白呈螺旋对称；包膜上嵌有 2 种刺突：一种是血凝素/神经氨酸酶（hemagglutinin neuraminidase，HN），兼有 NA 和 HA 的作用；另一种是 F 蛋白，具有使细胞融合和红细胞溶解作用。副流感病毒可在鸡胚及多种原代或传代细胞中培养，如猴肾或狗肾细胞等。豚鼠、地鼠、雪貂等对病毒敏感，通过鼻腔接种可引起感染。副流感病毒抵抗力弱，不耐酸、热，在 pH 3 的环境中 1 小时即可灭活，4 ℃ 2～4 小时后失去感染力，故一般保存在 −70 ℃ 以下。

（二）致病性

除人类外，许多动物也携带副流感病毒。该病毒主要通过飞沫或密切接触传播，感染后首先在鼻咽部和呼吸道上皮细胞内增殖，然后在细胞之间扩散，很少引起病毒血症。病毒可导致各年龄人群的感染，但以 5 岁以下小儿最多见，是引起小儿急性呼吸道感染的常见病因。感染的副流感病毒以 1～3 型最为多见，主要疾病包括小儿哮喘、肺炎、细支气管炎等，2%～3% 可出现严重的哮吼（急性喉支气管炎）。

（三）微生物学检验

1.病毒分离培养

标本包括鼻咽分泌物和咽漱液等，发病早期采集阳性率最高。副流感病毒生长缓慢，培养早期 CPE 不明显，可采用豚鼠红细胞吸附试验来确定病毒的存在。分离到的病毒可用红细胞吸附抑制试验、血凝抑制试验、中和试验或补体结合试验进行鉴定。

2.免疫学检测

（1）抗原检测：常用间接免疫荧光法，阳性标本可进一步用各型的单克隆抗体进行分型鉴定。此外，也可采用 ELISA、放射免疫、电镜直接检测病毒抗原。

（2）抗体检测：可收集患者早期和急性期的双份血清进行回顾性诊断，此外，检测单份血清中特异性的 IgM 可用于早期诊断。

（李绍君）

第七节　痘病毒检验

痘病毒可以引起人类和多种脊椎动物的自然感染。其中天花病毒和传染性软疣病毒（molluscum contagiosum virus，MCV）仅感染人类，猴痘病毒、牛痘病毒以及其他动物痘病毒也可引起人类感染。

一、生物学特性

痘病毒体积最大,呈砖形或卵形[(300～450)nm×260 nm×170 nm],有包膜,由 30 种以上的结构蛋白组成的蛋白衣壳呈复合对称形式,病毒核心由分子量为$(85～240)×10^6$道尔顿的双股线形 DNA(130～375 kb)组成。痘病毒在感染细胞质内增殖,病毒基因组含有约 185 个开放读码框,可指导合成 200 种以上的病毒蛋白质。成熟的病毒以出芽形式释放。

二、致病性

痘病毒感染主要通过呼吸道分泌物、直接接触等途径进行传播。感染的人或动物为其传染源。人类的痘病毒感染主要包括天花、人类猴痘和传染性软疣。其中自世界卫生组织启动全球消灭天花计划以来,至 1980 年天花在全球范围内已经根除。

(一)传染性软疣

传染性软疣是由传染性软疣病毒引起的皮肤疣状物,主要通过皮肤接触传播,儿童多见,人是其唯一的感染宿主。该病毒也可以经过性接触传播,引起生殖器传染性软疣,在男性的阴囊、阴茎、包皮和女性的大阴唇、小阴唇外侧,损害可单发或多发,散在分布。传染性软疣损害为粟粒至黄豆大小的丘疹,圆形,随时间延长损害中央呈脐凹状。颜色为白色或灰白色,并有蜡样光泽。若挑破损害可挤出白色乳酪状物,称为软疣小体。大多数患者无自觉症状,但有少数患者可有轻微瘙痒感,若有继发感染时可有疼痛等症状。软疣可自行消退,不留瘢痕。

(二)人类猴痘

与天花的临床表现相似,最初表现类似"流感"的症状,随后主要表现为高热、局部淋巴结肿大和全身发生水疱和脓疱,结痂后留有瘢痕,并伴有出血倾向,病死率在 11‰ 左右。主要是由于与野生动物直接接触感染猴痘病毒所致。最早见于非洲扎伊尔,近年在美国等地也有感染病例的出现。

三、微生物学检验

(一)标本采集

无菌采集皮肤病损组织(疣体组织、水疱和脓疱液),猴痘患者也可采取血清。

(二)形态学检查

1.涂片染色镜检

传染性软疣病毒检查可通过活组织或皮损刮取组织或挤出的内容物涂片,进行瑞氏-吉姆萨染色后,于镜下找软疣小体。

2.电镜检查

标本置电镜下观察病毒粒子(负染标本)。

3.组织病理检查

传染性软疣患者表皮细胞内出现软疣小体,多数软疣小体内含有胞质内包涵体,小体挤压每个受损细胞内核,使细胞核呈月牙状,位于细胞内边缘。若中心部角质层破裂,排出软疣小体,中心形成火山口状。

（三）病毒培养

猴痘皮损标本接种于鸡胚绒毛尿囊膜、来自猴、兔、牛、豚鼠、小白鼠以及人的原代、继代和传代细胞，也可皮内或脑内接种 10 天龄仔兔和 8～12 天龄小白鼠，猴痘病毒可在其中生长，并产生明显的细胞病变，感染细胞内大多含有许多圆形或椭圆形的小型嗜酸性包涵体。实验动物发生全身性感染、出疹，并大多死亡。

（四）免疫学检测

采用痘病毒抗原酶联免疫检测方法，对猴痘提供早期辅助诊断，采用痘病毒血清抗体酶联免疫检测方法提供中晚期辅助诊断。也可采用荧光抗体法和放射免疫法从感染者血清中检出猴痘病毒抗体，一般仅用于流行病学调查。

（五）分子生物学检测

采用猴痘病毒 PCR 测序方法，20～24 小时即可鉴别样品是否为痘病毒、猴痘病毒、天花病毒及相关其他痘病毒；采用荧光定量实时 PCR 检测技术，可在 4 小时内对猴痘病毒和痘病毒做出早期诊断。

（尹成娟）

第八节　腺病毒检验

腺病毒因 Rowe 等于 1953 年首先从腺体细胞（扁桃体）中分离出而得名，属腺病毒科哺乳动物腺病毒属，是一群分布十分广泛的 DNA 病毒，共约 100 个血清型。感染人的腺病毒有 49 个型，统称为人腺病毒，根据其生物学性状分为 A～F 6 组（或亚属），能引起人类呼吸道、胃肠道、泌尿系统及眼的疾病，少数对动物有致癌作用。

一、生物学特性

（一）形态结构

腺病毒呈球形，直径 70～90 nm，核酸为双股线状 DNA，没有包膜，核衣壳 20 面体立体对称。衣壳由 252 个壳粒组成，其中位于 20 面体顶端的 12 个顶角的壳粒是五邻体，每个五邻体由基底伸出一根末端有顶球的纤维突起；其余 240 个壳粒是六邻体。五邻体和六邻体是腺病毒的重要抗原，在病毒检测和疾病诊断中具有重要意义。五邻体基底部分具有毒素样活性，能引起细胞病变，并使细胞从生长处脱落；纤维突起与病毒凝集大白鼠或恒河猴红细胞的活性有关。

（二）培养特征

人腺病毒在鸡胚中不能生长，仅能在人源组织细胞内增殖生长，人胚肾细胞最易感染，病毒增殖后引起细胞病变，细胞肿胀变圆，呈葡萄状聚集，并在核内形成嗜酸性包涵体。

（三）抵抗力

腺病毒对理化因素抵抗力较强，对酸、碱、温度耐受范围宽，4 ℃ 70 天或 36 ℃ 7 天感染力无明显下降，pH 6.0～9.5 环境中感染力也无改变，对乙醚不敏感。但紫外线照射 30 分钟或 56 ℃ 30 分钟可灭活。

二、致病性

腺病毒主要通过呼吸道、消化道和眼结膜等传播。在已知的 49 个血清型中,约有 1/3 与人类致病有关,同一血清型可引起不同的疾病,不同血清型也可引起同一种疾病。病毒主要感染儿童,大多无症状,成人感染少见。

病毒在咽、结膜尤其是小肠上皮细胞内增殖,偶尔波及其他脏器,隐性感染常见。疾病一般为自限性,感染后可获得长期持续的型特异性免疫力。A、B组病毒在某些新生动物可诱发肿瘤,对人未发现致癌作用。

三、微生物学检验

(一)标本采集

根据疾病的类型采集咽拭子、鼻腔洗液、角膜拭子、肛拭子、尿液、粪便、血液等标本。

(二)形态学检查

对于可疑患者的粪便等标本可用负染电镜免疫或电镜技术直接进行形态检测,做出快速诊断。

(三)病毒分离培养

上述标本接种原代细胞(人胚肾)或传代细胞(Hep-2、HeLa 等),出现 CPE 后可用荧光或酶标记的抗体进行鉴定,或用中和试验、血凝抑制实验等鉴定病毒的型别。

(四)免疫学检测

用 ELISA、免疫荧光、中和试验、补体结合试验等检测患者双份血清中的特异性 IgG。

(五)分子生物学检测

提取标本中的病毒 DNA 后,利用 PCR、核酸杂交或限制性内切酶酶切进行技术检测,可进行快速诊断。

（尹成娟）

第九节　流行性感冒病毒检验

流行性感冒病毒简称流感病毒,属正黏病毒科,是引起人和动物流行性感冒的病原体,1933 年由 Smith 等首先从雪貂中分离出并确定为流感的病原体。由于抗原极易发生变异从而逃避人群中已存在的免疫力,故流感病毒曾多次引起世界性的大流行,如 1918－1919 年的流行导致全球至少 2 000 万人死亡。近年来发现某些动物的甲型流感病毒亚型可传染人类。1997 年中国香港 1 名儿童因禽流感病毒 H5N1 感染而致死,这是全世界首例禽流感病毒感染人类的报道,2003－2009 年间,世界多个国家都有不同规模的禽流感流行。2009 年 3 月底,墨西哥、美国几乎同时报道了由一种变异后的 A(H1N1)猪流感病毒新基因型导致人发热性呼吸系统疾病的病例,该毒株包含有猪流感、禽流感和人流感三种流感病毒的基因片段,可以在人间传播。WHO 当时将此次流感疫情称为"人感染猪流感",但随着对疫情和病毒性质的深入了解,现命名为"甲型 H1N1 流感"。该病毒传染性强,至 2009 年 7 月,仅 3 个月已涉及全球 100 个国家或地区，累计感染人数超过 13 万人；2009 年 4 月 30 日，我国将其纳入《中华人民共和国传染病防治法》规定的乙类传染病，依照甲类传染病采取预防、控制措施。

一、生物学特性

(一)形态结构

流感病毒以球形最多见，直径 80～120 nm，新分离出的病毒可呈丝状或杆状；病毒核酸与衣壳组成核衣壳，有包膜，包膜表面有刺突。

(二)基因组

流感病毒核酸为分节段的单股负链 RNA，基因组全长约 13 kb。甲型、乙型由 8 个节段、丙型由 7 个节段组成，各节段长度在 890～2 341 个核苷酸不等，节段 1～6 各能编码一种蛋白，依次是 RNA 多聚酶(PB2、PB1、PA)、HA、NP、NA；片段 7 编码 M1、M2 两种基质蛋白(matrix protein，MP)，片段 8 编码 NS1、NS2 两种非结构蛋白。病毒核酸复制后，不同节段核酸重新装配子代病毒体时容易发生基因重组，导致新病毒株的出现，是流感病毒容易发生变异的重要原因之一。核蛋白(nucleoprotein，NP)为可溶性蛋白，抗原性稳定，具有型的特异性。每个 RNA 节段与 NP 结合构成核糖核蛋白(ribonucleoprotein，RNP)，即病毒的核衣壳，呈螺旋对称；RNP 与 RNA 多聚酶一同构成病毒的核心。

流感病毒的包膜由 2 层组成。内层为基质蛋白 M1，它增加了包膜的硬度和厚度，使包膜具有韧性，并可促进病毒装配；M1 抗原性较稳定，也具有型特异性。外层为脂质双层，来源于宿主细胞膜，基质蛋白 M2 嵌于其中形成膜离子通道，利于病毒脱壳和 HA 的产生。包膜上还镶嵌有许多突出于病毒表面呈辐射状的糖蛋白刺突，根据结构和功能的不同分为血凝素(hemagglutinin，HA)和神经氨酸酶(neuraminidase，NA)，其数量之比为 4∶1～5∶1。HA 和 NA 抗原结构极易发生变异，是甲型流感病毒分亚型的主要依据。

1.HA

HA 为由 3 条蛋白单体以非共价键连接而成的三聚体，呈三棱柱状插在包膜上，由病毒基因组片段4编码，约占病毒蛋白的 25%。HA 主要有 3 个功能。①凝集红细胞：HA 因能与人和多种脊椎动物(鸡、豚鼠等)红细胞膜上的糖蛋白受体(唾液酸)结合引起红细胞凝集而得名。②吸附宿主细胞：每个 HA 单体的前体(HA0)必须经细胞蛋白酶裂解形成以二硫键连接的 HA1 和 HA2 亚单位后病毒才具有感染性。其中 HA1 是与宿主细胞膜上的唾液酸受体结合的部位，与感染性有关；HA2 具有膜融合活性，能促进病毒包膜与宿主细胞膜融合并释放核衣壳。可见 HA 与病毒吸附和穿入宿主细胞有关。③免疫原性：HA 为保护性抗原，可刺激机体产生相应的抗体，能中和病毒。该抗体能抑制血凝现象，也称为血凝素抑制抗体。

2.NA

由病毒基因组片段 6 编码的糖蛋白四聚体，约占病毒蛋白的 5%。NA 呈蘑菇状：一端呈扁球形，含有酶的活性中心和抗原位点；另一端呈细杆状，镶嵌于包膜的脂质双层中。NA 能水解病毒感染细胞表面受体糖蛋白末端的 N-乙酰神经氨酸，使病毒从细胞膜上解离，有利于成熟病毒的释放和扩散。NA 也具有抗原性，其相应抗体能抑制酶的水解作用，但不能中和病毒。

(三)分型与变异

流感病毒按照核蛋白(NP)和基质蛋白(MP)不同分为甲(A)、乙(B)、丙(C)三型。甲型流感病毒除了感染人外还可引起禽、猪、马等动物的感染；乙型流感病毒仅感染人且致病性较低；丙型流感病毒只引起人不明显或轻微的上呼吸道感染,很少造成流行。甲型流感病毒 HA 和 NA 抗原性又分为许多亚型。

抗原性持续不断的发生变异是甲型流感病毒的最突出的特点,变异通常发生在 HA 和 NA,两者可同时或单独出现。甲型流感病毒抗原变异幅度的大小直接影响到流感流行的规模。抗原性变异有两种形式,即抗原漂移和抗原转换。

1.抗原漂移

抗原变异幅度小,为量变,NA、HA 氨基酸改变率低于 1%。其原因是病毒基因组发生一系列点突变,使其编码的氨基酸序列发生改变,导致亚型内的变异。抗原漂移使该突变株能逃避人群中已存在的免疫抗体的作用而被选择出来在人群中传播,造成中小规模的流行。

2.抗原转换

抗原变异幅度较大,系质变,NA、HA 氨基酸改变率>50%,形成一个新的亚型,由于人群对其完全缺乏免疫力,常可导致大规模流行,甚至世界范围内的大流行。目前认为造成抗原转换的主要原因可能有:①突变选择或自然选择,即旧亚型经过一系列突变后经过机体自然筛选形成新的亚型。②动物来源,动物流感病毒发生突变获得对人的致病性,如近年来的人禽流感(H5N1)感染就可能属于该类型。③基因重组,由于流感病毒核酸是分节段的,当两种不同流感病毒感染同一宿主细胞后,两者的核酸节段发生基因重组形成新的亚型。

(四)培养特性

流感病毒可在鸡胚和培养细胞中增殖,其中最适于在鸡胚中生长。初次分离时接种鸡胚羊膜腔最佳,传代后可接种于尿囊腔。组织培养时一般选用猴肾细胞(PMK)、狗肾传代细胞(MD-CK)。流感病毒在鸡胚和细胞中增殖后不引起明显的细胞病变,可用红细胞凝集试验来判断病毒的感染与增殖。

(五)抵抗力

流感病毒抵抗力较弱,不耐热,56 ℃ 30 分钟即被灭活,在室温下很快丧失传染性,0～4 ℃则可存活数周;对干燥、日光、紫外线以及甲醛、乙醇等敏感。

二、致病性

流感多发生于冬季,病毒感染性较强,主要通过飞沫或气溶胶经呼吸道传播,短时间内在人群中突然发生并迅速蔓延,造成不同规模的流行,例如在 1918 年至 1968 年的 50 年中共暴发了 4 次甲型流感的世界性大流行,尤其是近几年,流感病毒变异频繁,不断出现大规模的流行。1997 年,中国香港及多个国家或地区发生高致病性禽流感病毒感染人类的较大规模的流行,至 2009 年累计达 400 多例;2009 年 4 月开始的新型 A(H1N1)流感病毒的大规模流行在短短几个月内就迅速波及全球多数国家和地区。

流感病毒进入人呼吸道后,HA 与柱状黏膜上皮细胞相应受体结合,病毒包膜与宿主细胞膜融和、脱壳后在细胞内复制增殖,引起广泛的细胞空泡变性;子代病毒以出芽方式释放,使上皮细胞变性、脱落,并迅速扩散至邻近细胞,导致黏膜充血水肿。流感病毒感染后一般经 1～3 天潜伏期,患者突然发病,出现畏寒、发热、头痛、肌痛、咽痛、乏力、鼻塞、咳嗽、流涕等症状,一般持续1～5 天,高热可达 38～40 ℃。该病毒一般仅在局部繁殖,极少入血,全身症状与病毒刺激机体产生的细胞因子有关。发病初期 2～3 天鼻咽部分泌物中病毒含量最高,传染性最强,以后则迅速减少。流感属于自限性疾病,无并发症者通常 5～7 天即可恢复。婴幼儿、老年人以及抵抗力低下的人群可出现并发症,且多为细菌引起的继发性感染,常见的细菌包括肺炎链球菌、金黄色葡萄球菌、流感嗜血杆菌及肺炎克雷白菌等,严重者可危及生命。

三、微生物学检验

一般在流感流行期根据典型的症状即可做出初步诊断,但确诊及鉴别诊断、分型、监测新突变株的出现,以及流行病学调查等必须结合或依靠实验室的病毒学检验。

(一)标本采集

进行病毒的分离培养时应在发病早期采集标本,以前3天阳性率最高,随时间的延长分离率降低。可用于分离的标本包括鼻腔洗液、鼻拭子和咽漱液等,必要时可采集支气管分泌物。标本采集过程中尽量减少污染,并置于冰壶中尽快运送到实验室,如不能在48小时内接种,应置于−70℃保存。上述标本也可用于病毒抗原或RNA的检测。此外,采集患者的血清可用于病毒的血清学检验。

(二)形态学检查

免疫电镜观察是快速和直接的检测方法。一般用相应特异性抗体与标本或细胞培养物相互作用后,电镜下直接观察。对于拭子标本可涂片固定后与甲型、乙型流感病毒的抗体共同孵育,然后与荧光素标记的二抗染色后,在荧光显微镜下观察。

(三)病毒分离培养

取处理好的标本接种9~11天龄鸡胚羊膜腔或尿囊腔,孵育3~4天后收集羊水或尿囊液进行血凝试验,如阳性再用血凝抑制试验(hemagglutination inhibition,HI)鉴定型别。如血凝试验阴性,应盲传3次,仍为阴性,则证实无病毒生长。标本也可接种PMK、MDCK等培养细胞,但病毒增殖后并不出现明显的CPE,常用红细胞吸附法或免疫荧光法来检测。

(四)免疫学检测

采集患者急性期(早期1~5天)发病和恢复期(发病后2~4周)的双份血清进行HI检测,如抗体效价升高4倍或以上即有诊断意义;此外,可利用补体结合试验(CF)进行分型鉴定,利用中和试验(Nt)进行分亚型鉴定。也可用ELISA、EIA等方法直接检测呼吸道分泌物、脱落细胞中的病毒抗原。

(五)分子生物学检测

RT-PCR和Real-Time PCR检测病毒RNA可用于的诊断和分型鉴定。

(尹成娟)

第十节　逆转录病毒检验

逆转录病毒是一大组含有逆转录酶的RNA病毒。根据其致病性,ICTV将其分为2个亚共科7个属,对人类致病的主要有正反转录病毒亚科中慢病毒属的人类免疫缺陷病毒(human immunodeficiency virus,HIV)和8逆转录病毒属的人类嗜T细胞病毒(HTLV)。

逆转录病毒的主要特征有以下几种。①病毒呈球形:有包膜,表面有刺突。②病毒基因组由2条相同的单正链RNA组成,病毒体含有逆转录酶和整合酶。③病毒RNA复制经过一个逆转录过程成为双链 DNA,然后整合到宿主细胞染色体 DNA 中,成为前病毒。④ 具有 *gag*、*pol* 和 *env* 3 个结构基因和多个调节基因。⑤宿主细胞受体决定病毒的组织嗜性,成熟的子代病毒以出芽的方式从宿主细胞中释放。

一、人类免疫缺陷病毒

人免疫缺陷病毒是人类获得性免疫缺陷综合征(acquired immunodeficiency syndrome, AIDS,也称艾滋病)的病原体。1983 年,法国科学家西诺西和蒙塔尼首先从艾滋病患者体内分离出 HIV,二人也因此获得 2008 年诺贝尔生理学或医学奖。AIDS 是严重危害人类健康的传染病,主要通过性接触、输血、注射、垂直感染等方式传播,病毒感染以损伤宿主机体的免疫系统为主要特征,已成为全球最重要的公共卫生问题之一。人免疫缺陷病毒包括 HIV-1 和 HIV-2 两个型,HIV-1 是引起全球艾滋病流行的主要病原体,HIV-2 仅局限于西部非洲,且毒力较弱。

(一)生物学特性

1.形态结构

病毒颗粒呈球形,直径 100~120 nm,核心为棒状或截头圆锥状。病毒体外层为脂蛋白包膜,其中嵌有 gp120 和 gp41 两种特异的糖蛋白,前者为包膜表面刺突,后者为跨膜蛋白。病毒内部为二十面体对称的核衣壳,病毒核心含有 RNA、逆转录酶和核衣壳蛋白。

2.基因组

HIV 基因组是由两条相同的单股正链 RNA 在 5′端通过氢键结合而形成的二聚体,基因组全长约9.7 kb。在其 5′端有一帽结构(m^7G5PPP^5。GmpNp),3′端有 polyA 尾。HIV 基因组中间为 *gag*、*pol*、*env* 3 个结构基因及 *tat*、*rev*、*nef*、*vif* 等 6 个调节基因,两端为长末端重复序列(long terminal repeat,LTR),含有起始子、增强子、TATA 序列,对病毒基因组转录的调控起关键作用。

HIV 的 3 个结构基因编码病毒的结构蛋白和酶。*gag* 基因翻译时先形成前体蛋白 p55,然后在蛋白酶的作用下裂解成衣壳蛋白(p7、p24)和内膜蛋白(p17)等。*Pol* 基因编码病毒复制所需的酶类,包括逆转录酶(p66/p51)、蛋白水解酶(p10)和整合酶(p32)。*env* 基因编码糖蛋白前体 gp160,然后在蛋白酶作用下分解为 gp120 和 gp41 两种包膜糖蛋白。6 个调节基因的编码产物控制着 *HIV* 基因的复制与表达,在致病过程中发挥重要作用,其中 Tat 蛋白是 HIV 复制所必需的反式激活转录因子,Rev 蛋白可调节并启动病毒 mRNA 进入细胞质,也是病毒复制必需的。

3.病毒的变异

HIV 显著特点是具有高度变异性,HIV 的逆转录酶无校正功能、错配性高是导致 *HIV* 基因频繁变异的重要因素。*HIV* 的各基因间的变异程度不一,多集中在 *env* 基因和 *nef* 基因,尤以 *env* 基因最易发生突变,导致其编码的包膜糖蛋白 gp120 抗原性发生变异,这是病毒逃避宿生免疫反应的主要机制,也给疫苗的研制带来困难。

4.培养特性

HIV 感染的宿主范围和细胞范围较窄,在体外仅感染表面有 CD4 受体的 T 细胞、巨噬细胞,故实验室常用新分离的正常人的或患者自身的 T 细胞培养病毒;HIV 亦可在某些 T 细胞株(如 H9、CEM)中增殖;感染后细胞出现不同程度的病变,培养液中可检测到逆转录酶活性,培养细胞中可检测到病毒抗原。HIV-1 和 HIV-2 都有严格的宿主范围,黑猩猩和恒河猴是 HIV 感

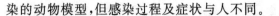

染的动物模型,但感染过程及症状与人不同。

5.抵抗力

HIV 对理化因素的抵抗力较弱,0.1%漂白粉、70%乙醇、0.3% H_2O_2 或 0.5%来苏等对病毒均有灭活作用。56 ℃ 30 分钟可被灭活,但在室温病毒活性可保持 7 天。

(二)致病性

艾滋病是由 HIV 引起的以侵犯 CD4$^+$ 细胞为主造成细胞免疫功能缺损并继发体液免疫功能缺损为基本特征的传染病。

1.传染源与传播途径

艾滋病的传染源是 HIV 无症状携带者和艾滋病患者。HIV 主要存在于血液、精液和阴道分泌物中,传播途径主要:①性传播,是最为常见的传播途径。②血液传播:输入被 HIV 污染的血液或血制品,使用被 HIV 污染的注射用具、手术器械等。③母婴传播:经胎盘、产道或哺乳等方式传播。

2.致病机制

HIV 主要感染 CD4$^+$T 淋巴细胞和单核-巨噬细胞,引起机体免疫系统的进行性损伤。HIV对CD4$^+$T细胞的损伤机制比较复杂,主要有:①病毒复制后期,由于病毒包膜糖蛋白插入细胞膜或病毒的出芽释放,导致细胞膜通透性增加而损伤 CD4$^+$T 细胞。②HIV 增殖时可产生大量未整合的病毒 cDNA,干扰细胞的正常生物合成。③受染 T 细胞表面的 gp120 与非感染细胞表面CD4 分子结合,介导细胞融合而产生大量多核巨细胞,使 CD4$^+$T 细胞溶解死亡。④受染细胞膜上表达的包膜糖蛋白抗原,通过激活特异性 CTL,介导细胞毒作用或与特异性抗体结合,介导ADCC 作用而破坏 CD4$^+$T 细胞。⑤HIV的 gp120 与细胞膜上的 MHC-Ⅱ类分子有一同源区,抗 gp120 抗体能与这类 T 细胞发生交叉反应,即病毒诱导的自身免疫使 T 细胞造成免疫病理损害或功能障碍。

单核细胞和巨噬细胞可以抵抗 HIV 的溶细胞作用,一旦感染后可长期携带 HIV,并随细胞游走而将病毒携带到肺、脑等组织器官中,而感染的单核-巨噬细胞则丧失吞噬和诱发免疫应答的能力。HIV 感染后机体 B 细胞功能常出现异常,表现为多克隆活化,出现高丙种球蛋白血症,循环血中免疫复合物及自身抗体含量增高;此外,HIV 感染还可致神经细胞、小神经胶质细胞和星形细胞等的损害或功能异常。

3.临床表现

HIV 感染后潜伏期较长,大约 10 年才发病。典型 AIDS 分为 4 个时期。①急性感染期:HIV 感染人体后在CD4$^+$T 细胞和单核-巨噬细胞中大量增殖和扩散,引起病毒血症;感染者出现发热、咽炎、淋巴结肿大、皮肤斑丘疹和黏膜溃疡等自限性症状和体征,此时其血循环中的CD4$^+$T 细胞数减少并出现 HIV 病毒抗原;70%以上的感染者数周后转入无症状感染期。②无症状感染期:此期长达 6 个月～10 年,感染者一般不表现临床症状,外周血中 HIV 含量很低,但体内淋巴样组织中的 HIV 仍处于活跃增殖状态,并不断小量释放入血循环中,血中 HIV 抗体检测显示阳性。③艾滋病相关综合征(AIDS-related complex,ARC):随感染时间延长,机体受到各种因素的激发,病毒大量增殖,CD4$^+$T 细胞数不断减少,免疫系统的损伤进行性加重,慢性感染迅速发展,开始出现低热、盗汗、全身倦怠、体重下降、腹泻等前驱症状,随后全身淋巴结肿大、口腔及阴道感染,反复出现疱疹或软疣,不明原因的骨髓衰竭伴贫血、白细胞及血小板计数减少。④艾滋病:出现中枢神经系统等多器官多系统损害,合并各种条件致病菌、寄生虫及其他病毒感染,或并发肿瘤(如 Kaposi 肉瘤)。患者血中能稳定检出高水平的 HIV,CD4$^+$ 细胞计数低于 200 个/微升、CD4/CD8<1、HIV 抗体阳性。5 年死亡率约为 90％,多发生于临床症状出现后 2 年内。

4.机体对 HIV 感染的免疫应答

机体感染 HIV 后可产生抗 gp120 等多种抗体,但中和活性较低,主要在急性感染期降低血清中的病毒抗原量,但不能控制病情的发展。HIV 感染也可刺激机体产生细胞免疫应答,ADCC、CTL 及 NK 细胞的杀伤反应等,但同样也不能清除有 HIV 感染的细胞,这与病毒能逃逸免疫作用有关。HIV 逃逸机制主要有:①HIV 损伤 CD4$^+$ T 细胞使免疫系统功能低下甚至丧失。②病毒基因整合于宿主细胞染色体中,细胞不表达或少表达病毒结构蛋白,使宿主长期呈"无抗原"状态。③病毒包膜糖蛋白的一些区段的高变性导致不断出现新抗原而逃逸免疫系统的识别。④HIV 损害各种免疫细胞并诱导其凋亡。

(三)微生物学检验

HIV 感染的实验室检测主要用于 AIDS 的诊断、指导抗病毒药物的治疗,以及筛查和确认 HIV 感染者。根据 HIV 感染的不同时期应选择不同的检测手段;原发感染 2 周内任何方法均无法检测到病毒,2 周后出现病毒血症时可检测病毒抗原或病毒逆转录酶活性,感染 6～8 周后直到艾滋病病毒出现前可检测病毒的抗体,艾滋病期可检测血清中 HIV 抗原。

1.病毒分离培养

一般分离患者的外周血单核细胞,与正常人的单核细胞进行共培养。HIV 生长缓慢,经 1～2 周后出现不同程度的细胞病变,最明显的是出现融合的多核巨细胞,此时可检测培养液中逆转录酶的活性或 p24 抗原。

2.免疫学检测

(1)抗体检测一般在感染后 3 个月内出现抗体。核心蛋白 p24 及其前体 p55 的抗体在血清中出现最早,随后出现抗包膜糖蛋白 gp120/160 抗体,这些抗体被认为是初期感染的最稳定的指标。抗糖蛋白 gp41 的抗体常在抗 p24 抗体出现后数周出现,在临床症状明显的 AIDS 患者中,抗糖蛋白 gp41 的抗体似乎比抗 p24 的抗体更为常见。

HIV 感染的血清学检测分为初筛和确证两类。实际检测工作中,对我国普通公民初筛试验结果阴性即可排除 HIV 感染的可能性;如初筛实验阳性,需做重复实验,并做确证实验,确证实验阳性的标本方可报告为 HIV 抗体阳性。初筛试验常采用酶免疫测定法(EIA 法)、免疫荧光法(IFA)和凝集试验,确证试验则采用免疫印迹试验(Western blot,WB)或放射免疫沉淀试验。

(2)抗原检测:常用间接 ELISA 法进行检测 p24 抗原,其阳性低于 HIV 抗体检测,但由于 HIV 抗体通常在感染后 4～8 周甚至更久才出现,因此在及急性感染期检测血浆中 p24 抗原可用于早期诊断。p24 抗原出现于抗体产生之前,抗体出现后转阴,但在 HIV 感染的后期再度上升;在无症状的 HIV 感染者中,p24 抗原阳性者发展为艾滋病的可能性高于阴性者 3 倍。此外,p24 抗原还常用于细胞培养中的 HIV 检测、抗 HIV 药物疗效的检测及 HIV 感染者病情发展的动态观察。

3.分子生物学检测

采用原位杂交、RT-PCR 检测血浆中的 HIV-RNA 对 HIV 诊断有重要意义;RT-PCR 检测感染者体内的游离病毒 RNA 拷贝数(病毒载量)可用于监测病情进展、评价抗病毒治疗的效果。此外,也可用 PCR 直接检测外周血单核细胞中的前病毒 DNA,用于血清抗体出现前的急性期的诊断。

二、人类嗜 T 细胞病毒

人类嗜 T 细胞病毒（human T-cell lymphotropic virus HTLV）也称人类 T 细胞白血病病毒，是 20 世纪 80 年代发现的第一个人类逆转录病毒；当时把从 T 淋巴细胞白血病和毛细胞白血病患者外周血淋巴细胞中分离出的该病毒分别称为 HTLV-Ⅰ型和Ⅱ型；国际病毒分类学委员会（ICTV）现将人类嗜 T 细胞病毒和猴嗜 T 细胞病毒（simian T-lymphotropic virus，STLV）合并为灵长类嗜 T 细胞病毒（primate T-lymphotropic virus，PTLV），包括 HTLV-Ⅰ～Ⅲ型和 STLV-Ⅰ～Ⅲ型。

（一）生物学特性

HTLV 呈球形，直径约 100 nm，病毒包膜表面的刺突为糖蛋白 gp120，能与细胞表面 CD4 分子结合，与病毒的感染、侵入细胞有关；衣壳含 p18、p24 两种结构蛋白；病毒核心为 RNA 及逆转录酶。HTLV 基因组的两端为 LTR，中间从 5′端至 3′端依次排列 gag、pol、env 等 3 个结构基因和 tax、rex 2 个调节基因，结构基因的功能与 HIV 基本一致；tax 基因编码一种反式激活因子，可激活 LTR 增加病毒基因的转录，并能激活细胞的 IL-2 基因和 IL-2 受体基因，使其异常表达而促进细胞大量增长。Fex 基因编码的两种蛋白对病毒的结构蛋白和调节蛋白的表达有调节作用。HTLV-Ⅰ与 HTLV-Ⅱ基因组的同源性几近 50%。

（二）致病性

HTLV-Ⅰ和Ⅱ仅感染 CD4+ T 淋巴细胞并在其中生长，使受染的 T 细胞发生转化，最后发展为 T 淋巴细胞白血病。HTLV-Ⅰ和 HTLV-Ⅱ主要经输血、注射或性接触等传播，也可通过胎盘、产道或哺乳等途径垂直传播。HTLV-Ⅰ导致的成人 T 淋巴细胞白血病/淋巴瘤（adult T-cell leukemia，ATL），在加勒比海地区、南美、日本西南部及非洲等地区呈地方性流行，我国部分沿海地区也偶见。其感染通常无症状，受染者发展为成人 T 淋巴细胞白血病的概率为 1/20，主要表现为白细胞增高、全身淋巴结及肝脾大、皮肤损伤等。此外，HTLV-Ⅰ还可引起热带痉挛性下肢轻瘫及 B 细胞淋巴瘤。HTLV-Ⅱ可引起多毛细胞白血病，在注射药物使用者等某些人群感染率较高。

HTLV-Ⅰ和 HTLV-Ⅱ引起细胞恶变的机制还不完全清楚，与其他 RNA 肿瘤病毒不同，其基因组均不含已知的病毒或细胞癌基因，也不能激活宿主细胞的癌基因。目前认为，病毒在复制过程中通过 tax 基因产物的反式激活作用，使 CD4+ T 细胞的 IL-2 基因及其受体基因异常表达，导致感染病毒的 T 细胞大量增生，但并不引起细胞破坏；由于 HTLV 前病毒 DNA 在 T 细胞染色体上的整合并无特定细胞基网的限制，可以整合于不同的细胞 DNA 上，并使细胞转化成不同的克隆，当这些细胞继续增殖时，某一克隆中个别细胞的 DNA 如发生突变，突变细胞就会演变成白血病细胞，随后由其不断增殖形成 T 细胞白血病的细胞克隆。

（三）微生物学检验

HTLV 的实验室诊断主要依靠病毒特异性抗体的检测，即采用 ELISA、间接免疫荧光法检测患者血清中 env p21 抗体进行初筛，然后用 Western Blot 确证。病毒的分离与鉴定较少用，可采集患者新鲜外周血分离淋巴细胞，经 PHA 处理后加入含有 IL-2 的营养液继续培养后，电镜观察细胞中病毒颗粒，并检查细胞培养上清液的逆转录酶活性，最后用免疫血清或单克隆抗体进行病毒鉴定。此外，还可用 PCR 或 RT-PCR 检测血浆或外周血中的病毒 RNA 或前病毒 DNA。

（尹成娟）

第十一节　肠道病毒检验

肠道病毒(enterovirus)是一群通过粪-口途径传播,经过消化道感染的病毒;虽然其感染始于肠道,但却很少引起这些部位的疾病。

一、概述

(一)分类

肠道病毒属于小RNA病毒科,该科中与人类疾病有关的还有鼻病毒和甲型肝炎病毒(hepatitis A virus,HAV)。肠道病毒属包括人类肠道病毒A~D(human enterovirus A~D)、脊髓灰质炎病毒、牛肠道病毒、猪肠道病毒A~B和未分类肠道病毒等八种。

人类肠道病毒根据交叉中和试验分为67个血清型,包括:①脊髓灰质炎病毒1,2,3三型。②柯萨奇病毒:分为A、B二组,A组包括A1~A22,A24共23型;B组包括B1~B6共6型。③埃可病毒:1~9,11~27,29~33,共31型。④新型肠道病毒:为1969年以后分离到的肠道病毒,目前已发现68~71共4型。

(二)共同特征

肠道病毒主要有以下共同特征。

1.形态结构

肠道病毒呈球形,直径22~30 nm;衣壳呈二十面体立体对称,无包膜;核酸为单股正链RNA,具有感染性。

2.培养特点

除柯萨奇A组某些血清型外,均可在易感细胞中增殖,迅速产生CPE。

3.抵抗力

肠道病毒抵抗力强,耐酸、乙醚和去污剂,对高锰酸钾、过氧化氢等氧化剂敏感。

4.感染特点

肠道病毒经过消化道侵入机体,在肠道细胞内增殖,但所致疾病多在肠道外,临床表现多样化,包括中枢神经、心肌损害及皮疹等;感染过程中多形成病毒血症。

(三)微生物学检验原则

人肠道病毒在自然界广泛存在且种类繁多,"一病多原、一原多症"是肠道病毒感染的重要特征,因而应对血清诊断及病原诊断的实验室结果做严格评价,必须结合临床症状及环境因素流行病学分析,以确立病毒与疾病的病原学关系。一般采取的原则为:①病毒分离阳性率远高于对照人群;②病程中有特异性抗体变化并排除其他病毒感染;③从病变组织中、标本中分离出病毒或检测到病毒核酸。

根据2006年卫健委制定的《人间传染的病原微生物名录》,柯萨奇病毒、埃克病毒、EV71型和目前分类未定的其他肠道病毒均属于危害程度第三类的病原微生物。因此,对临床和现场的未知样本检测操作须在生物安全Ⅱ级或以上防护级别的实验室进行;操作粪便、脑脊液和血液等临床样本时要在Ⅱ级生物安全柜中进行标本的处理、病毒分离和病毒的鉴定、核酸的提取等,灭

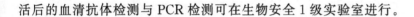

活后的血清抗体检测与 PCR 检测可在生物安全 1 级实验室进行。

二、脊髓灰质炎病毒

脊髓灰质炎病毒是脊髓灰质炎的病原体,是对人类危害最大的病毒之一。脊髓灰质炎俗称小儿麻痹症,曾在世界范围内广泛流行,是 WHO 推行计划免疫进行控制的重点传染病,目前通过疫苗接种已得到有效控制。

(一)生物学特性

1.形态结构

脊髓灰质炎病毒具有典型肠道病毒的特征。病毒呈球形,直径 27～30 nm。核酸为单股正链 RNA,无包膜,衣壳呈二十面体立体对称,壳粒由 4 种多肽(VP1～4)组成:VP1、VP2 和 VP3 暴露于衣壳表面,带有中和抗原位点,VP1 与病毒吸附宿主细胞有关;VP4 位于衣壳内,在 VP1 与细胞表面受体结合后释放,与病毒基因组脱壳穿入有关。

2.培养特性

仅能在灵长类来源的细胞内增殖,常用的细胞有人胚肾、人胚肺、人羊膜及猴肾细胞、Hela、Vero 等,在易感细胞中增殖后引起 CPE。

3.抗原分型利用中和试验

可将脊髓灰质炎病毒分为Ⅰ、Ⅱ、Ⅲ 3 个血清型,之间无抗原交叉;目前国内外发病与流行以Ⅰ型居多。

4.抵抗力

该病毒抵抗力强,在粪便和污水中可存活数月;酸性环境中稳定,不被胃酸和胆汁灭活;耐乙醚,对高锰酸钾、过氧化氢、漂白粉等氧化剂及紫外线、干燥等敏感。

(二)致病性

人是脊髓灰质炎病毒的唯一天然宿主。该病经粪-口途径传播,病毒经肠道或咽部黏膜侵入局部淋巴组织生长繁殖,7～14 天潜伏期(此时患者多数呈隐性感染)后侵入血流形成第一次病毒血症,病毒随血扩散到肠液、唾液、全身淋巴组织及易感的神经外组织,增殖后再度入血形成第二次病毒血症,少数情况病毒可直接侵入脊髓前角灰质区,并增殖破坏运动神经元,发生神经系统感染,引起严重的症状和后果。

病毒感染后的结局取决于感染病毒株的毒力、数量、机体免疫功能状态等多种因素。90％以上感染为隐性感染;显性感染患者有三种临床表现类型。

1.轻型

轻型为顿挫感染,约占 5％,病毒不侵入中枢神经系统,病症似流感,患者只有发热、乏力、头痛、肌痛、咽炎、扁桃腺炎及胃肠炎症状,并可迅速恢复。

2.非麻痹型

1％～2％的感染者病毒侵入中枢神经系统及脑膜,患者具有典型的无菌性脑膜炎症状,有轻度颈项强直及脑膜刺激征。

3.麻痹型

只有 0.1％～2.0％的感染者病毒侵入并破坏中枢神经系统,造成肌群松弛、萎缩,最终发展为松弛性麻痹,极少数患者可因呼吸、循环衰竭而死亡。

(三)微生物学检验

1.标本采集

根据疾病不同时期采集不同的标本可提高病毒的分离率。发病 1 周内采集咽拭子或咽漱液,1 周后可采集粪便,血和脑脊液中病毒的分离率很低。

2.病毒分离培养

将标本处理后接种至人胚肾等易感细胞中,病毒增殖后观察 CPE,并用标准血清和分型血清做中和试验,或采用免疫荧光、ELISA 等技术进行鉴定。

3.免疫学检测病毒感染机体后,最早在感染后 10～15 天即可检测到 IgM 抗体,持续约 30 天,因此在疑似脊髓灰质炎患者血液或脑脊液中查到 IgM 抗体有助于本病的诊断;常用捕捉 ELISA 法,该法简便,可用于早期诊断和分型。此外,如发病早期和恢复期双份血清 IgG 抗体滴度有 4 倍以上增长也可诊断。

4.分子生物学检测

用核酸杂交、RT-PCR 等技术检测病毒核酸可进行快速诊断。

三、柯萨奇病毒和埃可病毒

柯萨奇病毒和埃可病毒的形态结构、生物学性状、致病性及免疫过程等都与脊髓灰质炎病毒类似。埃可病毒由于分离早期与人类致病关系不明确,且对猴等实验动物不致病,故当时命名为"孤儿"病毒,后因其可导致培养细胞发生病变,最终命名为"肠道致细胞病变孤儿病毒",简称 ECHO 病毒。

(一)生物学特性

病毒体呈球形,直径 17～20 nm,核酸为单股正链 RNA,无包膜,衣壳呈二十面体立体对称。柯萨奇病毒根据对乳鼠的致病作用分为 A、B 两组,A 组能引起乳鼠骨骼肌的广泛性肌炎、松弛性麻痹,但很少侵犯中枢神经系统和内脏器官;B 组能引起灶性肌炎,可侵犯中枢神经系统和内脏器官,导致肝炎、脑炎及坏死性脂肪炎等。根据中和试验和交叉保护试验,A 组可现分为 23 个抗原型,B 组分为 6 个抗原型。埃可病毒对乳鼠无致病作用。柯萨奇病毒可在非洲绿猴肾及各种人细胞系细胞中增殖,埃可病毒最适于在猴。肾细胞中生长,部分病毒也能在人羊膜细胞及 HeLa 细胞中生长。两病毒均能导致培养细胞产生 CPE。

(二)致病性

柯萨奇病毒、埃可病毒均通过粪-口途径传播,但也可经呼吸道或眼部黏膜感染。两病毒识别的受体在组织和细胞中分布广泛,包括中枢神经系统、心、肺、胰、黏膜、皮肤及其他系统,因而引起的疾病种类复杂,轻重不一,不同病毒可引起相同的临床综合征,同一病毒也可引起多种不同的疾病,即"一病多原、一原多症"。

(三)微生物学检验

1.病毒分离

培养将标本接种到原代或传代猴肾细胞或人源细胞系,病毒增殖后观察 CPE 情况,收集病毒培养液利用中和试验、补体结合试验、血凝抑制试验等鉴定并分型。

2.免疫学检测

可利用 ELISA 等可检测患者血清中的 IgG 和 IgM 抗体。免疫印迹试验是诊断病毒感染的确证试验。

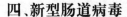

四、新型肠道病毒

1969 年之后世界各地陆续分离出一些抗原不同于已有病毒的肠道病毒新型,原有的以组织培养和乳鼠中增殖的分类方法难以继续应用,1976 年国际病毒分类委员会决定,从肠道病毒 68 型开始新发现的肠道病毒都以数字序号表示,统称为"(新型)肠道病毒型"当时新型肠道病毒有 68~72 型 5 个型别,最近已经命名至 102 型,其中 72 型经鉴定为甲型肝炎病毒,68 型与小儿支气管炎和肺炎有关,70 型和 71 型临床比较常见。

(一)肠道病毒 70 型

肠道病毒 70 型(human enterovirus 70,EV70)的多数生物学性状与其他肠道病毒相似,不同之处在于其感染增殖的原发部位在眼结膜,不具有嗜肠道性,不易在粪便中分离到;此外,病毒增殖所需的最适温度较低,为 33 ℃,对乳鼠不致病。

肠道病毒 70 型可引起急性出血性结膜炎,主要通过污染的毛巾、手及游泳池水等传播,传染性强,常发生暴发流行,人群普遍易感,以成人多见。病毒感染后潜伏期短(24 小时左右),发病急,主要表现为急性眼结膜炎,眼睑红肿,结膜充血、流泪,并可有脓性分泌物及结膜下出血,多数在 10 天内自愈,预后良好,一般无后遗症,少数发生急性腰骶部脊髓神经根炎,可使下肢瘫痪。

在急性出血性结膜炎早期 1~3 天取患者眼分泌物,接种人源培养细胞或猴肾细胞病毒分离率可达 90% 以上。利用 ELISA 检测血清中的抗体,或 RT-PCR、核酸分子杂交等检测病毒核酸可进行快速检测。

(二)肠道病毒 71 型

近年来,肠道病毒 71 型(human enterovirus 71,EV71)在世界各地包括中国大陆及周边地区的暴发流行越来越多,因此已日益受到研究人员的重视。

1.生物学性状

EV71 是一种小 RNA 病毒,可在原代细胞中增殖,但敏感性差,能引起乳鼠病变。耐热、耐酸,可抵抗 70% 的乙醇,高温和紫外线照射很快可将其灭活。

2.致病性

肠道病毒 71 型的感染多发生于夏、秋季,10 岁以下儿童多见;主要通过粪-口途径或密切接触传播,人是其目前已知的唯一宿主。病毒在咽和肠道淋巴结增殖后进入血液扩散,进一步在单核-吞噬细胞中增殖,最终侵犯脑膜、脊髓和皮肤等靶器官。感染后多数情况下不引起明显的临床症状,但有时也可导致被感染者出现比较严重的疾病,主要包括手足口病、无菌性脑膜炎和脑炎、疱疹性咽峡炎以及类脊髓灰质炎等疾病,患者大部分预后良好,但也有部分严重者死于并发症。

手足口病(hand-foot-mouth disease,HFMD)是由多种人肠道病毒引起的一种儿童常见传染病,也是我国法定报告管理的丙类传染病,其病原体主要有 EV71、柯萨奇病毒 A 组(A5,10,16,A19),以及部分埃可病毒和柯萨奇 B 组病毒,以柯萨奇病毒 A16 和 EV71 最为常见。手足口病为全球性传染病,无明显的地域分布,全年均可发生,一般 5~7 月为发病高峰,幼儿园、学校等易感人群集中单位可发生暴发。近年来,EV71 在东南亚一带流行,引起较多的重症和死亡病例,例如 2007 年山东发生了该病暴发流行,累计报告病例近 4 万例,病原体检测发现 EV71 占84%;随后 2008 年、2009 年全国继续出现 HFMD 的暴发流行,仍以 EV71 为优势病毒,部分为柯萨奇病毒 A16 和 EV71 共同引起。

人对人肠道病毒普遍易感,不同年龄组均可感染发病,以5岁及以下儿童为主,尤以3岁及以下儿童发病率最高。HFMD传染性极高,患者和隐性感染者均为本病的传染源,隐性感染者难以鉴别和发现。发病前数天,感染者咽部与粪便就可检出病毒,通常以发病后1周内传染性最强。大多数患者症状轻微,可自愈。临床以发热和手、足、口腔等部位的皮疹或疱疹为主要症状;少数患者可出现无菌性脑膜炎、脑炎、急性弛缓性麻痹、神经源性肺水肿和心肌炎等,个别重症患儿病情进展快,可导致死亡,病程约1周。感染EV71后,患者发病1~2周内可自咽部排出病毒,从粪便中排毒可持续至发病后3~5周。疱疹液中含大量病毒,疱疹破溃后病毒排出。

3.微生物学检验

可采集患者的粪便、脑脊液、疱疹液、咽拭子、血清进行病毒分离鉴定或抗原、抗体及核酸的检测。微量板法测定血清中EV71中和抗体的滴度,如急性期与恢复期血清抗体滴度4倍或4倍以上增高证明病毒感染。核酸检测可利用人肠道病毒通用引物、EV71特异性引物分别进行RT-PCR、Real-time PCR进行。

(尹成娟)

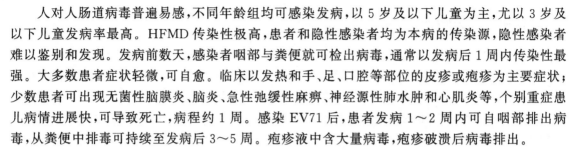

第十二节 轮状病毒检验

人类轮状病毒(human rotavirus,HRV)属呼肠病毒科的轮状病毒属,由澳大利亚Bishop等人于1973年在急性胃肠炎儿童的十二指肠超薄切片中首先发现,因病毒颗粒形似轮状而得名。轮状病毒是婴幼儿急性胃肠炎的主要病原体,也是哺乳动物和鸟类腹泻的重要病原体。人类轮状病毒的感染是一种发病率很高的疾病,世界各地均有发生,发展中国家和地区尤为严重。

一、生物学特性

(一)形态结构

病毒颗粒呈球形,直径60~80 nm,无包膜,双层衣壳,二十面体对称。内衣壳的壳微粒沿着病毒体边缘呈放射状排列,形同车轮辐条,故称为轮状病毒。轮状病毒有双壳颗粒与单壳颗粒2种形态,前者为成熟病毒颗粒,具有完整的外层多肽衣壳,又称L毒粒,具有传染性;后者因在自然条件下失去外壳,形成粗糙单壳颗粒,又称D毒粒,无传染性。

(二)基因组

病毒体核心为双股链状RNA,全长约18.6 kb,由11个不连续的节段组成,由于这些片段在聚丙烯酰胺凝胶电泳中的迁移率不同而形成特征性的电泳图谱(电泳型),据此可进行病毒的快速鉴定。每个RNA节段各含一个开放读码框架(ORF),分别编码6个结构蛋白(VP1~4,VP6,VP7)和5个非结构蛋白(NSP1~5)。VP6位于内衣壳,具有组和亚组的特异性。VP4、VP7是中和抗原,位于外衣壳,决定病毒的血清型;此外,VP4为病毒的血凝素,与病毒吸附宿主易感细胞有关。VP1~3位于病毒核心,分别为RNA聚合酶(RdRp)、转录酶成分和与帽形成有关的蛋白。非结构蛋白为病毒酶或调节蛋白,在病毒复制中起重要作用。

(三)分型

根据病毒蛋白VP6抗原性不同目前将轮状病毒分为A~G 7个组,人类轮状病毒属A、B、

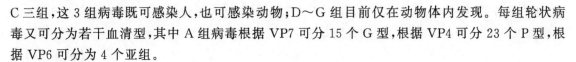

C 三组,这 3 组病毒既可感染人,也可感染动物;D~G 组目前仅在动物体内发现。每组轮状病毒又可分为若干血清型,其中 A 组病毒根据 VP7 可分 15 个 G 型,根据 VP4 可分 23 个 P 型,根据 VP6 可分为 4 个亚组。

(四)培养特性

需选恒河猴胚肾细胞、非洲绿猴肾传代细胞等特殊的细胞株培养。病毒多肽 VP3 能限制病毒在细胞中的增殖,故培养前应先用胰酶处理病毒,以降解该多肽。

(五)抵抗力

RV 对理化因素有较强的抵抗力。耐酸、碱,在 pH 3.5~10.0 环境中都具有感染性;室温传染性可保持 7 个月,经乙醚、氯仿、反复冻融、超声、37 ℃ 1 小时等处理仍具有感染性。95% 的乙醇或 56 ℃加热30 分钟可灭活病毒。

二、致病性

轮状病毒的感染呈全球性分布,A~C 组可引起人和动物腹泻;D~G 只能引起动物腹泻。其中,人类轮状病毒感染以 A 组最为常见,是引起 6 个月~2 岁的婴幼儿严重胃肠炎的主要病原体;B 组主要发现在中国引起成人轮状病毒腹泻,也称成人腹泻轮状病毒(adult diarrhea rotavirus,ADRV);C 组引起散发腹泻,偶有小规模暴发流行。轮状病毒主要通过粪-口途径传播,偶可通过呼吸道传播,传染源是患者和无症状带毒者;其感染的高峰季节随地理区域不同而有所变动,在我国多发于秋季和初冬,又称"秋季腹泻"。

RV 有非常特异的细胞趋向性,在体内仅感染小肠绒毛顶端的肠上皮细胞。病毒侵入人体后,进入小肠黏膜绒毛细胞内大量增殖,造成微绒毛萎缩、脱落和细胞溶解死亡,导致吸收功能障碍,乳糖等不能被吸收而滞留在肠内,使肠黏膜与肠腔渗透压改变,导致渗透性腹泻。受损细胞脱落至肠腔而释放大量病毒并随粪便排出。病毒非结构蛋白 P4 具有肠毒素样活性,能刺激腺窝细胞增生、分泌功能亢进,水和电解质分泌增加,妨碍钠和葡萄糖的吸收,导致严重腹泻。

轮状病毒胃肠炎病情差别较大,6~24 月龄小儿症状重,而较大儿童或成年人多为轻型或亚临床感染。病毒感染后潜伏期为 24~48 小时,然后突然发病,临床表现为水样泻、呕吐,伴有轻、中度发热,严重时可导致脱水和电解质平衡紊乱,如不及时治疗可能危及生命,是导致婴幼儿死亡的主要原因之一。部分病例在出现消化道症状前常有上呼吸道感染症状;多数病例病程 3~7 天,一般为自限性,可完全恢复。

三、微生物学检验

由于轮状病毒较难培养,临床标本中病毒分离率极低,故细胞培养一般不作为常规检测手段。

(一)形态学检查

形态学检查是检测轮状病毒感染的最准确、可靠和快速的方法。采集患者水样便经磷酸钨负染在电镜下观察病毒颗粒,或用免疫电镜检查病毒-抗体复合物。

(二)免疫学检测

采用 ELISA、反向间接血凝、乳胶凝集等方法检测病毒抗原,可以定量,并可进行 P、G 分型。

(三)分子生物学检测

提取标本中的病毒 RNA,用 10% 的不连续聚丙烯酰胺凝胶电泳(PAGE)后硝酸银染色,根据 11 个节段的 dsRNA 的电泳图谱,可判断病毒的感染,但与血清型不一致。此外,也可用核酸杂交或 RT-PCR 等技术进行检测和分型鉴定。

(尹成娟)

第十三节　狂犬病病毒检验

狂犬病病毒属于弹状病毒科的狂犬病病毒属,是人和动物狂犬病的病原,主要在动物中传播,人因被带病毒的动物咬伤或破损的皮肤黏膜接触含病毒的材料而感染。狂犬病是由动物传播的 100% 致死性的传染病,目前在全球范围广泛存在,估计每年造成约 55 000 人死亡。2007 年,世界卫生组织、世界动物卫生组织等将每年的 9 月 28 日定为"世界狂犬病日"。中国是全球第二大狂犬病国家,近年来每年有超过 3 000 人死于狂犬病,疫情形势日益严峻,我国传染病防治法将其列为乙类传染病。

一、生物学特性

(一)形态结构

狂犬病病毒形态类似子弹状,一端圆尖,另一端平坦或稍凹,长为 100～300 nm,直径为 75 nm。病毒颗粒内部是螺旋对称的核衣壳,由病毒 RNA、核蛋白(N 蛋白)多聚酶 L 及蛋白 P 组成;核衣壳外包裹着由脂质双层包膜,包膜内层有基质蛋白(M 蛋白),表面有呈六角形突起的糖蛋白(G 蛋白)刺突。

(二)基因组

病毒基因组为单负链 RNA,长约 12 kb,编码五种结构蛋白,从 3′端到 5′端依次为编码核蛋白 N、磷蛋白 P、包膜基质蛋白 M、糖蛋白 G、RNA 依赖性的 RNA 聚合酶 L 蛋白的基因。病毒 RNA 与核蛋白 N 紧密结合形成核糖核蛋白(RNP),可保护病毒核酸不被核酸酶降解,同时也为病毒基因的复制、转录提供结构基础;N 蛋白还具有病毒属的特异性,能够以 RNP 的形式诱导机体产生保护性细胞免疫。L 蛋白和其辅助因子蛋白 P(旧称 M1 蛋白)是病毒基因转录、复制所必需的活性蛋白。包膜外的刺突糖蛋白 G 为三聚体,具有亲嗜神经细胞的特性,可识别易感细胞膜上特定的病毒受体,与病毒的血凝性、感染性和毒力有关;此外,G 蛋白还有型特异性的抗原决定簇,并可诱导机体产生中和抗体。

(三)分类

近年来将狂犬病及狂犬病相关病毒分为 6 个血清型。血清Ⅰ型是典型病毒标准株,其余 5 型为狂犬病相关病毒。根据感染性强弱,狂犬病病毒还可分为野毒株和固定毒株。将从自然感染的人或动物体内直接分离的病毒称为野毒株或街毒株,将野毒株接种于动物,其潜伏期长,致病力强。野毒株在家兔脑内连续传代后对家兔感染的潜伏期逐渐缩短,50 代后从最初的 2～4 周逐渐缩短为 4～6 天,再继续传代则潜伏期不再缩短,这种狂犬病病毒叫固定毒株。野毒株脑内接种的潜伏期长,能在唾液腺中繁殖,各种途径感染后均可致病;固定毒株潜伏期短,在唾液腺中不能繁殖,脑内接种可引起动物瘫痪,脑外注射不发病。因固定毒株致病力减弱,但保留了抗原性,能产生保护性抗体,故可用于制备狂犬病疫苗。

(四)培养特性

狂犬病病毒可在鸡胚细胞、地鼠肾细胞、犬肾细胞、人二倍体细胞等多种细胞中增殖。该病毒有较强的嗜神经组织性,在患病动物或人的中枢神经细胞(主要是大脑海马同的锥体细胞)中增殖时,可以胞浆内形成一个或数个、圆形或卵圆形、直径 20～30 nm 的嗜酸性包涵体,即内基小体,为狂犬病病毒感染所特有的,具有诊断价值。

(五)抵抗力

狂犬病病毒抵抗力不强。对紫外线、日光、干燥及热等敏感,100 ℃ 2 分钟或 56％ 30 分钟即被灭活,但脑组织中的病毒在室温或 4 ℃以下可保持感染性 1～2 周,冷冻干燥可存活数年。强酸、强碱、甲醛、乙醇、碘酒、氧化剂、肥皂水、去污剂等也可灭活病毒。

二、致病性

狂犬病病毒能引起多种家畜和野生动物的自然感染,如犬、猫、猪、牛、羊、狼、狐狸、松鼠等。人对该病毒普遍易感,主要通过患病或带毒动物的咬伤、抓伤和密切接触感染。在发展中国家传染源主要是患病或带病毒的犬,其次是猫和狼,而在发达国家则以野生动物为主,如狐狸、吸血蝙蝠、臭鼬、浣熊等。

狂犬病病毒属于嗜神经病毒,通过伤口或与黏膜表面直接接触进入体内,但不能穿过没有损伤的皮肤。病毒侵入后或是在非神经组织内复制,或是直接进入周围神经,并通过逆向轴浆流动到达中枢神经系统(CNS)。根据侵入的病毒量和侵入部位,潜伏期 2 周到 6 年不等(平均 2～3 个月);一般侵入部位越靠近中枢神经系统,潜伏期就可能越短。病毒在局部小量增殖后,沿传入神经向心扩展到脊髓前背根部神经,经脊髓入脑,主要侵犯脑干、小脑的神经细胞,在神经节与中枢大量繁殖并引起损伤,随后再沿传出神经向全身扩散,到达唾液腺、泪腺、眼角膜、鼻黏膜、心肌、肺和肝等处。患者因迷走神经核、舌咽神经核、舌下神经核受损,引起呼吸肌、舌咽肌痉挛,出现呼吸和吞咽困难;因刺激交感神经,引起唾液大量分泌和大汗;因延髓、脊髓受损导致瘫痪,最终因脑实质损伤患者出现呼吸、循环衰竭而死亡。狂犬病现在无有效的治疗方法,一旦发病,死亡率接近 100％,是目前已知的传染病中病死率最高的。

狂犬病主要临床表现都与病毒引起的脑脊髓脊神经根炎有关,典型的临床经过分为前驱期、兴奋期及麻痹期 3 期。前驱期症状有低热、乏力、恶心、头疼等一般症状,特征性的表现是原伤口部位有麻木、疼痛、发痒、蚁走感等异样感觉。兴奋期患者神经兴奋性增高,狂躁不安、肌张力增加,多神志清楚;恐水是本病重要特点,患者饮水、见水、闻水声,甚至听到"水"字均可致咽喉肌痉挛,故又称恐水病;此外,风、光、声、触动等轻微刺激均可诱发痉挛;患者吞咽困难,无法饮水、进食,异常恐惧,心率增快、血压升高,大汗、大量流涎。麻痹期痉挛停止,出现各种瘫痪、昏迷,很快因呼吸、循环衰竭而死亡。

狂犬病暴露者是指被可疑动物咬伤、抓伤、舔舐皮肤或黏膜的所有人员。暴露后应视情节尽早开始预防措施,包括立即用水、肥皂、碘酊或酒精等彻底清洗伤口至少 15 分钟;用狂犬病病毒灭活疫苗进行全程免疫(一般免疫后 7～10 天产生中和抗体,但免疫力只能维持 1 年左右);如果咬伤严重,则应联合使用抗狂犬患者免疫球蛋白进行被动免疫。

三、微生物学检验

人被犬或其他动物咬伤后,应检查动物是否患狂犬病。一般不宜立即杀死可疑动物,应将其捕获、隔离观察,若7～10天动物不发病,一般认为动物未患狂犬病或咬人时唾液中无狂犬病病毒;若7～10天内发病,即将其杀死,采集标本检测病毒。所有潜在感染的材料均应在BSL-2或BSL-3实验室进行,动物试验应在BSL-3实验室中进行。

(一)形态检测

显微镜直接检查死亡患者或病犬脑组织内基小体即可确诊。

(二)病毒分离培养

取患者唾液样本、泪液、脑脊液或其他生物体液样本进行细胞培养,通过检测病毒抗原做出诊断。也可将标本处理后接种新生乳鼠脑内,若其在6～10天中出现痉挛、麻痹等症状,在动物脑组织中镜检找到内基小体可确诊。此法因需时较长,不能为临床提供早期诊断,故应用受限。

(三)免疫学检测

1.抗原检查

免疫荧光法、免疫酶法或斑点免疫结合法(DIA)检测患者唾液或鼻咽洗液涂片、角膜印片、皮肤切片(含毛束)或脑组织涂片中的病毒抗原。

2.抗体检测

可用中和试验、补体结合试验、血凝抑制试验、免疫荧光技术、ELISA等方法检测抗体,其中中和试验是以灭活的病毒抗原检测狂犬病病毒中和抗体(主要是G蛋白抗体),重复性好、特异、稳定,多用于评价狂犬病疫苗的免疫效果。

(四)分子生物学检测

狂犬病病毒RNA可在唾液、脑脊液、泪液、皮肤活检样本和尿等样本中检出。由于病毒排出的间歇性,应对液体样本(如唾液和尿)进行连续检测。现多用RT-PCR法检测标本中狂犬病病毒RNA中核衣壳(N)序列。

(尹成娟)

第十四节　支原体检验

支原体是一群没有细胞壁、介于细菌与病毒之间、能在人工培养基中生长繁殖的最小的原核细胞型微生物,形态上呈高度多形性,最小个体直径200 μm左右,可通过滤菌器。支原体最早从牛胸膜炎病灶的胸腔积液滤液中分出,当时称为胸膜肺炎微生物,以后从人体、家畜和禽类标本中先后发现此类微生物。由于它们能形成有分支的长丝,1967年正式命名为支原体。可引起人类非典型肺炎、非淋菌性尿道炎等。

支原体迄今已分离到150余种,因其缺乏细胞壁,归属于柔膜体纲的支原体目。下分三个科:支原体科,生长时需从外界环境摄取胆固醇;无胆甾原体科,生长时不需外源性胆固醇;螺旋原体科,虽生长需要胆固醇,其特点是生长到一定阶段呈螺旋形。支原体科中又分支原体和脲原体二个属。支原体在自然界中分布十分广泛,多为腐生不致病,少数可引起人或动物的感染,主要存在于人体和动物的腔道黏膜上。寄居人体的支原体有16种,对人致病的主要是肺炎支原体、人型支原体、生殖器支原体、穿透支原体和解脲脲原体。支原体还经常污染细胞培养,给实验室病毒分离、单克隆抗体制备等工作带来一定困难。支原体可依据其对葡萄糖、精氨酸和尿素等三种物质的利用情况不同进行初步分类(表 11-6)。

表 11-6　人类主要支原体生物学性状

| 支原体 | 分解葡萄糖 | 水解 | | 吸附血细胞 | 致病性 |
		精氨酸	尿素		
肺炎支原体	+	−	−	+	肺炎支气管炎
解脲脲原体	−	−	+	+	泌尿生殖道感染
人型支原体	−	+	−	−	泌尿生殖道感染
生殖道支原体	+	−	−	−	泌尿生殖道感染
穿透支原体	+	+	−	+	多见于艾滋病

一、肺炎支原体

肺炎支原体(Mycoplasma pneumoniae,MP)是引起人类呼吸道感染的病原体之一。本病占非细菌性肺炎的 1/3 以上,常于秋季发病。患者中儿童和青年人居多,婴儿有间质性肺炎时应考虑支原体肺炎的可能性。

(一)生物学特性

肺炎支原体无细胞壁,仅有细胞膜,呈高度多形性,常见形态为球形、杆形及长丝形,有时可见分枝与星状体。革兰染色阴性,但不易着色,常用吉姆萨染色,呈淡紫色。电镜下可见支原体的细胞膜有三层:内外层为蛋白质和多糖的复合物,中层为脂质。脂质中胆固醇占 36%,对保持膜的完整性具有一定作用,一端有一种特殊的末端结构,能使支原体黏附于呼吸道黏膜上皮细胞表面,与致病性有关。所有肺炎支原体株共同具有 P_1 蛋白和菌体蛋白,是肺炎支原体的主要特异性免疫原,是目前血清学诊断推选的主要抗原。

大多数肺炎支原体兼性厌氧,有些菌株在初分离时加入 5% CO_2 生长更好,对低渗透压敏感,营养要求高于一般细菌,需加入 20% 马血清或小牛血清,多数支原体还需添加新鲜酵母浸液、组织液等。支原体繁殖较慢,在固体培养基上 35 ℃培养 2~3 天,菌落中央的核心部分较厚、向下长入培养基,周边由透明颗粒组成的薄薄的一层贴在琼脂表面,呈油煎蛋菌落。

肺炎支原体的抗原性主要来自细胞膜,胞膜外层蛋白质是支原体的主要型特异性抗原,其抗原性常用生长抑制试验(growth inhibitiontest, GIT)与代谢抑制试验(metabolism inhibition test,MIT)鉴定。GIT 是将吸有型特异性抗血清的滤纸片置于接种有支原体的固体培养基上,经孵育出现同型血清抑制该型支原体生长现象。MIT 是将支原体接种在含有抗血清的葡萄糖(酚红)培养基中,若抗体与支原体型相对应,则抑制该支原体分解葡萄糖,酚红不变色。此两种方法可将支原体分成若干血清型。

因支原体无细胞壁,对青霉素、头孢菌素等作用于细胞壁的抗生素不敏感,对脂溶剂、去垢剂和石炭酸、甲醛等常用消毒剂敏感。4 ℃放置不超过 3 天,56 ℃很快灭活。对热、干燥非常敏感,冻干能长期保存。

(二)致病物质与所致疾病

肺炎支原体是支原体肺炎的病原体,主要侵犯呼吸系统。肺炎支原体黏附于黏膜上皮细胞的受体上,吸取宿主细胞的养料生长繁殖,同时释放有毒代谢产物如过氧化氢、核酸酶等使细胞受损。主要通过呼吸道传播,青少年易感,冬秋季较多见,引起间质性肺炎和急性支气管炎,占肺

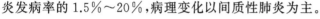

炎发病率的 1.5%～20%，病理变化以间质性肺炎为主。

(三)微生物检验

1.标本采集

可取患者痰、咽拭子、鼻咽洗液、支气管分泌物等。因肺炎支原体有黏附细胞的作用，以拭子标本为好。支原体对热和干燥敏感，取材后应立即接种或置转运培养基中（蔗糖磷酸盐缓冲液），4 ℃能贮存 72 小时，－70 ℃或液氮能长期贮存。

2.直接显微镜检查

革兰染色不易着色，电子显微镜观察无细胞壁，易与细菌鉴别。

3.分离培养

常用的培养基是以牛心消化液为基础，另加 20% 小牛血清及新鲜酵母浸液制成的液体或固体培养基。在含 5% CO_2 气体环境下培养，初分离时，一般 10 天左右长出菌落，呈致密圆形，常不出现油煎蛋状，需经数次传代后，菌落开始典型。肺炎支原体的分离阳性率不高，对临床快速诊断意义不大，但对流行病学调查有重要意义。

4.鉴定

主要靠形态染色、菌落特征、生化反应及特异性生长试验等。支原体在固体培养基生长有陷入培养基生长的趋势，经 7～10 天培养可形成细小的菌落，观察时最好用低倍显微镜或倒置显微镜。支原体的菌落多为中心致密凸起，四周浅薄，呈典型的油煎蛋菌落。用 Diene 染色，支原体菌落中心为翠蓝色，边缘浅蓝色，且不易褪色，其他细菌菌落不着色。肺炎支原体分解葡萄糖，不分解精氨酸，在含葡萄糖的液体培养基上生长产酸，使酚红指示剂变黄，尿素试验阴性。

支原体与细菌 L 形的区别：细菌 L 形也有多形性，也对低渗敏感，也可形成油煎蛋菌落，易与本菌混淆，但细菌 L 形在无抗生素等诱导因素作用下，可返祖为原菌，染色后易褪色，以此可鉴别(表 11-7)。

表 11-7　支原体和细菌 L 形的区别

性状	支原体	细菌 L 形
形状	多形性	多形性
大小	0.2～0.3 μm	0.6～1.0 μm
细胞壁	无	无
细胞膜	含胆固醇	不含胆固醇
菌落	油煎蛋状	油煎蛋状
通过滤器	能	能
遗传性	与细胞无关	与原细菌相同
回复成细菌	不能	能
对青霉素	不敏感	不敏感
致病性	支原体肺炎	慢性感染

5.免疫学检测

肺炎支原体的非特异血清学方法有肺炎支原体冷凝集试验与 MG 链球菌凝集试验，对支原体肺炎能起辅助诊断的作用。冷凝集试验是检测患者血清中冷凝集素的一种非特异性试验，其方法是将患者的稀释血清与 O 型 Rh 阴性红细胞在 4 ℃下做凝集试验。约 50% 肺炎支原体感染者为阳性(效价≥1∶64),效价越高或双份血清呈4倍以上升高,肺炎支原体近期感染的可能性越大。MG链球菌凝集试验是一种非特异性凝集试验。肺炎支原体感染后,约1/3的患者血清中可出现能凝集甲型链球菌MG株的抗体,效价≥1∶20,而病毒性肺炎患者常无此抗体出现,故本试验有助于两者的鉴别。

有研究报道,肺炎支原体膜蛋白单克隆抗体和反向间接血凝法直接检测分泌物和体液中支原体抗原具有很高的特异度和灵敏度。人体感染肺炎支原体后,能产生特异性IgM和IgG类抗体。IgM类抗体出现早,一般在感染后1周出现,3~4周达高峰,以后逐渐降低。由于肺炎支原体感染的潜伏期为2~3周,当患者出现症状而就诊时,IgM抗体已达到相当高的水平,因此IgM抗体阳性可作为急性期感染的诊断指标。如IgM抗体阴性,则不能否定肺炎支原体感染,需检测IgG抗体。IgG较IgM出现晚,需动态观察,如显著升高提示近期感染,显著降低说明处于感染后期。

二、解脲脲原体

解脲脲原体(Ureaplasma urealyticum,Uu)也称溶脲脲原体,是1954年Shepard首先从非淋球菌尿道炎(NGU)患者的尿道分泌物中获得,因其菌落细小,故曾称为T支原体(T-my-co-plasmas)。按其分解尿素的特性命名为解脲脲原体。解脲脲原体是人类泌尿生殖道最常见的寄生菌之一,它与人类的多种疾病有关。

(一)生物学特性

解脲脲原体呈高度多形性,常见形态为球形、杆形及长丝形。革兰染色阴性但不易着色,吉姆萨染色呈紫蓝色。无细胞壁,细胞膜由三层薄膜构成,内、外两层由蛋白质组成,中层为类脂质。

体外培养营养要求很高,需要供给胆固醇和酵母,常用的基础培养基为牛心消化液,在液体选择培养基中35℃培养18~24小时,因分解尿素使培养基变成红色;在固体培养基上35℃培养2~3天,形成细小(仅10~40μm)、周边较窄的油煎蛋样菌落(需用低倍显微镜观察)。

解脲脲原体除脂多糖抗原和蛋白质抗原外,还有脲酶抗原,后者是解脲脲原体种特异抗原,可与其他支原体区别。解脲脲原体有16个血清型,其中以第4型引起疾病的频率最高。

解脲脲原体与其他支原体一样,无细胞壁,对渗透作用特别敏感,易被脂溶剂、清洁剂、酒精、特异抗体和补体溶解。对热抵抗力差,对青霉素等作用于细胞壁的抗生素不敏感,常用于治疗并能获效的主要是大环内脂类、四环素内、林可霉素类及喹诺酮类等抗生素。

(二)致病物质与所致疾病

解脲脲原体主要引起人体泌尿生殖系统的感染,主要传播途径为性接触传播和母婴传播,多见于年轻性旺盛时期,尤多见于不洁性交后,与女性生殖健康关系最为密切。其致病机制可能与其侵袭性酶和毒性产物有关,解脲脲原体吸附宿主细胞后,可产生磷脂酶分解细胞膜中的磷脂,影响宿主细胞生物合成。尿素酶分解尿素产生氨,对细胞有毒性作用。产生IgA蛋白酶,可降解IgA形成Fab和Fc,破坏泌尿生殖道黏膜表面IgA的局部抗感染作用,有利于解脲脲原体黏附于泌尿生殖道黏膜的表面而致病。解脲脲原体所引起的疾病最常见的是非淋菌性尿道炎,并被认为是非淋球菌性尿道炎中仅次于衣原体(占50%)的重要病原体。另外解脲脲原体还可致子宫内膜炎、绒毛膜羊膜炎、自然流产、围生期疾病及死亡,也可引起肾盂肾炎、阴道炎和盆腔炎。

（三）微生物检验

1.标本采集

用无菌棉拭子或无菌试管取非淋球菌性尿道炎患者的尿道分泌物,慢性前列腺炎患者经按摩后的前列腺液,原因不明不育症患者的精液,阴道炎与宫颈炎患者的炎性分泌物。

2.分离培养

应用选择鉴别培养基对解脲脲原体进行培养鉴定。将标本接种于含营养、尿素、精氨酸和酚红指示剂的培养基中(pH 6.3),标本如有解脲脲原体存在,35 ℃培养 24～48 小时,由于解脲脲原体生长,分解尿素产氨使培养基 pH 上升至 7.6～8.6,液体培养基颜色由橙黄色转变成红色可判定有解脲脲原体生长。解脲脲原体在液体中不出现菌膜,浑浊及沉淀生长现象,如培养基出现浑浊,表明有杂菌污染,不能报告解脲脲原体阳性羊水和血液等。

3.鉴定

解脲脲原体不分解葡萄糖和精氨酸,但可利用尿素,放出氨气,能吸附豚鼠及绵羊红细胞,四氮唑还原试验阴性。

4.血清学诊断

ELISA 不仅可以测定血清型别,还可测出 Ig 的类型(IgM、IgG),较敏感,特异性强,有早期诊断意义。

5.核酸检测

核酸检测可以部分脲酶基因的核苷酸序列为模板,合成相应的引物经体外扩增后,解脲脲原体 16 个血清型均见 460 bp 的 DNA 片段。通过对 PCR 产物的核酸杂交和序列分析,可将各种支原体鉴别分类。该法敏感率性高,但假阳性较高,故不适用于临床。

（四）药物敏感试验

配合使用鉴定、计数和药敏试验板,可同时对解脲脲原体进行鉴定、计数和多种抗生素的药敏测定。使用支原体分离培养药敏试剂盒进行支原体的分离培养及药物敏感试验时,可根据试剂盒使用说明书报告结果,但检测结果很大程度上依赖于标本的采集,所以一次阴性结果并不能确定没有感染;阳性结果指示泌尿生殖道支原体的存在,但并不能作为充分的临床诊断依据,临床的诊断需与临床症状相结合。

近年来,支原体对抗生素的耐药性问题已引起多方注意。滥用抗生素可能是导致支原体耐药的重要因素,体外药敏试验有助于指导临床合理用药,减少或防止耐药株的出现。

（郭伟信）

第十五节　衣原体检验

衣原体是一类能通过滤菌器、严格细胞内寄生、有独特生活周期的原核细胞型生物。衣原体属是衣原体科唯一的一个属,包括沙眼衣原体、鹦鹉热衣原体、肺炎衣原体和猫心衣原体四个种。

一、生物学特性

衣原体具有如下共同特性:①有 DNA 和 RNA 两种类型核酸。②具有 LPS 和蛋白质所组成的细胞壁。③通过独特的生活周期,二分裂方式繁殖(类似细菌)。④有核糖体。⑤有较为简单的酶系统,能进行一定的代谢活动。⑥对许多广谱抗生素敏感。

衣原体在宿主细胞内生长繁殖,有独特的生活周期,以两种发育类型存在:① 原体(elementary body,EB)是衣原体胞外存在形式,圆形(直径 0.25～0.35 μm),中央有一致密的拟核,有较致密而坚韧的细胞壁,是发育成熟的衣原体,Giemsa 染色呈紫色,具有高度的感染性。② 网状体或称始体(initial body,IB),圆形(直径 0.5～1.0 μm)或不规则形,中央成纤细的网状结构,无致密拟核,Giemsa 染色呈蓝色。始体为宿主细胞内的繁殖体,代谢活泼,不能在胞外存活,无感染性。

原体与易感宿主细胞表面的特异受体吸附后,通过吞噬作用进入细胞内,形成吞噬小泡,阻止吞噬溶酶体融合。原体在泡内细胞壁变软,增大形成网状体,RNA 增多。大约 8 小时后,始体二分裂增殖,在细胞膜包裹的空泡内聚集、扩增,即称为包涵体。于感染 18～24 小时后,网状体浓缩形成具有坚韧细胞壁的原体,最后细胞破裂释放原体,再感染其他细胞,开始新的发育周期。每个发育周期需 48～72 小时。

二、致病物质与所致疾病

沙眼衣原体分为沙眼、性病淋巴肉芽肿和鼠型三种生物变种。前两种生物变种自然宿主都是人,分别感染眼、生殖道、呼吸道以及淋巴结,鼠型在鼠间传播。沙眼生物变种又可分为 12 个血清型(A～K),性病淋巴肉芽肿生物变种可分为 3 个血清型(L1～L3)。沙眼衣原体引起的生殖道感染是最常见的性传播疾病之一。在女性经常引起严重的并发症,包括宫颈炎、尿道炎、子宫内膜炎、盆腔炎、异位妊娠和不孕症。在生产过程中由母亲垂直传播给新生儿可引起眼结膜炎和新生儿肺炎;男性可引起尿道炎和附睾炎。至少 40% 的非淋菌性尿道炎是由于衣原体的感染引起。在发展中国家,沙眼衣原体引起的眼结膜炎是主要致盲的原因。

鹦鹉热衣原体主要使动物感染,一般存在于动物肠道,由粪便排出污染环境,人偶尔接触被感染的动物而引起呼吸道疾病。

肺炎衣原体寄生于人类,主要引起青少年急性呼吸道感染,可引起肺炎、支气管炎咽炎和鼻窦炎等,起病缓慢,临床表现为咽痛、声音嘶哑等症状,肺炎衣原体慢性感染与急性心肌梗死和慢性冠心病的关系越来越引起人们的注意。

三、微生物学检验

(一)标本采集
沙眼和包涵体结膜炎患者,用拭子在结膜上穹隆或下穹隆用力涂擦,或取眼结膜刮片;沙眼衣原体尿道炎采样因其仅感染柱状及鳞-柱状上皮细胞,可取女性宫颈拭子,男性尿道拭子及男性尿液;性病淋巴肉芽肿患者采淋巴结脓汁,用肉汤或组织培养营养液适当稀释,以供分离。

(二)直接显微镜检查
由于衣原体在宿主细胞内出现包涵体,用光学显微镜观察有一定预诊意义,特别在眼结膜、尿道及子宫颈上皮细胞内发现典型包涵体更有参考意义。但包涵体的检出对急性、严重的新生儿包涵体性结膜炎的诊断价值大,而对成人眼结膜和生殖道感染的诊断意义次之。

1.Giemsa 染色

标本涂片干燥后,经 Giemsa 染色镜检,原体染成紫红色,始体呈蓝色,此法简单易行,但敏感性较低。

2.免疫荧光检查

用直接法荧光抗体(DFA)染色检测上皮细胞内的典型衣原体抗原。

(三)分离培养与鉴定

1.细胞培养

分离衣原体的细胞有 HeLa-229 或 McCoy 细胞等,在装有盖玻片的小培养瓶中加入 HeLa-229 或 McCoy,加入 Eagle 氏液或 199 营养液、10%灭活小牛血清等,培养 24 小时使细胞长成单层。然后接种标本,经 37 ℃培养 72 小时后,取出盖玻片经吉姆萨染色或荧光染色,如标本中有沙眼衣原体染色后可见蓝色、深蓝色或暗紫色的包涵体。

2.鸡胚培养

所选鸡胚必须来自饲料中不加抗生素的养鸡场,而且种鸡应无衣原体的感染。培养后如卵黄囊膜涂片发现衣原体、连续传代鸡胚死亡,并经血清学鉴定为阳性者,即为阳性分离结果。

(四)其他检测方法

1.金标快速检测法

在检测卡的硝酸纤维膜的检测线上固定有抗衣原体属特异性抗原 LPS 的单克隆抗体,对照线上固定有抗鼠 IgG 的抗体,处理后的样品首先与结合了抗衣原体单克隆抗体的胶体金颗粒混合,并靠毛细管作用向检测线移动。如果样品中含有衣原体则可形成双抗体夹心免疫复合物,并聚集在检测区形成一条红线。无此红线则表示样品中无衣原体存在,无论样品中有无衣原体存在,对照区总应该出现一条红线,表示检测系统工作正常。对女性子宫颈棉拭、男性尿道棉拭或尿液标本,采用此法可直接定性地检测衣原体抗原,用于诊断衣原体感染。

2.核酸检测

(1)PCR:检查尿道和宫颈拭子、初段晨尿等标本中特异性 DNA 片段。此法敏感性较高,临床慎用。

(2)核酸杂交:用^{125}I 标记的沙眼衣原体 rDNA 探针检测宫颈标本的衣原体,该法检测只需 1 小时,且无放射危害,其敏感性和特异性与细胞培养相比分别为 82.8%和 99.4%。

四、药物敏感性试验

可采用四环素类药物(常用的有四环素、多西环素、米诺环素)、大环内酯类药物(常用的有红霉素、琥乙红霉素、罗红霉素、阿奇霉素)和喹诺酮类药物(常用的有氧氟沙星、左氧氟沙星)及大观霉素、克林霉素、克拉霉素等治疗衣原体感染,疗程为 1~2 周。

(黄　慧)

第十六节　浅部感染真菌检验

浅部感染真菌包括角层癣菌、皮肤癣菌、皮下组织感染真菌三类,其所致感染为皮肤科常见病。

一、角层癣菌

角层癣菌主要寄居于人体皮肤和毛干的最表层,因不接触组织细胞,很少引起宿主组织细胞的炎症反应,即使有也极轻微。临床主要有糠秕马拉色菌、何德毛结节菌和白吉尔丝孢酵母。

(一)生物学特性

糠秕马拉色菌具有嗜脂特点,培养时通常在沙氏培养基中加入植物油(如橄榄油、芝麻油、菜油等)。菌落生长较慢,35 ℃培养,3~4 天开始生长,20 天左右形成乳白色、扁平、直径约 10 mm 的酵母型菌落。镜检可见孢子和菌丝,孢子为圆形或卵圆形、厚壁、有时出芽,常成簇分布;菌丝粗短,呈腊肠样。

何德毛结节菌 29 ℃培养,在沙氏培养基上生长缓慢,形成绿黑色或灰黑色、扁平或不规则皱褶的菌落。镜检可见深棕色、厚壁的有隔菌丝,有较多的厚壁孢子,有时可见子囊孢子。

白吉尔丝孢酵母菌 29 ℃培养,在沙氏培养基上生长较快,初形成奶酪样淡黄色菌落,后逐渐变为深棕色、中央高起、有皱褶、边缘整齐的菌落。镜检早期为芽生孢子,1~2 个月后形成菌丝与厚壁孢子,菌丝可断裂成为卵圆形或长方形的关节孢子,关节孢子可出芽。无子囊和子囊孢子。

(二)致病物质与所致疾病

糠秕马拉色菌主要寄居在人体皮肤和毛干的最表层,可在健康人皮肤上分离到,为条件致病菌。侵入表皮后,在皮肤角质层外 2/3 处生长、繁殖,引起一种慢性、无症状或轻微症状的皮肤斑疹,呈灰白色、褐色或淡黄色,上面附着细小糠皮样鳞屑,有时可融合成片,似汗渍斑点,俗称汗斑即花斑癣。皮损最常见于胸、背、臂的上半部皮脂腺丰富部位。病程缓慢,多年不愈,对健康无碍,但影响美观。油性皮肤易感,而且与遗传、免疫缺陷等因素有关,诱发因素为高温多汗。近年大量研究显示,糠秕马拉色菌还可引起毛囊炎,可能为脂溢性皮炎的重要发病原因之一。

何德毛结节菌引起黑色毛结节癣,多发于热带地区,主要侵犯头发。紧密围绕毛干形成坚硬的棕至黑色小结节,如砂粒,直径 3 mm 以下,在同一条发干上可形成多个黑色小结节,大小不一,用手可将结节顺着毛发捋下。感染初发于毛干的毛小皮下,逐渐可使毛干折断。

白吉尔丝孢酵母菌引起白色毛结节癣,除侵犯毛发外,还可侵犯胡须和阴毛。围绕毛干形成的结节为白色或浅棕色,质地软,体积较小,易于脱落,有时结节融合成鞘状,受累毛发变脆而易于折断。

(三)微生物学检验

1.标本采集

(1)疑似汗斑癣:病损极为表浅,以钝手术刀取材时应尽可能刮取表面皮屑,或用双面胶粘贴于皮肤表面,数分钟后揭下,直接移至载玻片上。有时可借助 Wood's 灯照射呈金黄色荧光处取材。

(2)疑似毛结节癣:取带有结节的病发、胡须。

2.直接显微镜检查

将取材的胶带直接贴于载玻片上镜检或经棉蓝染色或革兰染色后检查,皮屑加 10% KOH 制片、观察。如果是糠秕马拉色菌感染,可找到弯曲或弧形的菌丝及圆形或卵圆形孢子。病发置载玻片上,加 10% KOH 微加温使角质溶解,直接镜检或棉蓝染色后镜检。何德毛结节菌引起的感染可见菌丝分枝、棕色,菌丝分隔形成关节孢子,并可见子囊,每个子囊内含 2~4 个新月形子囊孢子。白吉尔丝孢酵母菌引起的感染可见:菌丝淡绿色,与毛干垂直,分裂为圆形、卵圆形或长方形的孢子,无子囊及子囊孢子。

3.分离培养

疑似花斑癣的鳞屑标本接种于含氯霉素、放线菌酮及植物油的沙氏培养基上,35 ℃培养,观察菌落。疑似毛结节癣的病发接种于含放线菌酮的沙氏培养基上,29 ℃培养,观察菌落。

4.鉴定

糠秕马拉色菌的主要特征是病损皮屑 Wood's 灯照射呈金黄色荧光,嗜脂性生长,酵母型菌落,腊肠样菌丝,厚壁孢子。根据病发上结节的颜色、硬度、大小,即可对何德毛结节菌和白吉尔丝孢酵母菌初步诊断,直接镜检看到子囊或子囊孢子,可确定为何德毛结节菌。

(四)药物敏感性试验

糠秕马拉色菌对外用药物敏感,临床常用药为克霉唑、益康唑、咪康唑等。对于何德毛结节菌和白吉尔丝孢酵母菌引起的毛结节癣,最简单的治疗是将病毛剃光,也可局部外涂氯化汞、复方苯甲酸软膏、硫磺软膏或福尔马林溶液。

二、皮肤癣菌

皮肤癣菌是寄生于皮肤浅层角蛋白组织中引起皮肤浅部感染的真菌,又称皮肤丝状菌。仅侵犯角化的皮肤、毛发和指(趾)甲等部位,共有 45 种,其中对人有致病作用的 20 余种。皮肤癣菌按菌落特征及大分生孢子的形态分为毛癣菌属、表皮癣菌属和小孢子癣菌属。

(一)生物学特性

1.毛癣菌属

该属约有 20 种,对人致病的有 13 个种。常见的有红色毛癣菌、紫色毛癣菌、须癣毛癣菌、断发毛癣菌和许兰毛癣菌。在沙氏培养基上菌落呈绒毛状、粉末状或蜡状。菌落颜色为灰白、红、橙或棕色。镜检可见细长、薄壁、棒状大分生孢子,葡萄状或梨状小分生孢子,螺旋状、球拍状、鹿角状或结节状菌丝。

2.表皮癣菌属

本菌属只有絮状表皮癣菌对人致病。在沙氏培养基上菌落初呈白色绒毛状,后转变为黄绿色粉末状。镜检可见卵圆形或粗大的棒状(杵状)薄壁大分生孢子,球拍状菌丝,无小分生孢子。在陈旧培养物中可见厚壁孢子。

3.小孢子癣菌属

该属约有 18 个种,其中 13 个种对人致病。在我国以铁锈色小孢子菌、犬小孢子菌等为多见。在沙氏培养基上为灰色、橘红色或棕黄色,绒毛状至粉末状的菌落。镜检可见厚壁纺锤形大分生孢子,卵圆形小分生孢子,梳状、结节状和球拍状的菌丝。

(二)致病物质与所致疾病

皮肤癣菌具有嗜角质蛋白的特性,其侵犯部位只限于角化的表皮、毛发和指(趾)甲,真菌的增殖及其代谢产物可刺激宿主引起组织反应而发生红斑丘疹、水疱、鳞屑、断发、脱发和甲板改变等。皮肤癣菌属接触传染,按其侵犯部位不同,临床可分为头癣、体癣、股癣、手癣、足癣和甲癣。一种菌可引起多种病变,同一部位的病变可由不同的癣菌引起。皮肤癣菌均可引起皮肤损害,甲癣可由毛癣菌属和表皮癣菌属引起(小孢子癣菌不侵犯甲板),头癣可由毛癣菌属和小孢子癣菌属引起(表皮癣菌不侵犯毛发)。我国以红色毛癣菌为最多,其次为紫色毛癣菌、须癣毛癣菌、絮

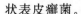

状表皮癣菌。

(三)微生物学检验

1.标本采集

采集患者的皮屑、甲屑、病发、脓痂等标本,采集的标本放于清洁纸袋。

2.直接显微镜检查

皮屑标本用10％KOH,甲屑用25％KOH或25％NaOH含5％甘油处理后制成涂片。皮屑、甲屑镜检可见有隔菌丝或成串孢子,病发可见发内孢子或发外孢子。

3.分离培养

皮屑、甲屑和病发用70％酒精或在青、链霉素混合液内浸泡5分钟,取出用生理盐水洗3次,然后接种沙氏培养基,29 ℃培养,每周观察菌落生长情况,直至第4周。

4.鉴定

皮肤癣菌的鉴定主要依据菌落特征、镜检特点,尤其是大分生孢子形状及特殊形状菌丝,必要时辅以鉴别试验。

(四)药物敏感性试验

对于大多数皮肤癣菌感染,通常采取外用抗真菌药物治疗,对一些耐药或组织广泛受累的病例需要全身性治疗。咪唑类(伊曲康唑、氟康唑、咪康唑、克霉唑、益康唑、酮康唑)是临床常用药物,环吡酮胺、萘替芬或特比萘芬有很好治疗效果。

三、皮下组织感染真菌

引起皮下组织感染的真菌主要有着色真菌和孢子丝菌。这些菌广泛存在于土壤、腐木、农作物、柴草、花卉等,常因外伤时乘机植入引起感染。侵入人体后,在真皮深层、皮下组织生长繁殖,感染一般仅限于局部,亦可缓慢向周围组织扩散。

(一)着色真菌

着色真菌是一类在人工培养基上形成黑色菌落,不论更换培养基还是多次传代培养其黑色特征不变的真菌。属于半知菌亚门、丝孢菌纲、丝孢菌目、暗色孢科。主要病原菌有裴氏着色真菌、紧密着色真菌、卡氏枝孢霉和疣状瓶霉等,在我国以卡氏枝孢霉为最多,其次为裴氏着色真菌。

1.生物学特性

着色真菌的孢子和菌丝的壁具有黑色素颜色,其细胞多呈淡褐色至深褐色。着色真菌菌丝短粗、分枝、分隔,呈棕色。分生孢子梗自菌丝侧面和顶端形成,有三种类型。①树枝型:菌丝末端有分生孢子柄,柄端分叉长出孢子。②剑顶型:围绕菌丝末端或菌丝横隔处长有一圈分生孢子。③花瓶型:在菌丝分隔处长出花瓶状的分生孢子柄,在瓶口长出成丛的小分生孢子。

卡氏枝孢霉在沙氏培养基上形成扁平菌落、中央稍高起,有灰黑色短而密的气生菌丝,背面黑色。镜下主要为树枝型分生孢子梗,分生孢子卵圆形、大小相等,排列成向顶性的多分枝孢子链。

裴氏着色真菌在沙氏培养基上生长缓慢,菌落绒毛状,表面平或中央高起,有时有皱褶或放射状沟纹,暗棕色至黑色,背面黑色。镜下可见三型分生孢子梗,分生孢子为圆形或卵圆形。

紧密着色真菌在沙氏培养基上形成中央高起的菌落,表面有绒毛状气生菌丝,绿黑色至深棕色,背面黑色。镜下以树枝型分生孢子梗为主,球形或卵圆形的分生孢子排列紧密似球状,不排列成链状,不易分散。

疣状瓶霉在沙氏培养基上形成中央高起、羊毛状菌落,褐色至橄榄灰色,边缘黑色成环状。背面黑色。镜下可见花瓶型分生孢子梗,顶端喇叭状,分生孢子呈卵圆形。

2.致病物质与所致疾病

着色真菌在患者外伤后感染,潜伏期约 1 个月,有的可数月至 1 年。皮肤外伤处开始为小丘疹,有鳞屑,皮损以乳头瘤状赘生物损害为主,形成疣状结节、斑块、溃疡瘢痕。病程呈慢性经过,长达数年。严重时,原病灶结疤愈合,新病灶又在 4 周产生,日久瘢痕广泛,影响淋巴回流,形成肢体象皮肿。免疫功能低下时可侵犯中枢神经系统或经血流扩散。我国不少省市均有散发或流行,多见于经常接触腐朽树木、泥土的人群。皮损好发于身体暴露部位,尤其是手及前臂等处。

3.微生物学检验

(1)标本采集:采集有皮损部位的鳞屑、分泌物、脓液、痂皮等。

(2)直接显微镜检查:标本用 10%～20% KOH 溶液处理后镜检,可见单个或成群的棕色、厚壁孢子,有时可见到棕色有隔菌丝。从乳头状增殖的病损部位挤压出的分泌物镜检阳性率最高。

(3)分离培养:将标本接种沙氏培养基,29 ℃培养,生长缓慢。菌落从灰黑色至黑色,有气生菌丝。

(4)鉴定:着色真菌的鉴定主要根据菌落特点、镜下分生孢子梗类型及分生孢子特点。必要时可做明胶液化试验、淀粉水解试验和硝酸盐同化试验等。

4.药物敏感性试验

对着色真菌病的药物治疗包括系统用药及外用药,以伊曲康唑、特比萘芬最为常用,其次为酮康唑和氟康唑。本病较顽固难治,常迁延不愈可达数十年,需要坚持长时间、足量用药。

(二)孢子丝菌

孢子丝菌属半知菌亚门、丝孢菌纲、丝孢菌目、丛梗孢科。主要病原菌为申克孢子丝菌。

1.生物学特性

申克孢子丝菌是双相型真菌。在自然环境中或在沙氏培养基上 25～28 ℃培养时菌落呈霉菌型(菌丝相),而在组织内或营养丰富的培养基上 37 ℃培养时菌落呈酵母型(组织相)。菌丝相可见菌丝两侧呈直角伸出细长分生孢子梗,末端长出成群梨状小分生孢子,呈梅花瓣样排列,有的孢子沿菌丝两侧呈"袖套状排列"。组织相则可见卵圆形小体、芽生孢子,在组织内常位于中性粒细胞或单核细胞内,偶见菌丝。

在沙氏培养基上 29 ℃培养,2～3 天开始生长,初形成白色、湿润的酵母样菌落,不久颜色加深,变为淡咖啡色至黑褐色。中央有少许皱褶,表面有灰白色短绒状菌丝,周围菌丝放射状,并形成淡色和深色相间的同心环。镜检可见菌丝相。

在脑心浸液琼脂培养基上 35 ℃培养,可形成灰色酵母样菌落。镜检可见革兰阳性、卵圆形或梭形孢子。

2.致病物质与所致疾病

申克孢子丝菌主要经微小创面侵入皮肤,创口局部出现炎症性小结节,逐渐形成炎症性斑块或增生性糜烂。也可沿淋巴管分布,引起亚急性和慢性肉芽肿,使淋巴管形成几个至几十个串珠状的链状硬结,称为孢子丝菌性下疳。申克孢子丝菌偶有经呼吸道吸入,引起气管、肺孢子丝菌病,并可沿血行播散至其他器官。申克孢子丝菌感染所致的孢子丝菌病遍布于全世界,但以湿度较高的地方偏多。值得注意的是该病为人、畜共患性疾病,在动物的皮损和皮毛中可分离出本菌,猫狗咬抓、家禽啄蹬、昆虫叮咬等也可使人感染。

3.微生物学检验

(1)标本采集:病变处采集溃疡的渗出液、脓液、痂皮、组织块、脓疡或囊肿的穿刺液等。

(2)直接显微镜检查:取患者标本做涂片,革兰染色或 PAS 染色后,显微镜下可见革兰阳性或 PAS 阳性卵圆形或梭形孢子位于巨噬细胞或中性粒细胞内外,注意与组织结构相区别。

(3)分离培养:将标本接种于沙氏培养基上 29 ℃培养,观察丝状菌落;接种于脑心浸液琼脂培养基上,37 ℃培养,观察酵母型菌落。

(4)鉴定:申克孢子丝菌主要特征有双相菌,花瓣样排列的小分生孢子,能耐受放线菌酮(0.5 mg/mL)。

(5)血清学鉴定:检测患者血清中抗体,若抗体效价＞1∶320 有诊断意义。

(6)动物试验:将标本接种小白鼠腹腔内,2 周内可在腹膜、肠系膜上形成肉芽肿。取病变组织做病理检查,可见 HE 阳性的卵圆形或梭形孢子,也可培养后进一步鉴定。

4.药物敏感性试验

碘化钾为首选药物,伊曲康唑、氟康唑、酮康唑、两性霉素 B、5-氟胞嘧啶等药物治疗本病有效。

(谭胜楠)

第十二章

肿 瘤 检 验

第一节 甲 状 腺 癌

一、疾病概述

甲状腺癌是内分泌系统最常见的恶性肿瘤之一,约占全身恶性肿瘤的 1%,其发病率在女性恶性肿瘤中排第 5 位。按肿瘤的病理类型分为乳头状癌、滤泡状腺癌、未分化癌和髓样癌。除髓样癌外,绝大部分的甲状腺癌起源于甲状腺滤泡上皮细胞。甲状腺癌是近 20 余年来发病率增长最快的实体恶性肿瘤,年均增长率约 6.2%,其中以甲状腺乳头状癌的发病率增长最为显著。

甲状腺癌多发生于青壮年,其平均发病年龄在 45 岁左右,且以女性居多,男女发病率之比 1:4~1:2。

(一)病因和发病机制

甲状腺癌的确切病因尚未十分明确,可能与饮食因素(高碘或缺碘)、放射线接触史、内分泌紊乱、遗传因素等有关,还可能由其他甲状腺良性疾病演变而来。

1.碘

碘与甲状腺癌的关系目前仍存在一定的争论。多数学者认为碘摄入量的增加不会引起甲状腺癌总发病率的增高,但能使甲状腺癌组织学类型发生改变,即甲状腺乳头状癌的发病率增高,甲状腺滤泡状癌的发病率减低。一些报道已指出甲状腺癌不仅高发于碘缺乏的地方性甲状腺肿流行地区,在一些富碘地区也较常见,但两地区的组织学类型不同,缺碘地区滤泡状腺癌高发,而富碘地区则主要为乳头状腺癌。

2.放射线接触史

放射性损伤容易引发甲状腺细胞的代谢变化,诱导细胞核变性以及抑制甲状腺激素的分泌,从而可能导致甲状腺细胞异常分裂,促使甲状腺癌的发生。抑制甲状腺激素分泌还会使促甲状腺激素(TSH)大量释放,进一步促使甲状腺细胞癌变。

3.内分泌紊乱

(1)促甲状腺激素:甲状腺滤泡具有聚碘和合成甲状腺球蛋白的功能,TSH 可以通过 cAMP 介导的信号传导途径调节甲状腺滤泡细胞的生长,从而可能诱导甲状腺癌的发生。血清 TSH

水平增高,容易诱发结节性甲状腺肿。给予诱变剂和 TSH 刺激后可诱导产生甲状腺滤泡状癌,但 TSH 刺激能否确定是甲状腺癌发生的致病因素仍有待进一步证实。

(2)性激素:甲状腺癌好发于女性,这使得性激素与甲状腺癌的关系备受关注。有研究报道称在甲状腺癌组织中发现了性激素受体,并证实了雌激素受体(ER)和孕激素受体(PR)的存在,且在甲状腺癌组织中 ER、PR 异常表达,这说明甲状腺癌可能是激素依赖性肿瘤,其中雌激素能使甲状腺组织对 TSH 敏感度增高,从而进一步增加甲状腺癌变风险。因此,雌、孕激素可能是诱发甲状腺癌的重要因素之一。

4.家族遗传因素

甲状腺癌较少作为独立的家族性综合征,但约 20% 的髓样癌有家族遗传背景(常染色体显性遗传)。Ⅱ型多发性内分泌瘤综合征属遗传性肿瘤综合征,多首先发生甲状腺髓样癌,此外,还可发生嗜铬细胞瘤,甲状旁腺功能亢进等。

5.其他甲状腺良性疾病

许多甲状腺癌患者,在出现甲状腺癌之前,常有其他甲状腺良性疾病,如结节性甲状腺肿、甲状腺增生、甲状腺腺瘤、慢性淋巴细胞性甲状腺炎和 Graves 病等。

(二)临床表现

1.早期表现

患者自行发现或医院体检发现颈部甲状腺有质硬而高低不平的肿块,多无自觉症状。颈部肿块往往为非对称性硬块,肿块可逐渐增大,随吞咽上下移动。若已侵犯气管及邻近组织,则较为固定,活动度较差。

2.压迫症状

大的肿瘤可以压迫气管,引起气管移位,并可以有不同程度的呼吸障碍症状,当肿瘤侵犯气管,可引起呼吸困难或咯血;压迫食管时,可引起吞咽困难;侵犯喉返神经时可引起声音嘶哑;颈静脉受压时,可出现患侧颈静脉怒张与颜面部水肿等体征。

3.转移症状

淋巴结转移症状及血行转移症状,如肺转移和骨转移等。

4.不同类型的甲状腺癌有各自的临床特点

(1)乳头状癌:最为常见,占甲状腺癌的 60%～90%。45 岁以下患者居多,女性为主,恶性程度较低,病程缓慢,预后良好。多为单发,也可多发,可伴囊性变,颈部淋巴结转移率高,出现早,发展慢。

(2)滤泡状腺癌:占甲状腺癌的 15%～20%,可见于任何年龄,多发生于中年女性,原发肿瘤较大,一般单发,恶性程度较高。易发生远处转移,以血行转移为主,主要为肺及骨,颈部淋巴结转移发生晚。

(3)未分化癌:约占甲状腺癌的 15%,发病年龄一般在 60 岁以上,肿瘤高度恶性。临床表现为突然发现的颈部肿块,质地坚硬,表面凹凸不平、边界不清、活动度差且迅速增大。肿瘤广泛侵犯周围组织,往往有压迫症状。颈部淋巴结转移率高,常发生远处转移。部分患者已有多年的甲状腺肿块病史或未经治疗的分化型甲状腺癌病史,若肿块突然急速增大,坚硬如石,并伴有区域淋巴结肿大,需高度警惕。

(4)髓样癌:占甲状腺癌的 5%～10%,主要表现是甲状腺的无痛性实硬结节,局部淋巴结肿大,有时淋巴结肿大可成为首发症状,若伴有异源性 ACTH,可产生面色潮红、心悸、腹泻、消瘦等类癌综合征的症状,部分患者有远处转移的症状。

(三)诊断与鉴别诊断

1.诊断

(1)病史:一般来说,儿童甲状腺结节50%为恶性,年轻男性单发结节应警惕恶性;有甲状腺癌家族史或颈部放射线接触史的患者发生甲状腺癌的可能性增大;甲状腺髓样癌双侧较少见,但其为自主显性遗传性疾病,有此家族史者要引起足够重视。

甲状腺实质性结节,短期内结节快速无痛性增大,出现压迫症状则恶性可能性大。

(2)体格检查:查体时注意肿块的位置、大小、形态、数目、质地、活动度,表面是否光滑、有无压痛、是否随吞咽上下移动。此外,还要关注颈部淋巴结是否肿大、质地,有无声音嘶哑及声带活动情况。

明显孤立的甲状腺结节,结节形态不规则,质地硬,表面不光滑,或随吞咽上下移动差或固定,病灶同侧有质硬肿大的淋巴结,有以上表现者需警惕甲状腺癌。

(3)免疫学检测指标如下。①甲状腺球蛋白:一般用于检测手术或核素治疗后甲状腺癌患者是否复发的早期指标,可以作为特异性的肿瘤标志物,但对于治疗前的甲状腺结节鉴别良恶性并无价值。②降钙素:正常人的血清和甲状腺组织中检测到的降钙素含量甚微,发生髓样癌时,降钙素明显升高,可作为甲状腺髓样癌特异性肿瘤指标,有利于临床早期诊断与术后随访。如降钙素超过100 ng/L,多可诊断髓样癌。③甲状腺功能及甲状腺抗体:甲状腺癌患者都应进行甲状腺功能检测。甲状腺功能的测定,以确定有无伴发甲状腺功能亢进。疑为慢性淋巴细胞性甲状腺炎患者应行甲状腺抗体的检测。

(4)核素扫描:可以明确甲状腺结节的形态和位置,甲状腺和甲状腺结节的功能。根据甲状腺结节的吸^{131}I或^{99m}Tc的功能,一般可将其分为4类:热结节、温结节、凉结节、冷结节。

甲状腺癌在核素扫描中多呈冷结节或凉结节,很少是温结节,热结节罕见,但冷结节并不一定是恶性病变。核素检查对鉴别甲状腺结节良恶性意义不大。

(5)B超:是一项无创性的检查方法,不但可探测甲状腺结节的位置、数目、大小、形态和内部血流,更重要的是可确定其为囊性还是实质性,有无钙化,有无包膜,对甲状腺癌的诊断有重要意义。

当结节出现下述声像图特征时应怀疑恶性结节,相符的特点越多恶性可能性越大:①低回声或极低回声;②边界不规则,无包膜;③纵横比>1;④内有微钙化;⑤弹性评分≥3。B超检查可以显示血管、神经受压或被癌肿包围情况,可以进一步测定血流的通畅度。还可观察颈部淋巴结的情况,辅助诊断。此外对甲状腺小结节的细针穿刺可以在B超引导下操作。

(6)X线:巨大的甲状腺结节或较晚期的甲状腺癌,以及临床怀疑有纵隔甲状腺肿时,都必须做颈部气管正侧位摄片检查,以便了解肿瘤的范围、不同的钙化影像以及与气管、食管的关系。尤其是甲状腺与气管的关系,良性甲状腺肿块往往可引起气管移位,一般不引起气管狭窄;晚期甲状腺癌可浸润气管壁引起气管狭窄,移位反而较轻,气管狭窄多发生在左右径;若前后径狭窄,往往由胸腺癌或其他软组织恶性肿瘤引起。吞钡检查可了解食管是否受累。胸片检查还可了解肺部及纵隔是否有转移。

(7)CT或MRI:如果怀疑甲状腺癌已侵犯周围器官和组织或有淋巴结转移,则最好行CT或磁共振检查来了解肿瘤与喉头、气管、食管或重要的神经、血管侵犯的程度及周围淋巴结转移的范围,以利手术方案的制订和判断是否能手术切除。

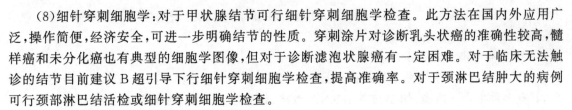

(8)细针穿刺细胞学:对于甲状腺结节可行细针穿刺细胞学检查。此方法在国内外应用广泛,操作简便,经济安全,可进一步明确结节的性质。穿刺涂片对诊断乳头状癌的准确性较高,髓样癌和未分化癌也有典型的细胞学图像,但对于诊断滤泡状腺癌有一定困难。对于临床无法触诊的结节目前建议 B 超引导下行细针穿刺细胞学检查,提高准确率。对于颈淋巴结肿大的病例可行颈部淋巴结活检或细针穿刺细胞学检查。

2.鉴别诊断

(1)甲状腺炎:各种类型的甲状腺炎都可能误诊为甲状腺癌。①亚急性甲状腺炎:常继发于上呼吸道感染,甲状腺滤泡的破坏,释放出胶体及腺体内出现异物反应。少数病情急,体温升高,甲状腺肿胀压痛,多数病情轻,甲状腺腺体变硬,伴有轻压痛。血清 T_3 升高,但甲状腺 ^{131}I 吸收率显著降低,这种分离现象具有诊断价值。病程 3 个月左右,可自愈,缓解后一般不出现甲减。②慢性淋巴性甲状腺炎:多发生于 30～50 岁女性。大多数表现为无痛性弥漫性甲状腺肿,对称,橡皮样硬度,表面有结节。一般不与周围组织粘连固定,颈部淋巴结无肿大,部分与甲状腺癌并存。血清中检出抗甲状腺球蛋白抗体、抗甲状腺微粒体抗体升高,后期伴甲状腺功能减退。可通过血清学检查及 B 超鉴别,疑难时,可通过穿刺细胞学检查。

(2)结节性甲状腺肿:多见于中年女性,病程较长。结节数目及大小不等,一般为多发性结节,累及双侧,早期也可能只有一个结节。结节质软,光滑,无触痛,一般无压迫症状,部分结节可伴囊性变。可通过 B 超检查鉴别,如有疑难,可行穿刺细胞学检查辅助诊断。

二、检验诊断

甲状腺癌的检验指标:肿瘤标志物检测;基因诊断技术的应用;组织细胞学检查;组织病理学检查等。

(一)血清肿瘤标志物检查

1.甲状腺球蛋白(Tg)

是甲状腺滤泡上皮分泌的糖蛋白。其血清中浓度主要由 4 个因素决定:甲状腺的大小、甲状腺的损伤程度、激素以及甲状腺球蛋白抗体的水平。在稳定状态下,甲状腺大小是影响血清 Tg 水平的主要因素。

(1)测定方法:化学发光免疫法。

(2)参考值:Tg≤10 μg/L。

(3)临床应用价值:甲状腺癌患者术前血清 Tg 值不能作为肿瘤标志物用于定性诊断,因为其他甲状腺疾病患者血清 Tg 值也可以升高,而甲状腺癌患者的血清 Tg 也可以正常。血清 Tg 水平对甲状腺全切及颈部淋巴结清扫后的监测具有很高的敏感性和特异性,其在动态监测甲状腺癌复发中的意义已经被公认。若甲状腺仍有残留,则检测 Tg 仅能作为参考,而不如前者的效用大,以免干扰检查结果。

2.降钙素

由甲状腺癌滤泡旁细胞(又称 C 细胞)合成及分泌,主要生理功能是降低血钙的水平。

(1)测定方法:化学发光免疫法。

(2)参考值如下。男性:0～14 ng/L;女性:0～28 ng/L。

(3)临床应用价值:是甲状腺髓样癌较敏感且特异的肿瘤标志物。在髓样癌中几乎都呈阳性表达且水平升高,对于髓样癌的诊断、判断手术疗效和观察术后复发等有重要意义,在未经刺激的情况下,血清降钙素>100 ng/L,则提示可能存在髓样癌。而且表达程度与髓样癌的分化程度和侵袭生长能力有关。

3.半乳糖凝集素 3(Galectin-3)

半乳糖凝集素 3 是凝集素家族的成员,是一种和 β-半乳糖苷具有高度亲和力的糖类结合蛋白,具有多种生物学功能,如参与前 mRNA 剪接、细胞生长调控、细胞黏附、炎症反应、细胞凋亡,并与肿瘤恶性转化和肿瘤转移有密切关系。

(1)测定方法:免疫组织化学。

(2)临床应用价值:Galectin-3 在多种肿瘤中的表达,尤其是在分化型甲状腺癌细胞中有较高的阳性率。在 PTC 细胞胞质中高表达,且呈弥漫性分布,而 FTC 细胞中多呈局灶性表达,而在 ATC 或 MTC 中不表达或较弱表达,在其他正常或良性病变的甲状腺组织类型中较少表达。Galectin-3 在各种类型甲状腺肿瘤中的表达仍存在一定争议,也有报道指出,Galectin-3 在甲状腺良性病变中也有表达,且表达量不低。最近有研究指出 Galectin-3 是 PTC 预后不良的标志物,而其表达与 FTC 的预后无相关性。

4.血管内皮生长因子(VEGF)

新血管的生成是实体瘤生长和进展过程中很重要的因素。血管内皮生长因子(VEGF)又被称作血管通透性因子,具有强烈的促血管内皮细胞有丝分裂活性,是一类亲肝素的蛋白多肽家族,与甲状腺癌的转移和生长均有一定相关性。VEGF-C 又称淋巴管生成因子,是近几年新发现的 VEGF 家族中的新成员,是唯一能使淋巴管增生的因子,在恶性肿瘤的淋巴结转移中起一定作用。

(1)测定方法:免疫组织化学,实时聚合酶链反应(RT-PCR)。

(2)临床应用价值:研究发现,PTC 患者不同年龄间 VEGF 的表达量不同,且在甲状腺癌早期即有表达。VEGF-C 基因表达在易于通过淋巴道转移的 PTC 组织中均显著高于以血道转移为主的 FTC 组织,伴有淋巴结转移的 PTC 的 VEGF-C 基因表达也显著高于无淋巴结转移者。VEGF-C 基因表达有助于鉴别诊断甲状腺癌的不同类型、分期及预后。

(二)基因检验诊断

1.酪氨酸激酶受体(Ret)基因

Ret 基因编码跨膜的酪氨酸激酶受体,是一种蛋白聚合体,主要是神经胶质细胞系源性的神经营养因子。

(1)测定方法:RT-PCR 及测序。

(2)基因重排:至少有 15 种,包括 Ret/PTC129,ELKS/Ret 及 RFP/Ret 等。而其重排方式最主要有 3 种,其中 Ret 原癌基因分别与同一染色体的 H4 及 ELEI 基因重排后产生了 Ret/PTC1、Ret/PTC3 型癌基因,而 Ret 原癌基因与 17 号染色体的 RIa 基因重排后产生了 Ret/PTC2 型癌基因。这 3 种重排方式中,Ret/PTC1 型发生的频率最为常见,Ret/PTC3 型次之,Ret/PTC2 型少见。

(3)基因突变:第 16 外显子中有密码子 918ATG/ACG 突变。第 15 外显子第 883 密码子 A1a/Thr 的纯合子突变。

(4)临床应用价值:目前认为 90% 以上的甲状腺癌均存在 Ret 基因的重排,Ret 基因重排与甲状腺乳头状癌最为密切,Ret 基因突变与甲状腺髓样癌的关系最为密切。

在 Ret 基因重排的甲状腺癌中尤其以甲状腺乳头状癌最为多见,发生率约为 40%,也有研究认为是 70% 以上。*RET/PTC*1 和 *RET/PTC*3 最常见,所以检测 *RET/PTC* 有助于甲状腺乳头状癌的诊断。

甲状腺髓样癌中存在不同的 *Ret* 基因的特异性点突变,通过检测这些点突变也有助于诊断髓样癌。且存在 RET 突变的 MTC 患者的存活率在整个生存曲线中显著低下,提示 RET 突变与 MTC 预后不良密切相关。

2.*ras* 基因

ras 基因是一种原癌基因,编码 G 蛋白样的信号转导蛋白,其产物是相对分子质量为 21 kD 的蛋白质,称为 P21 蛋白。P21 蛋白可与 GTP 结合参与细胞生长调控等过程。在很多内分泌肿瘤中均存在表达,其有 3 种分型:*K-ras*、*H-ras* 及 *N-ras*。

(1)测定方法:RT-PCR 及测序。

(2)发生位点:*ras* 基因突变在甲状腺癌中绝大多数见于 *N-ras* 和 *H-ras* 的 61 位密码子。

(3)临床应用价值:在甲状腺癌的作用主要是 Ras 点突变,而 *ras* 基因的重排并不多见。*ras* 基因突变主要在 FTC 中发生,*ras* 基因突变可作用于甲状腺癌发生的早期,和甲状腺癌的组织分化存在相关性,但并未对细胞的恶性转化起决定性作用。因此,检测 *ras* 基因有助于 FTC 的明确诊断。

3.*BRAF* 基因

BRAF 基因是 *ret* 及 *ras* 的下游信号分子,属于丝氨酸-苏氨酸激酶,是细胞增生、分化及凋亡的重要调节因子。

(1)测定方法:RT-PCR 及测序。

(2)突变位点:甲状腺癌中的 *BRAF* 基因突变主要是其第 15 外显子上第 1 796 位核苷酸 T/A 的转换,即密码子 599(*V599E*)的突变。

(3)临床应用价值:该基因突变不仅仅存在于 PTC 和 ATC,而且与其他甲状腺癌相关的基因突变不并存。近来研究显示 *BRAF* 不仅是 PTC 的启动者,而且还是 PTC 细胞增殖、分化的维护者,源于 PTC 细胞的肿瘤生长也要依赖它,提示其参与了 PTC 进展的调节。大量研究证实 *BRAF* 基因突变与 PTC 的发生、复发及预后有很大的关系。在目前,*BRAF* 基因突变是 PTC 中最常见的遗传学事件,其特异性和敏感性均较好,可以作为 PTC 与 FTC、MTC 鉴别诊断的标志物,可能成为一个很有发展前景的基因检测位点。

(三)病理检验诊断

1.细针穿刺细胞学检查

简单方便、经济安全、准确率高,对于甲状腺癌的术前诊断有较高的价值。以下是 4 种不同病理类型甲状腺癌的细胞学表现。

(1)甲状腺乳头状癌:细胞丰富,呈簇状,细胞边界欠清,细胞可呈立方、柱状、卵圆形,多角形或梭形等。胞质量和染色质差异大。核重叠拥挤,可见乳头结构,乳头外部光整。核染色质呈细颗粒状或粉状。可见核仁、核沟及核内包涵体,有时可见沙粒体。

(2)甲状腺滤泡状腺癌:细胞丰富,呈团簇状排列,滤泡结构可有可无,胞质多少及染色质深浅不一。核重叠、核大、圆形或椭圆形,染色质为粗颗粒样,可见大小不一的核仁,核内包涵体少见。

(3)甲状腺未分化癌:抽吸物中无明显癌细胞或细胞量过少。细胞量足够时诊断较易,癌细胞多呈孤立的散在分布或团簇状,细胞大小及形态多形性,可见巨大细胞或多核细胞。核偏心,可见古怪核,染色质团块状,核仁不规则,坏死炎症反应常见。

(4)甲状腺髓样癌:细胞散在分布或松散的簇状,无乳头或滤泡结果,但可有假滤泡结构,细胞大小形态多形性,核多偏心,可见双核及多核细胞,核圆形或椭圆形,核仁不常见,核内包涵体常见,背景可见细颗粒状或淀粉样物。

细针穿刺细胞学检查对甲状腺滤泡性结节的鉴别诊断有一定的困难,因不能反映包膜的情况,需结合病史、体检及实验室检查综合判断。

2.组织病理学检查

4 种不同病理类型甲状腺癌的组织病理学表现如下。

(1)甲状腺乳头状癌:肉眼多为圆形肿块,切面灰色或灰棕色,无包膜,少数包膜不完整,逐渐向周围浸润。镜下,癌细胞围绕一纤维血管中心轴呈乳头状排列,乳头分支较多。癌细胞立方形或矮柱状,核染色质少,呈透明或毛玻璃样,无核仁。伴有单纯型甲状腺滤泡,间质中常有沙粒体出现。

(2)甲状腺滤泡状腺癌:肉眼观,肿瘤灰白色,有的为结节状,有不完整包膜,酷似腺瘤;有的广泛浸润于甲状腺内,进而侵犯气管壁、气管血管、肌肉及喉返神经。镜下见不同分化程度的滤泡,分化良好者,滤泡结构较规整,细胞异型性亦较低,不易与腺瘤区别,需注意包膜或血管是否有瘤细胞浸润来加以鉴别;分化不良者,滤泡少,滤泡形态不整,有的呈实性细胞巢,细胞异型性较明显,核分裂象多见。少数情况主要由嗜酸性细胞构成,亦称嗜酸性细胞癌。

(3)甲状腺未分化癌:肉眼观,切面灰白色,常有出血、坏死。根据组织形态可分为小细胞型、巨细胞型和梭形细胞型。小细胞型癌由小圆形细胞构成,呈弥漫分布,与恶性淋巴瘤颇相似。巨细胞型预后最差,镜下癌细胞大小不一,形态各异,常有巨核细胞及多核巨细胞。

(4)甲状腺髓样癌:肉眼观,散发病例开始多为单个肿块,而家族性病例常为多中心性。肿瘤呈黄褐色,较软,境界清楚,有包膜。镜下瘤细胞为圆形、多角形或梭形小细胞,排列成簇状、索状,偶见小滤泡。间质比较丰富,常有淀粉样物质和钙盐沉积。电镜下,瘤细胞胞质内有直径 $100 \sim 250$ mm 的神经内分泌颗粒。

(四)检验综合应用评价

随着现代科技的进步,检验技术也迅猛发展,甲状腺癌的早期诊断和术前确诊依赖于各种检验技术的综合应用。首先临床医师需重视病史与体检,及时发现甲状腺结节与肿大淋巴结;有无声音嘶哑等压迫体征,同时注意与其他甲状腺疾病鉴别。其次选择必要的辅助检查。B 超是甲状腺结节的首选检查方法,可以发现 $1 \sim 3$ mm 微小结节,若结节呈不规则或低回声,边缘不整,无包膜,结节内有细小强光点,且颈淋巴结肿大,应高度怀疑为甲状腺癌(结合弹性评分);测定甲状腺相关激素(T_3,T_4,TSH)评估甲状腺的功能状况,测定血清甲状腺抗体(TGAb、TMAb),排外桥本病,测量基础和应激反应时血降钙素水平,或用 *Ret* 蛋白基因突变检测帮助诊断髓样癌,用化学发光免疫法测血清 Tg 来评估甲状腺癌是否复发转移。近年来新的检查技术如螺旋 CT、MRI、^{99m}Tc-mIBI 显像法、PET-CT 等,可帮助鉴别甲状腺结节疾病的良恶性,并可评估其与周围组织的相关性以指导手术操作。再次,应开展穿刺活检。目前细针穿刺细胞学检查(FNAC)是鉴别甲状腺良、恶性的首选方法之一,不但可术前定性,且可分型,在一些经验丰富的医院有代替影像学检查的趋势,即使微小病灶,在 B 超引导下做 FNAC 也可使不少病例得以诊断。最后,结合基因检测(BRAF,RET,RAS 等)技术及免疫化学细胞技术等,诊断敏感性可达 85% 以上;细针穿刺细胞学检查假阴性率在 5%~15%,假阳性率在 1% 左右,但其对滤泡状腺癌难于定性;

FNAC诊断的准确性与操作医师技术的熟练程度以及病理科医师的诊断水平密切相关。诊断困难的主要原因可能是标本不足、含血太多、广泛坏死、细胞退变、穿刺不当等。最后对可疑甲状腺结节实施手术时应常规开展术中快速冰冻切片检查,对于术前开展了FNAC仍未确诊的甲状腺结节尤为重要。一般术中快速冰冻的确诊率在85%～95%,假阳性率不足1%,可以作为甲状腺癌确诊的指征,而且可初步确定病理学类型。因此在甲状腺手术中应常规开展,使患者得到及时诊断和合理治疗。

(田兆平)

第二节 肺 癌

一、疾病概述

肺癌又称原发性支气管肺癌,是指原发于支气管黏膜或腺体的肿瘤,是最常见的肺部原发性恶性肿瘤,也是目前世界上发病率和死亡率最高的恶性肿瘤。按照发生的部位不同一般分为两种:中央型(占75%)和周围型(占25%)。

(一)病因和发病机制

发病机制至今未完全明确。一般认为与下列因素有关。

1.吸烟

开始吸烟年龄越早,年限越长,吸烟量越多,肺癌死亡率越高,戒烟后患肺癌的危险性随年份的延长而逐渐降低。

2.空气污染

工业发达国家的肺癌发病率比工业落后国家明显要高,而城市比农村明显要高,这说明环境污染与肺癌的发生密切相关。

3.饮食与营养

如血清维生素A含量较低或摄取食物中维生素A含量少时,罹患肺癌的危险度增高。维生素A作为抗氧化剂能直接抑制亚硝酸盐的致癌作用。

4.电离辐射

长期接触放射性物质及大剂量电离辐射均可引起肺癌。例如二战末期原子弹伤害的幸存者中,肺癌发病率明显增高。

5.职业因素

目前已被确认的致肺癌的职业因素包括镭等放射性物质及其衍化物、二氯甲醚、砷、铬、镍、氯乙烯、芥子气、煤烟、沥青、焦油、石棉、多环芳烃、烟草的加热产物等。据统计,石棉厂工作的吸烟者肺癌死亡率是吸烟者的8倍,是不吸烟也不接触石棉者的92倍。可见石棉有明显的致癌作用,且石棉与吸烟有较强的协同作用。

6.其他因素

内分泌失调、肺部慢性炎症、病毒的感染、真菌毒素、结核的瘢痕、免疫功能的低下,以及家族遗传等因素对肺癌的发生也可能起一定的作用。

(二)临床表现

肺癌的临床表现与癌肿的大小、是否压迫或侵及邻近器官、有无其他部位转移等密切相关。

(1)癌肿在较大的支气管内生长,常出现刺激性干咳。

(2)癌肿增大如影响局部引流,继发感染时可伴有脓痰,另一个常见的症状是痰中带血或少量咯血。

(3)如肿瘤造成较大支气管阻塞,可以出现胸闷气短、发热和胸痛等症状。

(4)晚期肺癌如压迫邻近组织器官或发生远处转移,可以发生以下症状。①压迫或侵犯膈神经:引起同侧膈肌麻痹。②压迫或侵犯喉返神经:引起声带麻痹声音嘶哑。③压迫上腔静脉:引起颈面部、上肢和上胸部局部静脉怒张和皮下组织水肿,同时上肢静脉压升高等症。④侵犯胸膜:可以引起胸腔积液,多为血性。⑤癌肿侵入纵隔,压迫食管:可引起吞咽困难。⑥上叶顶部肺癌:可以侵犯和压迫位于胸廓上口的组织器官,如第一肋骨锁骨上动脉和静脉、臂丛神经、颈交感神经等,产生胸痛、颈静脉或上肢静脉怒张、水肿、臂痛和上肢运动障碍,同侧上眼睑下垂,瞳孔缩小,眼球内陷,面部无汗等颈交感神经综合征。⑦少数肺癌由于肿瘤产生内分泌物质,导致临床上出现非转移性的全身症状:如骨关节综合征(杵状指、关节痛、骨膜增生等),男性乳腺增生,重症肌无力,库欣综合征,多发性肌肉神经痛等肺外症状,这些症状在切除肺癌后可能消失。

(三)诊断和鉴别诊断

1.诊断

如40岁以上长期重度吸烟者有以下情况,应作为可疑肺癌对象进行排查:无明显诱因出现刺激性咳嗽持续2~3周,经积极治疗无效;原有慢性呼吸道疾病,咳嗽性质突然改变者;反复或持续在短期内痰中带血,而无其他原因可解释者;同一部位反复发作的肺炎,尤其是节段性肺炎;原因不明的肺脓肿,无中毒症状,无大量脓痰,无异物吸入史,抗感染治疗效果不显著者;原因不明的四肢关节疼痛及杵状指(趾);X线示局限肺气肿或肺不张;孤立性圆形病灶和单侧肺门阴影增大者;稳定的肺结核病灶出现形态和性质改变者;无中毒症状的胸腔积液,尤其是血性、且进行性加重者。有上述怀疑时,必须进行辅助筛查,除影像学检查外,还必须进行细胞学和病理学的相关检查。

2.鉴别诊断

(1)肺结核的鉴别如下。①肺结核球:与周围型肺癌鉴别。年轻、多无症状,好发于上叶后段或下叶背段,边界清楚,密度高,可有钙化点,可形成空洞,很少超过3 cm,周围可有卫星病灶。增强CT可表现为环行强化。②肺门淋巴结结核:与中央型肺癌或肺癌淋巴结转移鉴别。多见于儿童和老年人,多伴有低热等结核中毒症状,PPD可呈强阳性。CT可了解有无原发灶。必要时行细胞学或病理学检查。③急性粟粒型肺结核:与弥漫性肺泡癌鉴别。结核发病年龄较轻,有发热等全身中毒症状,结节分布均匀,不融合。肺泡癌结节密度较高,边缘模糊,呈进行性发展,有融合趋势,可出现进行性呼吸困难。

(2)肺炎与癌性阻塞性肺炎鉴别:肺炎起病急骤,先有高热、寒战,后出现呼吸道症状,抗感染治疗有效,病灶吸收快而完全。癌性阻塞性肺炎吸收缓慢,炎症吸收后可能出现原发性肿瘤的块状阴影,容易反复发生。

(3)肺脓肿应与癌性空洞继发感染相鉴别:原发性肺脓肿起病急,常有寒战、高热、咳嗽、咯大量臭脓痰,白细胞总数及中性粒细胞增高。脓肿多呈薄壁空洞,有液平,周围有炎症改变。癌性空洞经常先有咳嗽、咯血等症状,然后再出现发热、咯脓痰等继发感染症状。胸片可见偏心空洞、壁厚、内壁凹凸不平,可有癌结节。

(4)肺内其他结节或团块状阴影应与肺癌鉴别:良性肿瘤(错构瘤、纤维瘤、硬化性血管瘤等)、肺囊肿、感染性肉芽肿性病变(隐球菌等真菌感染)和非感染性肉芽肿性病变(Wegener 肉芽肿、结节病)等。

(5)结核性胸膜炎应与癌性胸水相鉴别。

二、检验诊断

肺癌的检验指标包括血清肿瘤标志物检查、基因诊断技术的应用、病理学检查等。

(一)血清肿瘤标志物

1.鳞状细胞癌抗原(SCC-Ag)

SCC-Ag 一种糖蛋白,主要存在于鳞状上皮细胞癌的胞质中,研究发现,肺鳞癌时 SCC-Ag 阳性率约 60%,其他类型肺癌时其阳性率不足 30%。另外,SCC-Ag 阳性率还与肺鳞癌的分期呈正相关,Ⅰ期、Ⅱ期阳性率较低;Ⅲ期、Ⅳ期阳性率较高。因此,SCC-Ag 是肺鳞癌较特异的肿瘤标志物。

(1)测定方法:酶联免疫法、化学发光免疫分析。

(2)参考值:血清 SCC-Ag≤1.5 μg/L。

(3)临床应用价值:SCC-Ag 对于肺癌术后的手术效果有较好的预测价值,在根治性手术后,SCC-Ag 将在 72 小时内转阴,而姑息性切除或探查术后,SCC-Ag 仍高于正常值。术后肿瘤复发或转移时,此抗原会在复发的临床表现出现之前再次升高。而在无复发或转移时,该抗原会持续稳定在正常范围。

2.癌胚抗原(CEA)

CEA 是一种糖蛋白,作为抗原可以引起患者的免疫反应。

(1)测定方法:化学发光免疫分析、酶联免疫法。

(2)参考值:CEA≤5 μg/L。

(3)临床应用价值:CEA 可广泛存在于内胚叶起源的消化系统肿瘤。有文献报道,40%～80%的肺癌患者可出现 CEA 升高。血清 CEA 水平的动态变化能较好地反映患者对治疗的效果和预后,如其测量值进行性升高者则表明预后不佳。

3.神经元特异性烯醇化酶(NSE)

烯醇化酶是催化糖原酵解途径中甘油分解的最后酶。神经内分泌细胞和神经源性肿瘤中均含有大量 NSE。小细胞肺癌也是一种起源于神经内分泌细胞的肿瘤,因此 NSE 是其重要标志物。

(1)测定方法:酶联免疫法、化学发光免疫分析。

(2)参考值:血清 0.6～5.4 μg/L。

(3)临床应用价值:NSE 作为公认的小细胞肺癌高特异性、高敏感性的肿瘤标志物,患者血清 NSE 检出的阳性率达 65%～100%。它有助于小细胞肺癌的诊断及其与非小细胞肺癌的鉴别诊断。同时 NSE 还是肺癌化疗疗效观察的敏感指标,如化疗敏感,此酶水平会下降,病情完全缓解,其测定值可达正常水平。

4.CYFRA21-1

CYFRA21-1 是细胞角蛋白 19 的可溶性片段,它存在于肺和乳腺等上皮起源肿瘤细胞的胞质中,细胞被破坏时释放入血,故 CYFRA21-1 可作为肺癌的肿瘤标志物。

(1)测定方法:化学发光免疫分析、酶联免疫法。

(2)参考值:<3.3 μg/L。

(3)临床应用价值:CYFRA21-1 检测对非小细胞肺癌的诊断具有重要价值,尤其对鳞状细胞癌的患者早期诊断、疗效观察、预后监测有重要意义。不同组织类型肺癌的敏感度各不相同,其对肺鳞癌的敏感度最高,阳性率可达 60%～80%,其次为腺癌,小细胞癌最低。血清 CYFRA21-1 水平随肿瘤分期的增加逐渐升高,其还能预示肺癌预后,并有助于判定手术疗效。

5.组织多肽抗原(TPA)

(1)测定方法:酶联免疫法、化学发光免疫分析。

(2)参考值:0～60 U/L。

(3)临床应用价值与评价:肺癌患者血清 TPA 升高,TPA 对肺癌诊断的敏感性与 CYFRA21-1 相当,阳性率约 61%,治疗前患者血清 TPA 的浓度与肺癌的 TNM 分期呈正相关,治疗后血清 TPA 浓度随患者对治疗的反应率增加而下降,TPA 水平越高,患者生存期越短。

6.胃泌素释放肽前体

(1)测定方法:化学发光免疫分析、酶联免疫法。

(2)参考值:0～46 ng/L。

(3)临床应用价值与评价:是近些年来新发现的一种小细胞肺癌肿瘤标志物,它不仅可用于小细胞肺癌的早期诊断,而且对判断治疗效果及早期发现肿瘤复发亦有重要价值。小细胞肺癌患者的血清 ProGRP 阳性率约为 68.6%。

7.糖类抗原 125(CA125)

CA125 是由免疫卵巢癌细胞株产生的单克隆抗体 OC125 所识别的抗原决定簇,由于与免疫肺腺癌细胞识别的分子相同,因此 CA125 是卵巢癌和肺癌细胞共同具有的抗原。

(1)测定方法:化学发光免疫分析、酶联免疫法。

(2)参考值:<35 kU/L。

(3)临床应用价值与评价:肺癌血清 CA125 水平显著高于肺良性疾病组及健康对照组。肺腺癌 CA125 水平明显高于肺鳞癌与小细胞肺癌。对肺癌的诊断、鉴别诊断具有重要意义。

8.糖类抗原 153(CA153)

存在于多种腺癌内,如肺腺癌、卵巢癌、乳腺癌及胰腺癌。CA153 对肺癌诊断的灵敏度低,但是,由于血清 CA153 测定对肺良性疾病的假阴性率低,血清 CA153 异常升高,则可基本上判断为肺癌,特异性高。

(1)测定方法:化学发光免疫分析、酶联免疫法。

(2)参考值:<28 kU/L。

(3)临床应用价值与评价:肺癌患者血清 CA153 水平明显高于肺良性疾病组及健康对照组。肺腺癌 CA153 水平明显高于肺鳞癌和小细胞肺癌。对肺癌的诊断、鉴别诊断具有重要意义。

9.糖类抗原 242(CA242)

CA242 是一种新的黏蛋白相关标志物,经常在呼吸道上皮肿瘤转移时才表达出来,是可用于血清学诊断的肿瘤标志物。

(1)测定方法:化学发光免疫分析、酶联免疫法。

(2)参考值:不明确。

(3)临床应用价值与评价:有研究发现,非鳞癌患者(腺癌和大细胞癌)血清水平显著高于鳞癌患者。CA242 的分布还随化疗的临床表现而不同,对化疗无反应、病情未控制者的 CA242 浓度显著高于对化疗有反应的患者。

10.硫酸黏多糖片段(SGF)

(1)测定方法:乳胶凝集试验法。

(2)参考值:不明确。

(3)临床应用价值与评价:硫酸黏多糖片段是一种特异性非小细胞肺癌抗原,并在肺癌早期就有升高,因而可以成为肺癌检测的早期标志物。有研究证实,在肺癌组织中 SGF 的含量比正常组织中高 1.7~3.5 倍。

(二)一般检验项目

一般常用血沉。

(1)测定方法:魏氏法、动态血沉分析仪法。

(2)标本:109 nmol/L 枸橼酸钠抗凝血。

(3)参考值:男性 0~15 mm/h;女性 0~20 mm/h。

(4)临床应用价值:原发性支气管肺癌常伴有血沉加快。血沉是非特异性检验指标,受多种因素影响,在急性炎症、风湿、结核的活动期、红斑狼疮、多发性骨髓瘤、贫血等情况下血沉均会加快。

(5)测定方法评价如下。影响魏氏法测定的因素较多,主要有以下几个方面:①测定管,测定管不干净会使血沉减慢。②抗凝剂,一般来说抗凝剂浓度增加会使血沉减慢。③测定时的温度,温度大于 25 ℃,血沉加快,低于 18 ℃,血沉减慢。④血液溶血可使血沉增快。⑤测定管置放位置,当测定管保持垂直的,血沉减慢,倾斜式血沉加快。⑥时间,通常要求 2 小时内完成测定,时间延长会使血沉减慢。

(三)其他肿瘤标志物

1.神经细胞黏附分子(NCAM)

(1)测定方法:酶联免疫法。

(2)标本:血清。

(3)临床应用价值与评价:NCAM 是膜结合黏蛋白的一个家族,NCAM 对小细胞肺癌的诊断、治疗和预后监测均有一定意义。当治疗有效时,NCAM 水平可下降至正常,而当肿瘤复发时,其水平又可迅速升高。

2.端粒酶

起 DNA 聚合酶的作用,是一个具有端粒特异性的逆转录酶,通过补充染色体末端的六核苷酸的重复序列而使分裂时的端粒在缩短后得到补偿。

(1)测定方法:放射性核素标记核苷酸和聚丙烯酰胺凝胶电泳、端粒重复序列扩增法、PCR扩增法、酶联免疫法。

(2)标本:非肝素抗凝全血、痰液、肺泡灌洗液、肺活检标本等。

(3)临床应用价值与评价:研究表明端粒酶活性几乎在 100% 的小细胞肺癌中以及 85% 的非小细胞肺癌中高度表达,可见端粒酶是诊断肺癌的一个非常有价值的指标。

(四)基因检验诊断

基因包括原癌基因、癌基因与抑癌基因。原癌基因指正常组织细胞中存在的与癌基因相同或高度同源的核苷酸片段。通常情况下,它有重要的生理功能,在活化之后,细胞可以发生癌变。癌基因指从肿瘤细胞中分离出来的致癌基因片段,常常由原癌基因活化后转变而来。抑癌基因是指能够抑制肿瘤细胞过度生长、增殖的基因。

1.p53 基因

编码一种分子质量为 53 kD 的调节蛋白(P53 蛋白),是一种抑癌基因。当 DNA 受到损伤时其表达产物迅速增加,可抑制细胞周期进一步运转。而当 p53 基因发生突变,则 P53 蛋白失活,细胞分裂失去控制,发生癌变。人类癌症中约 50% 是由于该基因发生突变失活而导致其发生的。

(1)测定方法:PCR-SSCP 分析技术、DNA 序列直接测序分析和 PCR-RELP 法检测。

(2)参考值:正常表达野生型 p53 基因。

(3)临床应用价值:p53 基因与人类约 50% 的恶性肿瘤有关,p53 基因是肺癌早期发生的一个频发事件,p53 基因的突变主要是点突变,另有少量的插入和缺失。p53 基因的突变率在非小细胞肺癌中可达 50%,其中鳞癌占 70%,而在小细胞肺癌中可达 80%。

(4)测定方法评价:有研究发现痰液中 p53 基因对肺癌诊断的敏感度为 55.56%,特异性为 98.25%,而痰细胞学检查敏感度为 31.25%。

2.K-ras 基因

K-ras 基因是一种癌基因,也是一种可易位基因,与多种肿瘤发生发展有关,与生长因子协同具有促进细胞增殖与凋亡的双重作用。

(1)测定方法:PCR-SSCP 分析技术、DNA 序列直接测序分析核酸杂交技术和 PCR-RELP 法检测。

(2)标本:非肝素抗凝血、痰液、肺泡灌洗液、肺活检标本等。

(3)临床应用价值:K-ras 基因的突变可作为一个预测高危人群中肺癌发生危险性的指标,在 15%~50% 的非小细胞肺癌中有 K-ras 突变,而在小细胞肺癌中罕见。K-ras 突变的大部分位点是在 12、13、61 位密码子,特别是第 12 位密码子突变与肺腺癌密切相关,约 90% 的肺腺癌突变都在这个位点上。

3.表皮生长因子受体基因(EGFR 基因)

EGFR 是原癌基因 c-erbB1 的表达产物,是表皮生长因子受体(HER)家族成员之一。EGFR 信号通路对细胞的生长、增殖和分化等生理过程发挥重要的作用。EGFR 等蛋白酪氨酸激酶功能缺失或其相关信号通路中关键因子的活性或细胞定位异常,均会引起肿瘤、糖尿病、免疫缺陷及心血管疾病的发生。

(1)测定方法:PCR-SSCP 分析技术、DNA 序列直接测序分析核酸杂交技术和 PCR-RELP 法检测。

(2)标本:肺活检标本或者肺泡灌洗液。

(3)临床应用价值:非小细胞肺癌中 EGFR 基因 18、19、21 外显子突变率为 20%~40%。在女性,不吸烟的肺腺癌中尤为明显。当癌细胞发生 EGFR 外显子 18、19 和 21 突变激活时,可显著提高局部晚期或转移性非小细胞肺癌对 EGFR-TKI 治疗的反应性,增加客观缓解率,延长总生存期,因此可以作为筛选药物敏感性的分子标志。

4.EML4-ALK 融合基因

由 EML4 和 ALK 融合形成的,是非小细胞肺癌(非小细胞肺癌)中的一种分子亚型。该融

合基因拥有 $EML4$ 基因中的 basic 区域、疏水的棘皮动物微管相关蛋白区以及部分 WD 重复区（后两部分在部分亚型中缺失）和 ALK 基因中的 Kinase 功能区。目前已知的融合伙伴基因在 20 种以上。

（1）测定方法：RT-PCR、荧光原位杂交技术法。

（2）标本：肺活检标本。

（3）临床应用价值：融合基因 $EML4-ALK$ 是靶向药物克唑替尼的作用靶标。在一般非小细胞肺癌人群中 $EML4-ALK$ 阳性率很低，为 3%～7%。此种亚型的患者较年轻，男性比率高，不吸烟或仅少量吸烟的可能性较大，组织学检查常为腺癌；且在有肿瘤转移的患者中，$EML4-ALK$ 阳性与 EGFRTKI 耐药相关，似乎不影响铂类为主联合化疗的疗效。但存在突变时，运用克唑替尼可明显生存获益，有研究表明可提高 18 个月的中位生存时间。但是，$EML4-ALK$ 阳性患者只存在于 $EGFR$ 基因没有发生扩增或点突变的患者中。当肺癌患者 $EGFR$ 基因没有发生异常时，可考虑对其进行 $EML4-ALK$ 检测，以考虑是否应用靶向药物克唑替尼。

（五）病理检验诊断

1.细胞病理学检查

（1）肺部细胞学检查。①检查方法：痰脱落细胞学检查、支气管液细胞学检查、经皮肺部细针吸取检查。②标本：痰液、支气管液、支气管肺泡灌洗液、肺部细针穿刺液。③参考值：正常人肺部脱落细胞学检查不能检出癌细胞。④临床应用价值：肺部脱落细胞学检查出癌细胞是早期诊断肺癌的重要方法之一。⑤测定方法评价问题：痰脱落细胞学检查：简单、经济、无创，是诊断肺癌最常用的方法，其检查阳性率为 60%～70%，但其诊断受较多因素影响，包括检验者经验和技术水平、病灶部位、痰液采集质量等；经皮肺部细针吸取检查主要用于经痰液、支气管液细胞学检查仍为阴性的患者、无痰液患者和肺转移病灶患者。该法对肺周围型病变和转移性肿瘤是首选方法。

（2）胸腔积液细胞学检查。①测定方法：胸穿抽液行脱落细胞检查。②标本：胸腔积液。③参考值：正常人胸腔积液脱落细胞学检查不能检出癌细胞。④临床应用价值：约 1/2 肺癌患者在病程中会伴有胸腔积液，其中很大部分由肿瘤胸膜腔转移所致，胸穿抽液行脱落细胞检查是确诊此类患者的常用方法，但检出率较低（50%），连续检查 3 次，则阳性率可提高到 90%。

2.组织病理学检查

（1）小细胞未分化癌（简称小细胞癌）是肺癌中恶性程度最高的一种，约占原发性肺癌的 20%，多发于肺门附近的主支气管，倾向于黏膜下层生长。癌细胞生长快、侵袭力强，远处转移早。本型对放疗和化疗比较敏感。

（2）非小细胞肺癌。①鳞状上皮细胞癌：是最常见的类型，占原发性肺癌的 40%～50%，多数起源于段及亚段支气管黏膜，并向管腔内呈菜花样生长，鳞癌生长缓慢，转移晚，手术切除的机会相对多，5 年生存率较高，但对放疗、化疗并不如小细胞未分化癌敏感。②腺癌：女性多见，占原发性肺癌的 25%，常表现为周围型肺癌，腺癌来自支气管黏膜，倾向于管外生长，也可沿肺泡壁蔓延，腺癌血管丰富，故局部浸润和血行转移较鳞癌早，常累及胸膜而引起胸腔积液。③大细胞未分化癌：是一种高度恶性的上皮肿瘤，占原发性肺癌的 2.2%～8.6%，可发生在肺门附近或肺边缘的支气管，大细胞癌转移较小细胞未分化癌晚，手术切除机会较大。④腺鳞癌：有时偶见鳞癌和腺癌混合存在称混合型肺癌，占 2%～4%。

(六)检验综合应用评价

以上简述了肺癌的常见临床检验诊断方法与技术,有些已经非常成熟,有些尚处于发展之中,还需要以后在临床与科研工作中不断地完善。在原发性支气管肺癌的检验诊断中,包括支气管液、痰液及胸腔积液中的脱落细胞学检验对肺癌的诊断,尤其是早期诊断有较大意义,是诊断肺癌最常用的方法之一。一般来说,NSE、CYFRA21-1、SCC-Ag 等对肺癌的诊断均有一定价值,但是单独检测敏感性与特异性都不高,所以联合检测是一种比较可取的方法,可以在一定程度上提高敏感性与特异性。基因检测诊断目前临床应用比较少,大部分研究还是集中在科研领域,且不断有新的相关基因的出现,基因技术不仅可以应用于诊断,而且在治疗上亦逐步展开,相信在不久的未来基因治疗技术可以让更多的肺癌患者受益。病理诊断是肺癌诊断的金标准,可以通过术前活检取得,也是术后的重要诊断指标,可以帮助制订后续的治疗方法以及判断预后。随着医疗技术的进步,相信会有更多的肺癌肿瘤标志物被发现并应用于临床。

（李小靖）

第三节　肝　　癌

一、疾病概述

肝癌是一种常见的恶性肿瘤,亚太地区高发,欧洲和北美地区低发,我国肝癌患者占全世界50%以上。肝癌根据组织来源可分为肝细胞癌、胆管细胞癌和混合性肝癌。通过结合多种检验方法来早期诊断肝癌,对于肝癌的诊治具有重要意义。

(一)病因和发病机制

肝癌的病因众多,目前比较明确的有病毒性肝炎,各种原因导致的肝硬化,长期摄取含亚硝酸盐类和黄曲霉素 B_1 的食物。

肝癌的发病机制尚不明确。目前所知的就是各种致癌因素长期作用肝脏细胞,导致肝细胞异型增生,积聚成癌前病变,最终演变成浸润性癌。

(二)临床表现

肝癌的早期症状不典型,容易被忽视。当肿瘤发展至晚期时,症状明显,但往往失去手术机会。常见临床表现如下。

1.右上腹疼痛

肝脏位于右上腹,肝癌生长过程中,牵拉肝包膜引起右上腹疼痛,一般为逐渐加重的钝痛或胀痛。晚期肝癌破裂时,容易引起右上腹剧痛、失血性休克等。

2.消化道症状

由于肝癌生长过程中,影响了肝脏的代谢,容易引起食欲下降、恶心、消瘦乏力等。

3.肝大

随着肝癌持续生长,肝大呈进行性增大,部分患者可扪及肝区肿块。

4.全身症状

中晚期肝癌时,肝脏的清蛋白合成障碍,表现为腹水、胸腔积液和全身水肿,凝血因子合成障

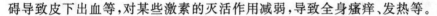

碍导致皮下出血等,对某些激素的灭活作用减弱,导致全身瘙痒、发热等。

5.转移症状

晚期肝癌可转移至全身各个器官,最常见的肺、脑、骨。

(三)诊断和鉴别诊断

1.诊断

2011 版原发性肝癌诊疗规范中明确提出了肝癌的临床诊断标准。需联合分析慢性肝病背景,影像学检查结果和血清 AFP 水平。同时满足以下条件中的①+②a 两项或者①+②b+③三项者,方可确诊原发性肝细胞癌:①具有肝硬化以及 HBV 和/或 HCV 感染(HBV 和/或 HCV 抗原阳性)的证据。②典型的肝细胞癌影像学特征:同期多排 CT 扫描和/或动态对比增强 MRI 检查显示肝脏占位在动脉期快速不均匀血管强化,而静脉期或延迟期快速洗脱。a.如果肝脏占位直径≥2 cm,CT 和 MRI 两项影像学检查中有一项显示肝脏占位具有上述特征;b.如果肝脏占位直径为 1~2 cm,则需要 CT 和 MRI 两项影像学检查都显示肝脏占位具有上述特征。③血清 AFP≥400 μg/L 持续 1 个月或≥200 μg/L 持续 2 个月,并能排除其他原因引起的 AFP 升高,包括妊娠、生殖系统胚胎源性肿瘤、活动性肝病及继发性肝癌等。

2.鉴别诊断

原发性肝癌需与多种疾病相鉴别:肝脏的实体性占位病变,如肝脏的转移瘤、良性肿瘤等。肝脏的非实体性占位病变,如肝脓肿、肝囊肿、肝包虫病、肝硬化等;毗邻的肝外肿瘤等。

二、检验诊断

肝癌的检验指标包括血清肿瘤标志物、一般检验项目、其他肿瘤标志物、基因诊断技术的应用、病理检验诊断等。

(一)血清肿瘤标志物

1.甲胎蛋白(AFP)

甲胎蛋白是目前诊断原发性肝癌最常用的血清肿瘤标志物。

(1)测定方法:甲胎蛋白的定性测定已被淘汰,定量测定方法有化学发光免疫法和酶联免疫法。

(2)参考值:≤25 μg/L。>25 μg/L 则为阳性;25~400 μg/L 则为低浓度阳性;>400 μg/L 则为高浓度阳性。

(3)临床应用价值:AFP 是目前诊断原发性肝癌最常用的血清肿瘤标志物。其在肝细胞癌中的阳性率可高达 70%~90%,而敏感性最高达 75%。但 AFP 在诊断肝细胞癌时也存在一定的局限性。因 AFP 也可在一些肝病、妊娠期、生殖系统肿瘤和胃肠道的恶性肿瘤及转移癌中表达上升,导致了一定的假阳性;而早期肝癌和直径小于 3 cm 的小肝癌中 AFP 并不一定升高,导致了一定的假阴性;因此 AFP 升高,不一定就可诊断肝癌,而 AFP 正常,也不能排除肝癌。AFP 联合其他肿瘤标志物才能更好地降低假阳性率和假阴性率,提高准确率。

2.甲胎蛋白异构体 L3(AFP-L3)

(1)测定方法:常用的测定方法是电泳和蛋白印迹技术法,LiBASys 液相结合系统检测法。

(2)参考值:AFP-L3 条带/AFP 条带×100% 来表示,正常值是 10%~15%,>15% 即可诊断肝细胞癌。

(3)临床应用价值:根据 AFP 与扁豆凝集素结合能力及分泌组织的不同,AFP 可以分为3个组分,其中 AFP-L1 主要来自良性肝病,占主要部分;AFP-L2 主要来自孕妇,而 AFP-L3 主要来自肝癌细胞。以 AFP-L3%>15%为阳性,诊断肝细胞癌的敏感性为 96.9%,特异性为 92%,准确性为 95.5%,较影像学检查可提前 9~12 个月。AFP-L3 阳性率在肝细胞癌的早期诊断、治疗效果判定方面有重要意义。

(4)测定方法评价:电泳和蛋白印迹技术法步骤烦琐而且耗时,LiBASys 液相结合系统检测法能实现自动化,更快捷方便。

3.脱-γ-羧基凝血酶原(DCP)

(1)测定方法:脱-γ-羧基凝血酶原的测定方法主要是酶联免疫法。

(2)参考值:<12 μg/L。

(3)临床应用价值:在维生素 K 缺乏或服用维生素 K 拮抗剂后,凝血酶原以非羧化形式释放入血中。在肝癌患者的血清中 DCP 的阳性率高,是一种特异性强的肝细胞癌标志物。

4.酰肌醇蛋白聚糖-3(GPC3)

(1)测定方法:酰肌醇蛋白聚糖-3 的测定方法是酶联免疫法。

(2)参考值:酰肌醇蛋白聚糖-3 的参考值为阴性。

(3)临床应用价值:GPC3 是一种分泌型糖基磷脂酰肌醇锚定膜蛋白。40%的肝癌患者血清中可测到 GPC3,而在肝硬化、慢性肝炎和健康成人血清中未测出;此外,33%AFP 表达阴性的肝癌患者血清中也可检出 GPC3。Hippo 等发现可溶性 GPC3 对高、中分化的肝癌敏感性更高,同时测量可溶性 GPC3 和 AFP 可将敏感度由 50%升高至 72%。表明 GPC3 有辅助诊断肝癌的价值。

5.高尔基体蛋白 73(GP73)

(1)测定方法:GP73 的常用测定方法是酶联免疫法和定量免疫印迹法。

(2)参考值:GP73 酶联免疫法的参考值为<150 μg/L。

(3)临床应用价值:GP73 是存在于高尔基体的一种跨膜蛋白。Marrero 等发现在肝癌患者血清中 GP73 水平显著升高。GP73 诊断肝癌的敏感性为 69%,特异性为 75%。在 AFP 水平低于 20 μg/L 的肝癌患者中,有 57%(32/56)的患者 GP73 水平显著升高。从而提示,肝癌患者血清中 GP73 水平明显增高,并且对于诊断早期肝癌,GP73 可能优于 AFP。

6.α-L-岩藻糖苷酶(AFU)

(1)测定方法:酶联免疫法和分光光度连续检测法。

(2)参考值:酶联免疫法和分光光度连续监测法为 234~414 μmol/L,α-L-岩藻糖苷酶正常值为 6.80 U±1.49 U/L。

(3)临床应用价值:AFU 是一种溶酶体酸性水解酶,在肝癌患者中其血清活性较肝硬化、慢性肝炎等良性肝病及健康对照组均有明显升高,诊断肝癌的敏感性为 75%~90%,且与肿瘤大小无关,对直径小于 2 cm 肝癌的敏感性高于 AFP,特异性为 79%~90%,联合检测 AFP、唾液酸等其他肿瘤标志物,特异性可提高至 98%。

(二)一般检验项目

肝脏是人体重要的代谢器官,本身合成、分泌、降解多种酶、球蛋白,当大量正常的肝细胞被肝癌细胞占据时会导致肝功能异常;另外肝癌细胞本身也能分泌各种生长因子导致多种指标异常。

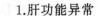

1.肝功能异常

早期原发性肝癌的肝功能很少出现异常,到晚期时,肝脏失代偿会导致肝功能异常。如肝癌合并有肝硬化或活动性肝炎时,也可早期出现肝功能异常。如血清氨基转移酶和 γ-谷氨酰基转移酶升高较常见;碱性磷酸酶也可升高,伴有骨转移时更明显;胆红素升高,胆管细胞癌时升高明显,胆红素持续升高,提示近期预后不良。

2.红细胞增多

肝癌患者体内红细胞生成素合成增多,降解减少,导致红细胞增多,发生率约 10%,红细胞可多至 6.5×10^9/L。

3.高钙血症

血钙升高不多时,症状不明显,但严重时出现高血钙危象,导致心律失常、猝死等。

4.低血糖

最常见。发生率在 8%~30%,多发生在清晨,表现为突发头晕眼花、全身乏力、出汗等。

5.高胆固醇血症

肝癌伴高胆固醇血症的国外报道发生率高达 11%~38%。

6.男性乳房发育

雌激素主要在肝脏降解,肝癌时雌激素降解减少,促进男性乳房发育。

7.高纤维蛋白原血症

高纤维蛋白原血症较少见,与癌症患者高凝状态相关,可促进肿瘤的瘤栓形成与转移。

(三)其他肿瘤标志物

1.肝细胞生长因子(HGF)

(1)测定方法:肝细胞生长因子的测定方法是酶联免疫法。

(2)参考值:<0.6 μg/L。

(3)临床应用价值:HGF 可以由人体多种器官产生,且具有多种生物活性。一项包含 99 例丙型病毒感染患者的研究表明,已发展为肝癌患者的血清 HGF 浓度显著高于慢性肝炎及肝硬化而无肝癌的患者;而且所有 HGF 浓度>0.6 μg/L 的患者均患有肝癌,而且血清 AFP 及 DCP 水平并不一定升高。

2.胰岛素样生长因子(IGF)

(1)测定方法:胰岛素样生长因子的测定方法是酶联免疫法。

(2)参考值:参考检测试剂盒说明书。

(3)临床应用价值:在人类肝癌和肝肿瘤细胞系中,肿瘤恶性化和生长过程中 IGF-2 的表达明显增高。Tsai 等研究 IGF-2 应用于小肝癌诊断时,4.1 mg/g 为临界值,其敏感度为 63%,特异度为 90%,准确度为 70%。Dong 等发现,在肝癌组织、癌旁组织和非癌组织中 IGF-2 mRNA 的阳性表达率分别为 100%、53.3% 和 0;且血清 IGF-2 mRNA 表达与肝癌分期相关。

3.血管内皮生长因子(VEGF)

(1)测定方法:VEGF 的测定方法是酶联免疫法。

(2)参考值:参考检测试剂盒说明书。

(3)临床应用价值:VEGF 由血管内皮细胞分泌,在正常血管的生长发育中起着重要作用。但 VEGF 同时也能促进肿瘤组织内血管的生长。由 VEGF 调节的肿瘤相关的血管生长对于肝癌的生长及转移非常重要。血清 VEGF 水平有可能成为肿瘤预后的一个标志物。一项研究表明,108 例肝癌患者的血清 VEGF 水平显著高于 20 名健康对照者,且 VEGF 水平与静脉侵犯以及肿瘤的进展相关。血清 VEGF 水平$>$245 ng/L 预示较差的预后。

4.转化生长因子 β_1(TGF-β_1)

(1)测定方法:TGF-β_1 的测定方法是酶联免疫法。

(2)参考值:参考检测试剂盒说明书。

(3)临床应用价值:TGF-β_1 是一种与正常和变异细胞生长和分化的调节有关的多功能细胞因子,具有强大而可逆的生长抑制活性以及免疫抑制作用,与肝癌时发生的细胞免疫抑制有密切关系。文献报道血 TGF-β_1 诊断肝癌时敏感性为 74.4%,特异性 77.9%,结合其他肿瘤标志物联合检测阳性率可达 95.5%,对 AFP 阴性的肝癌及小肝癌的诊断阳性率也可达 85.7%。尿中 TGF-β_1 水平与肝癌的发生显著相关,与 AFP 显著负相关,对 AFP 阴性或低浓度的肝癌的诊断有较高价值。

5.血清铁蛋白(SF)

SF 是一种非器官特异性肿瘤标志物,由于肝脏含有丰富的 SF,也是消除循环铁中 SF 的场所,因此 SF 的测定也可作为诊断肝癌的一项较好的指标,其敏感性为 50.8%~88.0%。近年研究发现,肝癌组织中存在的蛋白主要是酸性异铁蛋白(AIF),它具有不同于常规铁蛋白的抗原成分,可能是继 AFP 之后的又一肝癌标志物。目前有文献认为,对肝癌的诊断,AFP 测定为首选方法,在 AFP 阴性或低浓度时,加测 AIF 和 SF 可提高肝癌的诊断率。还有些学者应用蛋白芯片技术对 12 种肿瘤标志物的诊断价值进行判断,认为 SF 单项检测的诊断效率为 67.7%,AFP 和 SF 联合检测诊断效率可达到 83.9%,是肝癌联合检测较为理想的指标。

6.人端粒酶反转录酶 mRNA

Miura 等用 Real-time RTPCR 法分别检测了 330 例肝癌、89 例慢性肝炎、45 例肝硬化和 201 例健康者的人端粒酶反转录酶 mRNA,发现人端粒酶反转录酶与肝癌的大小和分化程度相关,对于肝癌检测的敏感性和特异性分别为 90.2% 和 85.4%,优于 AFP。

7.白细胞介素-8(interleukin-8,IL-8)

IL-8 属于趋化性细胞因子 CXC 亚族,在肿瘤和血管内皮细胞增殖、血管生成和肿瘤转移过程中有直接作用。Ren 等发现肝癌患者术前血清 IL-8 水平 17.6 ng/L 显著高于健康成人 1.0 ng/L,且 IL-8 高表达与肿瘤体积、肿瘤包膜缺失、血管侵犯和高 TNM 分期及无病生存时间短相关。

(四)基因检验诊断

利用比较基因组学方法可以发现新的肿瘤标志物。

1.肝癌相关基因(*HTA*)

HTA 是一种新型的肝癌标志物,在正常肝组织中不表达,只表达于肝癌细胞中,与肝癌的发生、发展和预后相关。

2.人宫颈癌基因(*HCCR*)

HCCR 抑制抑癌基因 *p*53 的表达,导致肿瘤发生。*HCCR* 在肝癌等多种肿瘤中呈过度表达,在正常肝组织中不表达,可作为肝癌的早期诊断。

(五)病理检验诊断

病理学诊断是确诊肝细胞癌的金标准,但病理学诊断需与临床证据相结合,全面了解患者的症状、体征、辅助检查。肝细胞癌是最常见的一种病理类型,占原发性肝癌的 90% 以上;胆管细胞癌、混合性肝癌和其他特殊类型的肝癌比较少见,占 10% 以下。

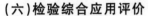

(六)检验综合应用评价

　　肝癌的发病率和死亡率在我国均居前列,早发现、早诊断、早治疗是有效降低肝癌死亡率的有效措施。病理学诊断是肝癌诊断的金标准。肝癌的早期无明显临床症状,容易被忽略。如何早期发现并确诊肝癌是肝癌治疗中的一个研究热点。甲胎蛋白是目前临床应用最广的肝癌标志物,但是存在一定的假阳性和假阴性,联合其他肿瘤标志物可以有效降低假阳性和假阴性。但是各种肿瘤标志物的检测方法不一样,临床应用尚无法普及,也给肝癌的早期诊断带来一定的障碍。肝癌同时会产生各种副癌综合征,如肝功能异常、红细胞增多、低血糖血症、高胆固醇血症、男性乳房发育、高纤维蛋白原血症等,综合检测各项指标,可进一步提高肝癌的诊断率。

(崔如燕)

参 考 文 献

[1] 贾天军,李永军,徐霞.临床免疫学检验技术[M].武汉:华中科技大学出版社,2021.

[2] 王宇,王玉芳,王卓童,等.实用医学检验技术与疾病诊断[M].哈尔滨:黑龙江科学技术出版社,2022.

[3] 韩瑞,张红艳.临床生物化学检验技术[M].武汉:华中科技大学出版社,2021.

[4] 李继业,鲁锦志,海洋,等.检验学基础与临床应用[M].北京/西安:世界图书出版公司,2022.

[5] 朱光泽.实用检验新技术[M].北京:中国纺织出版社,2021.

[6] 董艳.实用临床检验学[M].西安:陕西科学技术出版社,2021.

[7] 韩安功,臧家兵,汤伟胜.实用临床检验医学[M].北京/西安:世界图书出版公司,2022.

[8] 毛玲,杨雪芳,薛爱玲,等.现代微生物检验技术[M].北京:科学技术文献出版社,2021.

[9] 韩红梅,刘伟,杨树芹.检验医学与病理诊断[M].沈阳:辽宁科学技术出版社,2022.

[10] 柯培锋,赵朝贤.临床生物化学检验技术实验指导[M].武汉:华中科技大学出版社,2021.

[11] 黄华,卢万清,叶远青,等.新编实用临床检验指南[M].汕头:汕头大学出版社,2021.

[12] 王秀玲,马丽芳,李英,等.现代医学检验与临床诊疗[M].北京:科学技术文献出版社,2021.

[13] 付玉荣,张玉妥.临床微生物学检验技术实验指导[M].武汉:华中科技大学出版社,2021.

[14] 谭超超,谢良伊.检验医学与临床诊治典型实例分析[M].长沙:湖南科学技术出版社,2022.

[15] 高洪元.免疫学检验理论与临床研究[M].西安:陕西科学技术出版社,2021.

[16] 岳保红,杨亦青.临床血液学检验技术[M].武汉:华中科技大学出版社,2022.

[17] 伊忻,张丹,孙兵.实用临床医学检验学[M].长春:吉林科学技术出版社,2021.

[18] 曹元应,严家来.医学检验综合实训[M].北京:高等教育出版社,2021.

[19] 迟延芳,董广云,贺姗姗,等.精编医学检验学[M].哈尔滨:黑龙江科学技术出版社,2021.

[20] 胡嘉波,朱雪明,许文荣.临床基础检验学[M].北京:科学出版社,2022.

[21] 彭传梅,王杨,王佳.当代检验医学与检验技术[M].北京:科学技术文献出版社,2021.

[22] 薛枭,唐汉物,吴艳凌,等.医学检验项目与临床诊断[M].北京:科学技术文献出版社,2021.

[23] 杨云山.现代临床检验技术与应用[M].开封:河南大学出版社,2022.

[24] 闵迅,黄健.临床检验典型案例分析[M].北京:科学出版社,2021.

[25] 邢海燕.实用临床检验与输血[M].天津:天津科学技术出版社,2021.

[26] 王宁.临床检验鉴别诊断[M].天津:天津科学技术出版社,2021.

[27] 曹颖平,陈志新,王梅华.临床检验常用图谱与病例分析[M].北京:中国科学技术出版社,2022.

[28] 李宜雷.实用检验诊断与分析[M].北京:科学技术文献出版社,2021.

[29] 董彦军.临床检验医学与诊断[M].北京:科学技术文献出版社,2021.

[30] 刘晶,陈维霞,李磊.现代检验技术与临床[M].沈阳:辽宁科学技术出版社,2021.

[31] 钟楠楠,窦迪.免疫学检验[M].西安:西北大学出版社,2021.

[32] 辛叶.新编医学检验技术[M].沈阳:沈阳出版社,2021.

[33] 张金凤.实用医学检验与实践[M].北京:科学技术文献出版社,2021.

[34] 李珍珠,钟楠楠,刘观昌.生物化学检验[M].西安:西北大学出版社,2021.

[35] 徐风亮.实用临床检验与分析[M].北京:科学技术文献出版社,2021.

[36] 王宇嘉.探究肺结核患者痰中结核分枝杆菌检验的临床价值[J].中文科技期刊数据库(引文版)医药卫生,2022(3):96-98.

[37] 刘蒙蒙.婴幼儿急性腹泻粪便检验方法及结果分析[J].中文科技期刊数据库(引文版)医药卫生,2021(3):253-255.

[38] 张晓梅.观察血常规红细胞检验在缺铁性和地中海贫血鉴别中的价值[J].中文科技期刊数据库(文摘版)医药卫生,2022(5):191-193.

[39] 吴学军,赵芳竹.探讨类风湿关节炎临床诊断中免疫学检验联合检测的应用价值[J].中文科技期刊数据库(引文版)医药卫生,2021(9):16-22.

[40] 刘朔.血清性激素检验在女性闭经后萎缩性尿道炎诊断中的价值探讨[J].中国实用医药,2022,17(24):103-105.